実践！
耳鼻咽喉科・頭頸部外科
オフィスサージャリー

佐藤公則

中山書店

【読者の方々へ】
本書に記載されている診断法・治療法については，出版時の最新の情報に基づいて正確を期するよう最善の努力が払われていますが，医学・医療の進歩からみて，その内容が全て正確かつ完全であることを保証するものではありません．したがって読者ご自身の診療にそれらを応用される場合には，医薬品添付文書や機器の説明書など，常に最新の情報に当たり，十分な注意を払われることを要望いたします．

中山書店

はじめに

　耳鼻咽喉科・頭頸部外科が専門とする診療領域は「脳神経外科，眼科，整形外科領域などを除いた頸から上の領域」である．耳鼻咽喉科・頭頸部外科領域の手術は，頭側は頭蓋底から尾側は食道・縦隔におよび，多岐にわたる．

　本書では耳鼻咽喉科・頭頸部外科のオフィスサージャリーを解説しているが，オフィスサージャリーという独立した手術があるわけではない．耳鼻咽喉科・頭頸部外科手術全般を研鑽し，専門的技術に習熟することで，オフィスサージャリーの適応を適宜変更でき，その限界も拡げることができるのである．

　手術の修練の場で習得すべきことは多い．術者として自分の腕を磨くには，良い術者に師事し，良い手術を多く観て，自分の頭で判断することである．

　オフィスサージャリーに伴う合併症，リスクを回避するためには，経験が多い手術でも術前の画像診断，術式の選択，解剖学的変異の検討などを行うことが重要である．基本的な手術手技の習得，手術に伴う合併症への対応など専門的技術に習熟し，つねに研鑽を続けることが必要である．また病態に応じた手術が行えなければならない．特に耳鼻咽喉・口腔顎顔面・頭頸部疾患に対して機能外科を行う際には，疾患の病態を把握し，病態生理に応じた術式を選択できなければならない．術者にとって何百例，何千例の手術の中の1例であっても，患者にとっては一生に一度の手術なのである．

　手術を治療の一手段としている耳鼻咽喉科・頭頸部外科は，耳鼻咽喉・口腔顎顔面・頭頸部疾患の多くを外科的・内科的に集学的に治療できる．また境界領域においても患者に良い医療が提供できる．耳鼻咽喉科専門医がオフィスサージャリーを含めた治療の選択肢を内科的・外科的に多くもっていれば，患者の病態，患者の要望に応じた集学的治療を患者に提供できる．特に他科との境界領域疾患の治療を行う際には，耳鼻咽喉科・頭頸部外科の専門性を発揮することができる．

　オフィスサージャリーの利点と欠点を考慮し，オフィスサージャリーに固執することなく，個々の患者，医師，医療機関に適した手術の適応と限界を設定し，安全なオフィスサージャリーを行うことが大切である．

　最後に，長年御指導を賜っております久留米大学 平野 実名誉教授，中島 格名誉教授，研鑽の場を与えていただいております梅野博仁教授，久留米大学耳鼻咽喉科・頭頸部外科学講座のスタッフの皆様に感謝申し上げます．また本書の出版に際し大変お世話になりました中山書店編集部の方々に感謝申し上げます．

2015年10月吉日

佐藤公則

実践！耳鼻咽喉科・頭頸部外科オフィスサージャリー

目 次

1章 オフィスサージャリーの基礎知識

1. 耳鼻咽喉科・頭頸部外科と手術 ... 2
2. オフィスサージャリーの適応と限界 ... 5
3. オフィスサージャリーのリスク管理 ... 8
4. オフィスサージャリーの局所麻酔 ... 18

2章 耳のオフィスサージャリー

1. 耳介軟部組織損傷縫合術 ... 32
2. 耳介血腫・漿液腫除去術 ... 34
3. 耳介偽囊胞切除術 ... 37
4. 耳介・外耳道良性腫瘍摘出術 ... 39
5. 先天性耳瘻孔摘出術 ... 42
6. 副耳摘出術 ... 45
7. 鼓膜換気チューブ留置術 ... 46
8. 鼓膜形成術(接着法) ... 50

3章 鼻・副鼻腔のオフィスサージャリー

1. 内視鏡下鼻・副鼻腔手術 ... 56
2. 鼻中隔膿瘍・血腫切開術 ... 59
3. 鼻出血に対する鼻腔粘膜焼灼術 ... 60
4. 鼻アレルギーに対する下鼻甲介粘膜焼灼術 ... 64
5. 下鼻甲介肥大に対する下鼻甲介手術 ... 68
6. 鼻茸摘出術 ... 71
7. 後鼻孔ポリープ切除術 ... 73
8. 鼻腔良性腫瘍摘出術 ... 77
9. 鼻前庭嚢胞開窓術・摘出術 ... 82
10. 鼻・副鼻腔手術後の再手術，補正手術 ... 84
11. 副鼻腔嚢胞開窓術 ... 90
12. 上顎洞異物摘出術 ... 93
13. 鼻中隔矯正術 ... 98

4章　口腔のオフィスサージャリー

1. 口腔内軟部組織手術と電気メス　104
2. 唾石摘出術（口内法）　107
3. 口唇嚢胞摘出術　110
4. 口腔底嚢胞摘出術　115
5. ガマ腫開窓術　117
6. 口腔嚢胞性疾患に対するOK-432注入硬化療法　119
7. 小帯形成術　123
8. 口腔良性軟組織腫瘍摘出術　127
9. エプーリス切除術　134
10. 難治性口腔粘膜疾患に対するレーザー手術　137
11. 口腔粘膜上皮過形成・異形成切除術　140
12. 口腔・上顎洞瘻閉鎖手術　144
13. 口腔軟組織外傷縫合術　149
14. 小唾液腺生検　154
15. 骨隆起形成術　157
16. 口腔顎顔面膿瘍切開術　159

5章　顎・顔面のオフィスサージャリー

1. 顔面軟部組織損傷縫合術　166
2. 顔面皮膚・皮下腫瘍切除術　169
3. 鼻骨骨折整復固定術　174
4. 頬骨弓骨折整復固定術　176
5. 下顎骨骨折整復固定術　179
6. 歯頸部粘膜切開法　183
7. 顎骨内嚢胞手術　187
8. 顎関節脱臼整復術　196
9. 習慣性顎関節脱臼整復術　199
10. 外歯瘻摘出術　201

6章　咽頭のオフィスサージャリー

1. 咽頭・喉頭異物摘出術　204
2. 扁桃周囲膿瘍切開術　211
3. いびき症に対する軟口蓋形成術（LAUP）　214
4. 咽頭嚢胞摘出術　220
5. 咽頭良性腫瘍摘出術　222

7章 喉頭のオフィスサージャリー

1. 内視鏡下喉頭ポリープ切除術 … 228
2. 喉頭蓋嚢胞手術 … 231
3. 声帯注入術 … 233
4. 喉頭枠組み手術：甲状軟骨形成術Ⅰ型 … 241
5. 喉頭枠組み手術：甲状軟骨形成術Ⅱ型 … 246
6. 喉頭軟骨骨折整復固定術 … 252

8章 気管・食道・頸部のオフィスサージャリー

1. 気管孔開大術，閉鎖術 … 258
2. 頸部良性腫瘍・リンパ節摘出術 … 262
3. 頸部嚢胞性疾患に対するOK-432注入硬化療法 … 266
4. 頸部嚢胞摘出術 … 269
5. 食道異物摘出術 … 274
6. 硬性直達鏡手技 … 280
7. 気管切開術 … 285

索　引 … 291

1章

オフィスサージャリーの基礎知識

1 耳鼻咽喉科・頭頸部外科と手術

> **ポイント**
> - 耳鼻咽喉科・頭頸部外科は脳神経外科，眼科，整形外科領域を除いた頸から上を外科的・内科的に総合的・専門的に診療する外科系の診療科である．
> - 耳鼻咽喉科専門医がオフィスサージャリーを含めた治療の選択肢を内科的・外科的に多くもっていれば，患者の病態，患者の要望に応じた集学的治療を患者に提供できる．特に他科との境界領域疾患の治療を行う際には，耳鼻咽喉科の専門性を発揮することができる．
> - オフィスサージャリーという独立した手術があるわけではない．耳鼻咽喉科・頭頸部外科手術全般を研鑽し，専門的技術に習熟することで，オフィスサージャリーの適応を適宜変更でき，その限界も拡げることができる．

医学部卒業後，私が研修を続けた久留米大学病院では，耳鼻咽喉科・頭頸部外科の診療範囲は，脳神経外科，眼科，整形外科領域を除いた頸から上の領域であり，同領域を内科的・外科的に総合的・専門的に診療する研修を受けた．

他科(境界領域)とのチーム医療も活発であり，頭側(頭蓋底手術など)は脳神経外科や形成外科と，尾側(食道・縦隔手術など)は外科や形成外科と一緒に手術を行っていた．

1 耳鼻咽喉科・頭頸部外科手術の範囲

耳鼻咽喉科・頭頸部外科領域の手術は，頭側は頭蓋底(図1)から尾側は食道・縦隔(図2，図3)に及ぶ．

手術を治療の一手段としている耳鼻咽喉科・頭頸部外科は耳鼻咽喉・口腔顎顔面・頭頸部疾患の多くを外科的・内科的に集学的に治療できる．また境界領域においても患者に良い医療が提供できる．耳鼻咽喉科・頭頸部外科診療の情報を患者のみならず医療関係者にもさらに啓発することが必要である．

集学的治療が必要な領域あるいは境界領域を診療する際には，患者に対してより質の高い医療が耳鼻咽喉科・頭頸部外科から提供されなければ

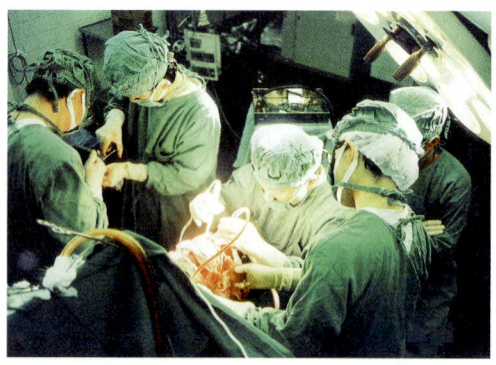

図1 頭蓋底外科手術
久留米大学病院，1990年．術者は耳鼻咽喉科・頭頸部外科医(筆者)．

ならない．また関連診療科の医師，医療関係者から必要とされる耳鼻咽喉科・頭頸部外科にならねばならない．

2 耳鼻咽喉科・頭頸部外科手術の基本

耳鼻咽喉科・頭頸部外科手術の基本は，
① 口蓋扁桃摘出術(図4)
② 上顎洞篩骨洞手術(図5)
③ 鼓室形成術Ⅰ型(図6)
④ 頸部郭清術(図7)

1 耳鼻咽喉科・頭頸部外科と手術

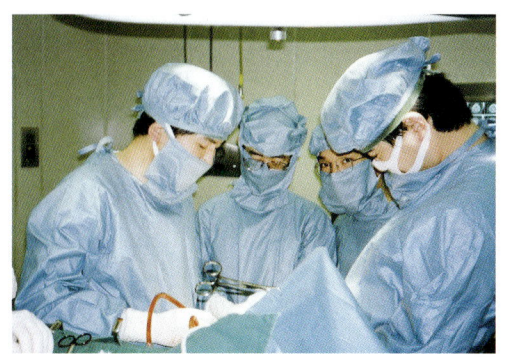
図2 頸部外科手術
久留米大学病院，1991年．術者は耳鼻咽喉科・頭頸部外科医（筆者）．

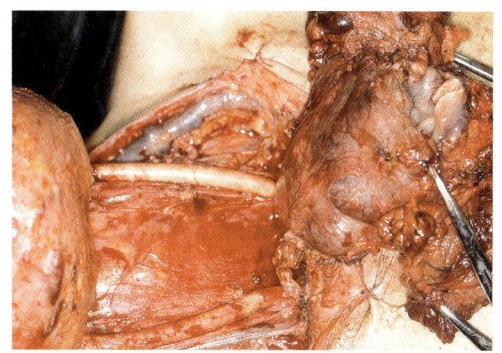
図3 咽喉頭頸部食道全摘出術と両側頸部郭清術
久留米大学病院，1991年．

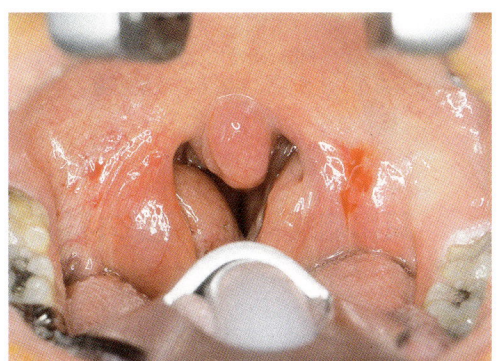
図4 口蓋扁桃摘出術
佐藤クリニック．

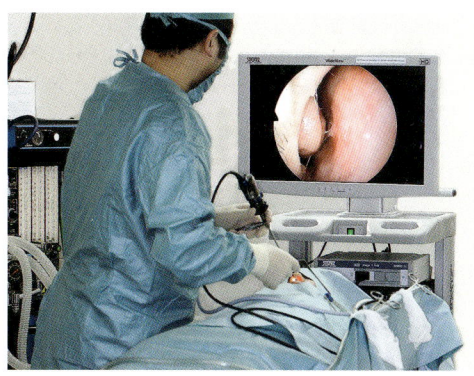
図5 内視鏡下鼻・副鼻腔手術
局所麻酔下手術，佐藤クリニック．

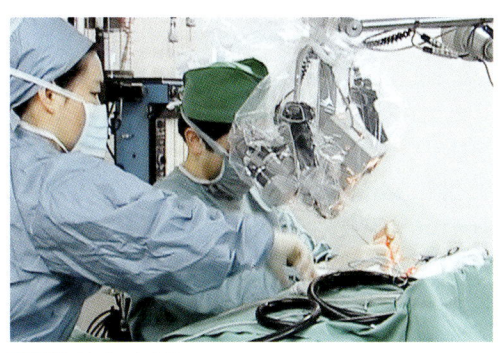
図6 鼓室形成術
局所麻酔下手術，佐藤クリニック．

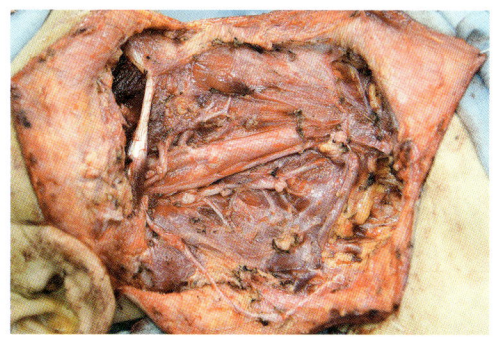
図7 頸部郭清術
久留米大学病院．

である．これらの手術をまず研鑽すべきである．
　手術の修練の場で習得すべきことは多い．まず手術に伴う基本的な手技を遵守すべきである．そして①〜④の基本的な手術の臨床解剖（surgical anatomy）をはじめ，基本的な手術手技を研鑽す

る必要がある．
　臨床解剖に加え，臨床組織解剖（surgical histoanatomy）も研鑽すべきである．正常の組織構造と病理組織（surgical specimen）像を研鑽することにより，肉眼・内視鏡下・顕微鏡下手術を

3

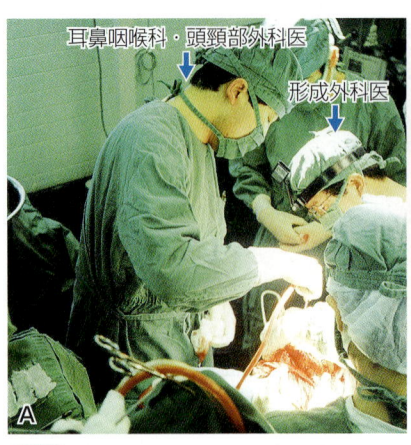
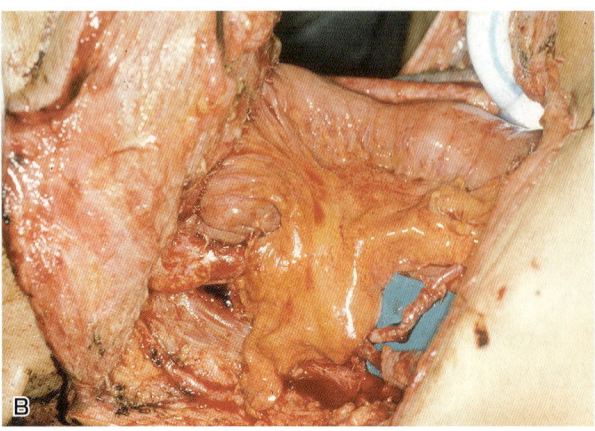

図8 他科とのチーム医療(手術)
A：頭蓋底外科手術(久留米大学病院, 1990年). 耳鼻咽喉科・頭頸部外科医(筆者), 形成外科医, 脳神経外科医が交替で執刀するチーム医療(手術).
B：頸部外科再建手術(久留米大学病院, 1991年). 耳鼻咽喉科・頭頸部外科医(筆者), 食道外科医, 形成外科医が交替で執刀するチーム医療(手術). 咽喉頭頸部食道全摘出術と両側頸部郭清術後, 遊離空調による再建手術.

行う際に, 術中に組織解剖像と病理組織像が頭にイメージできるとよい.

どのような場あるいはどのような状況において, どの手術器具をどのように用いるのかは手術書には書かれていない. たとえば内視鏡下鼻・副鼻腔手術における鉗子類の用い方などである. 手術研修をする際には, この点も研鑽するとよい.

さらに病態に応じた手術が行えなければならない. 特に耳鼻咽喉・口腔顎顔面・頭頸部疾患に対して機能外科を行う際には, 疾患の病態を把握し, 病態生理に応じた術式を選択できなければならない.

チーム医療の一環として隣接他科と一緒に手術をすることも大切である(図8). 隣接他科の手術を見学することで, 耳鼻咽喉科・頭頸部外科とは異なった視点で手術が行える.

術者として自分の腕を磨くには, 良い術者に師事し, 良い手術を多く観て, 自分の頭で判断することである. 近年は手術講習会なども開催されている. 良い手術を観る機会を積極的に求めるべきである.

3 耳鼻咽喉科・頭頸部外科のオフィスサージャリー

本書では耳鼻咽喉科・頭頸部外科のオフィスサージャリーを解説しているが, オフィスサージャリーという独立した手術があるわけではない. 耳鼻咽喉科・頭頸部外科手術全般を研鑽し, 専門的技術に習熟している術者はオフィスサージャリーの適応を適宜変更でき, その限界も拡げることができる.

オフィスサージャリーに伴う合併症, リスクを回避するためには, 経験が多い手術でも術前の画像診断, 術式の選択, 解剖学的変異の検討などを行うことが重要である. また基本的な手術手技の習得, 手術に伴う合併症への対応など専門的技術に習熟し, 常に研鑽を続けることが必要である.

術者にとって何百例, 何千例の手術の中の1例であっても, 患者にとっては一生に一度の手術なのである.

オフィスサージャリーの利点と欠点を考慮し, オフィスサージャリーに固執することなく, 個々の患者, 医師, 医療機関に適した手術の適応と限界を設定し, 安全なオフィスサージャリーを行うことが大切である.

2 オフィスサージャリーの適応と限界

ポイント

- 耳鼻咽喉科専門医がオフィスサージャリーを含めた治療の選択肢を内科的・外科的に多くもっていれば，患者の病態，患者の要望に応じた集学的治療を患者に提供できる．特に他科との境界領域疾患の治療を行う際には，耳鼻咽喉科の専門性を発揮することができる．
- オフィスサージャリーという独立した手術があるわけではない．耳鼻咽喉科・頭頸部外科手術全般について研鑽し，専門的技術に習熟している術者はオフィスサージャリーの適応を適宜変更でき，その限界も拡げることができる．
- オフィスサージャリーの利点と欠点を考慮し，オフィスサージャリーに固執することなく，個々の患者，医師，医療機関に適した手術の適応と限界を設定し，安全なオフィスサージャリーを行うことが大切である．

　内視鏡その他の光学器械の発達，手術医療器械の発達，これに伴う新しい手術手技の発達に伴って，低侵襲で手術時間が短く，術後の苦痛が少ない手術が行えるようになってきた．これに伴ってオフィスサージャリーの適応と限界が拡大され，より効果的で安全に手術が行えるようになってきた[1-4]．

　疾患に対する複数の治療選択肢の一つとして，あるいは集学的治療の一環として，患者の病態あるいは希望に応じた治療を提供することは，患者の満足度を向上させる．この意味からオフィスサージャリーの果たす役割は少なくない．

　耳鼻咽喉科・頭頸部外科領域の手術には，①オフィスサージャリー（外来手術）で可能な手術，すなわち入院の必要がなく，日帰りで十分な手術，②短期滞在（数日の入院）で可能な手術，③通常の入院が望ましい手術，に分けられる（図1）が，術式によっては明確に区分できないものもある．

1 オフィスサージャリーの適応と限界を決定する条件（表1）[1]

　局所麻酔で可能な耳鼻咽喉科・頭頸部外科領域の手術はオフィスサージャリーで行うことが不可能ではない．しかしオフィスサージャリーの適

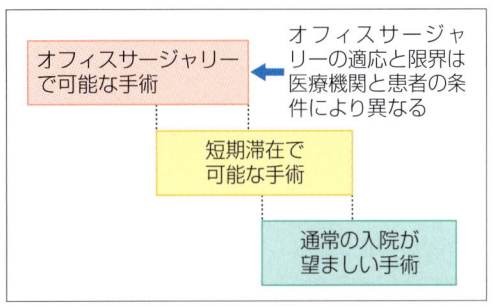

図1 耳鼻咽喉科・頭頸部外科領域の手術

応と限界は，患者と医療機関の条件により異なる．

適応と限界を決定する条件

　患者側の条件としては，①患者の状態，②インフォームド・コンセント，③患者と医師の信頼関係，などがあげられる．

　医療機関側の条件としては，①術者の技量・専門性，②医療機関のスタッフと設備の体制，③帰宅後のフォローアップ体制，④病診連携，などがあげられる．

患者側の条件

❶患者の状態

　時間的，経済的理由で患者と家族がオフィス

表1 オフィスサージャリーの適応と限界を決定する条件

患者側の条件	医療機関側の条件
①患者の状態 • 年齢はどうか，重篤な合併症はないか • オフィスサージャリーを患者と家族が希望しているか • 自宅が病院から遠方でないか • 同居家族が協力的か ②インフォームド・コンセント • 本人および家族に対して手術治療計画を説明 • 短期滞在の必要性と内容，特に術後出血，術後疼痛によっては，入院期間が延長される可能性 • 通常の入院が望ましい手術を短期滞在あるいはオフィスサージャリーで行う場合は特に重要 •「オフィスサージャリー＝簡単な手術」と誤解している患者には注意が必要 ③患者と医師の信頼関係	①術者の技量・専門性 • リスクを最小限にした適切な術式を選択 • 治療計画，治療成績を患者に説明 ②医療機関のスタッフと設備の体制 • オフィスサージャリーにスタッフが慣れているか • 通常の入院に対応した施設か．全身麻酔，救急蘇生の設備はあるのか ③帰宅後のフォローアップ体制 • 帰宅後の出血や疼痛などに医師，看護スタッフが24時間体制で対応できるか ④病診連携 • 手術の合併症，術後出血，手術に伴う循環器系などの合併症など自院で対応できない事態が発生した場合に病診連携がとれるか

サージャリーを希望しているか，年齢はどうか，健康で循環器疾患などの重篤な合併症はないか，自宅が医療機関から遠方でないかなどが条件になる．また一人暮らしか，同居家族が協力的であるかなどが考慮される．自宅が遠方の場合は，医療機関に近いホテルに患者を一晩でも宿泊させ，経過を観察するのも一つの方法である．

❷インフォームド・コンセント

短期滞在で手術が望ましい手術をオフィスサージャリーで行う場合は，その必要性と内容，特に術後出血，術後疼痛などの可能性を本人あるいは家族が理解しているかどうかも大切であり，インフォームド・コンセントが重要である．特に「オフィスサージャリー＝簡単な手術」と誤解している患者には注意が必要である．

外来で可能な手術であれば，患者は気軽にオフィスサージャリーを希望しがちである．決してオフィスサージャリーを安請け合いしないことである．疾患あるいは術式によっては短期滞在手術のほうが安全な場合は，本人と家族に十分に説明し理解を得ることも重要である．

❸患者と医師の信頼関係

患者と医師の信頼関係も大切である．信頼関係が保てる患者であれば，帰宅後の指示にも適切に従ってもらえる．たとえ帰宅後に術後のトラブルがあっても大事には至らないと考える．

医療機関側の条件

❶術者の技量・専門性

まず執刀医の技量があげられる．同じ病態に対しても色々な術式が考えられる．オフィスサージャリーを行う際には，執刀医がリスクを最小限にした適切な術式を選択でき，術式別の治療成績，治療計画を患者に適切に説明できなければならない．また通常のオフィスサージャリーは局所麻酔下に行われるため，執刀医が局所麻酔下手術にどれだけ精通しているかもポイントになる．

一方，執刀医が術中・術後の合併症，すなわち手術あるいは手術に随伴する循環器系などの合併症にどれだけ対応できるかも大切な点である．

専門的技術に習熟している執刀医はオフィスサージャリーの適応を適宜変更でき，その限界も拡げることができる．

❷医療機関のスタッフと設備の体制

医師・看護スタッフの体制に関しては，その医療機関でどの程度の耳鼻咽喉科・頭頸部外科領域

の手術が行われているか，通常の入院手術が行われているか，オフィスサージャリーにスタッフが慣れているかなどがあげられる．

医療機関の設備に関しては，通常の入院手術に対応した施設なのか，全身麻酔あるいは救急蘇生の設備はあるかなどがあげられる．オフィスサージャリーでも緊急時の救命救急体制を想定しておく必要があり，救急蘇生の設備は備えておくべきである．循環器の薬などを常備しておき，その使用方法の基本を知っておく必要がある．

オフィスサージャリーの適応と限界は病院と診療所で異なるし，診療所でも有床と無床で異なる．オフィスサージャリーを行う予定で手術を行っても術中・術後出血などのため帰宅できずに，入院を余儀なくされる場合もある．また帰宅後に時として予想に反した術後のトラブルをきたし，緊急入院が必要になる可能性もある．この点から通常の入院手術が行われていない医療機関では，オフィスサージャリーの適応と限界が狭められる．

❸ 帰宅後のフォローアップ体制

帰宅後に出血・疼痛などのトラブルが起きたときに医療機関と速やかに連絡がとれ，医師，看護スタッフが速やかに対応できる必要がある．耳鼻咽喉科・頭頸部外科領域のオフィスサージャリーの適応と限界を決定する重要な条件の一つは術後の出血にどう対応できるかであり，帰宅後のフォローアップ体制が重要である．

医師と看護スタッフが24時間体制で，帰宅後の術後出血や術後疼痛などに対応できることが不可欠である．夜間でも医師や看護スタッフと電話連絡がとれる直通電話番号を患者に教え，24時間体制で帰宅後のフォローアップがとれることが望ましい．

❹ 病診連携

オフィスサージャリーは診療所でも行われる．もしも診療所で対応できない事態が発生した場合，診療所と病院の連携が取れる必要がある．診療所で対応できない事態には，術後出血などの手術合併症と，手術に伴う循環器系などの合併症がある．

2 オフィスサージャリーと手術室

オフィスサージャリーを清潔操作で行えること，術者と看護スタッフの使い勝手のよさと手術器械を移動させる手間を省くことなどから，筆者はオフィスサージャリーもなるべく手術室で行っている．患者も仰臥位で安心して手術を受けられる．

鼻出血に対して内視鏡下に緊急止血術（鼻腔粘膜焼灼術）を行う際も，手術室で準備させておいて，外来診療の合間に止血術を行うことが可能である．手術室であれば，モニター，麻酔器，除細動器などが完備しているため，患者の急変時にも対処しやすい．

3 オフィスサージャリーの基本姿勢

手術術式と入院日数は患者の疾患と病態，患者の希望も考慮して決定されるべきである．

患者の quality of life が理由でない限りは，患者の疾患と病態に応じた術式をオフィスサージャリーの目的のために姑息的手術に変更してはならない．たとえば，本来は副鼻腔手術が必要な症例に不十分な鼻茸摘出術を行ったり，上顎嚢胞の穿刺排膿術を繰り返すことなどが該当する．

オフィスサージャリーの利点と欠点を考慮し，オフィスサージャリーに固執することなく，個々の患者，医師，医療機関に適した手術の適応と限界を設定し，安全なオフィスサージャリーを行うことが大切である．

文献

1) 佐藤公則．オフィスサージャリーの適応と限界—鼻・副鼻腔領域．日耳鼻　2006；109：807-12.
2) 佐藤公則．オフィスサージャリーの適応と限界．耳・鼻・のどのプライマリケア．東京：中山書店；2014．p.13-7.
3) 佐藤公則．診療所における耳鼻咽喉科手術のリスク管理．日耳鼻　2013；116：679-88.
4) 佐藤公則．オフィスサージャリーのリスク管理．耳・鼻・のどのプライマリケア．東京：中山書店；2014．p.18-23.

3 オフィスサージャリーのリスク管理

> **ポイント**
> - オフィスサージャリーのリスク管理では，術前の全身状態の評価，術中のバイタルサインのモニター，周術期の呼吸・循環動態の把握，手術合併症発症時の適切な対応などが重要である．
> - 局所麻酔下の手術でも，必要に応じて血管の確保，生体情報のモニタリングを行い，救急蘇生の準備をしておく．循環器・呼吸器系薬剤を常備しておき，その使用法を習得しておかなければならない．
> - 耳鼻咽喉科・頭頸部外科手術全般にわたって専門的技術に習熟し，経験が多い手術でも術前の画像診断，術式の選択，解剖学的変異の検討を行うことが大切である．基本的な手術手技の習得，手術に伴う合併症への対応など専門的技術に習熟し，常に研鑽を続けることが手術に伴う合併症やリスクを回避するために必要である．

疾患に対する複数の治療選択肢の一つとして，あるいは集学的治療の一環として，患者の病態あるいは希望に応じた治療を提供することは，患者の満足度を向上させる．この意味からオフィスサージャリーの果たす役割は少なくない．耳鼻咽喉科専門医がオフィスサージャリーを含めた治療の選択肢を内科的・外科的に多くもっていれば，患者の病態，患者の要望に応じた満足度の高い治療を患者に提供できる．

オフィスサージャリーの利点と欠点を考慮し，個々の患者，医師，医療機関に適した手術の適応と限界を設定し，安全なオフィスサージャリーを行うことが大切である．そのためにはオフィスサージャリーのリスク管理も忘れてはならない[1-3]．

1 オフィスサージャリー周術期のリスク管理

周術期（術前・術中・術後）のリスク管理では，術前の全身状態の評価，術中のバイタルサインのモニター，合併症発症時の適切な対応などが重要である．特に周術期に患者の呼吸・循環動態が変化した場合，全身麻酔時は麻酔科医の応援が得られる．しかし1人で局所麻酔下手術を行っているときに患者が急変した場合，どのように対処するのか，周術期の救命救急体制を想定しておくことが重要である．

術中のバイタルサインのモニター，呼吸・循環動態が変化した場合の適切な対応（循環器・呼吸器系薬剤の常備と使用法の習得など）が，1人で局所麻酔下手術を行っているときには重要である．

術前管理

内服薬（循環器系薬剤など）のチェックを行い，降圧薬など手術当日に内服の必要がある薬の持参を指示する．抗血栓療法を受けている患者の取り扱いは注意を要する．特に高齢者では患者自身が抗血栓療法を受けている自覚がない場合も少なくない．抗凝固薬，抗血小板薬の中止が可能なのか，ヘパリンブリッジングが必要なのか，循環器科の主治医に対診する．

基礎疾患を有する患者では，その疾患の重症度を正確に評価し，医師の知識・技術・技量や医療機関の設備と照らし合わせ，自院で対応するか，高次医療機関に紹介するかを判断しなければならない．

術前のインフォームド・コンセントを行う．短

3 オフィスサージャリーのリスク管理

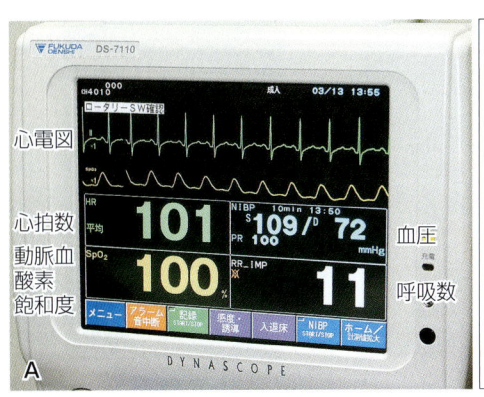 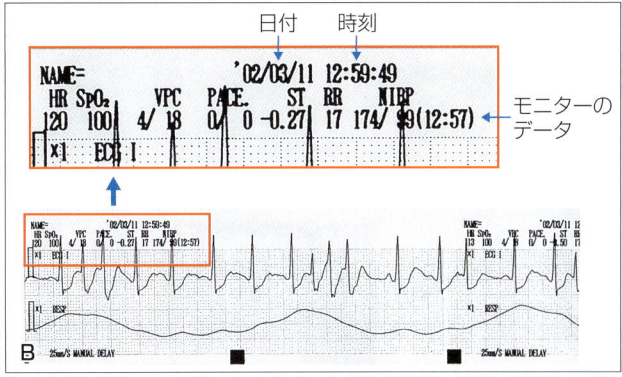

図1 周術期の生体情報モニター
A：患者のバイタルサインを監視できる．
B：局所麻酔下手術中の狭心症例（83歳，女性）．
生体情報（心電図，心拍数，酸素飽和度，呼吸，血圧などのバイタルサイン）と時刻が同時に記録紙に記録される機種を使用することが大切である．急変時のバイタルサインの記録は重要であるが，急変時にはその余裕はないからである．

ピットフォール

抗血栓療法中の患者

近年，抗血栓療法中の患者が増加している．ところが自分が抗血栓療法中であることを自覚していない患者（特に高齢者）が少なくない．「血液サラサラのお薬を飲んでいませんか」と耳鼻咽喉科医のほうから患者に確認し，お薬手帳で抗凝固薬，抗血小板薬を内服していないか必ず確認しておく必要がある．

期滞在手術が望ましい手術をオフィスサージャリーで行う場合は，インフォームド・コンセントが特に重要になる．術後出血，疼痛の可能性，場合によっては入院が必要になる可能性など，手術治療計画を十分に説明しておく．

手術に必要な血液検査，心電図，呼吸機能などの術前検査，CTなどの画像診断は外来ですませ，疾患の病態を把握しておく．

手術当日に来院するために，必要であれば絶食を指示しておく．なるべく家族同伴で来院させるとよい．必要であれば手術直前に抗菌薬の点滴を行い，鎮静剤の投与を行う．

術中管理

ショックなどの急変時に備えて，蘇生の準備をしておく．必要であれば血管の確保を行う．術中は患者監視装置（モニター）で心電図，呼吸数，血圧，経皮的酸素飽和度の監視を行う．

❶**周術期の血管の確保**

「血管の確保は命綱」である．特にリスクをもった患者（高齢者など）の手術では，手術侵襲の程度にかかわらず血管を確保しておくべきである．また緊急時の血管の確保は大切である．医師1人で緊急時を乗り切るためには，看護師による血管確保のトレーニングが必須である．

❷**周術期の生体情報モニター**

術中には心電図，心拍数，酸素飽和度，呼吸，血圧などの生体情報をモニタリングする（図1）．

術後の生体情報のモニタリングは無線式の生体情報のモニターを外来ユニットの傍らに置いて，外来診察中もベッドサイドからの生体情報をモニタリングすると安心である．

❸**麻酔器，薬剤**

急変時に備えて，局所麻酔下手術時も緊急時の処置の準備をしておくことが大切である．麻酔器の使用方法を習得し，救急蘇生の準備を行い（図2A），循環器・呼吸器系薬剤を常備しその使用法を知っておく必要がある（図2B）．

周術期の呼吸・循環動態の変化には先手を打つことが大切である．医師が指示して，看護師がアンプルを開け静脈注射するまでにはtime-lag（時間の隔たり）がある．投薬の必要性があるときは，早めに投与できる準備を行う．

1章 オフィスサージャリーの基礎知識

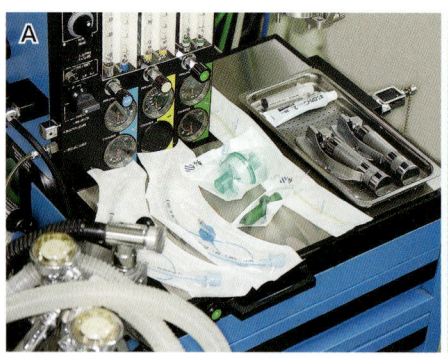
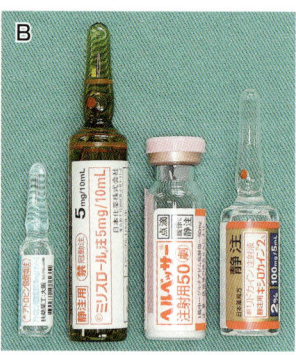

図2 緊急時の救急蘇生の準備
局所麻酔下手術時でも麻酔器，気管挿管などの救急蘇生の準備(A)，循環器・呼吸器系薬剤の準備(B)を行う．

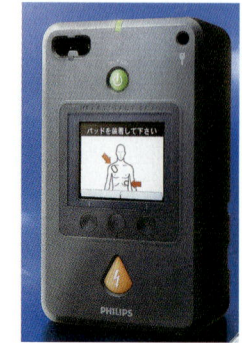

図3 自動体外式除細動器（AED：automated external defibrillator）（ハートスタートFR3 Pro：PHILIPS社製）
最近は心電図波形を見ながら操作可能な，マニュアルモードが付いたAEDも市販され，有用である．

たとえば術中血圧がどの程度上がったら降圧薬（ヘルベッサー®）投与の準備を行い，どの時点で静脈注射をするのかといった備えが必要である．どのタイミングで，どの循環器・呼吸器系薬剤をどのように投与するか，習得しておかなければならない．

緊急時には看護スタッフの力量が重要になる．特に医師一人で緊急時を乗り切るには，医師の指示にしたがってバイタルサインのチェック，静脈ルートの確保，酸素の投与，薬剤の投与などを行う看護スタッフの力は欠かせない．

❹ オフィスサージャリーと手術室

オフィスサージャリーもなるべく手術室で行うのがよい．患者も仰臥位で安心して手術を受けられる．手術室であれば，モニター，麻酔器，除細動器（図3）などが完備しているため，患者の急変時にも対処しやすい．

❺ 気道の確保

緊急時の気道確保の基本はマスク（図4，図5）と気管挿管であるが，病態によっては対応できないこともある．輪状甲状靱帯（膜）穿刺キット（クイックトラック）（8章-7 図8参照），気管切開セット（8章-7 図1参照）などを準備しておく[4]．

❻ 外用薬と注射薬の区別

局所麻酔をよく用いる耳鼻咽喉科手術では，外用薬と注射薬を区別し，決して外用薬を注射するミスがあってはならない．局所麻酔薬は注射器から注射器に移す（syringe to syringe）（1章-4 図2参照）とミスが予防できる．

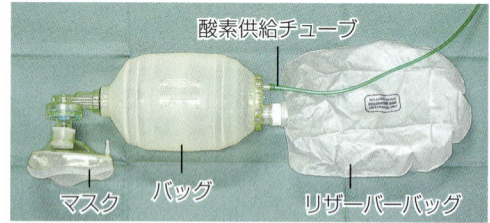

図4 バッグバルブマスク（アンビューバッグ）
酸素を貯めることができるリザーバーバッグ付きのバッグバルブマスクを用いると，高濃度の酸素吸入ができる．麻酔器がない医療機関でも常備しておく．

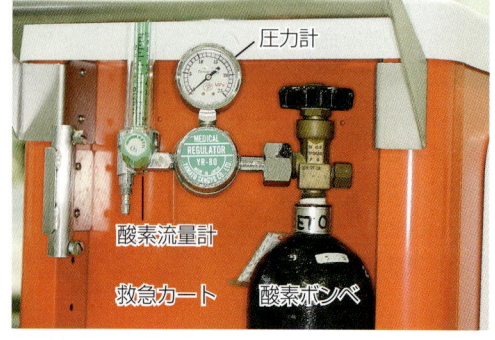

図5 酸素ボンベと流量計
救急カートには携帯用酸素ボンベを常備する．酸素流量計で酸素流量を計れるようにしておく．

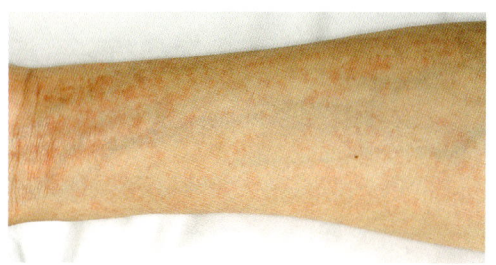

図6 アナフィラキシーショックの前兆サイン（53歳，女性）

抗菌薬の点滴静注中に胸部不快感を訴え，蕁麻疹が出現した．アナフィラキシーショックに対する備えを行わなければならない．

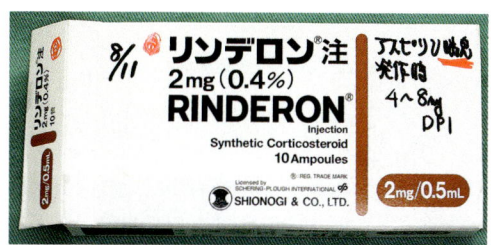

図7 薬剤投与量の記載

緊急時に薬剤を選択できても，投与量が分からない場合がある．前もって薬の箱に記載しておくとよい．

❼ 手術器具，ガーゼの遺残防止

閉創する前に手術器具やガーゼなどの手術材料のチェックを行う．また鼻・副鼻腔手術の際は，止血用ガーゼなどを何枚鼻・副鼻腔へパッキングしたかを記載しておく．そしてガーゼ抜去時に鼻・副鼻腔にガーゼが遺残していないかファイバーで確認する．

❽ 感染予防

手術時に切開した部分は感染に無防備である．手術直前に抗菌薬を点滴しておくと，感染の機会が少なくなる[5]．黄色ブドウ球菌などが産生する毒素が原因である toxic shock syndrome（TSS）にも注意する．

❾ アナフィラキシーショック

周術期には抗菌薬，消炎鎮痛薬（非ステロイド性抗炎症薬：NSAIDs）を使用する機会が多い．これらの薬剤が原因のアナフィラキシーショックは最も警戒しなければならない．特に前兆サインを見逃さないことが大切である[6]．点滴中あるいは点滴後（ショック予防のため one shot の注射は行わない），胸部の不快感，不安感，空咳を訴え，紅斑，蕁麻疹，瘙痒感，眼瞼や口唇の血管性浮腫などの特徴的な皮膚症状を認めたら（**図6**），アナフィラキシーショックに対する備えを早期に行う．

投与中の薬剤を中止し，軽症であれば経過観察あるいは抗ヒスタミン薬の投与を行う．呼吸器・循環器系の症状を伴う中等～重症例には，モニタリングのうえ，アドレナリン（エピネフリン）投与（ボスミン® 0.3～0.5 mg 筋注），循環虚脱に対

する輸液，酸素投与を行う[6]．特にアドレナリンの投与はアナフィラキシーショックの第一選択であり[6]，生存率を左右する．ボスミン® を常備していない外来では，携帯キット（エピペン®）を備えておく．

▶ Point

アナフィラキシーショック

治療のポイントは3つ（ボスミン® 筋注，輸液，酸素）である．
① アドレナリン（ボスミン® 0.3～0.5 mg）を大腿部中央の前外側へ筋注*
② 輸液
③ 酸素投与
*ボスミン® の筋注を行うかどうか迷った場合は，使用すべきである．

❿ アスピリン喘息

術後に NSAIDs を使用する際にはアスピリン喘息に注意が必要である．予防には術前の問診が重要である．たとえアスピリン喘息による呼吸困難の既往がなくても，消炎鎮痛薬内服後に咳が続いた既往は，アスピリン喘息の前兆として警戒する．

発症時にはコハク酸エステルを含まないステロイド（リンデロン®，デカドロン® など）の静注が必要である（**図7**）．また酸素投与，アミノフィリンの静注，アドレナリンの皮下注なども併用する．

⓫ 高齢者の手術

近年，高齢者の手術は増加傾向にある．高齢はリスクファクターの一つであり，高齢者の手術で

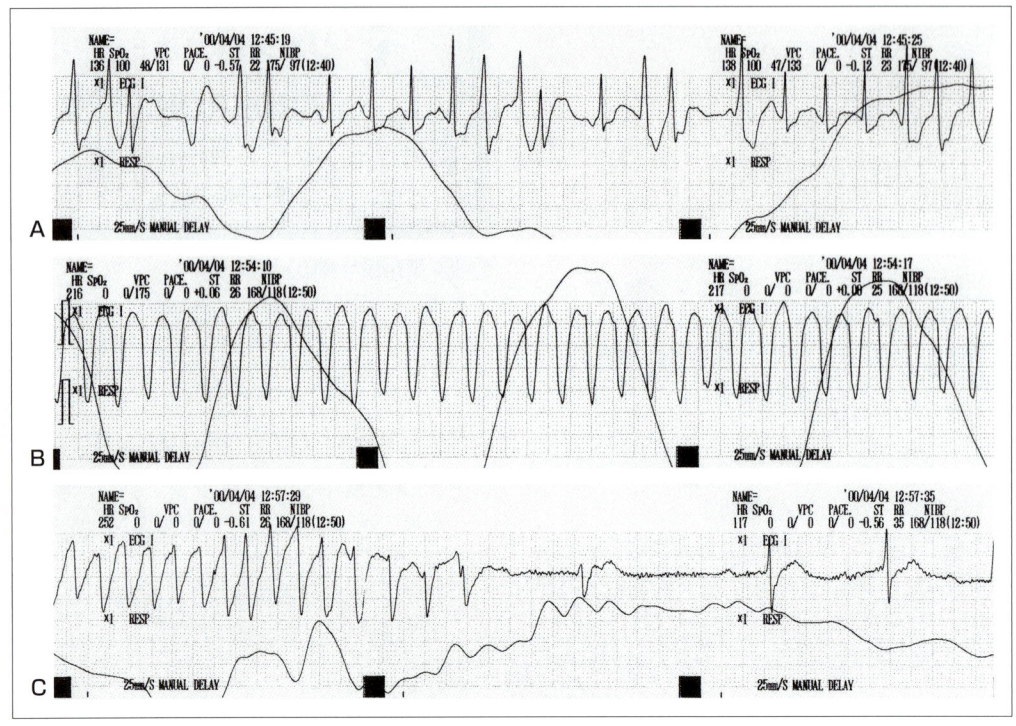

図8 局所麻酔下手術中の心筋梗塞症例（27歳，女性：開業以来2,523例目の手術）
局所麻酔下の内視鏡下鼻・副鼻腔手術時に頻脈，心室性期外収縮，心臓の虚血性変化をきたし(A)，心室粗動(B)に移行した．Aの時点で直ちに抗不整脈薬（静注用キシロカイン®），硝酸薬（ミリスロール®）などを点滴静注し酸素を投与した．心室粗動に移行した(B)が，sinus rhythm（洞調律）に戻った(C)．高規格救急車に医師が同乗し基幹病院の循環器科へ搬送した．CPK上昇，心エコー・心筋シンチで前壁の虚血所見を認め，急性心筋梗塞と診断された．

は手術侵襲の程度にかかわらず血管を確保しておくべきである．また呼吸・循環動態の変化には先手を打つことが大切である．

⑫術中の重篤な不整脈

術前の心電図では異常がないにもかかわらず，術中に重篤な不整脈（心室粗動）(図8)をきたしたらどうするか．抗不整脈薬（静注用キシロカイン®），硝酸薬（ミリスロール®），Ca拮抗薬（ヘルベッサー®）などを直ちに点滴静注し不整脈を改善させた後に，基幹病院の循環器科へ対診する．

術中のバイタルサインのモニター，循環呼吸動態が変化した場合の適切な対応（循環器・呼吸器系薬剤の常備と使用法の習得など）が，1人で局所麻酔下手術を行なっているときには重要である．

リスクが予想される症例に対しては，ニトログリセリン経皮吸収型製剤（ニトロダーム® TTS® 25 mg）の予防的投与は有効である．

⑬他科との連携

医療機関によっては，診断，治療，緊急時の対応などの面で，関連する他の診療科や診療科医師との連携がとりにくい．関連する他診療科の知識を習得し，信頼できる他科の医師を確保しておき，適宜連携することが大切である．

術後管理

術後は外来のリカバリーベッドでしばらく経過を観察し，止血，疼痛，覚醒の状態を十分に確認する．帰宅後の治療計画を十分に説明し，通院の間隔やガーゼパッキングを取り除く時機を指示しておく．帰宅後に予想される出血や疼痛，緊急時の連絡方法などの説明を行い，なるべく家族と一緒に帰宅させる．

夜間でも医師あるいは看護スタッフと電話連絡がとれる直通電話番号を患者に教える．

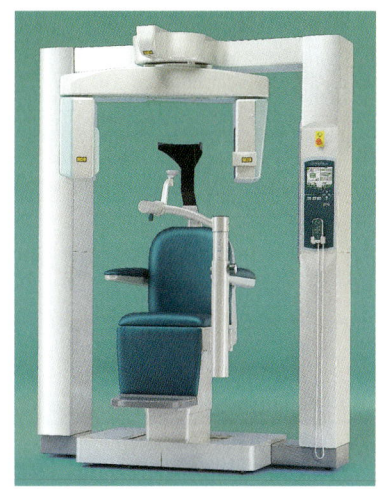
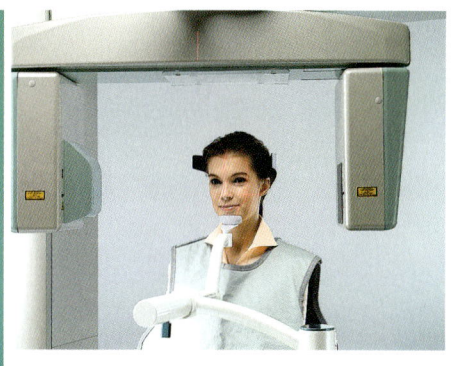

図9 コーンビーム CT(3D Accuitomo：モリタ製作所製)
左：外観，右：検査風景．

抗菌薬による術後感染予防を外来で行う．

2 オフィスサージャリー手術のリスク管理

耳鼻咽喉科・頭頸部外科手術全般にわたって，専門的技術に習熟し，常に研鑽を続けることが手術に伴う合併症やリスクを回避するために必要である．ここでは個々の術式には触れず，総論的な手術のリスク管理を述べる．

術前の画像診断

正確な病変の進展範囲，解剖学的変異の把握は術式の選択と安全な手術操作に必須である．近年，OsiriX などの医用画像解析アプリ（フリーソフト）が無料でダウンロードでき，ガイドブックも市販[7]されている．他医療機関で撮影した CT，MRI の DICOM データを入力して正確な画像診断が行える．

multiplanar reconstruction（MPR；画像データを３次元再構成により補正処理なしで得られる任意の断面の再構成画像）が行えるコーンビーム CT（図9）はオフィスサージャリーでも非常に有用である．

手術適応と手術時期

観血的手術か非観血的手術か，絶対的手術適応か相対的手術適応かの判断は重要である．また緊急手術の必要性の判断も重要である．

副鼻腔疾患による視力障害（図10），顎顔面外傷，喉頭外傷（図11）による機能障害など，手術の遅れが機能障害を残す原因にならないようにしなければならない．

術式の選択

術者は患者の病態に応じてリスクを最小限にする適切な術式を選択し，術式別の治療成績と治療計画を患者に説明できなければならない．

解剖学的変異

解剖学的変異には常に気をつけるべきである（図12 ～ 図14）．術前に画像診断による危険部位の検討を行い，術中は解剖学的位置関係に基づいた慎重な手術操作が求められる．

基本的な手術手技・手術に伴うその他の手技

手術の修練の場で習得すべきことは多い．どのような場あるいはどのような状況において，どの手術器具をどのように用いるかは手術書には書かれていない．たとえば内視鏡下鼻・副鼻腔手術における鉗子類の用い方などである．このような基本的な手術手技を遵守する必要がある．

手術手技以外でも手術に伴う基本的な手技を遵守すべきである．たとえば鼻・副鼻腔手術時に患者が血液を飲み込むと気分不良になり嘔吐の原

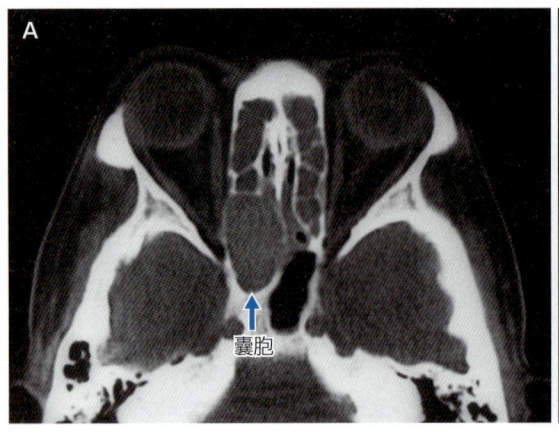
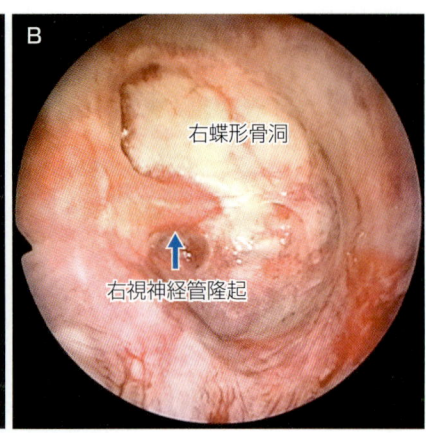

図10 右視力障害を訴え来院した蝶形骨洞嚢胞症例（46歳，女性）
患者は祭日の前日の夕方に右眼痛と視力障害を訴えて来院した．球後視神経炎と診断し，直ちにステロイド療法を開始した．緊急手術が必要かどうか眼科医による客観的視力評価が必要であった．信頼する眼科医に事情を説明し対診すると視力障害は進行（Vd＝0.1(0.1)）しており，緊急手術が必要であった．局所麻酔下に内視鏡下嚢胞開窓術を行った．術後に視力はVd＝1.0に回復した．
A：術前CT（軸位断）．
B：術中硬性内視鏡像．蝶形骨洞嚢胞を開窓し排膿すると，右視神経管隆起の粘膜は発赤していた．

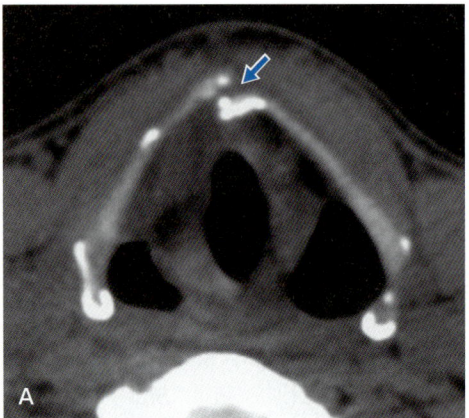
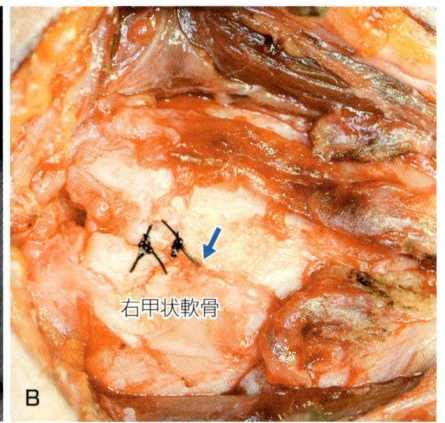

図11 頸部鈍的外傷による喉頭外傷症例（56歳，男性）
A：術前CT（軸位断）．甲状軟骨の骨折を認めた（矢印）．
B：術中所見．局所麻酔下に偏位骨折した甲状軟骨を整復固定した（矢印：骨折線）．

因になる．後鼻孔のパッキング（筆者はバルーンを上咽頭に留置し，さらにガーゼを置いている）により咽頭へ血液が流れないようにする．

手術に伴う合併症への対応

各術式に伴う合併症や副損傷に対する対処法には種々の手技が報告されている．自分が経験したことがない手術合併症・副損傷が起きた場合にどう対応するかシミュレーションしておく．どの手術においても最悪の事態を想定して準備を行い，その事態に対処できる知識を備えておく必要がある．

手術合併症への対応の第一は臨床解剖を熟知し，症例ごとに解剖学的位置関係，解剖学的変異を術前・術中に適宜判断し，常に危険部位に留意して合併症を未然に防ぐことである．

3 オフィスサージャリーのリスク管理

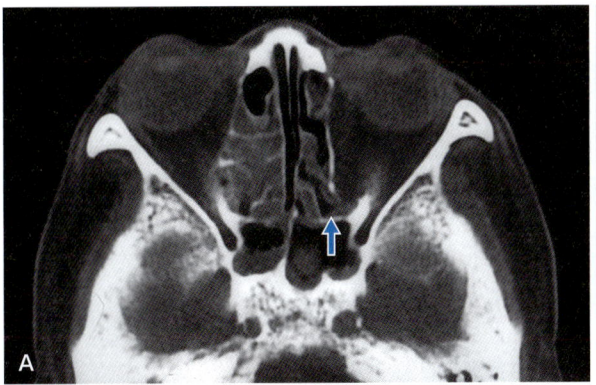
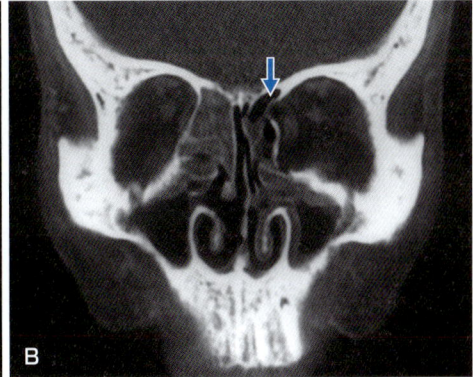
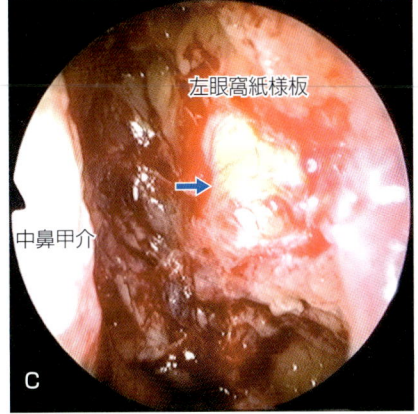

図12 眼窩内側壁の形態が異常な症例(72歳, 女性)
A：術前CT(軸位断), B：術前CT(冠状断). 左眼窩内側壁が篩骨洞内に突出している(矢印). 解剖学的構造は左右対称ではないことに留意する.
C：術中硬性内視鏡像. 右側と同じ手術操作を左側で行うと眼窩紙様板を損傷する(矢印).

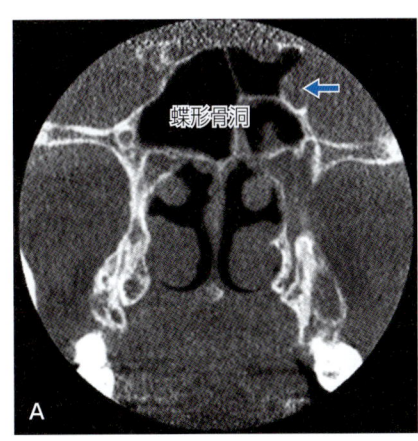
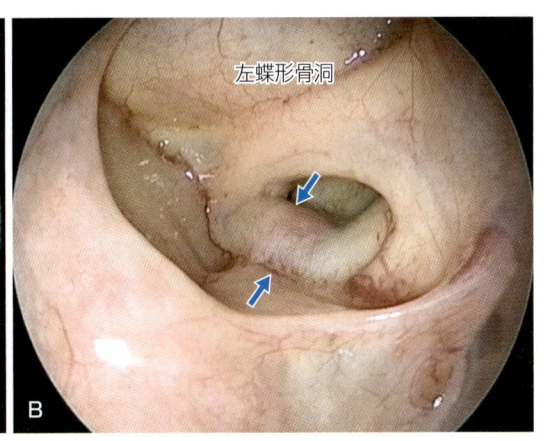

図13 左蝶形骨洞に内頸動脈が隆起する症例(51歳, 男性)
A：術前CT(冠状断). 内頸動脈が左蝶形骨洞内に隆起している(矢印).
B：内視鏡下副鼻腔手術術後の内視鏡像. 左蝶形骨洞内に内頸動脈が隆起している(矢印). 骨壁は非常に薄く, 内頸動脈が拍動していた.

　対応の第二は合併症・副損傷にできるだけ早く気がつくことである. ほとんどの合併症・副損傷はすぐに気がつき対処すれば大事には至らない.

　対応の第三は合併症・副損傷を起こしたらあわてずに確実に処置を行うことである. 特に初め

15

1章 オフィスサージャリーの基礎知識

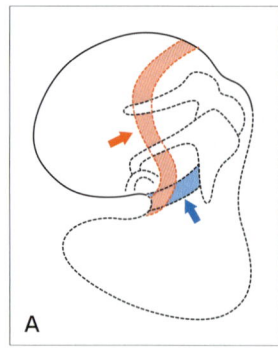
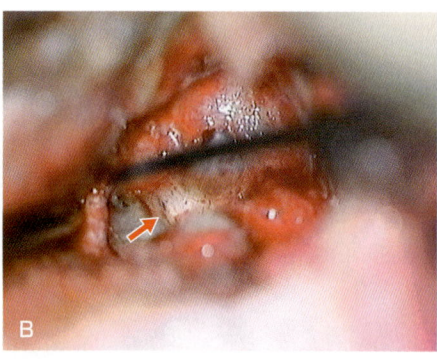

図14 左顔面神経の走行が異常な症例（30歳，男性）
左中耳真珠腫に対して局所麻酔下に鼓室形成術を行った．左顔面神経は本来の位置（青矢印）を走行せず，尾側の岬角（鼓室岬）を走行（赤矢印）していることが術中に判明した（A，B）．

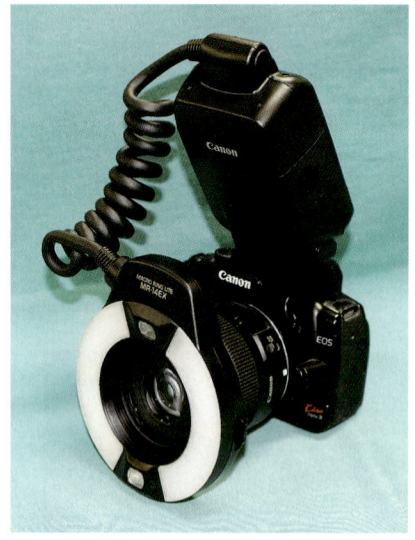

図15 接写用（マクロ撮影用）のリングフラッシュ付き一眼レフデジタルカメラ
カメラは EOS Kiss Digital X，レンズは CANON MACRO LENS（EF-S 60 mm），リングフラッシュは MACRO RING LITE（MR-14EX）（いずれも Canon 社製）．

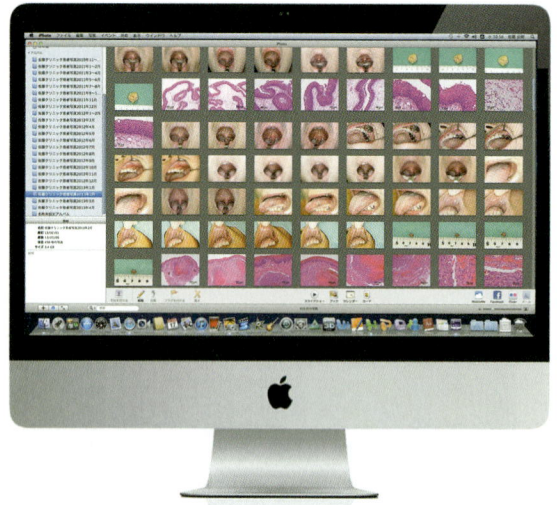

図16 手術写真の保存（iPhoto：Apple 社製）
術中写真，病理組織写真などを撮影し保存する．

て経験する合併症・副損傷の場合はこのことに留意すべきである．

手術画像の記録

手術画像を静止画や動画として記録して自己研鑽に役立てる．筆者は内視鏡下手術，顕微鏡下手術は high definition（HD）カメラで録画記録している．

また接写用（マクロ撮影用）のリングフラッシュ付きの一眼レフデジタルカメラ（図15）で術中写真を撮影し保存（図16）している．後日画像を検証すると意外な発見がある．

3 オフィスサージャリーに伴う医療事故を最小限にするために

「起こる可能性があることは，可能性が低くても必ず起こる」．このことは医療過誤と医療事故に関しても当てはまる．手術に伴う医療事故を最小限にするためのリスク管理は，オフィスサージャリーにおいても大切である．

耳鼻咽喉科のオフィスサージャリーに伴う医療事故を最小限にするためには，以下の取り組みが大切である[2]．

1. 継続して耳鼻咽喉科・頭頸部外科学の研鑽を積む耳鼻咽喉科専門医としての姿勢．
2. 医療従事者(スタッフ)の研鑽．
3. 周術期の呼吸・循環動態の管理など，緊急時に対応する基本的なトレーニング．
4. 医療施設・医療器械などの管理システム．
5. 治療に対する患者へのインフォームド・コンセント．
6. 良好なコミュニケーションによる患者と医師の人間関係・信頼関係の構築．
7. 患者が医師と医療機関を信頼し，医療従事者(スタッフ)も安心して医療を提供できるシステムの構築．
8. 基幹病院の耳鼻咽喉科・頭頸部外科，あるいは関連した他診療科の信頼できる医師との連携．

文献

1) 佐藤公則．オフィスサージャリーの適応と限界—鼻・副鼻腔領域．日耳鼻 2006；109：807-12.
2) 佐藤公則．診療所における耳鼻咽喉科手術のリスク管理．日耳鼻 2013；116：679-88.
3) 佐藤公則．オフィスサージャリーのリスク管理．耳・鼻・のどのプライマリケア．東京：中山書店；2014. p.18-23.
4) 佐藤公則．診療所における気道閉塞への対応．耳喉頭頸 2009；81：199-205.
5) 日本感染症学会，日本化学療法学会．抗菌薬選択と使用の原則，周術期，抗菌薬使用のガイドライン．東京：協和企画；2010. p.50-3.
6) 山岡章浩．アナフィラキシーショック．救急医学 2005；29：761-4.
7) 杉本真樹．OsiriX画像処理パーフェクトガイド．東京：エクスナレッジ；2015.

4 オフィスサージャリーの局所麻酔

> **局所麻酔のポイント**
> - 耳鼻咽喉科・頭頸部外科のオフィスサージャリーにおいて，局所麻酔手技は重要である．術者は患者に苦痛を与えず，必要最少量の局所麻酔薬で麻酔効果を得ることが必要であり，局所浸潤麻酔，伝達麻酔，局所表面麻酔など局所麻酔の手技に精通していなければならない．
> - 血管収縮薬を局所麻酔薬に添加することで，局所麻酔薬の吸収を遅らせ麻酔持続時間が得られ，注入量を最小限にでき，局所麻酔薬による副作用の発現を少なくできる．また血管収縮薬を局所麻酔薬に添加することで，術野の出血量を減らすことができる．
> - 局所麻酔に伴う合併症にも対応できなければならない．

耳鼻咽喉科・頭頸部外科のオフィスサージャリーにおいて，局所麻酔の手技は重要である．術者は患者に苦痛を与えず，必要最少量の局所麻酔薬で麻酔効果を得ることが必要であり，局所浸潤麻酔，伝達麻酔，局所表面麻酔など局所麻酔の手技に精通していなければならない．

また局所麻酔に伴う合併症にも対応できなければならない．

1 局所麻酔薬の薬理

局所麻酔薬（リドカイン塩酸塩）の作用機序と効果

リドカイン塩酸塩は，耳鼻咽喉科・頭頸部外科のオフィスサージャリーで頻用される局所麻酔薬である．その作用機序は，拡散と組織結合により組織内（神経鞘）に浸透する[1]．電位依存性ナトリウムチャネルに結合してナトリウムの透過を阻止し，活動電位の伝導を可逆的に抑制して知覚神経と運動神経の神経伝達を遮断する[1]．

生体内では，局所麻酔薬の効果は，主にその注入部位を循環する血液量によって決まる．血管収縮薬を局所麻酔薬に添加することで，局所麻酔薬の吸収を遅らせ，麻酔持続時間が得られ，注入量を最小限にでき，局所麻酔薬による副作用の発現を少なくできる．

局所麻酔薬の効果は，その神経内の濃度によって決まる．注射直後には局所麻酔薬は神経周囲に多量に分布し，神経内に急速に浸透する（第1相）（図1）．その後，神経内の麻酔薬濃度が，神経ブロックに必要な濃度以下に低下していく（第2相）（図1）．

血管収縮薬を添加すると，第1相で得られる神経内の最高濃度が高くなるばかりでなく，第2相における血流による神経周囲からの薬剤の消失速度も遅くなる．

また血管収縮薬を局所麻酔薬に添加することで，術野の出血量を減らすことができる．

局所麻酔薬の毒性

局所麻酔薬の毒性は，主に中枢神経系と心血管系に現れる．

リドカイン塩酸塩を局所浸潤麻酔，伝達麻酔に用いる場合の基準最高用量は，アドレナリンの添加がない場合は200 mgであり[1,2]，0.5％では40 mL，1％では20 mL，2％では10 mLである[1,2]．アドレナリン（10万倍アドレナリン含有）の添加がある場合は500 mgであり[2]，0.5％では100 mL，1％では50 mL，2％では25 mLである[2]．

局所麻酔薬中毒を防ぐには，濃度の薄い局所麻酔薬をなるべく少量使用する．添加するアドレナリンの量にも注意し，濃度や組成を間違わないようにする．

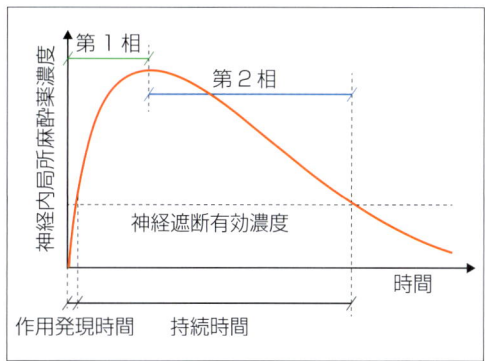

図1 神経内の局所麻酔薬濃度

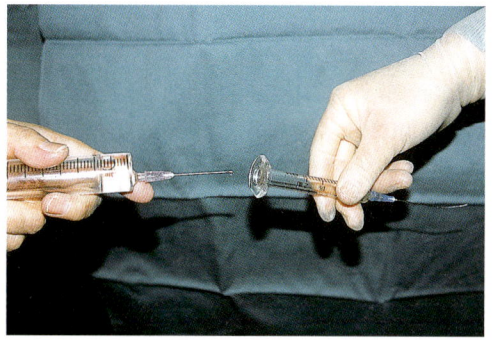

図2 syringe to syringe
注射用局所麻酔薬は，注射器から注射器へ移し，外用薬と区別しておく．

2 局所麻酔法の原則

　局所麻酔中に異常反応を起こした既往がある患者では，できるだけ別の麻酔法を選ぶのがよい．
　局所麻酔を行う際は，救急蘇生の準備，すなわち蘇生器具あるいは蘇生に用いる薬剤の準備をしておく．
　局所麻酔を受ける患者の末梢静脈路を確保，あるいは確保できる準備をしておく．輸液路が確保されていれば，合併症が発生しても，直ちに治療が行える．
　注射用局所麻酔薬は外用薬と区別しておく．注射薬は注射器から注射器へ移す（syringe to syringe）（図2）と外用薬を注射する過ちを防げる．
　細い針を用いて局所麻酔薬をゆっくり注射する．患者に，何を行うのかをあらかじめ説明しておく．
　ブロック中に放散痛があれば，針を1～2 mm抜いてから局所麻酔薬を注射しなければならない．神経内に注射している可能性があるからである．
　麻酔薬を注射する前に，必ず吸引テストを行う．血液が逆流すれば，血管内に針先が入っていることがわかる．局所麻酔薬の常用量が誤って急速に血管内に注入されても，重篤な中毒反応を起こしうる．
　局所麻酔薬を注射したら，患者を一人にしておいてはいけない．必ず医師あるいは看護師が監視しておかなければならない．

3 局所麻酔法の合併症とその治療

　まず患者の末梢静脈路を確保し，バイタルサインをモニタリングする．

中枢神経系合併症

　局所麻酔薬が大脳皮質と高位中枢を刺激し，振戦や痙攣が起こる．また延髄と橋を抑制し呼吸抑制が起こる．
　痙攣に対しては，ジアゼパム（セルシン®，ホリゾン®）を静注，筋注する．同時にすでに抑制されている呼吸を，ジアゼパムがさらに抑制することに注意が必要である．人工呼吸の準備をしておく．
　呼吸抑制に対しては，酸素投与とマスクによる気道確保を行い，必要であれば気管挿管を行う．

MEMO

局所麻酔薬（20万倍アドレナリン含有0.5％リドカイン）の調製法

　市販されている0.5％キシロカイン®（エピレナミン含有）は，10万倍アドレナリン含有0.5％リドカインである．筆者は0.5％キシロカイン® エピレナミン（1：100,000）含有と0.5％キシロカイン®を等量に混ぜることで，20万倍アドレナリン含有0.5％リドカインを調製し用いている．
　20万倍アドレナリン含有1％リドカインの調製法も同様である．

心血管系合併症

局所麻酔薬は血圧低下，ショックと心筋への直接的抑制による刺激伝導速度と収縮力の低下を起こす．まれに心停止やアナフィラキシーショックを起こす．

患者を仰臥位（頭部を低く）にし，酸素を投与し，昇圧薬（エホチール® など）を静脈注射する．心停止した場合は心臓マッサージ，アナフィラキシーショックを起こした場合はその治療[3]を行う．

精神的反応

精神的反応は，局所麻酔薬の中毒反応とは異なるが，類似した症状が現れる．疼痛や恐怖のために反射性に血管運動中枢を介して，顔面蒼白，悪心，冷汗，血圧低下が起こり，神経性失神に至る．

筆者の経験では，坐位での中咽頭手術でこの反応が時に起こる．また坐位で鼻腔に挿入していたパッキングガーゼを抜去するときに起こることがある．

患者を仰臥位（頭部を低く）にし，酸素を投与し，脳の酸素欠乏による意識消失，振戦，痙攣を予防するとともに，昇圧薬（エホチール® など）を静注する．

4　前投薬

前投薬の目的

①鎮静作用：局所麻酔施行中，手術中の患者の不安を除く．
②鎮痛作用
③神経反射の抑制：コリン作動性神経反射，たとえば分泌過多，迷走神経反射を抑制する．
④局所麻酔薬による中毒反応を軽減する．

成人における前投薬の例

オフィスサージャリーのほとんどは，短時間の局所麻酔下手術なので，前投薬は必要ない．必要な場合は以下の前投薬を筆者は行っている．

局所麻酔開始90分前にペントバルビタール（ラボナ®）50〜100 mg を経口投与，その30分後に，硫酸アトロピン 0.5 mg を筋注，ペンタジン 15 mg を筋注，アタラックスP 50 mg を筋注している．

前投薬が効きすぎると，手術後に一人で帰宅できない場合があるので，手術侵襲あるいは患者の状態などに応じて用いる必要がある．

通常，高齢者では前投薬を行う必要はない．バルビタール剤を多量に投与すると不穏状態になることがあるため，注意が必要である．

5　局所浸潤麻酔

手術部位周囲の皮内および皮下組織，粘膜内および粘膜下組織へ局所麻酔薬を注入する．

皮内あるいは皮下腫瘍，粘膜内および粘膜下腫瘍を切除する場合，薬剤を腫瘍の上下2点から扇状に浸潤させる（図3）．

6　耳の局所表面麻酔，局所浸潤麻酔，伝達麻酔

鼓膜の麻酔

鼓膜に穿孔がない場合は，リドカイン8％噴霧剤（キシロカイン® ポンプスプレー8％）を2〜3回（16〜24 mg）外耳道の上壁に向けて噴霧する．薬液は外耳道を伝わって鼓膜上へ拡がる．薬液を直接鼓膜へ噴霧すると不快感が強い．5〜10分後には鼓膜切開が可能になる．

鼓膜に穿孔がない場合は，イオン浸透式鼓膜麻酔器（イオントフォレーゼ）（図4）を用いてもよい．麻酔液は表面麻酔薬4％キシロカイン® 2 mL と 0.1％ボスミン® 外用液 1 mL を混合したものを用いる．

イオントフォレーゼを施行中あるいは施行後にめまいをきたすことがあるので注意する．急性中耳炎ではイオントフォレーゼで麻酔効果が得られない場合がある．鼓膜に穿孔がある例，心臓ペースメーカーを使用している例などでは，本麻酔法は禁忌である．

鼓膜・外耳道の麻酔

外耳・鼓膜の主な知覚神経は，三叉神経第3枝（下顎神経）の耳介側頭神経と耳介側頭神経の鼓膜枝，迷走神経の耳介枝，大耳介神経などである（図5，図6）．

4 オフィスサージャリーの局所麻酔

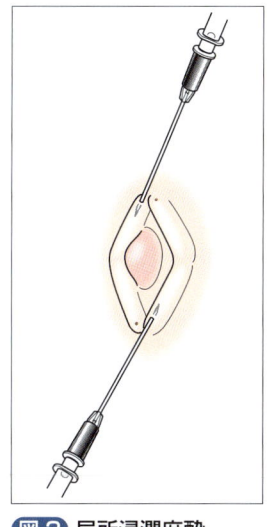

図3 局所浸潤麻酔

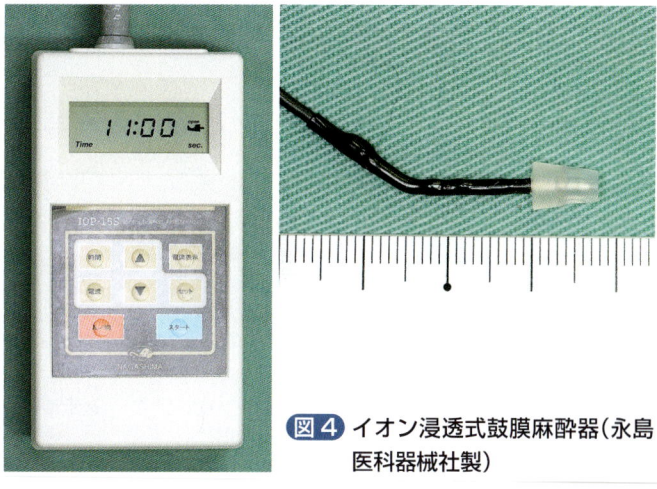

図4 イオン浸透式鼓膜麻酔器（永島医科器械社製）

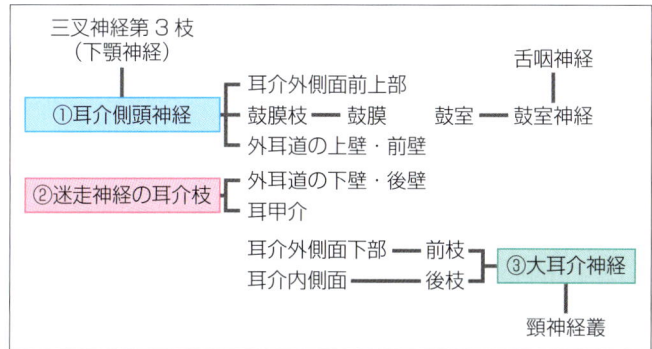

図5 耳介・外耳道・鼓膜の神経支配

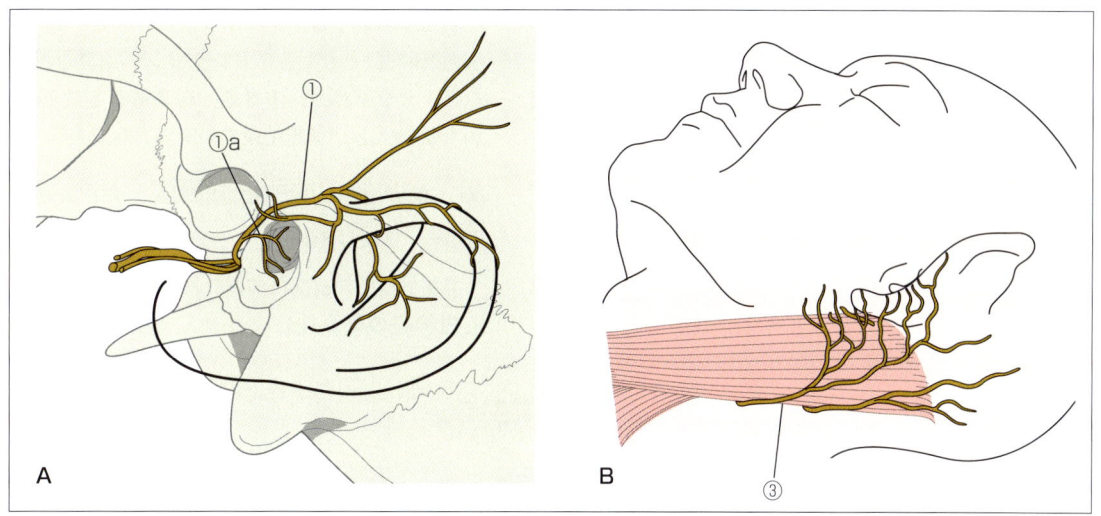

図6 耳介・外耳道・鼓膜の神経支配
A：耳介側頭神経（①）と耳介側頭神経の鼓膜枝（①a）．
B：大耳介神経（③）．
迷走神経の耳介枝②は鼓室乳突裂，すなわち乳様突起の直前，外耳道の直後を通って皮下に出てくるため図には記載されていない．

21

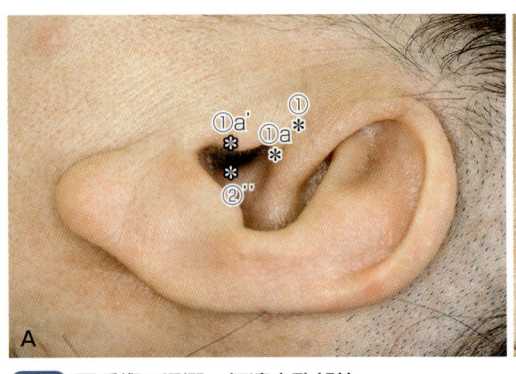 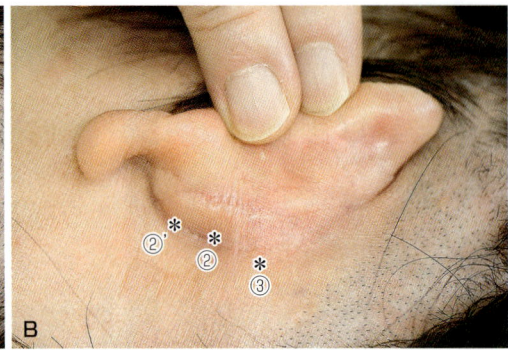

図7 耳手術の浸潤・伝達麻酔部位
A：耳介側頭神経(①)，耳介側頭神経の鼓膜枝(①a, ①a')，迷走神経の耳介枝(②")．
B：迷走神経の耳介枝(②, ②')，大耳介神経(③)．

　局所浸潤麻酔を行う際は，これらの神経の局所浸潤麻酔・伝達麻酔(ブロック)を行う．耳内法による鼓膜形成術，耳内法による鼓室形成術では，大耳介神経(図6B③，図7B③)の麻酔は必要ない．
　0.5％キシロカイン®(20万倍アドレナリン含有0.5％リドカイン)2～3mLで，耳介側頭神経(図7A①：耳輪脚前方の皮下)と耳介側頭神経の鼓膜枝(図7A①a：分界切痕(外耳道入口部上部の軟骨を欠いた部)の皮膚と骨膜)をブロックする．
　迷走神経の耳介枝は，鼓室乳突裂，すなわち乳様突起の直前，外耳道の直後を通って皮下に出てくる．乳様突起前部の骨膜(図7B②)，外耳道下壁の皮膚(図7B②')に注射を2～3mLして迷走神経の耳介枝をブロックする．このブロックを行うと，次に外耳道に注射を行う際に痛みが少ない．
　次に外耳道前壁の外耳道骨部と外耳道軟骨部の接合部に1％キシロカイン®(20万倍アドレナリン含有1％リドカイン)を2mL注射して，耳介側頭神経の鼓膜枝(図7A①a')を麻酔する．また外耳道後壁の外耳道骨部と外耳道軟骨部の接合部に2mL注射をして，迷走神経の耳介枝(図7A②")を麻酔する．

7 鼻・副鼻腔の局所表面麻酔，局所浸潤麻酔，伝達麻酔

鼻腔の局所表面麻酔

　表面麻酔薬4％キシロカイン®(4％リドカイン表面麻酔薬)と0.1％アドレナリン外用液を浸したガーゼを下鼻道，中鼻道，総鼻道などに15～20分間挿入し，鼻腔粘膜の局所表面麻酔を行う．

鼻・副鼻腔の局所表面麻酔，局所浸潤麻酔，伝達麻酔

　鼻腔外側壁の前部は前篩骨神経により，後部は上顎神経の後鼻枝により神経支配されている

MEMO

鼻・副鼻腔の局所表面麻酔薬の調製法
　鼻腔の局所表面麻酔薬は，表面麻酔薬4％キシロカイン®と0.1％ボスミン®外用液を2：1に混合(3,000倍アドレナリン含有2.7％リドカイン)し，ガーゼに浸し使用している．
　術中に使用する鼻・副鼻腔の局所表面麻酔薬は，より止血効果を期待して表面麻酔薬4％キシロカイン®と0.1％ボスミン®外用液を1：1に混合(2,000倍アドレナリン含有2％リドカイン)し，ガーゼに浸し使用している．

4 オフィスサージャリーの局所麻酔

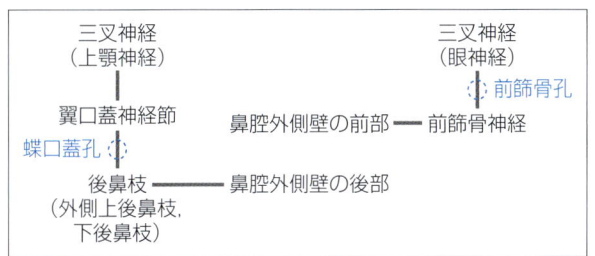

図8 鼻腔外側壁の神経支配

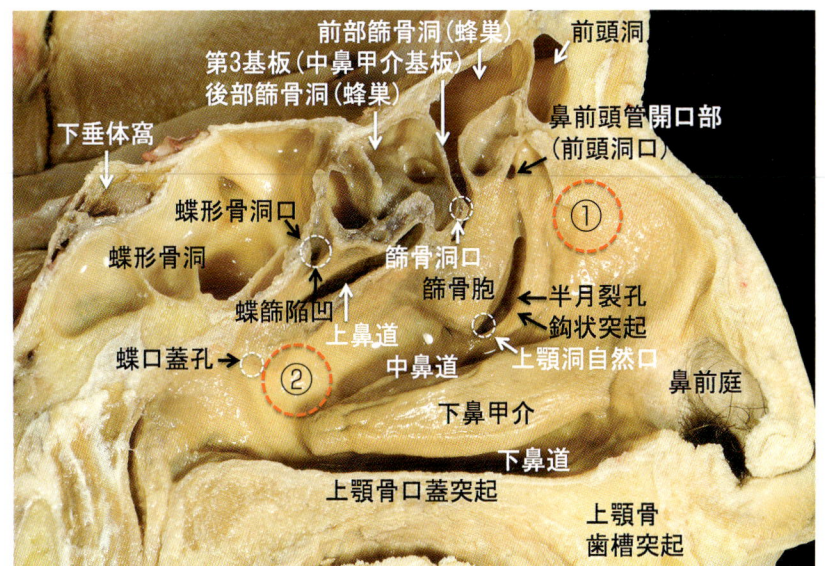

図9 鼻・副鼻腔手術の浸潤・伝達麻酔部位
前篩骨神経は鼻堤部(①)，上顎神経の後鼻枝は中鼻道側壁後部(②)に局所浸潤麻酔を行うことでブロックできる．
(原図は神奈川歯科大学 高橋常男先生の御厚意による)

(図8)．
　前述したように，まず鼻腔粘膜の局所表面麻酔を行う．副鼻腔の手術操作を行う場合，筆者は中鼻道にコカインガーゼを挿入している．
　次に前篩骨神経と上顎神経後鼻枝の伝達麻酔を行う．前篩骨神経は鼻堤部に局所浸潤麻酔を行うことでブロックできる(図9①)．上顎神経後鼻枝は中鼻道側壁後部に局所浸潤麻酔を行うことでブロックできる(図9②)．20万倍アドレナリン含有0.5％リドカインを2～4mL，各部位へ注射する．

8　上顎・顔面・口腔の伝達麻酔

上顎神経の分布

　上顎に分布する知覚神経はすべて三叉神経の枝である．三叉神経の分枝の上顎神経は正円孔を

MEMO

鼻・副鼻腔の局所表面麻酔薬(コカイン)の調製法
　コカイン塩酸塩(コカイン塩酸塩「タケダ」原末®)を用いる場合は，コカイン200mgを生理食塩水2mLに溶解して(10％コカイン溶液)，ガーゼに浸して用いている．

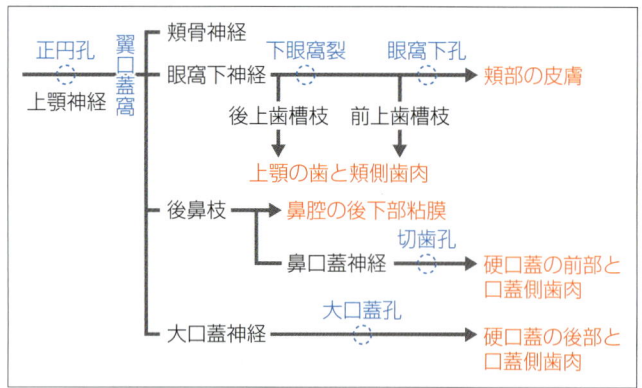

図10 上顎・顔面・口腔の神経支配

通って翼口蓋窩に入り以下の神経を分枝する（図10）．

◆ ①頬骨神経

下眼窩裂を通って眼窩に入り，眼窩外側壁に沿って進み，こめかみの外眼角付近の皮膚を支配する．

◆ ②眼窩下神経

後上歯槽枝を分枝した後，下眼窩裂を通って眼窩に入り，眼窩底部に沿って前方に走行し前上歯槽枝を分枝した後，眼窩下孔から出て頬部・上口唇の皮膚，鼻前庭の粘膜を支配する．後上歯槽枝と前上歯槽枝は，上顎の歯と頬側歯肉の粘膜を支配する．

◆ ③後鼻枝

鼻腔の後下部の粘膜を支配する．分枝の一つ鼻口蓋神経は鼻中隔に沿って前下方へ進み，切歯孔から出て硬口蓋に分布し，硬口蓋の前部と口蓋側歯肉を支配する．

◆ ④大口蓋神経

大口蓋孔から出て硬口蓋に分布し，硬口蓋の後部と口蓋側歯肉を支配する．

上顎・口腔に分布する神経

上顎・口腔に分布する神経は，頬側と口蓋側に分けて考えると理解しやすい．

◆ ①頬側の神経

眼窩下神経からの後上歯槽枝と前上歯槽枝（図11）は，上顎歯の歯髄，歯根膜，頬側歯肉に分布する．

後上歯槽枝は上顎結節（上顎骨歯槽突起のうち臼歯部より後方の部位）の上を下行し，同部の歯

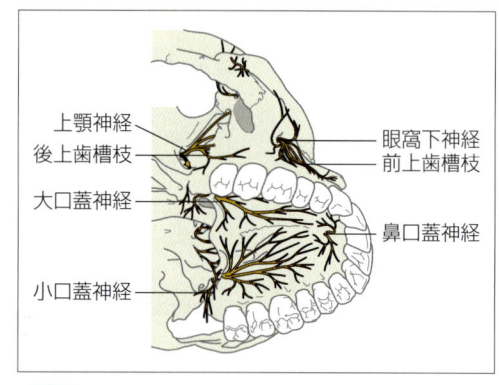

図11 上顎・顔面・口腔の神経支配

槽孔から上顎骨に入り，上顎の大臼歯を支配する．前上歯槽枝は小臼歯，犬歯および切歯を支配する．

◆ ②口蓋側の神経

口蓋側歯肉に分布する神経は，大口蓋神経，小口蓋神経，鼻口蓋神経である．

大口蓋神経（図11）は大口蓋孔を出て口蓋に達すると内側枝，外側枝，最内側枝に分かれて走行し，硬口蓋の粘膜および第1大臼歯より前方の口蓋側歯肉に分布し，犬歯の口蓋側で鼻口蓋神経と吻合する．

小口蓋神経（図11）は第1大臼歯より後方の口蓋側歯肉に分布する．

鼻口蓋神経（図11）は切歯孔を出た後，前部硬口蓋の粘膜および前歯の口蓋側歯肉に分布し，犬歯の口蓋側で大口蓋神経と吻合する．

上顎・顔面・口腔の伝達麻酔

20万倍アドレナリン含有1％リドカインを2～4 mL，各部位へ注射する．

4 オフィスサージャリーの局所麻酔

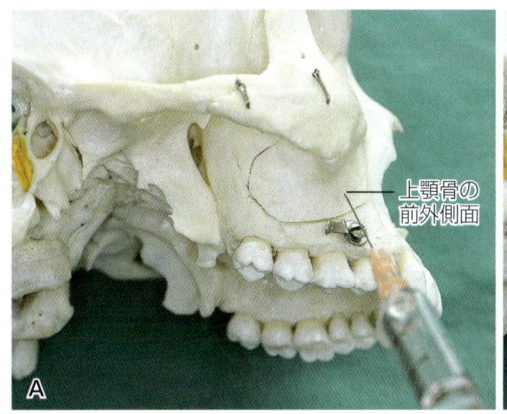
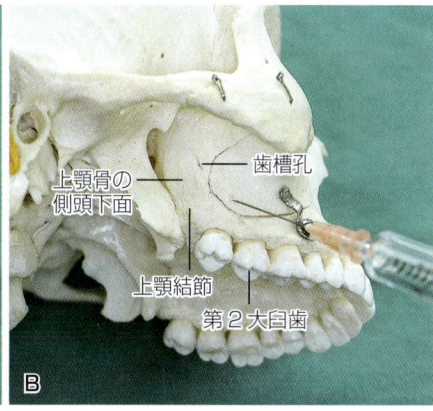
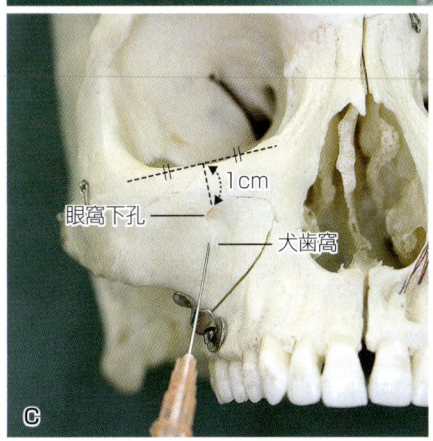
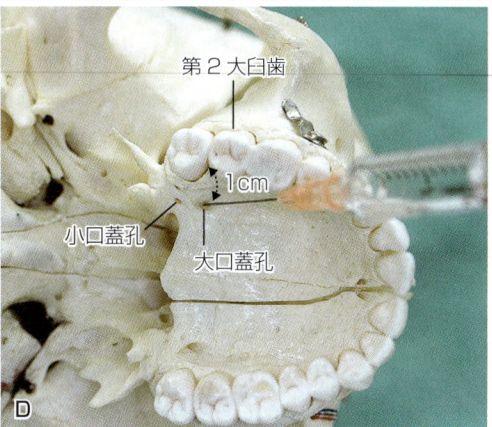
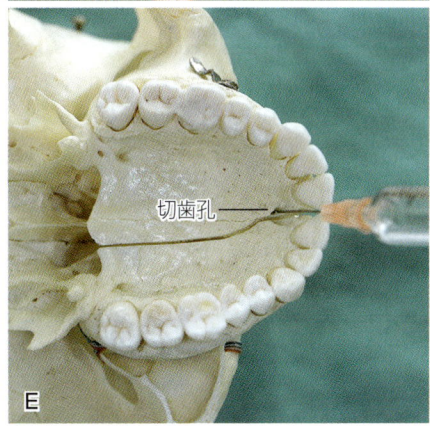

図12 上顎の伝達麻酔
A：眼窩下神経前上歯槽枝伝達麻酔.
B：眼窩下神経後上歯槽枝伝達麻酔.
C：眼窩下神経伝達麻酔.
D：大口蓋神経伝達麻酔.
E：鼻口蓋神経伝達麻酔.

◆ 眼窩下神経前上歯槽枝伝達麻酔

前上歯槽枝は，麻酔する部位の上方の頬部粘膜の翻転部から注射針を刺入し，上顎骨の前外側面でブロックできる（図12 A）.

◆ 眼窩下神経後上歯槽枝伝達麻酔

後上歯槽枝は，上顎骨の側頭下面，第2大臼歯のすぐ上方でブロックできる（図12 B）．こ

の手技は上顎結節法として知られる.

◆ 眼窩下神経伝達麻酔

眼窩下神経は眼窩下縁の中点より約1cm下方の眼窩下孔の付近でブロックできる．実際には犬歯窩を触診し同部に注射針を刺入し，局所麻酔薬を注射する（図12 C）．経皮的あるいは経口的に伝達麻酔を行う．眼窩下孔内に注射針を刺入す

25

	頬側	口蓋側
切歯	眼窩下神経前上歯槽枝伝達麻酔あるいは眼窩下神経伝達麻酔	鼻口蓋神経伝達麻酔
犬歯	眼窩下神経前上歯槽枝伝達麻酔あるいは眼窩下神経伝達麻酔	鼻口蓋神経伝達麻酔大口蓋神経伝達麻酔
小臼歯	眼窩下神経前上歯槽枝伝達麻酔眼窩下神経後上歯槽枝伝達麻酔	鼻口蓋神経伝達麻酔大口蓋神経伝達麻酔
大臼歯	眼窩下神経前上歯槽枝伝達麻酔眼窩下神経後上歯槽枝伝達麻酔	大口蓋神経伝達麻酔

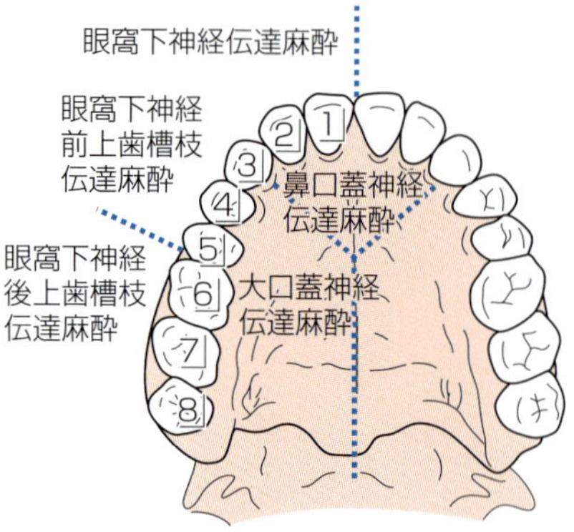

図13 上顎歯・歯周囲組織の神経と伝達麻酔

ると神経を損傷し，長期にわたる痛みを残すことがあるので刺入してはいけない．

◆ **大口蓋神経伝達麻酔**

大口蓋神経は第2大臼歯の後上方，歯肉縁より約1cm内側にある大口蓋孔内あるいはその付近でブロックできる（図12 D）．大口蓋孔の周囲はくぼみになっており，その上を粘膜が覆うため，同部には弾力性がある．触診で大口蓋孔の位置を確認できる．大口蓋孔内に注射針を刺入し，動静脈に注入しないように吸引テストを行い，局所麻酔薬を注入する．この神経ブロックで小口蓋神経もブロックされる．

◆ **鼻口蓋神経伝達麻酔**

鼻口蓋神経は中切歯のすぐ後方，正中線上にある切歯管内あるいはその付近でブロックできる（図12 E）．切歯孔を覆う粘膜は小隆起を形成（切歯乳頭）している．この切歯乳頭の外側溝を目安にして切歯孔内に注射針を刺入し，動静脈に注入しないように吸引テストを行い，局所麻酔薬を注入する．

上顎の伝達麻酔の組み合わせ方

上顎の歯と歯周組織に分布する神経の解剖を理解すれば，歯および歯周組織に手術操作を加えるときに局所浸潤麻酔を最小限にし，伝達麻酔で手術ができる．歯と歯周組織に分布する神経も，頬側と口蓋側に分けて考えると理解しやすい．

頬側の神経ブロックには，眼窩下神経前上歯槽枝伝達麻酔，眼窩下神経後上歯槽枝伝達麻酔，眼窩下神経伝達麻酔がある．口蓋側の神経ブロックには，大口蓋神経伝達麻酔，鼻口蓋神経伝達麻酔がある．歯および歯周組織に手術操作を加えるときは，これらの伝達麻酔を組み合わせて用いるとよい（図13）．

9 下顎・顔面・口腔の伝達麻酔

下顎神経の分布

三叉神経の分枝の下顎神経は卵円孔を通って側頭下窩に入り，まず運動枝と知覚神経である頬神経（頬粘膜を支配）を分枝したあと，以下の知覚神経を分枝する（図14，図15）．

◆ **耳介側頭神経**

下顎骨後縁から上方に曲がり，外耳道のすぐ前方を走行する（図6）．耳介外側面前上部・外耳道上前壁・鼓膜を支配する．

◆ **舌神経**

下方に走り舌の前2/3の粘膜を支配する．

◆ **下歯槽神経**

分枝後，下顎孔へ入る．下顎管を通過する間に，下顎の歯・歯肉に枝を送る．下歯槽神経の側枝であるオトガイ神経はオトガイ孔から出て，下口唇と下顎の皮膚を支配する．

下顎神経の伝達麻酔

◆ **下歯槽神経伝達麻酔**

一側の第1大臼歯から正中に及ぶ歯槽突起・

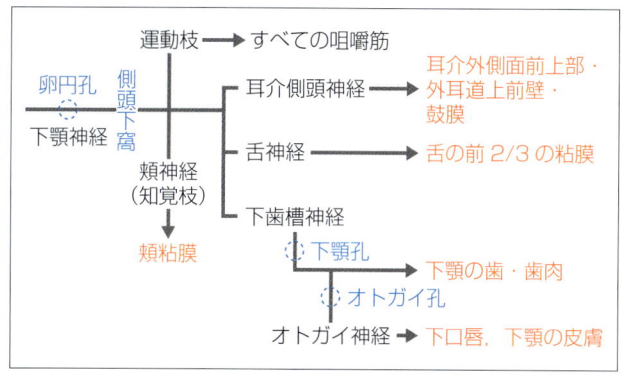

図14 下顎・顔面・口腔の神経支配

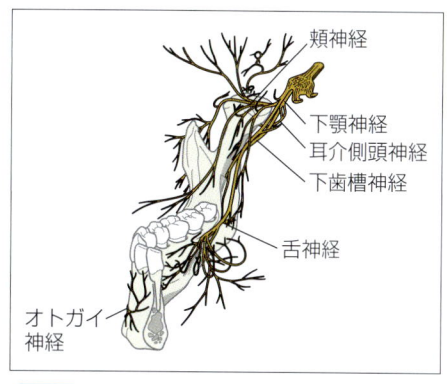

図15 下顎・顔面・口腔の神経支配

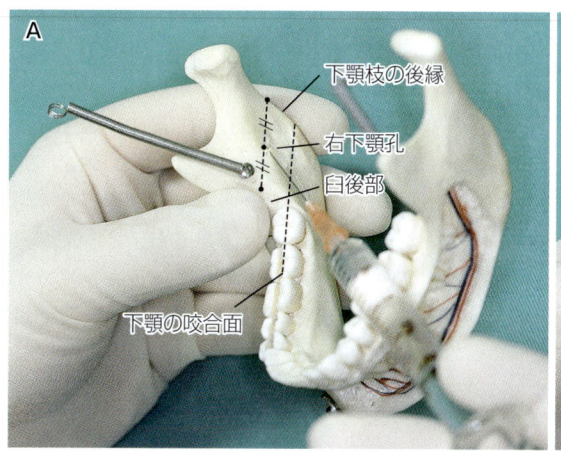

図16 下歯槽神経伝達麻酔
A：右側，B：左側．

下顎の手術に適している．

術者は，右側の下歯槽神経伝達麻酔を行う場合は患者の右側に位置し（図16 A），左側の下歯槽神経伝達麻酔を行う場合は患者の頭側に位置する（図16 B）．

下顎孔は下顎枝のほぼ中央にある．左母指で臼後部（下顎枝の前縁）を，左示指あるいは左中指で下顎枝の後縁を把持すると，その中点に下顎孔がある（図16）．

臼歯咬合面からの下顎孔の高さ（下顎孔の高さには個人差がある）をパノラマX線撮影などから計測し，直接注射針を下顎孔に向けて刺入するのが一つの方法である（図16）．

もう一つは，下顎孔の高さの下顎枝内斜線部から注射針を刺入し，下顎の咬合面に平行に（注射器を水平に保つ）下顎枝の内側に沿って注射針を進め注射する方法である．

20万倍アドレナリン含有1％リドカインを3〜4 mL，下顎孔周囲へ注射する．

◆ 舌神経伝達麻酔

舌外側・口腔底の手術に適している．

下顎第2大臼歯の舌側の歯肉・口腔底移行部に注射することで，舌神経をブロックできる．

◆ 頬神経伝達麻酔

一側の第2・3大臼歯から頬粘膜に及ぶ手術に適している．

臼後部の下顎枝（外斜線の内側）に注射することで，頬神経をブロックできる．

◆ オトガイ神経伝達麻酔

下口唇の皮膚・粘膜の手術に適している．手術

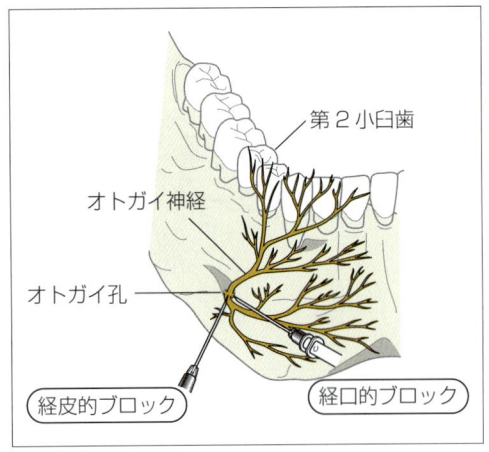

図17　オトガイ神経伝達麻酔

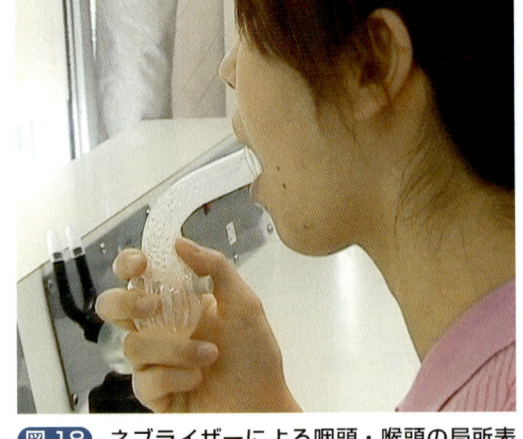

図18　ネブライザーによる咽頭・喉頭の局所表面麻酔

範囲に応じて片側性，あるいは両側性にブロックを行う．

経口的ブロック

オトガイ孔は下口唇と歯肉の移行部で第2小臼歯の下方にある．左示指でオトガイ孔を触知し軽く圧迫し，オトガイ孔周囲へ注射する（図17）．オトガイ孔に注射針を刺入すると神経損傷をきたし，下口唇の麻痺が残る危険性があるので，してはいけない．

経皮的ブロック

オトガイ孔は経皮的にも触知できる．左示指でオトガイ孔を触知し軽く圧迫し，オトガイ孔周囲へ（オトガイ孔に注射針を刺入してはいけない）20万倍アドレナリン含有1％リドカインを2 mL，注射する（図17）．

10　咽頭・喉頭の局所表面麻酔

表面麻酔薬4％キシロカイン®（4％リドカイン表面麻酔薬）を用いる．4％リドカイン塩酸塩を表面麻酔に用いる場合の基準最高用量は200 mg/5 mLである[4]．

中毒の発症は血液濃度と関連するので，口腔にたまった表面麻酔薬4％キシロカイン®は飲み込まずに吐き出すように患者に指示し，キシロカイン®を嚥下しないことが重要である．

まずネブライザーを用いて霧状の表面麻酔薬4％キシロカイン®による咽喉頭の局所表面麻酔を行う（図18）．患者には深く吸入するように指示するが，決して過呼吸にならないようにする．約10分間のネブライザー吸入で，表面麻酔薬4％キシロカイン®の使用量は約1.5 mLである．

次に咽頭捲綿子に表面麻酔薬4％キシロカイン®をしみこませて，舌根部・喉頭蓋谷，咽頭後壁の塗布麻酔を行う．

さらに喉頭捲綿子に表面麻酔薬4％キシロカイン®をしみこませて，喉頭捲綿子を下咽頭梨状陥凹の粘膜に30秒以上押しつけ塗布麻酔を行う（図19）．同部には上喉頭神経内枝が走行している（図20）のでこれを麻酔できる．また喉頭蓋から披裂喉頭蓋ヒダまで塗布麻酔を行う．特に喉頭蓋の喉頭面に喉頭捲綿子を押し付けるようにすると，表面麻酔薬4％キシロカイン®が押し流されて声帯面まで塗布される．

最後に喉頭注入器（図21）を用いて，喉頭内腔，気管上部へ表面麻酔薬4％キシロカイン®を注入する（図22）．常に発声時に声帯に局所麻酔薬を滴下することが大切である．また気管内に局所麻酔薬がゆっくり流れ込むようにし，急速に注入してはいけない．気管支の表面麻酔を行う際は，上体を左に傾けて表面麻酔薬4％キシロカイン®液が左気管支腔にも入るようにする．

経皮的に輪状甲状間を穿刺して，表面麻酔薬4％キシロカイン®を気管内に直接注入して気管を麻酔する方法もある．

ファイバー施行中であれば，ファイバーのチャ

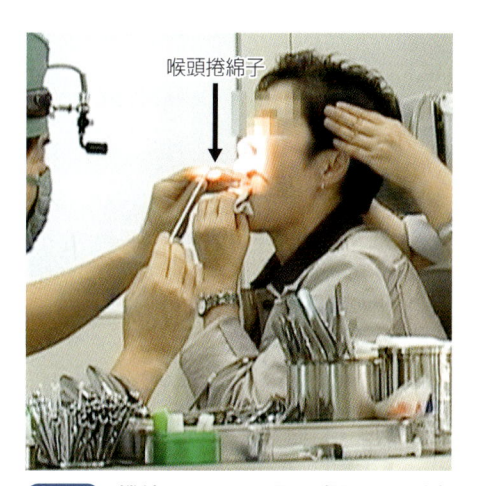

図19 捲綿子による咽頭・喉頭の局所表面麻酔

患者に左手で舌を前方へ牽引させ，間接喉頭鏡下に咽頭・喉頭捲綿子を用いて咽頭・喉頭に塗布麻酔を行う．

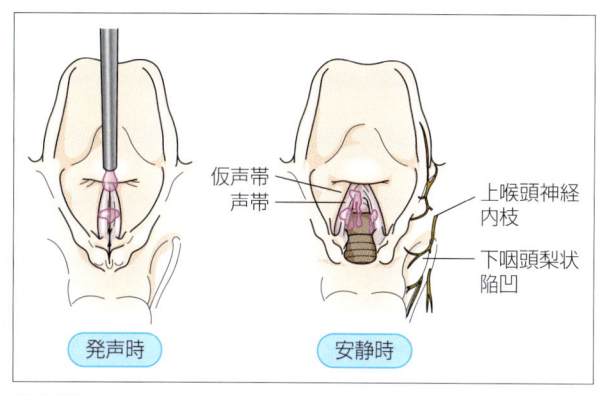

図20 喉頭の局所表面麻酔

患者に発声させながら，声帯上へ局所麻酔薬を滴下すると，声帯上に局所麻酔薬がまんべんなくゆきわたる．次に呼吸をさせると声帯上の局所麻酔薬が声門下・気管へと流入する．

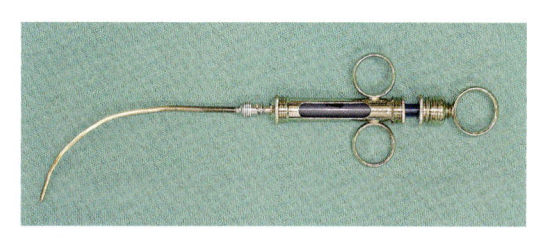

図21 喉頭注入器

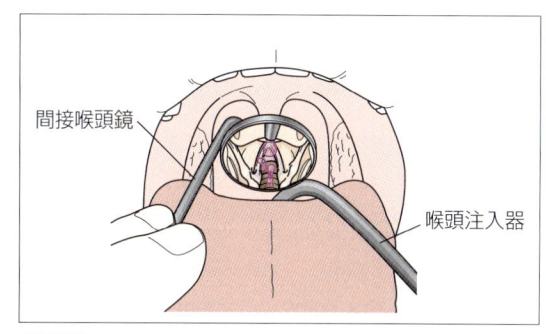

図22 間接喉頭鏡と喉頭注入器を用いた喉頭の局所表面麻酔

患者に左手で舌を前方へ牽引させ，間接喉頭鏡下に喉頭注入器を用いて麻酔薬を滴下し，喉頭の局所表面麻酔を行う．

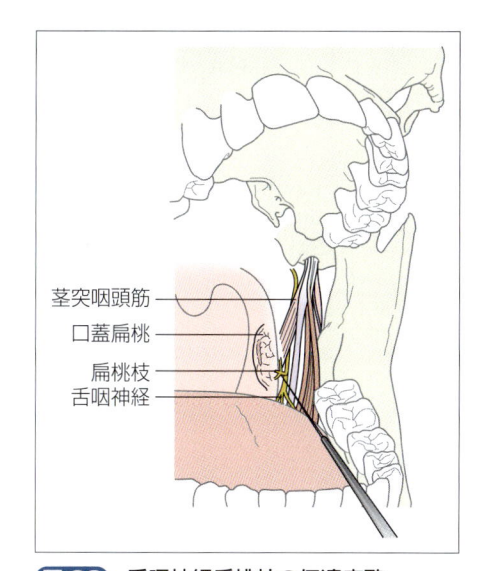

図23 舌咽神経扁桃枝の伝達麻酔

ンネルを通して表面麻酔薬4％キシロカイン®を気管内に直接注入して気管を麻酔する方法もある．

11 咽頭の伝達麻酔

　舌咽神経の本幹は茎突咽頭筋に沿って走行し，その扁桃枝が扁桃領域を支配する（図23）．
　まずネブライザーを用いて霧状の表面麻酔薬4％キシロカイン®による咽頭の局所表面麻酔を行う（図18）．
　20万倍アドレナリン含有0.5％リドカインを4～

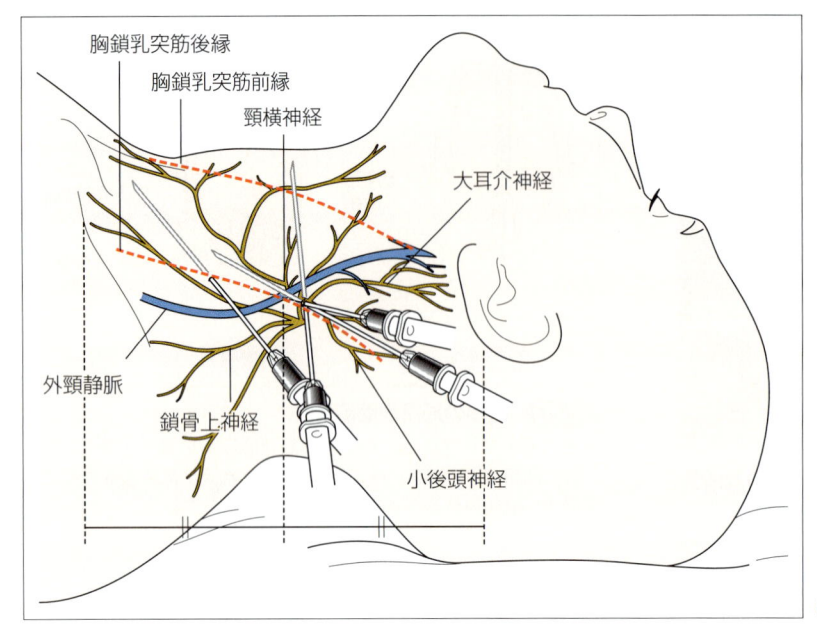

図24 頸横神経の伝達麻酔

5 mL，扁桃下極の周囲へ注射することで，舌咽神経の扁桃枝をブロックできる．

12 頸部の伝達麻酔

頸部の皮膚を支配する主な神経は，頸神経叢の表在枝である．これらの神経は胸鎖乳突筋後縁の中点（Erb's point, punctum nervosum）を経て，頸部に分布する（図24）．外頸静脈がほぼこの位置で胸鎖乳突筋を横切っている．

このうち前頸部，側頸部の皮膚を支配する主な神経は，頸横神経である．胸鎖乳突筋後縁の中点に20万倍アドレナリン含有0.5％リドカインを注射することで，頸横神経をブロックできる．

文献

1) 日本麻酔科学会．局所麻酔薬．麻酔薬および麻酔関連薬使用ガイドライン（医薬品ガイドライン）改訂第3版．2012. p.123-40.
http://www.anesth.or.jp/guide/pdf/publication4-5_20150313.pdf
（2015年7月閲覧）

2) アストラゼネカ株式会社．局所麻酔剤キシロカイン®注射液0.5％エピレナミン（1：100,000）含有，キシロカイン®注射液1％エピレナミン（1：100,000）含有添付文書．

3) 日本アレルギー学会．アナフィラキシーガイドライン．2014.
http://www.jsaweb.jp/modules/journal/index.php?content_id=4
（2015年7月閲覧）

4) アストラゼネカ株式会社．表面麻酔剤キシロカイン®液4％添付文書．

2章

耳の
オフィスサージャリー

1 耳介軟部組織損傷縫合術

> **手術のポイント**
> - 耳介の損傷軟部組織を正しい解剖学的位置へ戻し，ていねいに，こまやかに縫合する．
> - 耳介は皮膚の血行が良いため，挫滅組織切除（デブリードマン）は必要最小限に行う．
> - 皮膚縫合は 6-0 ナイロン糸で，原則として 1 層に行う．縫合は断面ではおむすび形にし，縫合線が少し盛り上がるように縫合する．
> - suture mark（縫合糸の跡）を残さない．このためには縫合糸は創縁近くに出し，創を軽く密着させ，創縁が少し盛り上がるように縫合する．
> - 耳介の皮膚が薄い部分は真皮縫合を行わないのが原則である．
> - 要は創縁を正確に合わせて，ていねいに柔らかく皮膚を寄せておくことである．

耳介軟部組織の切創，裂創などに対する創傷処置（縫合術）は，オフィスサージャリーの適応になる．必要な手術器具は滅菌パックして，いつでも使用できるようにしておく．

1 耳介軟部組織損傷新鮮例の縫合（図1）

最も大切な基本方針は「きれいに洗浄して，ていねいに縫合し，迅速な一次的治癒をさせる」，すなわち瘢痕組織の形成を最小にすることである．この場合の瘢痕には創の瘢痕，皮下の瘢痕，縫合針・糸の瘢痕などが含まれる．

0.5％キシロカイン®（20万倍アドレナリン含有 0.5％リドカイン）を注射し，局所浸潤麻酔を行う．局所麻酔の注射針の刺入は，皮膚からよりも創内から行うと疼痛が少ない．伝達麻酔を併用してもよい．

耳介の軟部組織損傷の一次縫合のポイントは，次の通りである．

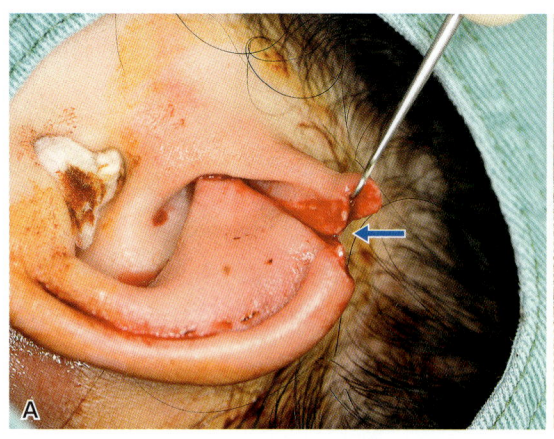

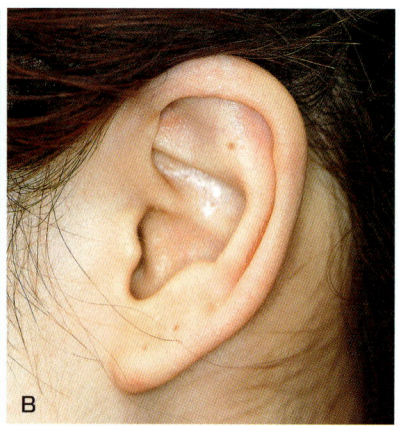

図1 耳介裂創（新鮮例）（18歳，女性）
A：交通事故の際，シートベルトで左耳介に裂創を受けた（矢印）．
B：術後．

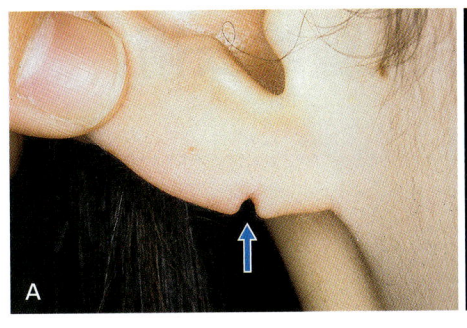

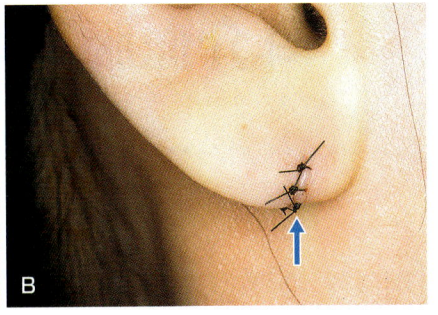

図2 耳介裂創（陳旧例）（35歳，女性）
A：ピアスを引っかけ，右耳垂に裂創を受け，同部は上皮化していた（矢印）．
B：上皮化した創を切除し，raw surfaceにした後に，解剖学的位置関係に注意し，layer to layerに右耳垂を縫合した．

①縫合時期は受傷後4日以内である．

②創の状態を診て，異物埋入の可能性，側頭骨骨折，外耳・中耳・内耳損傷など深部組織の傷害を診断する．

③創の汚染や異物が認められる場合は，洗浄，異物除去を行う．

④創縁の汚染が著しい場合や壊死組織がある場合は，挫滅組織切除（デブリードマン〈debridement〉）を行う．しかし耳介は皮膚の血行が良いため，挫滅組織切除は必要最小限に行う．

⑤耳介の損傷軟部組織を正しい解剖学的位置へ戻し縫合する．

⑥皮膚縫合は原則として1層に行うが，耳垂は真皮縫合（dermostitch）を行ってもよい．耳介の皮膚が薄い部分は真皮縫合を行わないのが原則である．

⑦創縁を正確に合わせて（coaptation）縫合することが重要である．縫合糸の間隔は2〜3mmとする．複雑な裂創では創縁が分かりにくいことがあるが，注意深く皮膚の性状，厚さなどをみて縫合する．まず分かりやすい所を数か所仮縫合し，歪んで縫合してしまうことを予防する．

⑧耳介軟骨の創の縫合には4-0モノフィラメント吸収糸を用いる．

⑨皮膚縫合は，なるべく細い針付き縫合糸（6-0の太さ）で，組織反応がなく感染が少ないナイロン糸のような合成糸が適当である．

⑩suture mark（縫合糸の跡）を残さない．このためには創を軽く密着させる．すなわち強い力で縫合せず，弱めに創縁が寄る程度にする．また縫合糸は創縁近くに出し，縫合線が少し盛り上がる，すなわち創縁が外転（everted）するように縫合する．

2 耳介軟部組織損傷陳旧例の縫合（図2）

耳介外傷の陳旧例では創が上皮化している（図2A）．上皮化した創を切除し，raw surfaceにした後に，解剖学的位置関係に注意し，layer to layerに創を縫合する（図2B）．

文献

1) 佐藤公則．耳介，外耳道の外来手術．耳・鼻・のどのプライマリケア．東京：中山書店；2014. p.64-71.

2章 耳のオフィスサージャリー

2 耳介血腫・漿液腫除去術

> **手術のポイント**
> - 耳介血腫・漿液腫を穿刺・除去し圧迫・固定を行う．
> - 再貯留する場合は，血液・漿液の穿刺吸引後，枕縫合を行う．圧迫は1週間行い，1週間後に抜糸を行う．

1 耳介血腫

　耳介をねじるような鈍的な外傷により生じることが多い．耳介外側の表皮は軟骨膜と固く結合している．外力により軟骨膜と軟骨の間の小血管が破綻すると，血液が軟骨膜と軟骨の間に貯留する（図1）．これに対して，耳介裏面の軟骨膜上の皮下疎性結合組織は，耳介に適当な可動性を与えているために，耳介裏面に血腫を生じることは少ない．
　血腫が器質化すると，力士耳（カリフラワー・イヤー〈cauliflower ear〉）になる．

2 耳介血腫除去術

　血腫を穿刺・除去し圧迫・固定を行う（図2）．

3 耳介漿液腫

　軟骨膜と軟骨の間に浸出液（漿液）が貯留すると漿液腫（seroma）をきたす（図3）．外傷により生じるが，原因不明の特発性も存在する．

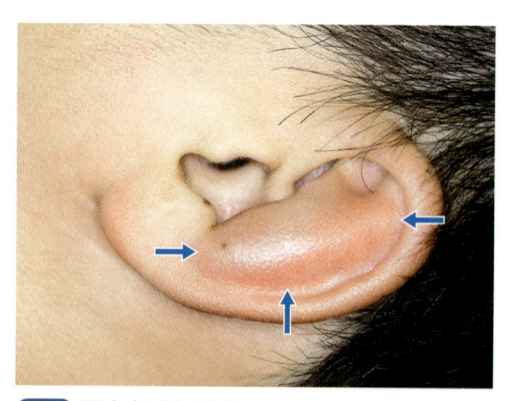

図1 耳介血腫（外傷性）（16歳，男性）
柔道で左耳介を強くこすった後から，耳介が腫脹した（矢印）．

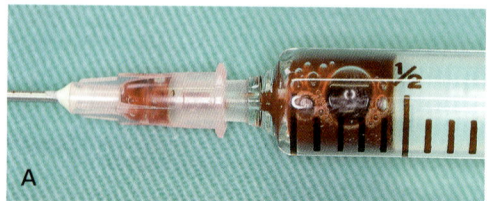

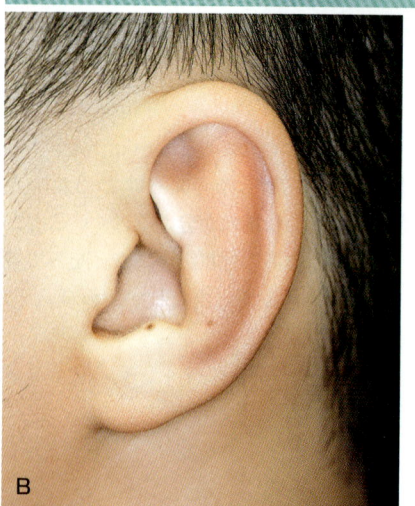

図2 耳介血腫除去術
穿刺により血腫を除去後(A)．圧迫・固定し耳介血腫は治癒した(B)．図1と同一症例．

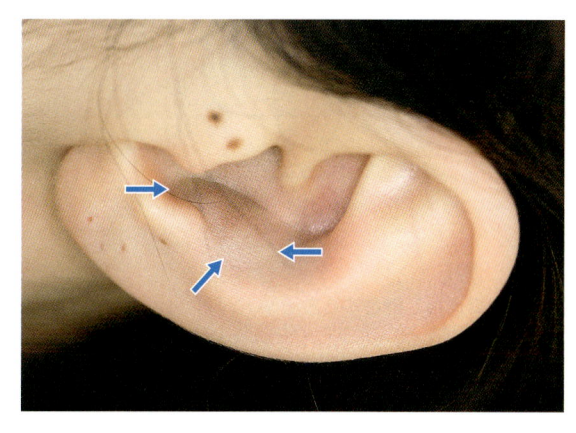

図3 耳介漿液腫（特発性）（26歳，女性）
何ら誘因なく左耳甲介腔が腫脹した（矢印）．穿刺により浸出液（漿液）を除去，圧迫したが，腫脹を繰り返した．

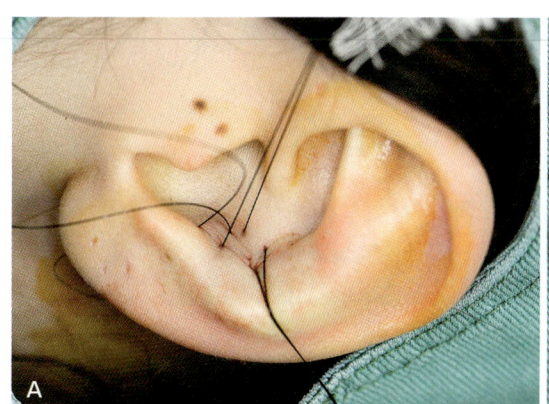

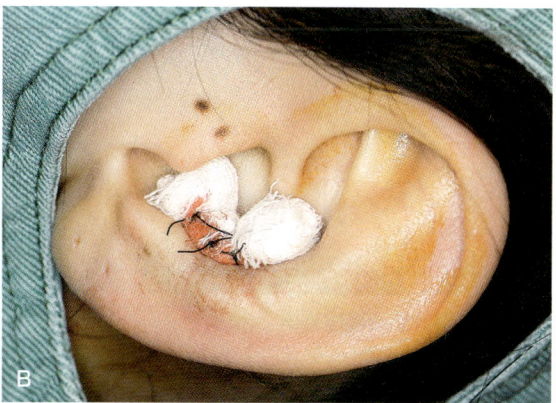

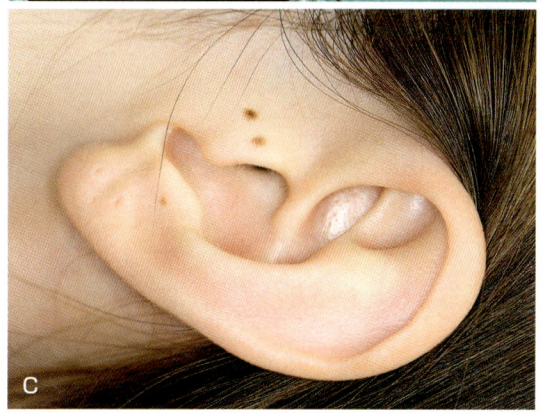

図4 耳介漿液腫除去術
穿刺により浸出液（漿液）を除去後（A），ガーゼを用いて枕縫合を行い（B），同部を1週間圧迫・固定した．耳介漿液腫は治癒した（C）．図3と同一症例．

4 耳介漿液腫除去術

　自然に吸収されない場合は穿刺し，漿液の吸引を行う．
　再貯留する場合は，軟骨膜を含んだ切開を行う方法もあるが，以下の方法が確実である．
　0.5％キシロカイン®（20万倍アドレナリン含有0.5％リドカイン）を注射し，局所浸潤麻酔を行う．
　漿液の穿刺，吸引後，ガーゼを用いて枕縫合（compound suture）（ボルスター縫合〈bolster suture〉）を行う（図4A，B）．圧迫・固定は1週間行い，1週間後に抜糸を行う（図4C）．
　枕縫合は耳介外側皮膚，耳介軟骨，耳介裏面皮

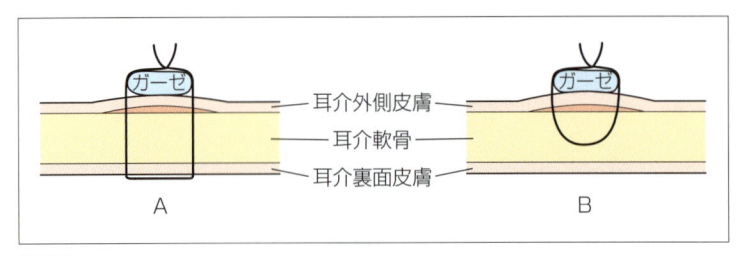

図5 枕縫合
耳介外側皮膚，耳介軟骨，耳介裏面皮膚を貫通して縫合する方法(A)と耳介外側皮膚，耳介軟骨に糸を掛け縫合する方法(B)がある．

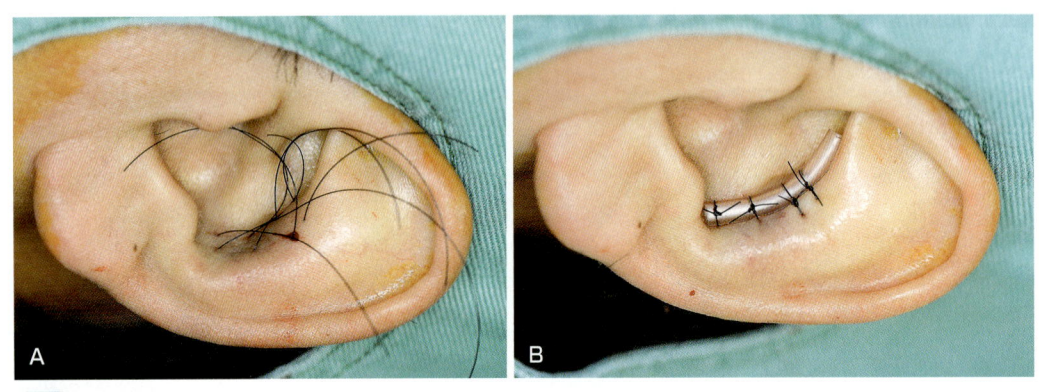

図6 耳介漿液腫除去術
穿刺により浸出液（漿液）を除去後(A)，ビニールチューブを用いて枕縫合を行い(B)，同部を1週間圧迫・固定した．

膚を貫通して縫合してもよいし（**図5**A），耳介外側皮膚，耳介軟骨に糸を掛け縫合してもよい（**図5**B）．

　ガーゼを枕にすると患者は入浴の際に不便である．消毒した輸液セットのビニールチューブを用いて枕縫合を行う（**図6**A, B）と濡れても問題ない．

文献

1) 佐藤公則. 耳介，外耳道の外来手術. 耳・鼻・のどのプライマリケア. 東京：中山書店；2014. p.64-71.

3 耳介偽嚢胞切除術

> **手術のポイント**
> - 耳介軟骨の外側（偽嚢胞の外側壁）を切除し，残存した偽嚢胞の内腔を耳介の皮膚で覆う．
> - 皮膚を偽嚢胞の内腔に縫合固定して，死腔を形成しないようにする．

耳介偽嚢胞（pseudocyst of the auricle）には，種々の診断名が存在する．endochondral pseudocyst, intracartilaginous cyst, cystic chondromalacia, benign idiopathic cystic chondromalacia などである．原因不明の耳介軟骨の嚢胞変性である．

耳介前面に生じる孤立性，無症状の腫脹を認める（図1A）．耳介軟骨内に粘液が貯留し，嚢胞を形成するが，内腔は上皮に覆われていないので偽嚢胞と呼ばれる．好発部位は舟状窩で，次いで耳輪である．

鑑別診断としては，耳介血腫，耳介漿液腫などが挙げられる．触診で鑑別可能である．耳介血腫，耳介漿液腫では，耳介軟骨と軟骨膜の間に貯留液が溜まるのに対して，耳介偽嚢胞では，耳介軟骨内に貯留液が溜まるからである．

前項「耳介血腫・漿液腫除去術」（2章-2）で述べたように，漿液の穿刺・吸引後，ガーゼを用いて枕縫合を行うのも一つの方法ではあるが，偽嚢胞の内腔には凹凸があり（図1D），死腔（dead space）を形成しやすい．

1 耳介偽嚢胞切除術

0.5％キシロカイン®（20万倍アドレナリン含有0.5％リドカイン）を注射し，局所浸潤麻酔を行う．

筆者は，耳介軟骨の外側（偽嚢胞の外側壁）を切除し（図1B〜E），残存した偽嚢胞の内腔を耳介の皮膚で覆う手術法を行っている．偽嚢胞の内腔は平坦ではないため（図1D, E），皮膚を偽嚢胞の内腔に縫合固定して，死腔（dead space）を形成しないようにする（図1F）ことが大切である．

文献

1) 佐藤公則．耳介，外耳道の外来手術．耳・鼻・のどのプライマリケア．東京：中山書店；2014. p.64-71.

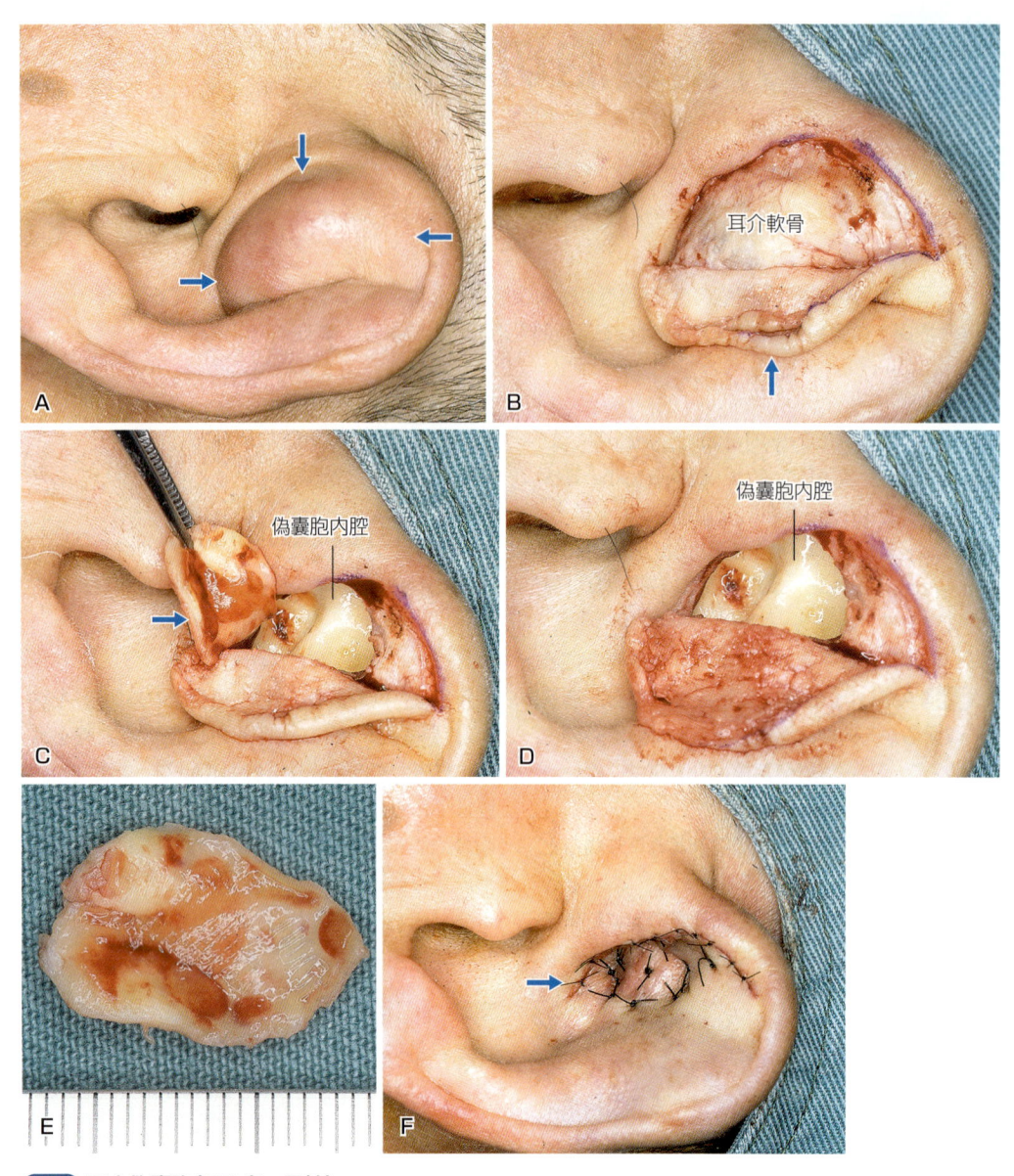

図1 耳介偽囊胞（57歳，男性）

A：何ら誘因なく左耳介の三角窩が腫脹した（矢印）．
B：耳輪の内側に切開を加え，耳介の皮膚（矢印）を耳介軟骨から剥離する．
C，D：耳介軟骨の外側（偽囊胞の外側壁）（矢印）を切除する．
E：切除した耳介軟骨の外側（偽囊胞の外側壁内腔面）．
F：死腔（dead space）を形成しないように，皮膚を偽囊胞の内腔に縫合固定する（矢印）．最後に切開創を縫合する．

4 耳介・外耳道良性腫瘍摘出術

手術のポイント

- 耳介・外耳道皮膚には皮膚良性腫瘍，耳介軟骨にはケロイド（耳介腫瘤）などが発生する．
- 耳介外側の表皮は軟骨膜と固く結合しているので，腫瘍切除後に皮膚を縫合しにくい場合がある．切除範囲が広い場合は，耳後部から植皮を行う．CO_2（炭酸ガス）レーザーなどで蒸散させる方法（開放療法〈open treatment〉）も一つの方法である．
- 外耳道良性腫瘍を切除する場合は，外耳道の骨を露出させない．外耳道の骨を露出させると，外耳道皮膚の上皮化が遅延する．

耳介・外耳道の皮膚には皮膚良性腫瘍などが発生する．また耳介軟骨のケロイドや肥厚性瘢痕に日常診療で遭遇する．

1 耳介腫瘤

ケロイドや肥厚性瘢痕は日常診療で遭遇する疾患である．ここではピアストラブルの一つであるピアス孔から発生するケロイド（耳介腫瘤）を提示する．

ケロイドは外傷や手術などが原因で膠原線維性瘢痕が過剰に増生する病変である．耳介では，耳介軟骨（耳輪が多い）にあけたピアス孔から発生するケロイドが腫瘤として認められる（図1A）．

0.5％キシロカイン®（20万倍アドレナリン含有0.5％リドカイン）を注射し，局所浸潤麻酔を行う．腫瘤の部位に応じて，耳介側頭神経，迷走神経耳介枝，大耳介神経の伝達麻酔を行ってもよい．

ケロイド切除で大切なことは，完全切除と皮膚縫合である．耳介のケロイド切除ではケロイドを完全に切除することは難しくない（図1B, C, D）．皮膚縫合は表皮縫合だけでよいが，張力をかけずに縫合を行う（図1E）．

術後の再発予防にトラニラスト（リザベン®）の内服を行う．術後の再発予防に放射線治療を勧める報告もあるが，筆者は行っていない．

2 耳介皮膚良性腫瘍

通常の皮膚腫瘍の取り扱いと同様に皮膚腫瘍を切除し皮膚を縫合する．

耳介外側の表皮は軟骨膜と固く結合しているので，縫合しにくい場合がある．切除範囲が広い場合は，耳後部から植皮を行う．

CO_2（炭酸ガス）レーザーなどで蒸散させる方法（開放療法〈open treatment〉）も一つの方法である．

20万倍アドレナリン含有0.5％リドカインを注射し，局所浸潤麻酔を行う．腫瘍をレーザーで切除する方法もあるが，まずメスで顕微鏡下に皮膚腫瘍を切除し，次に顕微鏡下に腫瘍の基底部をCO_2レーザーで蒸散してもよい（図2）．

3 外耳道皮膚良性腫瘍

20万倍アドレナリン含有0.5％リドカインを注射し，局所浸潤麻酔を行う．外耳道に浸潤麻酔を行いすぎると，術野が狭くなるので，外耳道の伝達麻酔（耳介側頭神経，迷走神経耳介枝の伝達麻酔）を行ってもよい．

顕微鏡下に外耳道皮膚腫瘍を切除すると微細な手術操作ができる（図3A）．大切なことは，腫瘍切除時に外耳道の骨を露出させないことである．外耳道の骨を露出させると，外耳道皮膚の上皮化が遅延する．

2章 耳のオフィスサージャリー

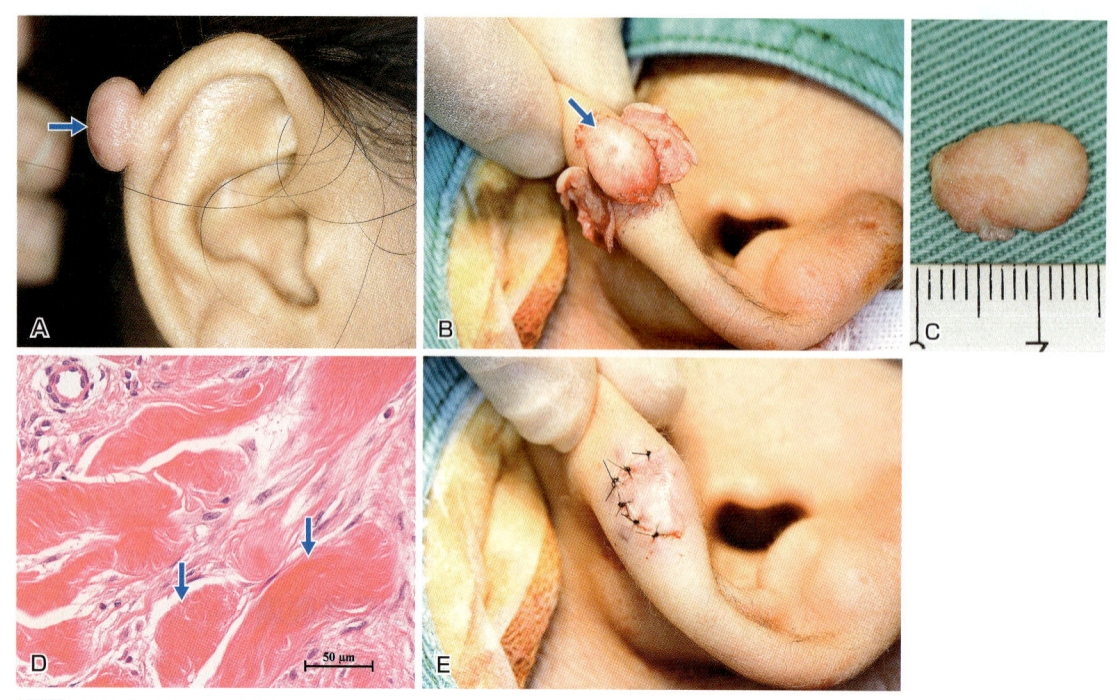

図1 耳介腫瘤（ケロイド）
A：2年前に右耳輪にピアス孔を開けた．1年前から右耳輪に腫瘤を認め徐々に大きくなってきた（矢印）．
B：ケロイド（矢印）から皮膚を剥離し，腫瘤を摘出した．
C：摘出した腫瘤（ケロイド）．
D：ケロイドの病理組織像．腫瘤は結節状の線維性病変で，硝子化した太い膠原線維束の増生を認めた（矢印）．間質には小血管や線維芽細胞の増加を認めた．
E：皮膚を縫合した．

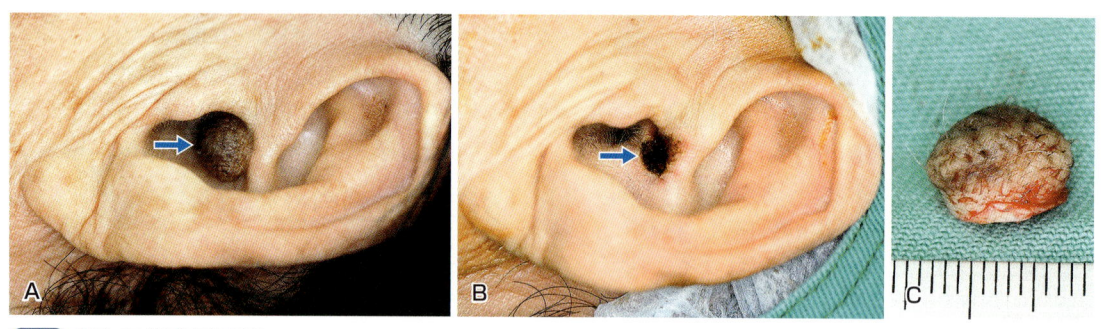

図2 耳介皮膚腫瘍（母斑）
A：左耳輪脚に腫瘍を認め徐々に大きくなってきた（矢印）．
B：母斑を切除後，この例では腫瘍の基部をCO_2レーザーで蒸散し（矢印），切除後は縫合せず開放療法により，創部の上皮化を待った．
C：摘出した母斑．

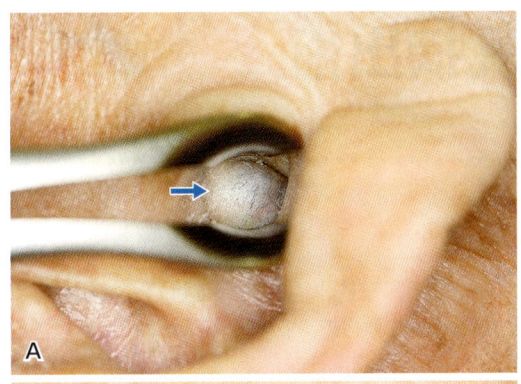

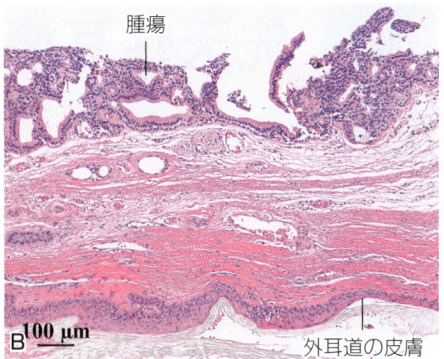

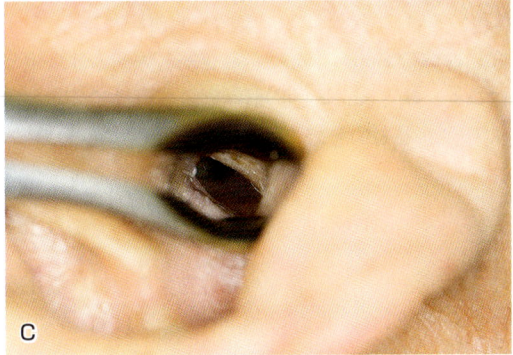

図3 外耳道皮膚腫瘍
A：右外耳道の後上壁に囊胞状の腫瘍を認める（矢印）．顕微鏡下に囊胞状腫瘍を摘出した．
B：病理組織像．篩状の腺管構造と囊胞構造から成る腫瘍細胞を認める．腫瘍に異型はない．アポクリン腺腫が疑われた．
C：腫瘍切除後．

文献

1) 佐藤公則．耳介，外耳道の外来手術．耳・鼻・のどのプライマリケア．東京：中山書店；2014. p.64-71.

5 先天性耳瘻孔摘出術

手術のポイント

- 炎症を繰り返し瘻孔壁周囲に炎症性瘢痕が存在する耳瘻孔は，瘻孔壁を明視下に確認して手術を行うことは難しい．病変部に周囲の健常組織を付けて，安全域（safety margin）をとって剥離を進め摘出する．
- 瘻孔が耳介軟骨に癒着，あるいは軟骨を貫通している場合は，耳介軟骨を合併切除する．
- 耳瘻孔摘出術のコツは悪性腫瘍摘出術と同じ理念である．すなわち病変部と周囲の健常組織のあいだで剥離を進めて摘出するのではなく，病変部に周囲の健常組織を付けて，安全域をとって剥離を進めて摘出する．つまり「摘出するものを観て手術を行うのではなく，残す組織を観て手術を行う」．

先天性耳瘻孔は，第1・第2鰓弓から耳介が形成される際の異常により生じる．耳前部瘻孔（図1A）の頻度が最も高く，次いで耳輪脚部瘻孔が多い．無症状であれば摘出手術は不要であるが，炎症・膿瘍を繰り返す例では摘出術の適応になる．

1 先天性耳瘻孔摘出術（図1）

0.5％キシロカイン®（20万倍アドレナリン含有0.5％リドカイン）を注射し，局所浸潤麻酔を行う．

瘻孔周囲に正常の皮膚を付け円形に皮膚を切開する（図1A）．さらに耳輪脚に沿って切開を延長する（図1A）．耳輪脚に沿う切開は病変部の大きさに応じて延長する．瘻孔開口部の周囲に肉芽が形成されていたり，繰り返した炎症のため皮膚が黒ずみ，整容上好ましくない場合は，これらを合併切除する．

瘻孔開口部周囲の円形に切開した皮膚を先細ペアン鉗子で把持し，助手にスキンフックをかけてもらい，軽く牽引しながらカウンタートラクション（countertraction）により伸展した正常の軟部組織を鋭的に剥離する（図1B）．電気メス（混合モード）で切開すると出血がほとんどない．

手術適応になる耳瘻孔は炎症を繰り返し，瘻孔壁周囲には炎症性瘢痕が存在するため，瘻孔壁を明視下に確認して手術を行うことは難しい．病変部に周囲の健常組織を付け，すなわち安全域（safety margin）をとって剥離を進め摘出する

コツ

耳瘻孔を完全に摘出するコツ

耳瘻孔摘出術では，分枝した瘻孔細管や菲薄化した瘻孔壁への切り込みと角化上皮の遺残を避け，瘻孔を完全に摘出しなければならない．

耳瘻孔摘出術のコツは悪性腫瘍摘出術と同じ理念である．すなわち病変部と周囲の健常組織の間で剥離を進めて摘出するのではなく，病変部に周囲の健常組織を付けて，すなわち安全域（safety margin）をとって剥離を進め摘出することである．つまり「摘出するものを観て手術を行うのではなく，残す組織を観て手術を行う」ことが重要である．瘻孔周囲の炎症性瘢痕の範囲が広い場合でも，側頭筋膜に及ぶ場合は少なく，側頭筋膜直上で皮下組織を摘出すれば確実に耳瘻孔を摘出できる．

色素で瘻孔内を染色し摘出術を行う方法もあるが，筆者は行っていない．周囲の健常組織を付けて瘻孔を摘出する際には，あまり役に立たないからである．

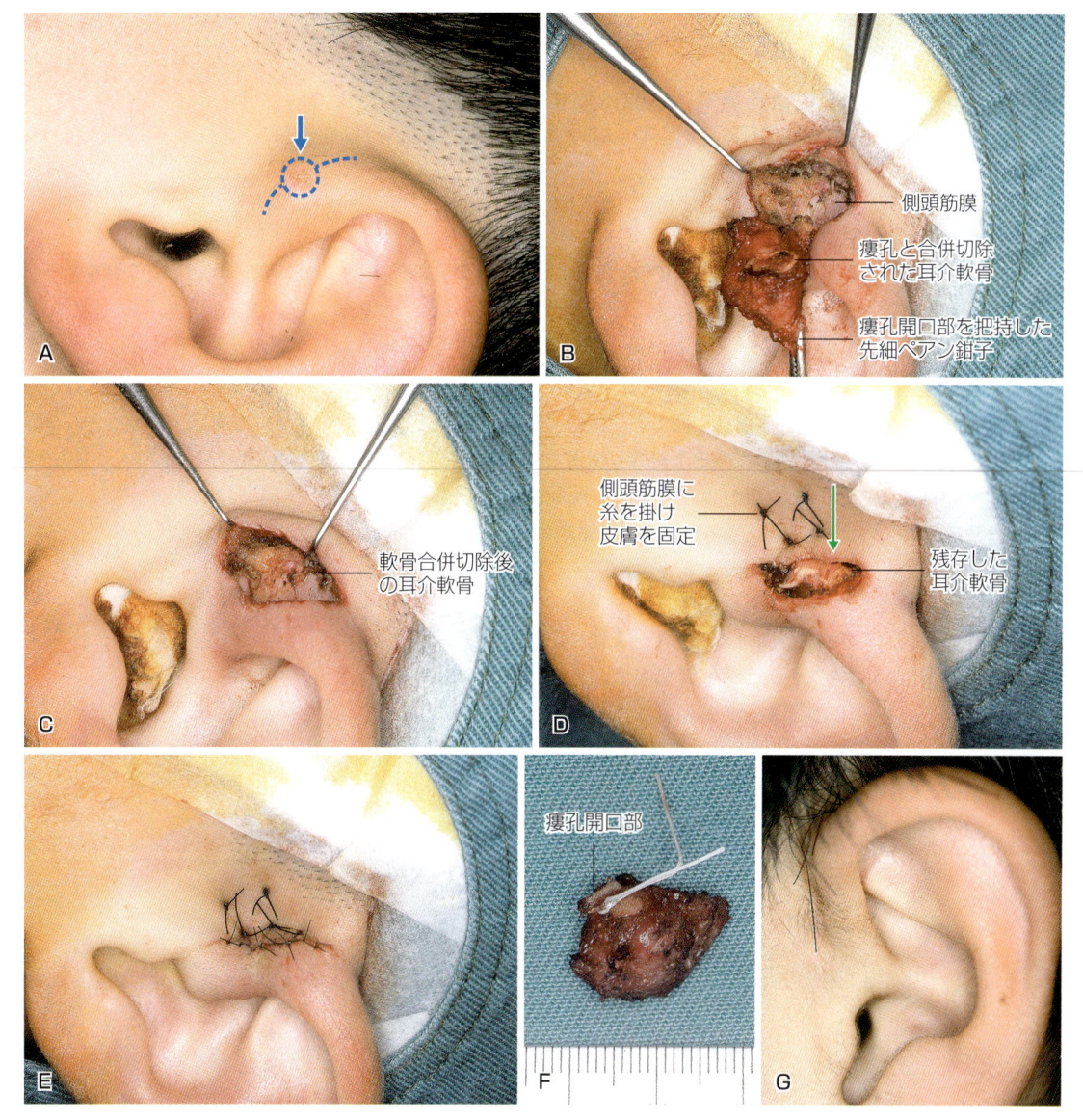

図1 先天性耳瘻孔摘出術（13歳，男児）

A：左耳前部に耳瘻孔を認め（矢印），炎症を繰り返していた．青点線は切開線．
B：耳瘻孔と周囲の炎症性瘢痕に周囲の健常組織を付け，安全域（safety margin）をとって耳瘻孔を摘出する．この例では耳介（耳輪）軟骨の合併切除も行った．
C：耳瘻孔摘出後の創部．
D：耳前部の皮膚をできるだけ耳輪方向に伸展（advance）させて（緑矢印），皮下の側頭筋膜に糸を掛け皮膚を縫合固定する．
E：摘出・縫合終了時．
F：摘出組織．
G：術後．

（図1 B, C）ことが重要である．
　瘻孔が耳介軟骨に癒着，あるいは軟骨を貫通している場合は，耳介軟骨の合併切除が必要である（図1 B, C）．

▶Point

先天性耳瘻孔による膿瘍は切開排膿すべきか

　膿瘍を切開し排膿させることは外科の基本である．しかし将来手術を行うのであれば，耳瘻孔に伴った膿瘍の切開排膿はできれば避けたい．膿瘍が自潰するまで抗菌薬による保存的治療でねばるのも一法である．やむなく切開する場合は，瘻孔開口部を避け，分枝した瘻孔細管や瘻孔壁を損傷する可能性が少ない部位に小切開を加える．

　切開排膿が繰り返された耳瘻孔を手術する際には，病変部の周囲に健常組織を付け，安全域をとって摘出することがより重要になる．

　耳瘻孔が大きい例，耳瘻孔周囲の炎症性瘢痕が広い例では，耳瘻孔切除後の皮下組織欠損が大きく，死腔（dead space）をつくりやすい．死腔が形成されないように，耳前部の皮膚を皮下組織（側頭筋膜など）に糸を掛け固定する（図1D）．この際に耳前部の皮膚をできるだけ耳輪方向に伸展（advance）させて縫合固定することが大切である（図1D）．このことによって耳輪裏面の死腔形成を予防できる（図1E）．耳輪軟骨上の皮膚を耳前部方向へ引っ張って皮膚縫合を行うと，耳介が聳立するので注意が必要である．

文献

1) 佐藤公則．耳介，外耳道の外来手術．耳・鼻・のどのプライマリケア．東京：中山書店；2014. p.64-71.

6 副耳摘出術

> **手術のポイント**
> - 整容上問題があれば，副耳，耳前タッグを摘出する．
> - 副耳摘出術では，軟骨を含め摘出する．

1 副耳と耳前タッグ

耳前タッグ（preauricular tag）（図1A）は，耳前部の小さな軟部組織であり，多くは脚をもち，孤立性または多発性である．耳前タッグは，皮膚，皮下組織，脂肪から成っている．

軟骨を含む耳前部の付属器を副耳（accessory auricle）（図1A）という．これは耳介小丘が異所性に遺残したものである．

2 副耳摘出術，耳前タッグ摘出術

整容上問題があれば摘出する．

0.5％キシロカイン®（20万倍アドレナリン含有0.5％リドカイン）を注射し，局所浸潤麻酔を行う．副耳摘出術では，軟骨を含め摘出する（図1B，C）．

文献

1) 佐藤公則．耳介，外耳道の外来手術．耳・鼻・のどのプライマリケア．東京：中山書店；2014．p.64-71．

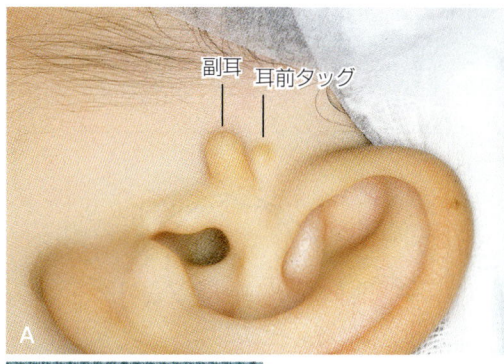

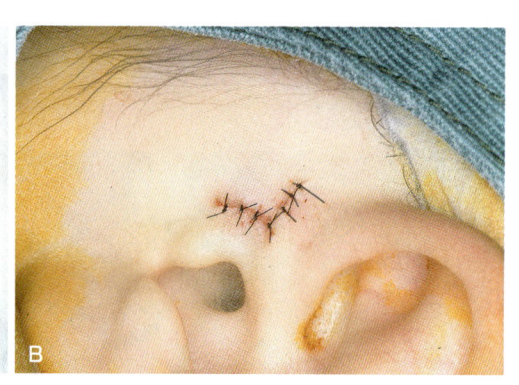

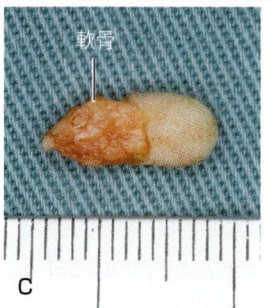

図1 副耳と耳前タッグ（6歳，女児）
A：左耳前部に副耳と耳前タッグを認めた．
B：摘出・縫合終了時．
C：摘出した副耳．

2章 耳のオフィスサージャリー

7 鼓膜換気チューブ留置術

> **手術のポイント**
> - 鼓膜換気チューブ留置術に際しては，耳の臨床解剖を熟知しておく．顕微鏡下の操作に慣れ，坐位でもよいが仰臥位で顕微鏡下に鼓膜切開術，鼓膜換気チューブ留置術を行う．小児は抑制をしっかり行い，安全に処置を行う．
> - 鼓膜の手術を行う際には，顕微鏡下に観察される術野（鼓膜）のみではなく，中耳腔の解剖が頭にイメージできなければいけない．

鼓膜切開術は中耳の急性炎症に伴う病態，あるいは中耳に貯留液を伴う病態を改善するために，鼓膜に切開を加え中耳腔の貯留液を排除し，耳管あるいは中耳粘膜の機能の改善を促し，中耳含気腔を再形成する目的で行われる．

改善しない例では鼓膜換気チューブ留置術を行い，長期的に中耳・耳管機能の改善を図ることになる．実際の臨床では，鼓膜切開術と耳管通気（カテーテル通気）で，鼓膜換気チューブ留置術が不必要になる症例も少なくない．

鼓膜換気チューブ留置術に際しては，耳の臨床解剖を熟知しておく．顕微鏡下の操作に慣れ，坐位でもよいが仰臥位で顕微鏡下に鼓膜切開術，鼓膜換気チューブ留置術を行う．小児は抑制をしっかり行い，安全に処置を行う（図1 A, B）．

1 鼓膜換気チューブ留置術の麻酔

局所麻酔あるいはイオントフォレーゼ麻酔を行う．鼓膜の局所表面麻酔薬には種々の物があるが，リドカイン8％噴霧剤（キシロカイン® ポンプスプレー8％）が入手しやすい．

幼児に対する鼓膜換気チューブ留置術は全身麻酔下に行うほうが安全である．

局所麻酔に伴う合併症は，一般的な局所麻酔合

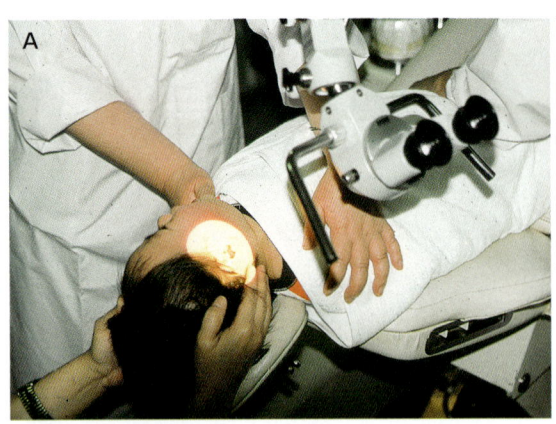

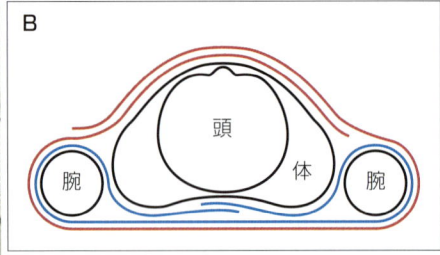

図1 副損傷を起こさないための小児の抑制法
A：顕微鏡下に耳処置を行う際のバスタオルによる小児（2歳）の抑制．
B：2枚のバスタオルによる小児の抑制法．内側のタオル（青）で腕を抑制し，外側のタオル（赤）で体を抑制する．外側のタオルは肩を包み込む．

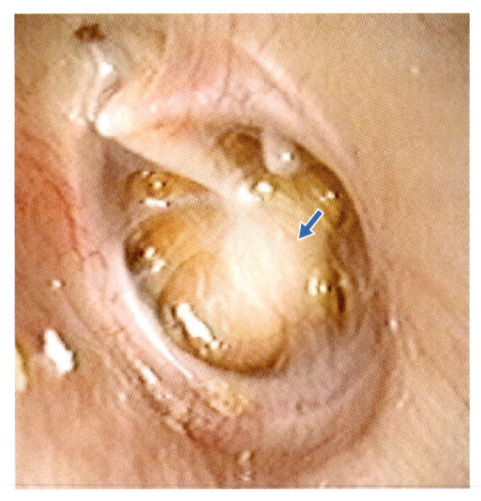

図2 萎縮(菲薄化)し鼓室岬角(矢印)に接した左鼓膜

図3 耳鏡下に見える鼓膜と中耳腔の解剖(仰臥位,右鼓膜)

併症以外に,眩暈,一過性の顔面神経麻痺がある.術中術後に中耳腔に浸潤した薬剤により内耳症状をきたし眩暈を起こす.鼓膜が萎縮し鼓室岬角に接している症例(図2)では局所麻酔,イオントフォレーゼ麻酔で眩暈をきたしやすい.ほとんどは1〜2時間の安静で治癒する.一過性の顔面神経麻痺は外耳道後下部へ注射を行った時にまれにみられるので,同部への注射は避ける.対処法は安静と経過観察である.

2 鼓膜の切開部位と切開方向

鼓膜切開は耳小骨から離れた鼓膜の前下象限,あるいは前下象限の上部(ツチ骨柄の前方)に行う(図3).同部は中鼓室前部にあたり耳管鼓室口があり,鼓室に十分な空間があるので安全である.鼓膜の下方に高位頸静脈球がある場合(図3)は,切開部位を前下象限の上部に行う.

切開方向は,鼓膜の放射状線維に平行に切開を行う放射状切開(図4A)と,鼓膜の放射状線維に直角に切開を行う輪状切開(図4B)がある.実験的には放射状切開より輪状切開のほうが鼓膜の白斑,硬化(石灰化)の頻度が高いといわれている.

鼓膜が著しく膨隆しているときや急性中耳炎で鼓膜に水疱・膨隆(図5)があり解剖学的位置

MEMO

鼓膜切開・鼓膜換気チューブ留置術に必要な中耳腔の臨床解剖

鼓膜の処置・手術を行う際には,顕微鏡下に観察される術野(鼓膜)のみではなく,中耳腔の解剖が頭にイメージできなくてはいけない(図3).死体側頭骨の解剖(temporal bone dissection)あるいは中耳手術の際に耳小骨,顔面神経,鼓索神経,正円窓窩,耳管鼓室口などの解剖学的位置関係を理解しておく.

関係が分かりにくい場合は,まず水疱内の浸出液を抜いてオリエンテーションをつけた後に鼓膜切開を行う.

吸引管で切開した鼓膜を強く吸引しすぎると鼓膜切開創が哆開する.萎縮(菲薄化)鼓膜を通して粘稠な貯留液を吸引する際に起こりやすい.無理な吸引は避け,何度も吸引を行わない.

鼓膜に硬化(石灰化),萎縮(菲薄化)があると血行が不良で再閉鎖しにくい.鼓膜切開は萎縮部(菲薄部)を避ける(図6).どうしてもこれらの部に切開線が及ぶ場合は健常鼓膜との移行部に切開を加える(図6).

貯留液の粘稠度が高い場合は,太い吸引管で吸

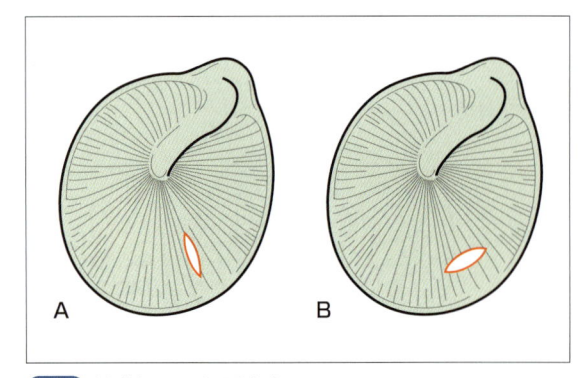

図4 鼓膜切開の切開方向
A：放射状切開，B：輪状切開．

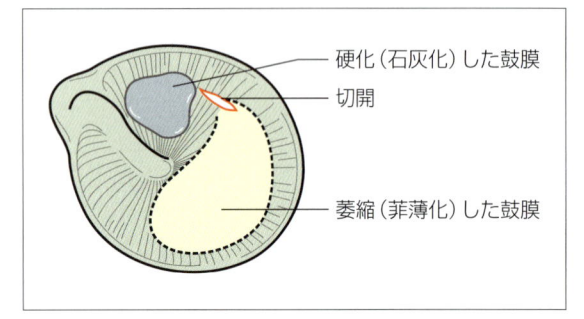

図6 萎縮した鼓膜，硬化した鼓膜の切開
鼓膜切開は鼓膜が萎縮（菲薄化）した部，硬化（石灰化）した部を避ける．どうしてもこれらの部に切開線が及ぶ場合は，健常鼓膜との移行部に切開を加える．

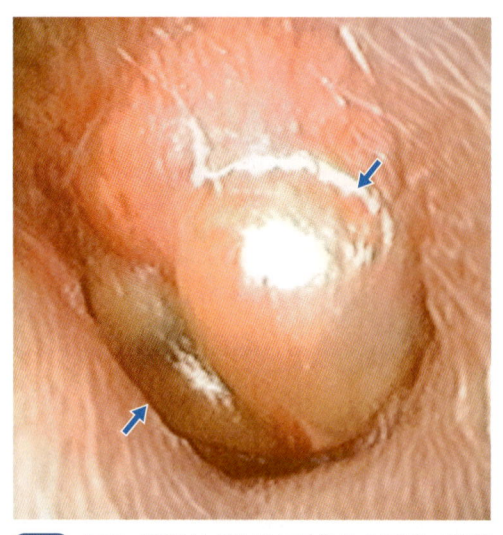

図5 水疱・膨隆（矢印）がある急性中耳炎の鼓膜
解剖学的オリエンテーションがつけにくい．また鼓膜切開時に十分に切開が行われない場合がある．まず水疱内の浸出液を抜いてオリエンテーションをつけた後に鼓膜切開を行う．

引する．切開創から生理食塩水を注入すると吸引が容易になる．

3 鼓膜換気チューブの留置

　正しく行った鼓膜切開の位置に，鼓膜換気チューブを挿入する．
　まずチューブの片側を鼓室内に入れ，チューブに力を加えながら鼓膜を圧排し，外耳道側にある残りのチューブの部分も鼓室内にすべり込ませる．
　シリコン製の軟らかいチューブはフランジの一方を鼓室内に入れ，鼓膜の上に乗っているフランジの部分を探針でチューブを回転させながら鼓室内に挿入する．

4 鼓膜換気チューブ留置術の合併症

中耳腔への鼓膜換気チューブ落下

　誤ってチューブを中耳腔へ落下させることがあるが，下鼓室に落下すると取り出しにくくなる．チューブの大きさにあった鼓膜切開を行い，鼓膜切開創を必要以上に大きくしない．探針を使用せず，鉗子でチューブをしっかり把持して挿入する．脱落時に容易に摘出できるワイヤーや糸付きのチューブを選択してもよい．
　対処法は，切開創の近くにチューブがある場合は，切開創を拡大して鼓室内のチューブを回収する（図7 A）．切開創から離れた場所にチューブがある場合は，新たに鼓膜に小切開を加え，その孔から鼓室形成術用のフックあるいは針を挿入し，チューブを移動させて初めに加えた切開創から回収するか，新たに鼓膜に加えた切開創を広げてチューブを回収する（図7 B）．チューブが下鼓室に存在し，顕微鏡下に確認できない場合は，斜視硬性鏡で観察する．体位を変えたり（坐位で観察），鼓室内へ生理食塩水を注入するとチュー

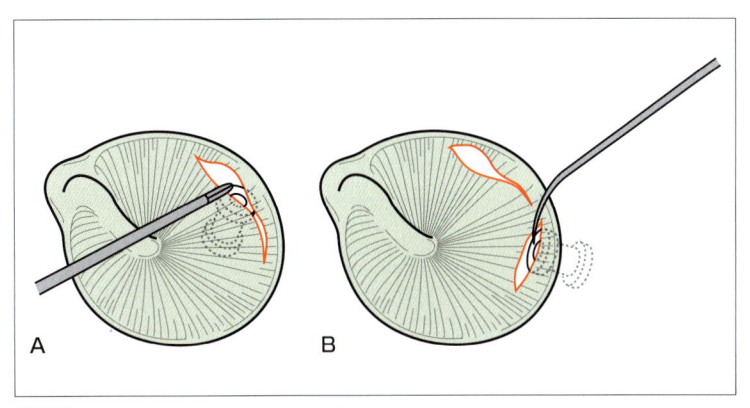

図7 右中耳腔へ落ちたチューブの回収
鼓室形成術の技術と器械が必要になる．

ブが顕微鏡下に確認できる部位へ移動することがある．

感染

換気チューブ留置後に感染を起こすと，中耳からの耳漏が続く．急性中耳炎の治療と同様に抗菌薬の投与を行う．耳漏がさらに続く場合は，チューブを抜去する．

鼓膜穿孔

鼓膜切開術後や，鼓膜換気チューブを抜去した後，感染を起こした場合などに鼓膜に穿孔が残る．鼓膜に萎縮があると血行が不良で再閉鎖しにくい．鼓膜切開は萎縮部（菲薄部）を避ける（**図6**）．

換気チューブの種類により穿孔に差があり，一般のグロメットチューブに比べてツバの大きいチューブは鼓膜穿孔が高率であるという報告もあるので，チューブの種類を選ぶ．

鼓膜換気チューブ留置術を行う際には，合併症として鼓膜穿孔があることを患者に説明しておく．鼓膜に穿孔が残ったら患者に説明を行い，鼓膜閉鎖術，鼓膜形成術を行う．

文献

1) 佐藤公則．外来耳処置の副損傷．耳・鼻・のどのプライマリケア．東京：中山書店；2014．p.49-54．

8 鼓膜形成術(接着法)

> **手術のポイント**
> - 鼓膜形成術はオフィスサージャリーの良い適応であるが，術者は鼓室形成術の理論と基本的手技を習得しておく必要がある．
> - 疾患としては慢性中耳炎，外傷性鼓膜穿孔，鼓膜換気チューブ留置後の鼓膜穿孔などである．各疾患の適応に関しては注意点をふまえておく．
> - 慢性中耳炎に長期罹患していると伝音難聴のみならず感音難聴が進行し，耳鳴，めまいの原因になる場合もあることを耳鼻咽喉科医は患者に説明しておく必要がある．
> - 耳鼻咽喉科医は姑息的治療に終始することなく，手術という治療選択肢を患者に提示しておかねばならない．

鼓膜形成術(接着法)[1,2]は，経外耳道的に行う低侵襲な術式であるため，オフィスサージャリーの良い適応である．鼓膜穿孔を閉鎖することにより難聴の改善，耳漏の停止が可能であり，感音難聴の進行予防，耳鳴，めまいの予防にも有効である．

鼓膜形成術(接着法)[1,2]は，耳後部の小切開部から採取した自家結合組織を経外耳道的に underlay 法で移植し，フィブリン糊で固定し，鼓膜穿孔を閉鎖する簡易な術式である(図1)．しかし，術者は鼓室形成術の理論と基本的手技を習得しておく必要がある．

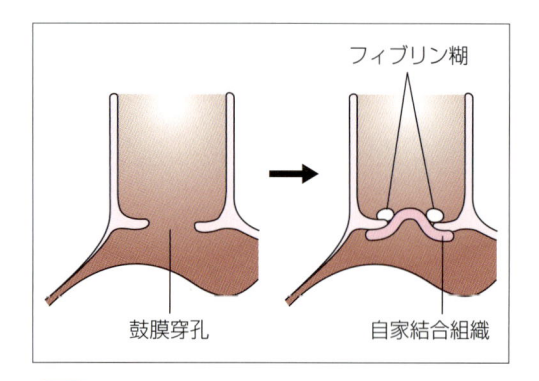

1 手術適応

基本的に鼓膜穿孔を認めるが，鼓膜以外の鼓室・中耳腔に手術操作を加える必要がない例が適応になる．疾患としては慢性中耳炎(図2A)，外傷性鼓膜穿孔，鼓膜換気チューブ留置後の鼓膜穿孔などである．このような疾患のうち，経外耳道的に鼓膜穿孔全体が顕微鏡下あるいは内視鏡下に観察でき，鼓膜を経外耳道的に操作できる例が適応になる．

辺縁性鼓膜穿孔，特に後上象限の穿孔の場合は，鼓膜皮膚層が上鼓室へ侵入している場合があるので鼓膜形成術(接着法)を行う際は注意が必要である．耳漏を認める例では，鼓室洗浄，抗菌薬の投与を行い，耳漏を停止させてから手術を行う．

CT 検査では鼓室・中耳腔に清掃が必要な軟部組織陰影や骨破壊陰影を認めない例が適応である．

パッチテストで聴力が改善する例は良い適応である．たとえパッチテストで聴力改善の程度が少なくても耳漏の再発を予防し，耳鳴やめまいを予防する目的などで鼓膜形成術(接着法)を行う意義がある．

図1 鼓膜形成術(接着法)
自家結合組織を用いて underlay 法で鼓膜穿孔を閉鎖し，フィブリン糊で固定する．

2 各疾患の注意点

慢性中耳炎

　穿孔縁が鼓膜輪やツチ骨柄に及んでいるか，鼓膜の石灰化が穿孔縁に及んでいるかなどを検討しておく．

　鼓膜穿孔縁から鼓膜の重層扁平上皮が鼓室内に入り込んでいる場合（穿孔縁が不整なことが多い）は，鼓膜穿孔閉鎖のみを行うと真珠腫形成の危険性があるため，鼓室形成術に準じて鼓膜内側の点検が必要である．

外傷性鼓膜穿孔

　受傷後1～2か月は保存的治療，鼓膜穿孔閉鎖術を行い，それでも穿孔が閉鎖しない例が適応になる．耳小骨離断がないこと，外リンパ瘻がないことを確認しておく．

鼓膜換気チューブ留置後の鼓膜穿孔

　特に小児の場合，滲出性中耳炎の再発の可能性を検討しておく．手術時期に関しては，乳突蜂巣の発育程度，鼓膜換気チューブの留置期間，対側耳の状態などを参考に決定する．

3 鼓膜形成術（接着法）

　中心性の小・中鼓膜穿孔であれば鼓膜の表面麻酔で十分である．局所麻酔薬（4％リドカイン表面麻酔薬，あるいはテーカイン®麻酔液）に浸した小綿球を穿孔鼓膜周囲に置いて表面麻酔を行う．めまいの原因になるため，鼓室へ麻酔薬が入らないように注意する．

　ツチ骨柄付近の操作，石灰化が著明な場合，穿孔が辺縁性の場合は，1％キシロカイン®（20万倍アドレナリン含有1％リドカイン）で外耳に局所浸潤・伝達麻酔を行ったほうがよい．局所浸潤麻酔を行う際は，耳介側頭神経，耳介側頭神経鼓膜枝あるいは鼓室枝，迷走神経耳介枝の局所浸潤・伝達麻酔（ブロック）を行う．鼓膜形成術では大耳介神経の麻酔は必要ない．

　外耳道骨部に局所浸潤麻酔を行うと外耳道皮膚が膨隆して手術操作がしにくくなるので注意が必要である．

耳後部皮下結合組織の採取

　耳後部を浸潤麻酔後，2～3 cmの皮膚切開を行い，皮下の結合組織を採取する．皮膚直下の組織より側頭筋膜直上の深層の結合組織，あるいは側頭筋膜のほうが，脂肪組織も少なく移植組織に適している．術後に再度鼓膜穿孔した場合に使用できるように，多めに皮下結合組織を採取しておき，術後に乾燥・凍結保存する．

　採取した皮下結合組織を圧迫鉗子で圧迫伸展する．

鼓膜穿孔縁の新鮮化

　鼓膜穿孔の辺縁から0.5～1 mm離れた鼓膜に探針を刺入し，鼓膜穿孔の辺縁に平行に移動させ，鼓膜穿孔辺縁の上皮を全周性に切断，切除する（図2 B）．索状になった鼓膜穿孔辺縁の上皮を耳用鋭匙鉗子で把持し全周性に除去する（図2 B）．この操作で鼓室側に回り込んだ重層扁平上皮（鼓膜皮膚層）を除去できる．

　次にテラメッサーで鼓膜穿孔の辺縁裏面の粘膜面を全周性に掻爬し，同部を raw surface にする（図2 B, C）．この操作は重要であり，少量の出血がみられる程度に行う．出血はアドレナリン（ボスミン®）を浸した綿球で軽く圧迫し止血しておく．

　鼓膜の石灰化が穿孔縁に及んでいる場合は，石灰化鼓膜を摘出して移植組織への血行を確保したほうがよい．

　穿孔縁が鼓膜輪に及んでいる場合は，鼓膜輪裏面の粘膜面を十分に掻爬し，同部を raw surface にしておく．穿孔縁がツチ骨柄に及んでいる場合は，鼓膜穿孔辺縁の鼓膜をツチ骨柄から剝離し，鼓膜とツチ骨柄のあいだに皮下結合組織（移植片）を挟み込めるようにしておく．また，ツチ骨柄の裏に重層扁平上皮（鼓膜皮膚層）が侵入している場合があるので，真珠腫の発生を予防するために除去する必要がある．大きな鼓膜穿孔縁の後部を新鮮化する際には，鼓索神経の損傷に気をつける．

結合組織の移植

　圧迫伸展された結合組織を鼓膜穿孔の大きさ

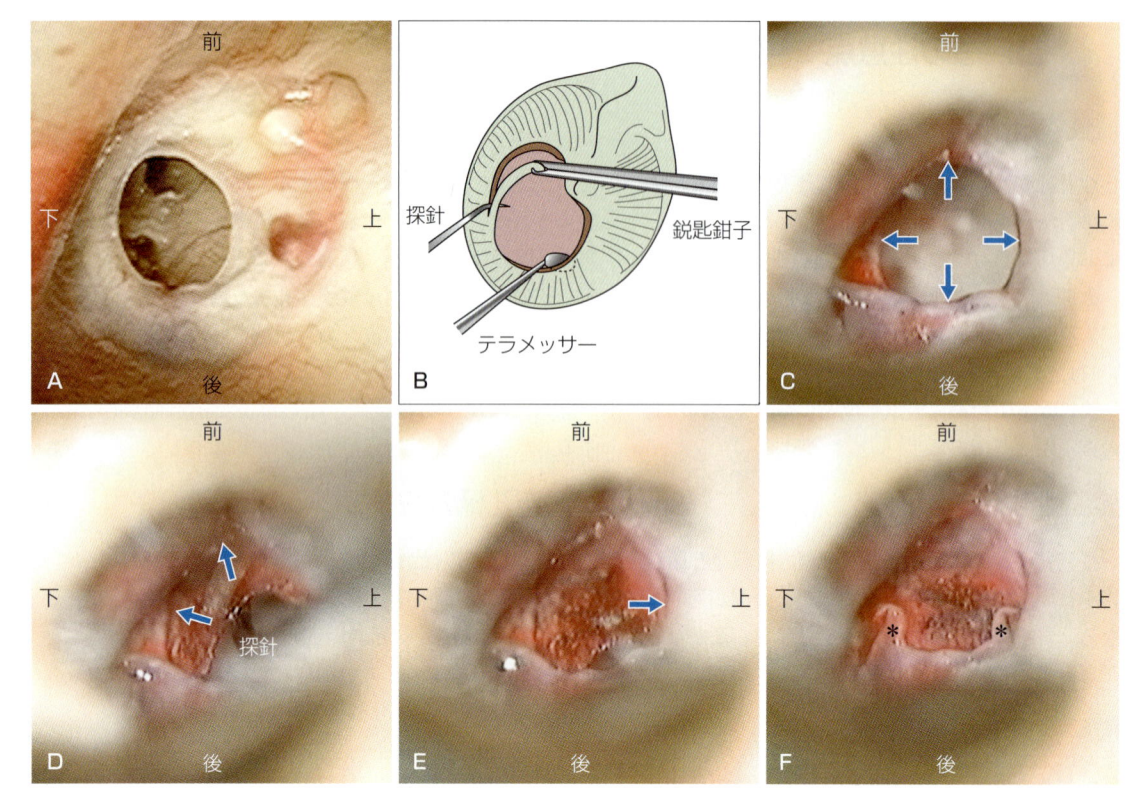

図2 鼓膜形成術(75歳,男性)
A：術前の左鼓膜所見(仰臥位).
B：鼓膜穿孔縁の新鮮化.
C：術中所見(左鼓膜,仰臥位).探針と耳用鋭匙鉗子で鼓膜穿孔縁(矢印)を,テラメッサーで鼓膜穿孔部の辺縁裏面の粘膜面を raw surface にする.
D：術中所見(左鼓膜,仰臥位).鼓膜穿孔が中程度の場合は,移植片をいったん鼓室内に挿入し,移植片の中央を鉗子で把持し持ち上げ,underlay 法で穿孔鼓膜を閉鎖してもよい.この例ではまず前下象限と前上象限の鼓膜穿孔部に移植片を underlay 法で挿入し,穿孔縁にフィブリン糊を滴下し移植片を固定した.この手技では前下象限と前上象限の穿孔鼓膜の粘膜面(矢印)に,探針を用いて移植片を underlay 法で確実に挿入,圧迫・固定・接着できる.
E：術中所見(左鼓膜,仰臥位).次に外耳道側に残っている移植片を後上象限(矢印)と後下象限の鼓膜穿孔部に underlay 法で挿入する.
F：術中所見(左鼓膜,仰臥位).剥離された鼓膜皮膚層があれば,これで移植片を被覆し(＊印),穿孔縁にフィブリン糊を滴下し移植片を固定する.

に応じて(直径の約1.5倍)トリミングする.

◆鼓膜穿孔が小さい場合

軽度湿潤して少し軟らかい状態に圧迫伸展した皮下結合組織(移植片)を用いる.

鼓膜穿孔部を塞ぐように鼓膜の上に移植片を置く.移植片の辺縁を順次全周性に探針で鼓室内に挿入し underlay 法で穿孔鼓膜を閉鎖する.穿孔縁にフィブリン糊を滴下し移植片を固定する.フィブリン糊は,A液とB液をそれぞれ1滴ずつ移植片接合部に滴下する.

◆鼓膜穿孔が中程度の場合

軽度湿潤して少し硬い状態に圧迫伸展した皮下結合組織(移植片)を用いる.

移植片をいったん鼓室内に挿入し,移植片の中央を鉗子で把持し持ち上げ,underlay 法で穿孔鼓膜を閉鎖する.穿孔縁にフィブリン糊を滴下し移植片を固定する.

◆鼓膜穿孔が大きい場合

軽度湿潤して少し硬い状態に圧迫伸展した皮下結合組織(移植片)を用いる.

1枚の移植片を用いる方法

　まず前下象限と前上象限の鼓膜穿孔部に移植片をunderlay法で挿入し，穿孔縁にフィブリン糊を滴下し移植片を固定する（図2D）．次に後下象限と後上象限の鼓膜穿孔部に移植片をunderlay法で挿入し（図2E），穿孔縁にフィブリン糊を滴下し移植片を固定する（図2F）．

2枚の移植片を用いる方法

　まず前下象限と前上象限の鼓膜穿孔部に1枚目の移植片をunderlay法で挿入し，穿孔縁にフィブリン糊を滴下し移植片を固定する．次に2枚目の移植片を1枚目の移植片と後象限の鼓膜穿孔部にunderlay法で挿入し，フィブリン糊を滴下し2枚目の移植片を固定する．

4　術後の処置

　術後感染予防として抗菌薬を数日投与する．鼓膜形成部の結合組織が偏位や脱落していれば修正を行う．結合組織の修正で穿孔部が閉鎖できない場合は，手術時に保存しておいた凍結結合組織を常温で解凍し，再度穿孔部に移植する．術後1〜2か月で鼓膜穿孔部は上皮化する（図3）．

　再度鼓膜穿孔を繰り返す例は，鼓膜形成術（接着法）の限界かもしれない．鼓室形成術を考慮する．

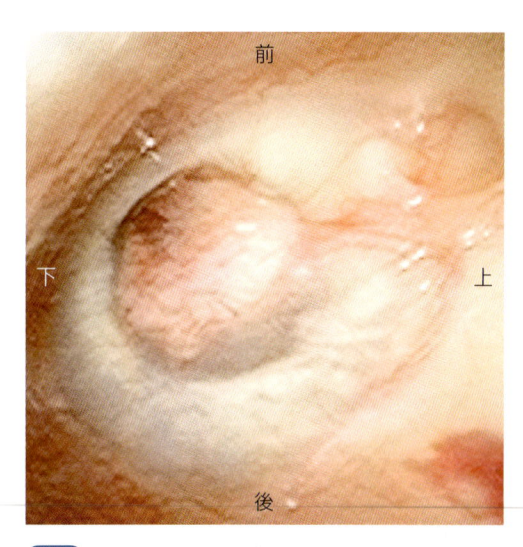

図3　術後1か月目の左鼓膜（図2と同一症例）
移植片に血管が新生し，移植片は生着している．

文献

1) 湯浅　涼ほか．簡易な鼓膜形成術：フィブリン糊を用いた接着法．耳喉 1989；61：1117-22.
2) 佐藤公則．鼓膜形成術（接着法）．耳・鼻・のどのプライマリケア．東京：中山書店；2014. p.58-63.

3章

鼻・副鼻腔の
オフィスサージャリー

1 内視鏡下鼻・副鼻腔手術

> **手術のポイント**
> - 内視鏡その他の光学器械の発達，これに伴う新しい手術手技の発達に伴って，鼻・副鼻腔疾患に対しても低侵襲で手術時間が短く，術後の苦痛が少ない手術が行えるようになった．
> - レーザーあるいはマイクロデブリッダーなどの手術器械を内視鏡下に使用することにより，より正確で微細で安全なオフィスサージャリーが可能になった．
> - これらに伴って鼻・副鼻腔疾患に対するオフィスサージャリーの適応と限界が拡がり，より効果的で安全に手術が行えるようになった．

　内視鏡その他の光学器械の発達，レーザーあるいはマイクロデブリッダーなどの手術医療器械の発達，これに伴う新しい手術手技の発達に伴って，鼻・副鼻腔疾患に対しても低侵襲で手術時間が短く，術後の苦痛が少ない手術が行えるようになってきた．これに伴い鼻・副鼻腔疾患に対するオフィスサージャリーの適応と限界が拡がり，より効果的で安全に手術が行えるようになってきた[1]．

1 鼻・副鼻腔領域のオフィスサージャリーに必要な機器・設備

　必要な手術器械は通常の内視鏡下鼻・副鼻腔手術に使用されるもので，オフィスサージャリーとして特別な機器ではない．

光学器械

　内視鏡下の鼻・副鼻腔手術（図1）は，オフィスサージャリーにおいても有用で不可欠な手術法である．明るく広く死角をなくした多方向の視野で，正確で微細な手術が明視下に可能であり，低侵襲で安全な手術が行える．内視鏡下に観察すると術後出血の可能性の有無，出血の程度を予想しやすく，術後出血を起こした場合も出血部位を予想しやすい．
　内視鏡は解像度が高く，視軸が一定方向に固定され，片手保持が可能な硬性内視鏡が用いられて

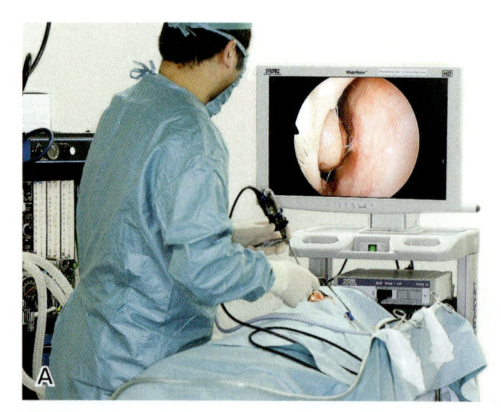

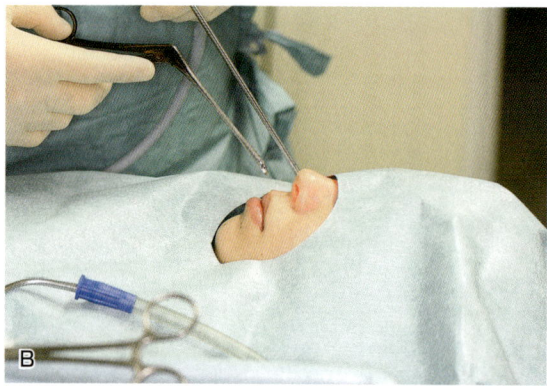

図1 内視鏡下鼻・副鼻腔手術（局所麻酔下手術）（佐藤クリニック）
モニターは24インチ．

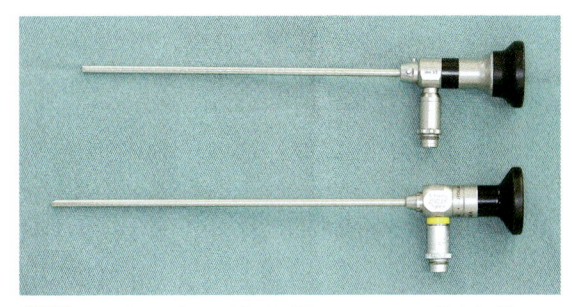

図2 内視鏡下鼻・副鼻腔手術に用いる硬性内視鏡
上：4mm径，0°（OLYMPUS社製），下：4mm径，70°（KARL STORZ社製）．

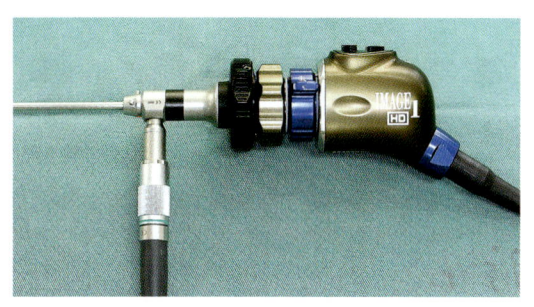

図3 内視鏡下鼻・副鼻腔手術に用いるハイビジョン（high definition：HD）カメラ
KARL STORZ社製．

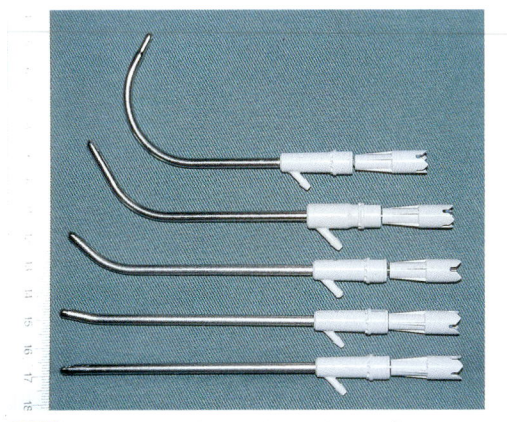

図4 マイクロデブリッダーの種々のブレード
Medtronic社製．

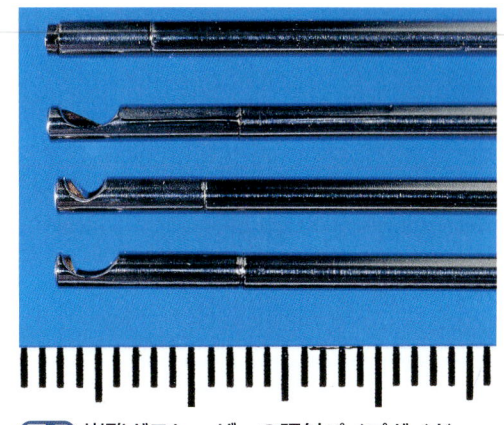

図5 炭酸ガスレーザーの照射パイプガイド
日本赤外線工業（現在はエムエムアンドニーク社）製．外径2mm，照射角度は上から0°，45°，90°，135°．

いる（図2）．外径は4mm，視野方向は0°（直視型）と70°（前方斜視型）が頻用されている．光源は高い光輝度のものが望ましい．

硬性内視鏡に接続するビデオカメラは，小型，軽量，高画質なCCDカメラが頻用されている（図3）．モニターは20～25インチの大きめのものが見やすい（図1A）．ビデオ記録は，インフォームド・コンセント，自己研鑽，教育などのために録画することが望ましい．

手術器具

鉗子（特に截除鉗子が安全で有用），吸引管，剪刀などは通常の内視鏡下鼻・副鼻腔手術に使用されるものを用いる．マイクロデブリッダー（図4），炭酸ガス（CO_2）レーザー（図5），高周波電気凝固装置などを，目的に応じて用いる[2]．これらの手術器械を内視鏡下に使用することにより，より正確で微細で安全なオフィスサージャリーが可能になる．

病理組織検査

病理組織検査も通常の手術と同様に行う．マイクロデブリッダーで鼻茸（ポリープ）切除を行う際の注意点の一つは病理組織検査である．鼻茸の奥に良性・悪性腫瘍があることは決してまれではない．耳科手術で使用するパテコレクターを吸引管の途中に挿入して検体を採取する方法（図6）は，マイクロデブリッダーを使用する際の病理組織検査法として有用である（図7）[3]．

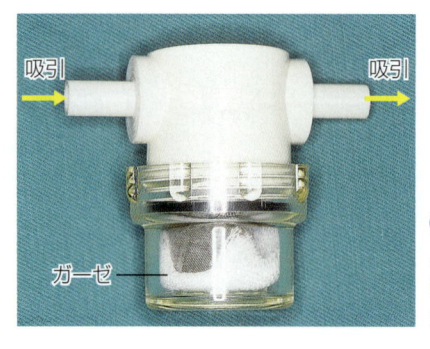

図6 マイクロデブリッダー使用時の病理組織検査法
パテコレクター（SHEEHY PATE COLLECTOR：OTO-MED社製）．検体を完全に採取するために，ステンレススチールのスクリーンと本体の間にガーゼを挿入する．

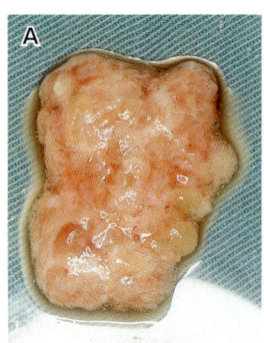

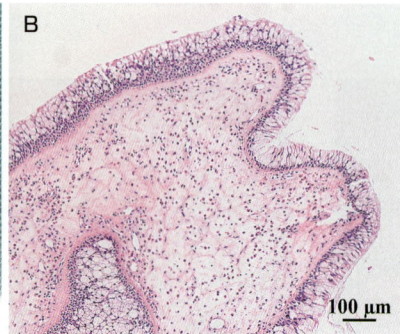

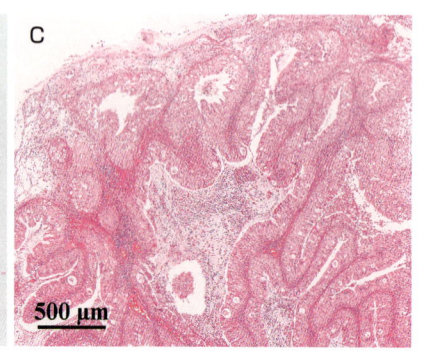

図7 病理組織検査
A：採取直後のペースト状の組織検体．B，C：病理組織標本．鼻茸（B），乳頭腫（C）とも検体組織の挫滅はなく，病理組織検査に支障はない．

手術室

　オフィスサージャリーを清潔操作で行え，術者と看護スタッフの使い勝手のよさと手術器械を移動させる手間を省くなどの理由から，筆者は外来のユニットで手術操作が可能なオフィスサージャリーも手術室で行っている（図1）．患者も仰臥位で安心して手術を受けられる．鼻出血に対して緊急止血術を行う際も，手術室で準備させておいて，外来患者の合間に止血術を行うことが可能である．また手術室であれば，モニター，麻酔器，除細動器などが完備しているため，患者の急変時にも対処しやすい．

文献

1) 佐藤公則．オフィスサージャリーの適応と限界—鼻・副鼻腔領域．日耳鼻 2006；109：807-12.
2) 佐藤公則．マイクロデブリッダーとパイプガイドハンドピース．JOHNS 2006；22：489-91.
3) 佐藤公則．マイクロデブリッダーを用いた内視鏡下鼻内手術時の病理組織検査法．耳展 2001；44：466-70.

2 鼻中隔膿瘍・血腫切開術

> **手術のポイント**
> ● 鼻中隔膿瘍・血腫は，早期診断と適切な処置が行われなければ，感染，鼻中隔軟骨壊死に伴い，外鼻の変形（鞍鼻など）などの後遺症をきたす．特に外鼻の発育段階にある小児では注意が必要である．

抗菌薬が発達した現在，鼻中隔膿瘍は比較的まれな疾患である．一方で鼻中隔血腫（図1）は顔面外傷に伴い発症することがある．

早期診断と適切な処置が行われなければ，感染，鼻中隔軟骨壊死に伴い，外鼻の変形（鞍鼻など）などの後遺症をきたす．特に外鼻の発育段階にある小児では注意が必要である．

外傷に伴う鼻中隔膿瘍・血腫では，顔面骨骨折の合併にも注意を払い，その治療も行う必要がある．

1 鼻中隔膿瘍・血腫切開術

切開に先立ち試験穿刺吸引（図1C）を行ってもよい．試験穿刺吸引では膿あるいは血液が吸引される．病変が鼻背部までおよび，発熱などの全身症状を伴う場合は，切開排膿を行うことが必要である．

膿瘍・血腫切開部の鼻中隔粘膜に 0.5％キシロカイン®（20万倍アドレナリン含有 0.5％リドカイン）で局所浸潤麻酔を行う．

鼻中隔矯正術の切開線に準じて，鼻中隔前庭部を縦切開し，膿瘍切開排膿術あるいは血腫除去術を行う．切開部が早期に閉鎖しないようにガーゼを挿入し，ドレナージを行う．

2 合併疾患の治療

鼻骨骨折，鼻中隔骨折などを合併している例では，同時に整復手術を行う．

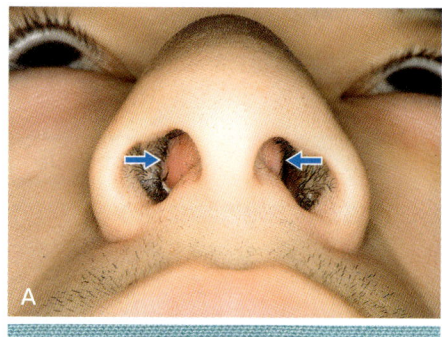

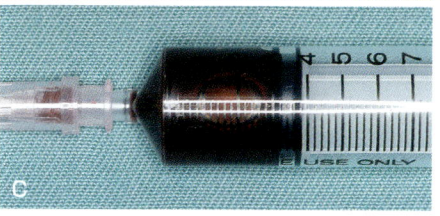

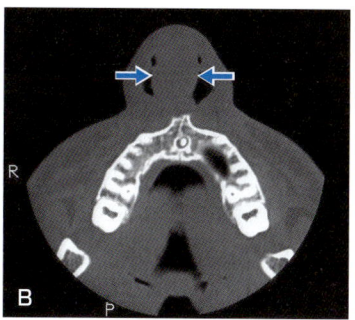

図1 鼻中隔血腫
A：顔面打撲による鼻中隔血腫．鼻中隔の腫脹（矢印）を認める．
B：CT（軸位断）．鼻中隔の腫脹（矢印）を認める．
C：試験穿刺では血液が吸引される．

3 鼻出血に対する鼻腔粘膜焼灼術

> **手術のポイント**
> - 最近，抗血栓療法中の患者（特に高齢者）が増加し，抗血栓療法中でも確実に鼻出血を止血することが求められている．
> - 内視鏡下鼻腔粘膜焼灼術による鼻出血止血法は，抗血栓療法中でも確実に鼻出血を止血でき，鼻出血部位をピンポイントに止血できる．この場合には自家製の絶縁吸引管で出血部位を吸引しながら，鼻腔粘膜を焼灼し止血するとよい．鼻腔粘膜焼灼術後のガーゼパッキングは必要ない．
> - バイタルサインのチェック，静脈ルートの確保，高血圧に対する降圧薬の投与，血液検査（末梢血および血液像），画像診断も忘れてはならない．
> - 鼻出血の原因疾患（血液疾患，鼻・副鼻腔の腫瘍など）の存在も念頭においておく．

鼻出血は耳鼻咽喉科外来でよく遭遇する疾患である．キーゼルバッハ部位からの出血であれば，比較的容易に止血できるが，鼻腔後部からの出血は止血に難渋することも少なくない．さらに最近は抗血栓療法中の患者（特に高齢者）が増加し，止血を困難にしている原因の一つでもある．抗血栓療法中でも確実に鼻出血を止血することが求められている．

鼻出血の止血法には種々の方法があるが，抗凝固薬を内服中でも確実に止血できる方法が望まれる．

1 内視鏡下鼻腔粘膜焼灼術（鼻出血止血法）

内視鏡下鼻腔粘膜焼灼術に用いる器具

◆ 内視鏡下鼻・副鼻腔手術システム

通常の内視鏡下鼻・副鼻腔手術のシステムを用いる．

◆ モノポーラ型電気メス（凝固）

電気メスにはモノポーラ（単極）型とバイポーラ（双極）型がある．

出血している状態でバイポーラ型電気メスの操作は困難であり（内視鏡用吸引付きのバイポーラ型電気メスもあるが），working spaceの点からも狭い鼻腔内でバイポーラ型電気メスの操作は難しい．

内視鏡用吸引付きのモノポーラ型電気メスもあるが，筆者は長い電気メス先電極（図1）と自家製の絶縁吸引管（図2）を使用している．

内視鏡下鼻腔粘膜焼灼術の実際

鼻出血の患者が来院したら，出血部位の確認を肉眼的，内視鏡的に行う．

◆ キーゼルバッハ部位，あるいは鼻腔前部からの出血

坐位のまま出血部位の奥の鼻腔にガーゼあるいは綿球をパッキングし，咽頭へ血液が流れるこ

> **ピットフォール**
>
> **電気メスを安全に使う**
>
> モノポーラ型電気メスを用いるときは，脂肪組織が多い臀部，大腿などに対極板を貼り，手術台の金属部分に患者の体が触れないようにし，熱傷を予防しなければならない．特に局所麻酔下の手術の場合は患者が動くことがあるので注意が必要である．また患者の頭を看護師が支持する場合は，看護師はゴム手袋を着用し感電を予防する必要がある．

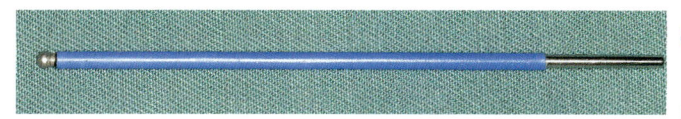

図1 モノポーラ型電気メス用の長い電気メス先電極
先端が球型の電気メス先電極を用いている．

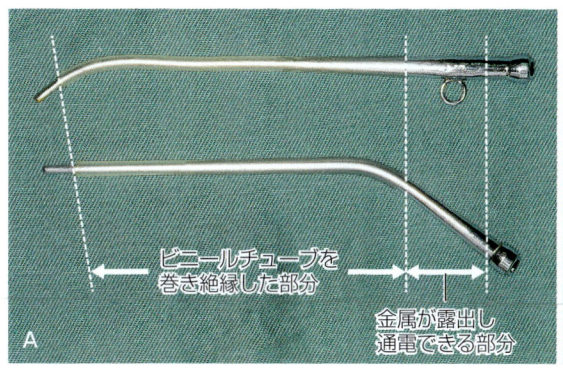

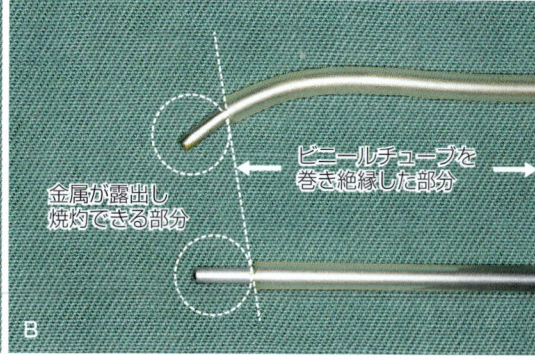

図2 自家製の絶縁吸引管
点滴用のビニールチューブを巻き絶縁した通気管と吸引管(A)．根元と先端(B)は通電・焼灼できるように金属を露出しておく．

とをまず防止する．次に出血部位の鼻腔に，4％リドカイン表面麻酔薬と0.1％アドレナリン外用液を浸した綿球を挿入し，鼻翼をつまんで鼻中隔に向かって圧迫する．

次に仰臥位で出血部位の周囲の軟骨膜下に0.5％キシロカイン®（20万倍アドレナリン含有0.5％リドカイン）を注射する．出血が治まれば短い電気メス先電極を電気メスに装着し，肉眼で直接鼻腔粘膜を焼灼し止血する．出血が続いていれば，絶縁吸引管（図2）を用いて，肉眼で出血部位を吸引しながら鼻腔粘膜を焼灼し止血する．鼻腔粘膜焼灼術後のガーゼパッキングは必要ない．

◆ 鼻腔後部からの出血

坐位のまま内視鏡的（鼻咽腔ファイバースコープ）に出血部位の確認を行う（図3）．出血部位の奥の鼻腔にガーゼあるいは綿球をパッキングし，咽頭へ血液が流れることをまず防止する．次に出血部位の鼻腔にガーゼあるいは綿球（4％リドカ

コツ

20万倍アドレナリン含有0.5％リドカインの局所注射

出血部位の周囲の粘膜あるいは軟骨膜下に20万倍アドレナリン含有0.5％リドカインを局所注射することは，鼻腔粘膜焼灼術のための局所麻酔効果だけではなく，鼻出血の止血効果も期待できる．筆者は既製品の0.5％キシロカイン®を用いている．

MEMO

自家製の絶縁吸引管（図2）

耳鼻咽喉科外来にある吸引管あるいは通気管を準備する．管は細径のほうがworking spaceが確保でき操作性が良い．点滴用のビニールチューブを熱湯で柔らかくし吸引管あるいは通気管をビニールチューブの中に通す．管の根元と先端は通電・焼灼できるように金属を露出させる．ビニールチューブを巻いた部分が絶縁された吸引管が完成する．的確に出血点に当てることができるように，吸引管先端の角度を使用しやすい角度に適宜調節する．出血点を確認し，絶縁吸引管で出血部位を吸引しながら，看護師にモノポーラ型電気メス（凝固）で管の根元の金属露出部に通電してもらえば，鼻腔粘膜を焼灼し止血できる．鼻中隔は焼灼しすぎると穿孔する可能性があるので注意が必要である．

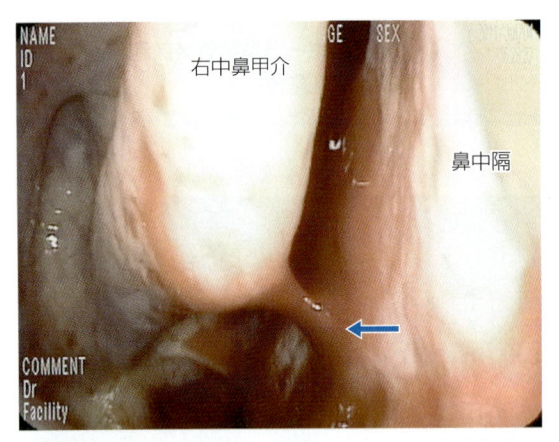

図3 鼻咽腔ビデオエンドスコープによる出血部位の確認（右鼻腔）

鼻中隔右側後上部からの動脈性出血（矢印）を認める.

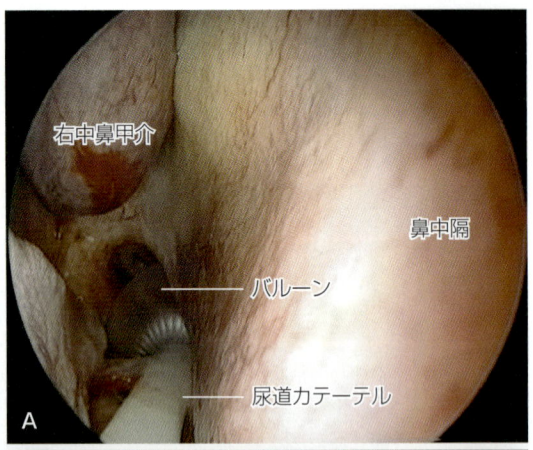

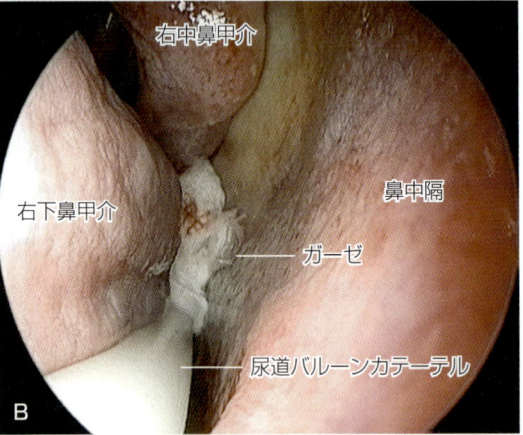

図4 尿道バルーンカテーテルとガーゼによる鼻咽腔のパッキング

尿道バルーンカテーテルを鼻咽腔に挿入してバルーンを膨らませ（通常成人では15 mL）(A), 周囲をガーゼでパッキングし(B), 咽頭へ血液が流れるのを防止する.

イン表面麻酔薬と0.1％アドレナリン外用液を浸した）を挿入し，圧迫止血する．

　鼻出血が沈静化したら，血管を確保し，バイタルサインのチェックを行う．

　次に仰臥位で硬性内視鏡下に鼻腔粘膜焼灼術を行う．まず尿道バルーンカテーテルを鼻咽腔に挿入しバルーンを膨らませ（通常成人では15 mL）（図4A），周囲をガーゼでパッキングし（図4B），咽頭へ血液が流れることを防止する．出血部位の周囲の粘膜あるいは軟骨膜下に20万倍アドレナリン含有0.5％リドカインを注射する．出血が治まれば長い電気メス先電極を電気メスに装着し，内視鏡下に鼻腔粘膜を焼灼し止血する．出血が続いていれば，絶縁吸引管（図2）を用いて，内視鏡下に出血部位を吸引しながら鼻腔粘膜を焼灼し止血する（図5）．鼻腔粘膜焼灼術後のガーゼパッキングは必要ない．

来院時に鼻出血が止血している場合

　鼻出血を反復して繰り返すが，来院時には鼻出血が止まっており，出血部位が確認できない例がある．硬性内視鏡下に鼻腔粘膜の精査を行う．鼻腔粘膜上皮が欠損し粘膜固有層が露出している部位が出血部位である（図6A）．特にハイビジョン（high definition：HD）カメラを用いると確認がしやすい．長い電気メス先電極を電気メスに装着し，内視鏡下に鼻腔粘膜を焼灼し止血する（図6B）．鼻腔粘膜焼灼術後のガーゼパッキン

MEMO

血液の誤飲

　血液を飲み込むと患者は気分不良になり嘔吐をきたし，時にショック状態になる．鼻出血の止血処置時には後鼻孔・鼻咽腔をパッキングし，咽頭へ血液が流れないようにする．また患者には「血液を飲み込まずに口にためておいて下さい」と指示し，血液が口腔にたまったら凝血塊を舌で押し出して膿盆に出させる．

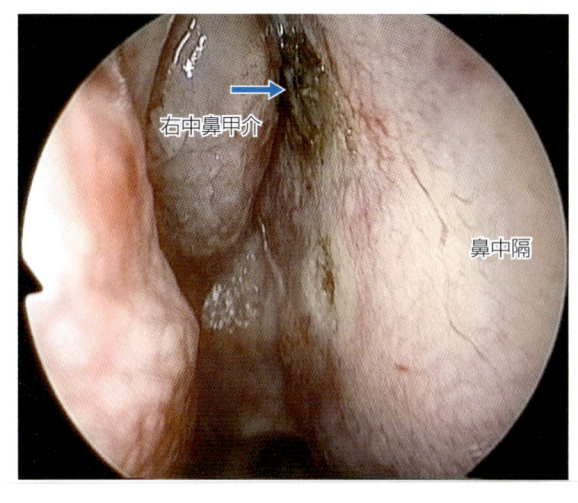

図5 鼻腔粘膜焼灼術後の右鼻腔（図3と同一症例）

絶縁吸引管を用いて，内視鏡下に出血部位を吸引しながら鼻腔粘膜を焼灼し止血すると，鼻出血部位をピンポイントに止血できる．鼻腔粘膜焼灼術後のガーゼパッキングは必要ない．
矢印：焼灼・凝固された鼻腔粘膜の止血部位．

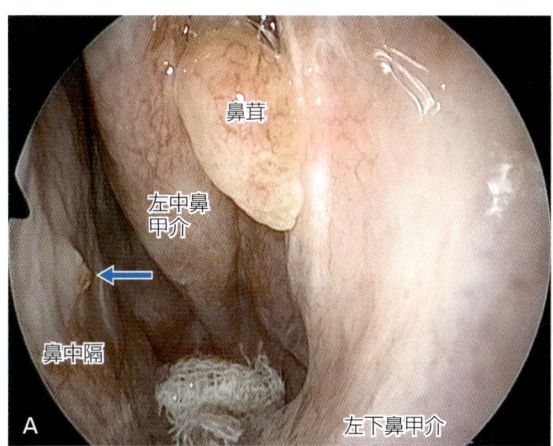

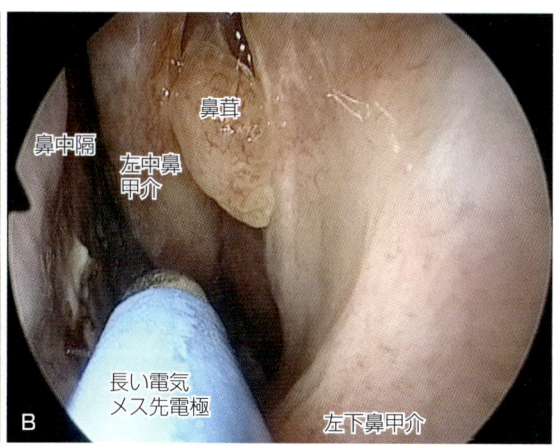

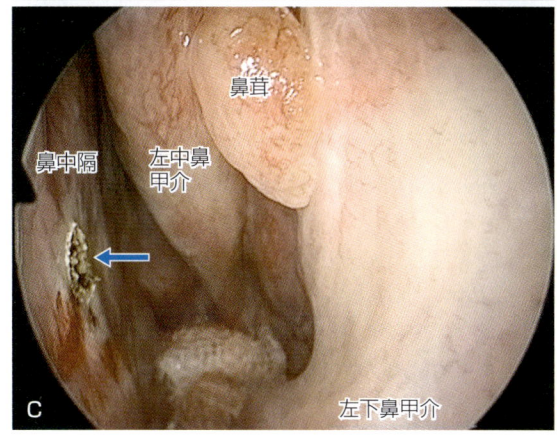

図6 来院した時に反復性鼻出血が止まっている症例（左鼻腔）

A：硬性内視鏡下に鼻腔粘膜の精査を行う．鼻腔粘膜上皮が欠損し粘膜固有層が露出している部位が出血部位（矢印）である．
B：長い電気メス先電極を電気メスに装着し，内視鏡下に鼻腔粘膜を焼灼し止血する．
C：鼻出血部位をピンポイントに止血できる．鼻腔粘膜焼灼術後のガーゼパッキングは必要ない．

グは必要ない（図6C）．

文献

1) 佐藤公則．鼻出血の初期対応．耳・鼻・のどのプライマリケア．中山書店；東京：2014．p.74-8．

4 鼻アレルギーに対する下鼻甲介粘膜焼灼術

> **手術のポイント**
> - 耳鼻咽喉科では，薬物療法のみならず局所処置，アレルゲン免疫療法，手術療法などにより，鼻アレルギーを集学的に治療できる．
> - 下鼻甲介粘膜焼灼術などの手術は，鼻アレルギーに対する集学的治療の一環として行う必要がある．
> - 内視鏡下に行う下鼻甲介粘膜レーザー焼灼術は，下鼻甲介のほぼ全面に正確にレーザー照射が可能である．下鼻甲介粘膜の緻密な蒸散が可能であり，蒸散の程度を加減できる．

アレルギー性鼻炎は鼻粘膜のⅠ型アレルギー性疾患で，発作性反復性のくしゃみ，水様性鼻漏，鼻閉を3主徴とする．

耳鼻咽喉科では，薬物療法のみならず局所処置，アレルゲン免疫療法，手術療法などにより，鼻アレルギー・花粉症を集学的に治療できる[1]．

耳鼻咽喉科医に求められていることは，アレルギーに関する知識のほか，正確な鼻腔所見による鼻アレルギーの病態の把握と薬物療法，局所処置，他の合併疾患（副鼻腔炎，鼻茸，鼻中隔弯曲症，腫瘍など）の把握と治療，アレルゲン免疫療法，手術的治療である．

したがって下鼻甲介粘膜焼灼術などの手術は，鼻アレルギーに対する集学的治療の一環として行われる必要がある[1]．

1 アレルギー性鼻炎・花粉症の治療目標

治療の目標は，患者を次の状態にもっていくことにある[2]．

①症状はない，あるいはあってもごく軽度で，日常生活に支障のない，薬もあまり必要ではない状態．

②症状は持続的に安定していて，急性増悪があっても頻度は低く，遷延しない状態．

③抗原誘発反応がないか，または軽度の状態．

2 鼻アレルギーに対する下鼻甲介粘膜焼灼術

下鼻甲介粘膜の縮小と変性を目的とした手術である．各種レーザー，高周波電極を用いた下鼻甲介粘膜焼灼術が一般的に行われている．通年性のみならず季節性鼻アレルギー（花粉症）にも効果があり[3]，外来で行える．

手術療法の第一の目的は，鼻閉の改善にある．鼻閉が継続すると頭痛，睡眠障害などをきたし，患者の quality of life は著しく損なわれる．手術療法の適応は，保存的治療で鼻閉が改善せず，点鼻用血管収縮薬に反応しにくい例である．症状の改善と使用薬物の減量が期待できる．

本項では CO_2 レーザーを用いた内視鏡下下鼻甲介粘膜レーザー焼灼術を述べる[4]．

4％リドカイン表面麻酔薬と 0.1％アドレナリンを浸したガーゼを下鼻道，中鼻道，総鼻道などに30分間挿入し，鼻腔粘膜の表面麻酔を行った後に，下鼻甲介粘膜レーザー焼灼術を行う．局所浸潤麻酔の必要はない．

レーザー照射により発生する煙を患者が吸い込まないように，生理食塩水を浸したガーゼを上咽頭に挿入し防煙処置を行う．

CO_2 レーザーの出力は約10ワットの defocused beam を 0.1〜0.2秒で断続照射する．スギ花粉症に対する季節前レーザー手術の場合は，CO_2 レーザーの出力は低く（約5ワット）する[3]．出血

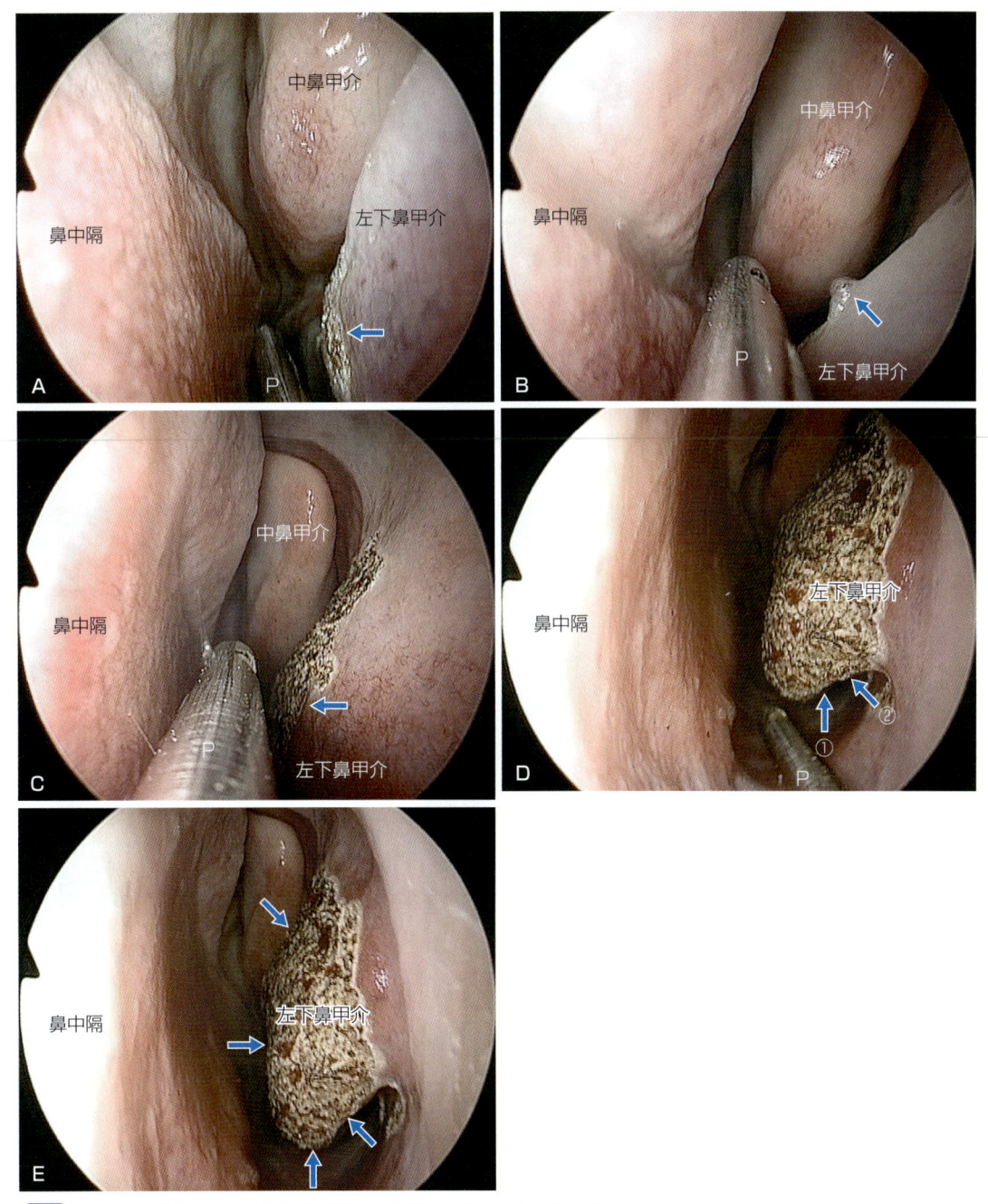

図1 CO_2 レーザーによる内視鏡下下鼻甲介粘膜レーザー焼灼術
下鼻甲介のほぼ全面に正確にレーザー照射が可能である．下鼻甲介粘膜の緻密な蒸散が可能であり，蒸散の程度を加減できる．P：パイプガイド．
A：内視鏡を用いると，下鼻甲介粘膜の後部まで粘膜の蒸散が確実に行える(矢印：蒸散した部位)．
B：下鼻甲介の上面(中鼻道)(矢印)を蒸散し，ostiomeatal complex を開大する．
C：下鼻甲介の内側面(矢印)を蒸散する．
D：下鼻甲介の下面(矢印①)，外側面(矢印②)も確実に蒸散できる．
E：内視鏡下 CO_2 レーザー焼灼術終了時(矢印：蒸散した部位)．

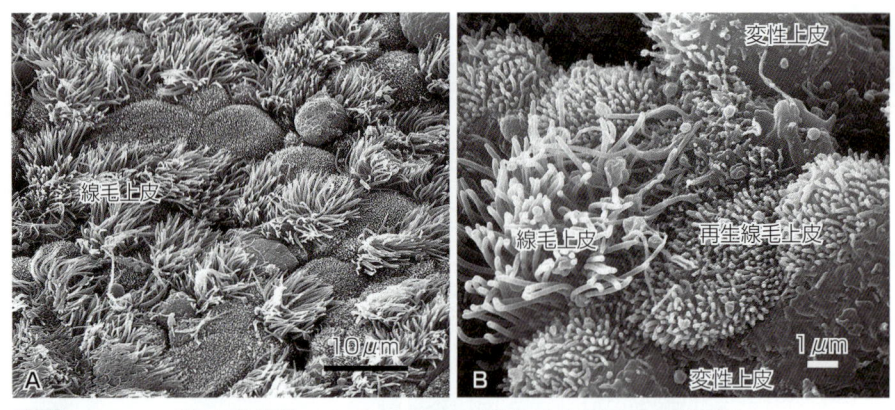

図2 CO$_2$レーザー焼灼術後4か月の下鼻甲介粘膜（走査型電子顕微鏡像）
A：線毛上皮が再生している．
B：CO$_2$レーザーで焼灼され変性した上皮は，再生線毛上皮を経て線毛上皮が再生する．

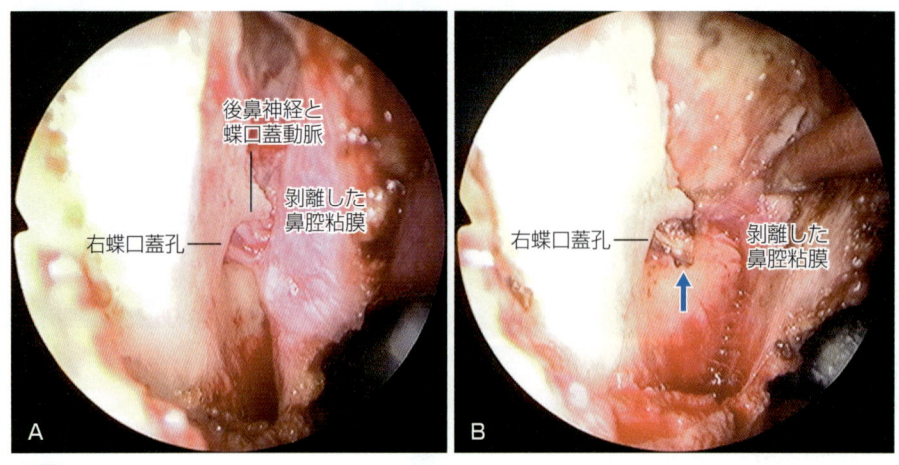

図3 後鼻神経切断術
蝶口蓋孔から鼻腔粘膜に分布する後鼻神経を切断する．後鼻神経と蝶口蓋動脈を同時に切断する方法(矢印)と後鼻神経だけを選択的に切断する方法がある．
A：切断前，B：切断後．

をきたさない程度に，また粘膜が炭化しない程度に下鼻甲介の後端から下鼻甲介全面の粘膜上皮と粘膜固有層を緻密に蒸散する（図1）．

術後は鼻腔内にガーゼタンポンを挿入しなくてよい．

内視鏡下に下鼻甲介粘膜レーザー焼灼術を行う利点は，下鼻甲介粘膜の後部まで粘膜の蒸散が確実に行え，下鼻甲介の内側面のみならず上面(中鼻道)，下面，外側面も確実に蒸散できるなど，下鼻甲介のほぼ全面に正確に照射が可能であることである（図1）[4]．鼻腔形態が狭い例でも粘膜の蒸散が可能である[4]．また下鼻甲介粘膜の緻密な蒸散が可能であり蒸散の程度を加減できる（図1）[4]．難治性鼻アレルギーには粘膜下下鼻甲介骨切除術を併用してもよい[5]．

下鼻甲介粘膜レーザー焼灼術後数日間は，粘膜の腫脹により高度の鼻閉を生じる．数週間を経て，鼻閉が徐々に改善される．

CO$_2$レーザーで蒸散した下鼻甲介粘膜上皮には，4〜6か月で線毛上皮が再生される（図2）．

3 鼻腔形態の改善を目的とした鼻腔整復術

鼻腔形態によっては下鼻甲介粘膜焼灼術の効果が少ない場合がある．粘膜下下鼻甲介骨切除術（3章-5参照），下鼻甲介粘膜切除術，鼻中隔矯正術（3章-13参照），下鼻甲介粘膜広範切除術（3章-5参照）を併用するとよい．

筆者はマイクロデブリッダーで下鼻甲介粘膜を広範囲に掻爬切除し，下鼻甲介骨を適切な長さに切除する手術（3章-5参照）を単独に，あるいは鼻中隔矯正術と併用して行っている．この手術操作では下鼻甲介に分布する後鼻神経の分枝も切断されるため，鼻漏に対しても効果がある．

頑固な鼻漏に対してはビディアン神経切断術（Vidian neurectomy）があるが，合併症を避けるため後鼻神経切断術が一般的に行われている（図3）．術後出血に注意が必要である．

文 献

1) 佐藤公則．鼻アレルギーの集学的治療．耳・鼻・のどのプライマリケア．東京：中山書店；2014. p.83-7.
2) 鼻アレルギー診療ガイドライン作成委員会．鼻アレルギー診療ガイドライン―通年性鼻炎と花粉症（2013年版）．東京：ライフサイエンス；2013.
3) 佐藤公則．重度スギ花粉症の季節前内視鏡レーザー手術．耳鼻臨床 1999；92：851-5.
4) 佐藤公則．鼻アレルギーに対する内視鏡下レーザー手術．耳鼻臨床 1997；90：1009-12.
5) 佐藤公則ほか．難治性鼻アレルギーに対する手術的治療．レーザーを併用した内視鏡下手術．耳鼻臨床 1998；91：1213-17.

5 下鼻甲介肥大に対する下鼻甲介手術

手術のポイント

- 下鼻甲介手術は，下鼻甲介肥大に対する集学的治療の一環として行われる必要がある．
- 下鼻甲介手術は，鼻粘膜の変性と縮小を目的とするレーザー手術などと，鼻腔整復を目的とし，下鼻甲介の容積を減量する粘膜下下鼻甲介骨切除術などに分類できる．
- マイクロデブリッダーを用いた下鼻甲介粘膜広範切除術は，下鼻甲介粘膜の変性と縮小，下鼻甲介の容積減量の両方の効果が期待できる．
- 鼻腔形態の是正が必要な例では，鼻中隔矯正手術などを併用する必要がある．

種々の病態で下鼻甲介が肥大し，鼻閉をきたす．耳鼻咽喉科では，薬物療法のみならず局所処置，アレルゲン免疫療法，手術療法などにより，下鼻甲介肥大を集学的に治療できる[1]．

耳鼻咽喉科医に求められていることは，正確な鼻腔所見による下鼻甲介肥大の病態の把握と薬物療法，局所処置，他の合併疾患（副鼻腔炎，鼻茸，鼻中隔弯曲症，腫瘍など）の診断と治療，アレルゲン免疫療法，手術的治療である．

下鼻甲介手術の第一の目的は，鼻閉の改善にある．鼻閉が継続すると頭痛，睡眠障害などをきたし，患者の quality of life は著しく損なわれる．手術療法の適応は，保存的治療で鼻閉が改善せず，点鼻用血管収縮薬に反応しにくい例である．症状の改善と使用薬物の減量が期待できる．

したがって下鼻甲介手術は，下鼻甲介肥大に対する集学的治療の一環として行われる必要がある[1]．また鼻中隔弯曲症があり鼻腔形態の是正が必要な例では，鼻中隔矯正手術を併用する必要がある．

1 下鼻甲介肥大に対する下鼻甲介手術

下鼻甲介手術は，鼻粘膜の変性と縮小を目的とする電気凝固法，化学凝固法，レーザー手術などと，鼻腔整復を目的とし下鼻甲介の容積を減量する下鼻甲介粘膜切除術，粘膜下下鼻甲介骨切除術，下鼻甲介粘膜広範切除術などに分類できる．

レーザー手術などよりも，粘膜下下鼻甲介骨切除術，下鼻甲介粘膜広範切除術などのほうが治療効果が高い．しかしまず侵襲が少ないレーザー手術などを行い，効果不十分な症例や再発症例に，粘膜下下鼻甲介骨切除術などを行うのも一手段である．

4％リドカイン表面麻酔薬と0.1％アドレナリン外用液を浸したガーゼを下鼻道，中鼻道，総鼻道などに30分間挿入し，鼻腔粘膜の表面麻酔を行う．

必要に応じて下鼻甲介粘膜に0.5％キシロカイン®（20万倍アドレナリン含有0.5％リドカイン）で局所浸潤麻酔を行う．

2 下鼻甲介粘膜レーザー焼灼術

詳細は前項（3章-4）を参照されたい．

3 粘膜下下鼻甲介手術

粘膜上皮下下鼻甲介粘膜切除術

下鼻甲介の粘膜上皮を保存し，粘膜固有層を切除，減量する手術である．術創の露出が少なく，出血が少ない．

マイクロデブリッダー（タービネートブレード，図1）を用いると，粘膜上皮下下鼻甲介粘

5 下鼻甲介肥大に対する下鼻甲介手術

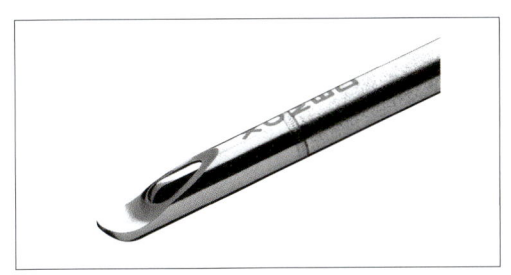

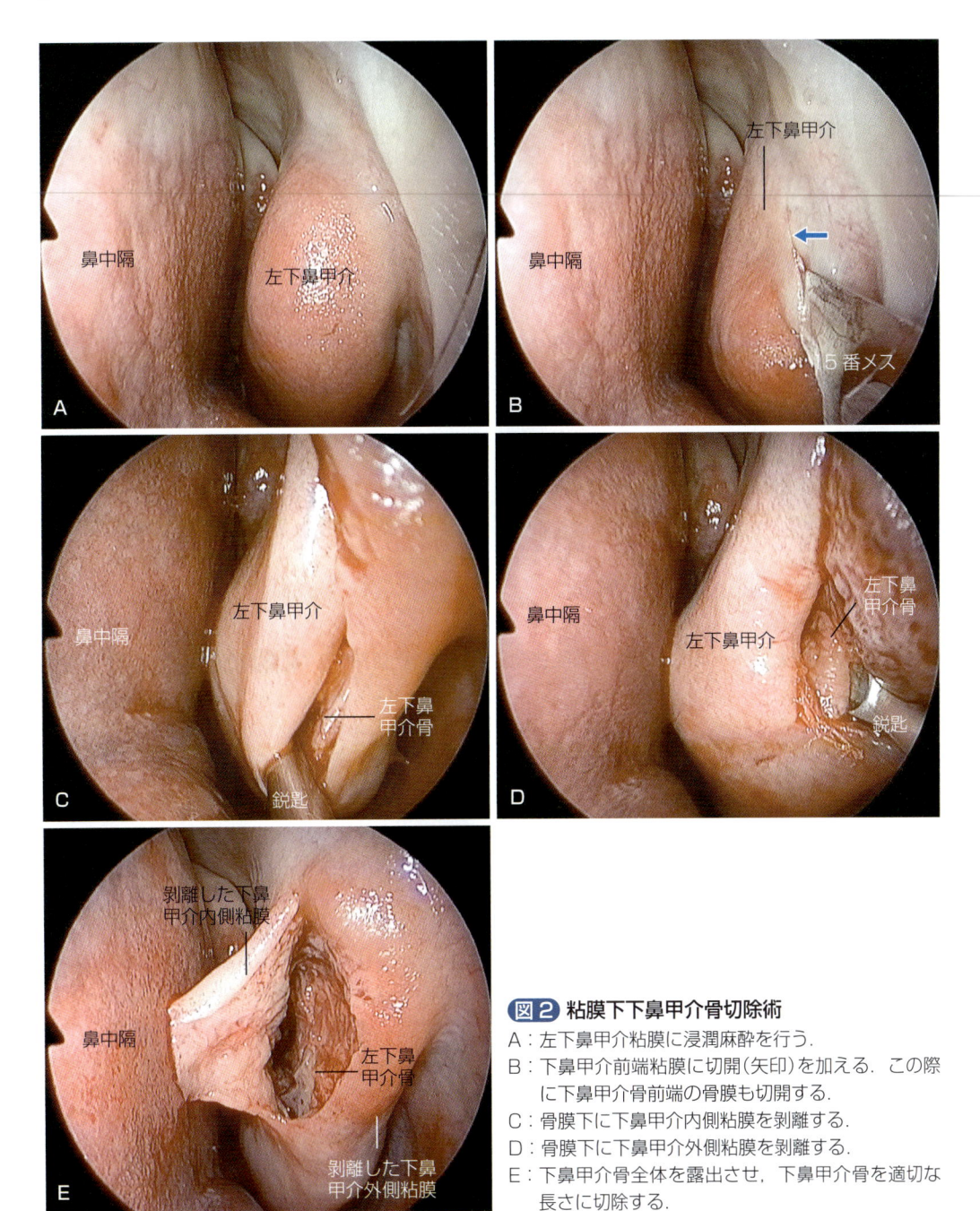

図1 マイクロデブリッダー(タービネートブレード：日本メドトロニック株式会社製)の先端

図2 粘膜下下鼻甲介骨切除術
A：左下鼻甲介粘膜に浸潤麻酔を行う．
B：下鼻甲介前端粘膜に切開(矢印)を加える．この際に下鼻甲介骨前端の骨膜も切開する．
C：骨膜下に下鼻甲介内側粘膜を剥離する．
D：骨膜下に下鼻甲介外側粘膜を剥離する．
E：下鼻甲介骨全体を露出させ，下鼻甲介骨を適切な長さに切除する．

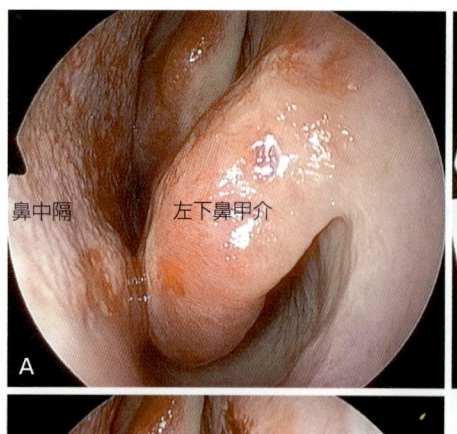

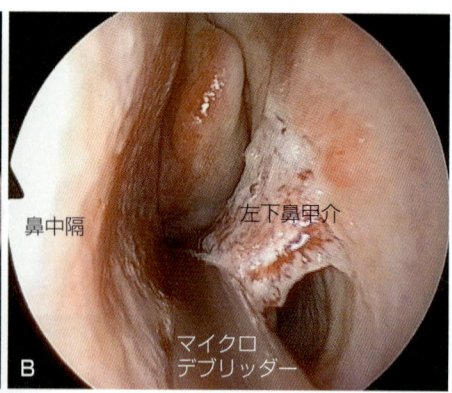

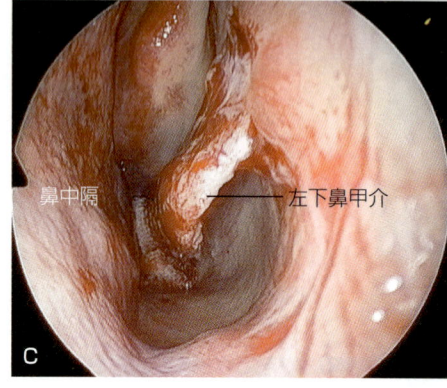

図3 マイクロデブリッダーによる下鼻甲介粘膜広範切除術
A：左下鼻甲介粘膜に局所浸潤麻酔を行う．
B：下鼻甲介の上面，内側面，下面，外側面の粘膜を，粘骨膜を保存してマイクロデブリッダーで広範囲に掻爬切除する．
C：下鼻甲介骨を適切な長さに切除する．

膜切除が容易にできる．本ブレードは細径で先端には剥離子が備わっており，下鼻甲介の粘膜固有層を切除できる．下鼻甲介前端粘膜に小切開を加え，本ブレードを挿入し，下鼻甲介内側面に沿って，粘膜固有層を後方へ剥離しながら粘膜固有層を切除する．

粘膜下下鼻甲介骨切除術

下鼻甲介骨が厚い症例で適応になる．下鼻甲介前端粘膜に切開を加え（図2B），骨膜下に下鼻甲介粘膜を下鼻甲介骨から剥離する（図2C, D）．骨膜下に剥離すると出血が少ない．下鼻甲介粘膜の剥離は，細い鋭匙を用いると操作しやすい．下鼻甲介骨全体を露出させ（図2E），下鼻甲介剪刀で下鼻甲介骨を適切な長さに切除する．

前述の粘膜上皮下鼻甲介粘膜切除術を併用してもよい．

4 下鼻甲介粘膜広範切除術

鼻腔形態によっては下鼻甲介粘膜レーザー焼灼術，粘膜下下鼻甲介手術の効果が少ないことがある．その場合は，下鼻甲介粘膜広範切除術（図3）を行うとよい．

マイクロデブリッダーで下鼻甲介粘膜を広範囲に掻爬切除する（図3B）．この際に下鼻甲介の粘骨膜は保存する．この手術操作で下鼻甲介に分布する後鼻神経の分枝は切断されることになる．次に下鼻甲介剪刀で下鼻甲介骨を適切な長さに切除する（図3C）．下鼻甲介後部の粘膜切除と下鼻甲介骨切除では，蝶口蓋動脈の分枝からの出血に注意が必要である．出血した場合は電気凝固止血を行う．

本手術は，下鼻甲介粘膜の変性と縮小，下鼻甲介の容積減量の両方の効果が期待できる．

掻爬切除された下鼻甲介は術後数か月で上皮化する．

文献

1) 佐藤公則．鼻アレルギーの集学的治療．耳・鼻・のどのプライマリケア．東京：中山書店；2014. p.83-7.

3章 鼻・副鼻腔のオフィスサージャリー

6 鼻茸摘出術

手術のポイント

- 慢性副鼻腔炎に伴う鼻茸（ポリープ）では，副鼻腔手術の一環として鼻茸摘出術を行う必要がある．
- 鼻茸が存在するが副鼻腔病変が軽度な場合は，鼻茸摘出術の適応である．鼻茸を切除する際に副鼻腔の換気（ventilation）と排泄（drainage）が良くなるようにostiomeatal complexの鼻茸・浮腫状粘膜をマイクロデブリッダーで掻爬切除し，同部を広く開大しておくと，鼻閉がより改善され保存的治療で副鼻腔炎を治癒に導きやすい．
- 鼻茸基部の粘膜をマイクロデブリッダーで掻爬切除すると，再発の可能性が少なくなる．

　鼻・副鼻腔の粘膜から生じる炎症性増殖性腫瘤を鼻茸（ポリープ）と呼ぶ．鼻茸摘出術は姑息的手術で慢性副鼻腔炎治療の補助的手術である．したがって副鼻腔炎に伴う鼻茸では，副鼻腔手術の一環として鼻茸摘出術を行う必要がある．

　副鼻腔炎治療の基本的理念は，ostiomeatal complexを開大して，各副鼻腔の換気（ventilation）と排泄（drainage）を十分にし，副鼻腔粘膜を正常化させ，換気と排泄機能を再度獲得させ，副鼻腔炎を治癒に導くことである（3章-10参照）．

　鼻茸が存在するが副鼻腔病変が軽度な場合は，鼻茸摘出術を考慮する．鼻茸を切除する際に副鼻腔の換気と排泄が良くなるようにostiomeatal complexの鼻茸・浮腫状粘膜をマイクロデブリッダーで掻爬切除し，同部を広く開大しておくと，鼻閉がより改善され保存的治療で副鼻腔炎を治癒に導きやすい（図1）．

1　内視鏡下鼻茸摘出術

　鼻腔に4％リドカイン表面麻酔薬と0.1％アドレナリン外用液を浸したガーゼを挿入し，鼻腔粘膜を収縮させ術野を確保するとともに，鼻腔粘膜の局所表面麻酔を行う．次に鼻茸基部の粘膜に0.5％キシロカイン®（20万倍アドレナリン含有0.5％リドカイン）を注射し，局所浸潤麻酔を行う．

　鼻茸を内視鏡下に観察し，鼻茸を摘出するだけではなく，副鼻腔の換気と排泄が良くなるように

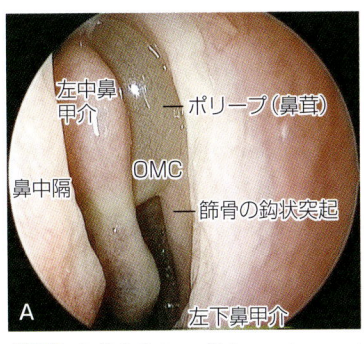

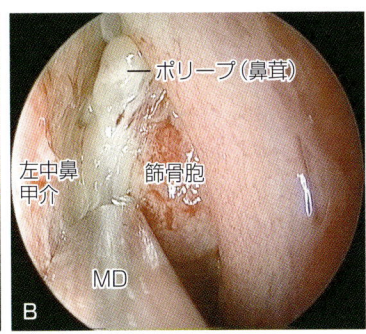

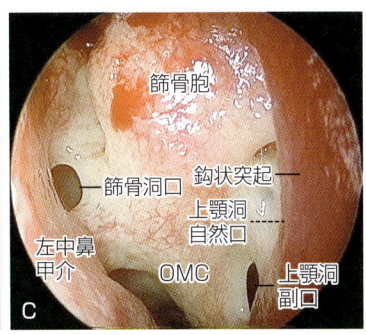

図1　鼻茸（ポリープ）とostiomeatal complex（術中内視鏡像）
繰り返す左上顎洞炎症例．鼻茸がostiomeatal complex（OMC）を狭小化し，左上顎洞の自然口を閉鎖している（A）．内視鏡下にマイクロデブリッダー（MD）で鼻茸を切除し（B），OMCを開大し（C），副鼻腔自然口の換気と排泄を確保する．

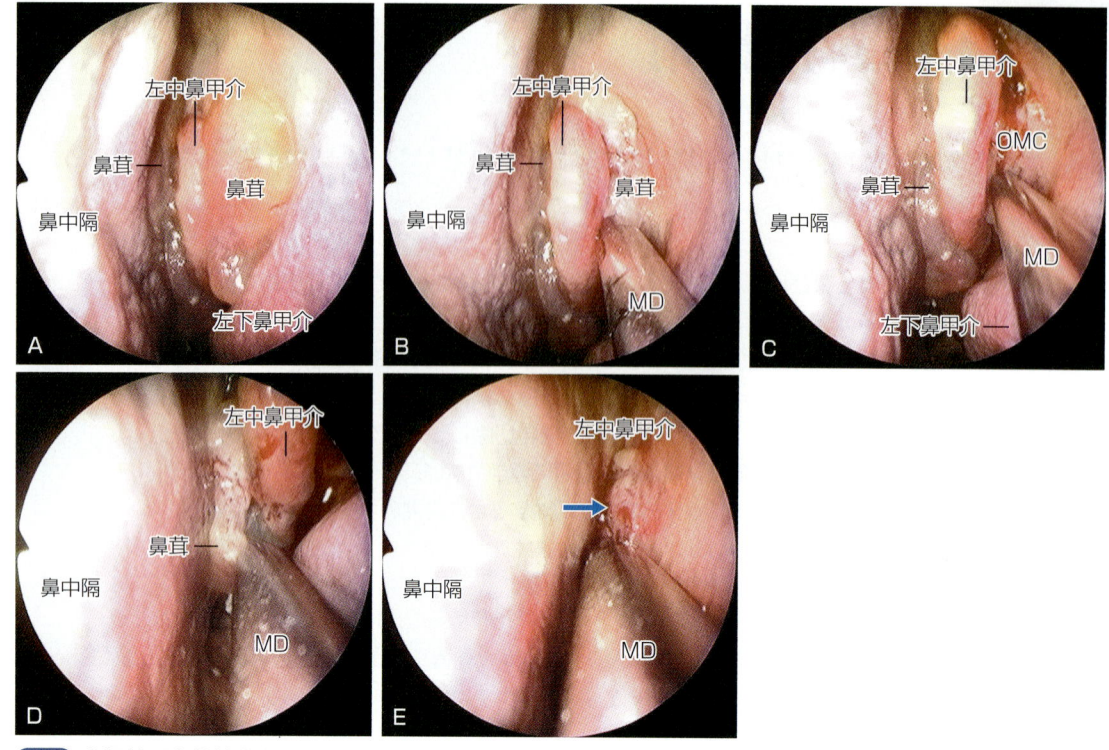

図2 内視鏡下鼻茸摘出術

中鼻道に鼻茸を認める場合(A)は，副鼻腔の換気と排泄が良くなるようにostiomeatal complex(OMC)の浮腫状粘膜をマイクロデブリッダー(MD)で掻爬切除し(B)，同部を広く開大しておくと(C)，保存的治療で副鼻腔炎を治癒に導きやすい．総鼻道に鼻茸を認める場合(D)は，内視鏡下に観察し，基部の粘膜をMDで掻爬切除しておく(E)．
青矢印：鼻茸の基部．

ostiomeatal complexの鼻茸をマイクロデブリッダーで掻爬切除し，同部を広く開大する(図2 A, B, C)．鼻茸基部の粘膜をマイクロデブリッダーで掻爬切除する(図2 D, E)と，再発の可能性が少なくなる．鼻茸摘出後に副鼻腔病変の改善がない場合は副鼻腔手術を考慮する必要がある．

総鼻道あるいは嗅裂部のポリープ切除は細径のマイクロデブリッダーが有用である．嗅裂部の癒着防止にはメロセル®，あるいはシリコン板を用いる．

MEMO

中途半端な副鼻腔の手術操作を行ってはならない

篩骨洞内に不完全な処置が加わると篩骨洞病変の再燃悪化だけではなく，健全であった他の副鼻腔へ新たな病変を発生しかねない．また後日，内視鏡下副鼻腔手術を行う際に，器質瘢痕化した副鼻腔は手術を行いにくい．オフィスサージャリーのための，中途半端な副鼻腔の手術操作は行ってはならない．

3章　鼻・副鼻腔のオフィスサージャリー

7 後鼻孔ポリープ切除術

手術のポイント

- 上顎洞性後鼻孔ポリープの再発を予防するには，内視鏡下副鼻腔手術の際に上顎洞内のポリープ基部の粘膜を含めてポリープを切除する必要がある．
- 斜照射パイプガイドを用いた炭酸ガスレーザーによるポリープ基部の蒸散，弯曲したマイクロデブリッダーによるポリープ基部の掻爬を内視鏡下に行うことは，上顎洞性後鼻孔ポリープの再発予防に有用である．
- 上顎洞の前壁に上顎洞性後鼻孔ポリープの基部が存在する場合は，135°の斜照射パイプガイドを用いてポリープの基部を炭酸ガスレーザーで蒸散する方法が有用である．
- 上述した方法で上顎洞のほとんどの部位が操作できるため，上顎洞性後鼻孔ポリープの基部を処置でき，再発が予防できる．
- 再発した上顎洞性後鼻孔ポリープの切除術とポリープ基部の処置も，上述した方法で内視鏡下副鼻腔手術として行える．

　上顎洞性後鼻孔ポリープは，上顎洞粘膜から発生し，同側の慢性上顎洞炎を伴うことが多い孤立性のポリープで，小児に比較的多い．ポリープ切除のみでは再発率が高く，ポリープ切除とCaldwell-Luc手術を勧める報告が多い．しかし歯や顔面の発育段階にある小児に対しては，この術式は行いにくい．上顎洞性後鼻孔ポリープの再発を予防するには，上顎洞内のポリープ基部の粘膜を含めてポリープを切除する必要がある．

　慢性副鼻腔炎の多くは副鼻腔の換気と排泄を再獲得させることで治癒する．しかし上顎洞性後鼻孔ポリープを伴う慢性副鼻腔炎では，上顎洞の自然口・膜様部が開大され上顎洞の換気と排泄が十分であっても，上顎洞内の後鼻孔ポリープ基部の粘膜を処置しなければポリープが再発しやすい．

1 上顎洞性後鼻孔ポリープに対する内視鏡下鼻・副鼻腔初回手術（図1）[1-4]

　鼻腔に4％リドカイン表面麻酔薬と0.1％アドレナリン外用液を浸したガーゼを挿入し，鼻腔粘膜を収縮させ術野を確保するとともに，鼻腔粘膜の局所表面麻酔を行う．次に上顎洞開窓部の粘膜に0.5％キシロカイン®（20万倍アドレナリン含有0.5％リドカイン）を注射し，局所浸潤麻酔を行う．

　上顎洞性後鼻孔ポリープ症例では，上顎洞粘膜に基部をもつ後鼻孔ポリープにより上顎洞膜様部が菲薄化し，上顎洞の自然口が開大されていることが多い．内視鏡下に上顎洞の自然口・膜様部を開大し，上顎洞性後鼻孔ポリープ摘出術を可及的に行う．次に70°斜視硬性鏡で上顎洞内を観察し，上顎洞性後鼻孔ポリープ基部の位置を確認する．

　上顎洞性後鼻孔ポリープ基部の処置を行う際の局所麻酔は，4％リドカイン表面麻酔薬と0.1％アドレナリン外用液を浸したガーゼを20～30分間上顎洞内に挿入し，上顎洞粘膜の局所表面麻酔を行う．上顎神経の枝の伝達麻酔を行ってもよい．

　開大した上顎洞自然口・膜様部経由で以下の方法で上顎洞性後鼻孔ポリープ基部の処置を行う．上顎洞のほとんどの部位が操作できるため，上顎洞性後鼻孔ポリープの基部を処置でき，再発が予防できる．

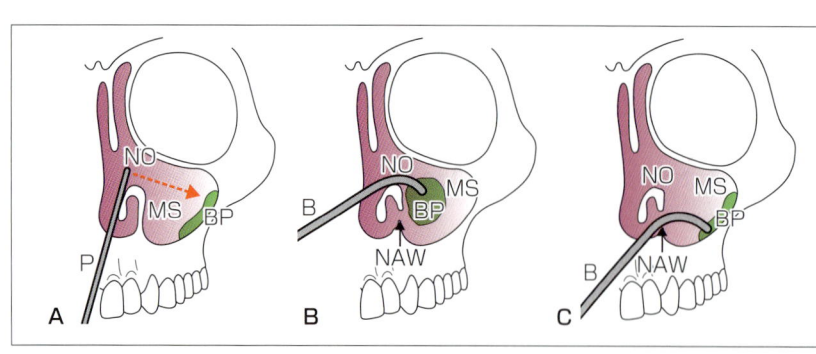

3章 鼻・副鼻腔のオフィスサージャリー

図1 炭酸ガスレーザーあるいはマイクロデブリッダーを用いた上顎洞性後鼻孔ポリープに対する内視鏡下副鼻腔手術

P：炭酸ガスレーザーの斜照射パイプガイド，NO：開大した上顎洞の自然口・膜様部，MS：上顎洞，BP：上顎洞性後鼻孔ポリープの基部，B：マイクロデブリッダーの弯曲ブレード，NAW：下鼻道側壁に作製したcontrol hole．

A：開大した上顎洞の自然口・膜様部経由で，斜照射パイプガイドを用いて上顎洞性後鼻孔ポリープの基部を蒸散する．
B：開大した上顎洞の自然口・膜様部経由で，マイクロデブリッダーを用いて上顎洞性後鼻孔ポリープの基部を搔爬する．
C：下鼻道側壁に作製したcontrol hole経由で，マイクロデブリッダーを用いて上顎洞性後鼻孔ポリープの基部を搔爬する．
(Sato K, et al. J Laryngol Otol 2005[3]より)

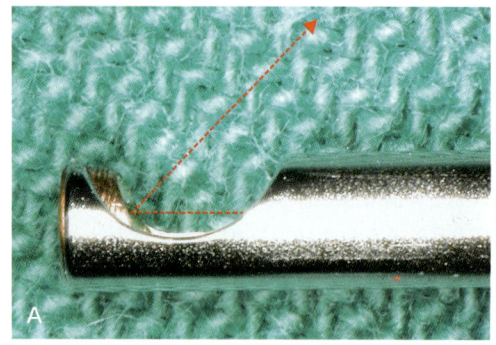

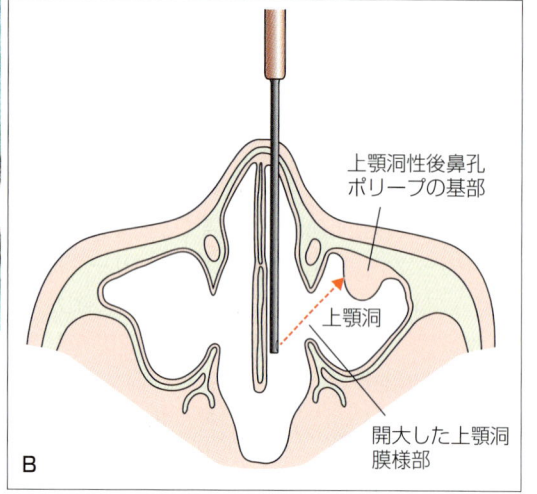

図2 照射パイプガイドとその操作
135°の炭酸ガスレーザー斜照射パイプガイド(A)による上顎洞前壁の上顎洞性後鼻孔ポリープ基部の操作(B)．

炭酸ガスレーザー（CO₂レーザー）

70°斜視硬性鏡で上顎洞性後鼻孔ポリープの基部を明視下におき，斜照射パイプガイド(45°，90°，135°)(3章-1参照)を用いて上顎洞性後鼻孔ポリープの基部を蒸散する（粘骨膜は保存）（図1A）．

上顎洞の前壁に上顎洞性後鼻孔ポリープの基部が存在する場合は，マイクロデブリッダーによる操作は難しい．135°の斜照射パイプガイドが有用である[4]（図2）．70°斜視硬性鏡で上顎洞の前壁の上顎洞性後鼻孔ポリープ基部を明視下にお

き，135°の斜照射パイプガイドを用いて上顎洞性後鼻孔ポリープの基部を蒸散する（図3）．

マイクロデブリッダー

70°斜視硬性鏡で上顎洞性後鼻孔ポリープの基部を明視下におき，弯曲したマイクロデブリッダーのブレード(3章-1参照)を開大した上顎洞自然口・膜様部あるいは下鼻道側壁に作製したcontrol holeから挿入し，上顎洞性後鼻孔ポリープの基部を搔爬する（粘骨膜は保存）（図1B, C）．

70°斜視硬性鏡で上顎洞性後鼻孔ポリープの基部を明視下におくことができても，マイクロデブ

7 後鼻孔ポリープ切除術

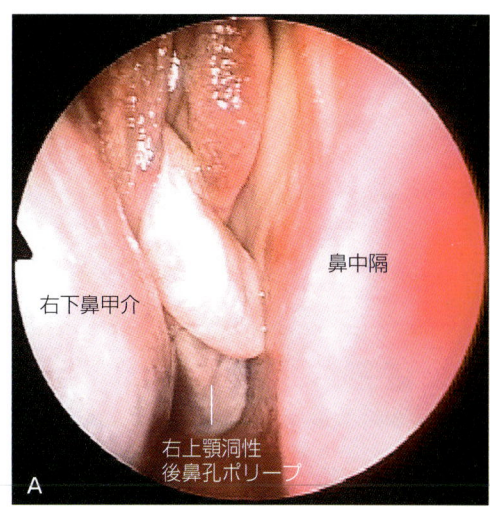

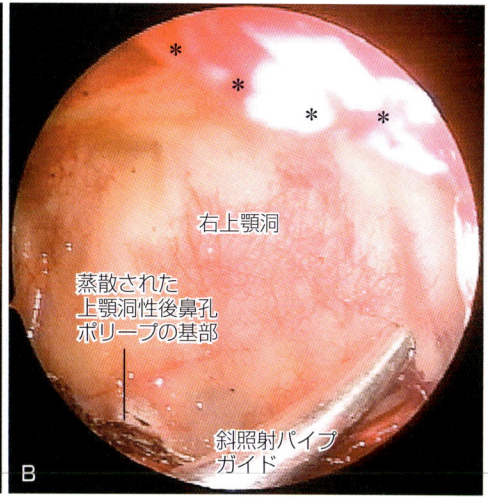

図3 右上顎洞性後鼻孔ポリープ(14歳,男性)
A:手術前所見.
B:右内視鏡下副鼻腔初回手術.
135°の炭酸ガスレーザー斜照射パイプガイドを用いて後鼻孔ポリープの基部を蒸散する.
＊開大した右上顎洞膜様部.

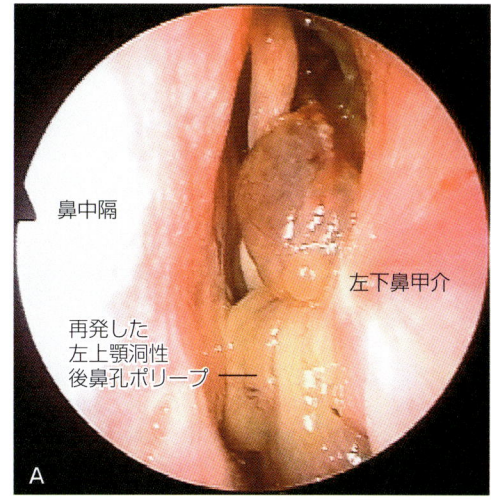

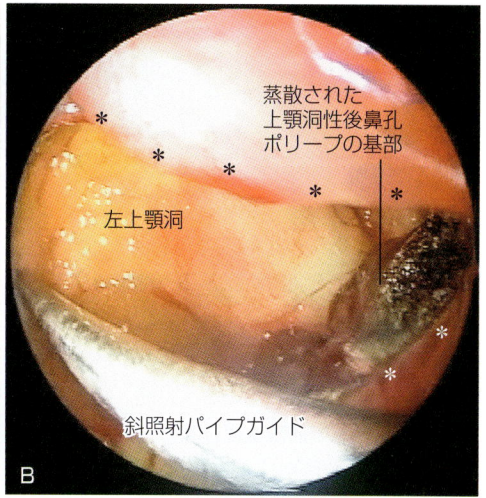

図4 再発した左上顎洞性後鼻孔ポリープ(16歳,女性)
A:二次手術前所見.
B:左内視鏡下副鼻腔二次手術.
90°の炭酸ガスレーザー斜照射パイプガイドを用いて後鼻孔ポリープの基部を蒸散する.
＊初回手術で開大された左上顎洞膜様部.

リッダーで操作できない場合がある.このような場合は斜照射パイプガイドを用いて炭酸ガスレーザーで上顎洞性後鼻孔ポリープの基部を蒸散する.

2 再発した上顎洞性後鼻孔ポリープに対する内視鏡下副鼻腔二次手術(図1,図4,図5)[1-4]

4％リドカイン表面麻酔薬と0.1％アドレナリ

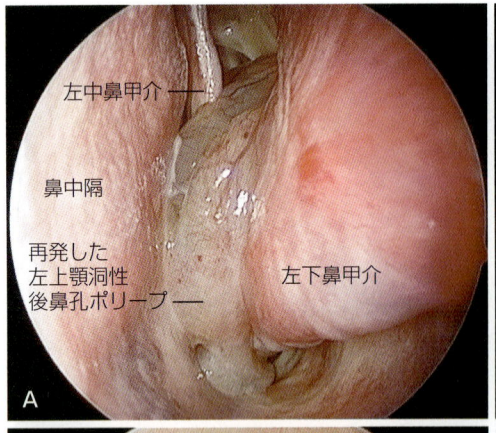

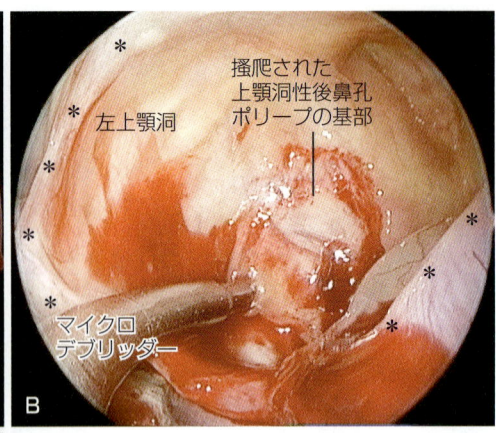

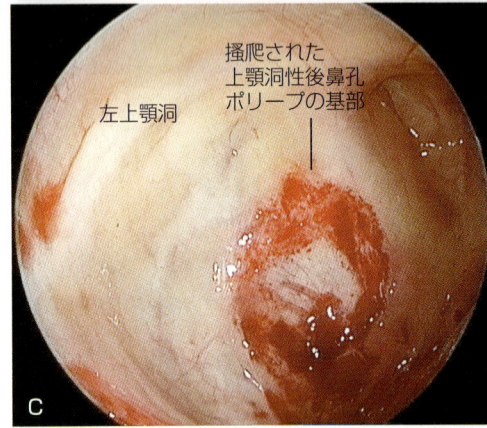

図5 再発した左上顎洞性後鼻孔ポリープ（48歳，女性）
A：二次手術前所見．
B，C：左内視鏡下副鼻腔二次手術．
弯曲したマイクロデブリッダーを用いて（B），後鼻孔ポリープの基部を掻爬除去する（C）．
＊初回手術で開大された左上顎洞膜様部．

ン外用液を浸したガーゼを20～30分間上顎洞内と鼻腔に挿入し，上顎洞粘膜と鼻腔粘膜の局所表面麻酔を行う．

初回内視鏡下副鼻腔手術で上顎洞の自然口・膜様部はすでに開大されている．再発した上顎洞性後鼻孔ポリープの摘出を可及的に行う．

次に70°斜視硬性鏡で上顎洞内を観察し，上述した炭酸ガスレーザー（図4）あるいはマイクロデブリッダー（図5）により上顎洞性後鼻孔ポリープの基部を処置する．

たとえ上顎洞性後鼻孔ポリープが再発しても，オフィスサージャリーで内視鏡下手術として治療できる．

文献

1) 佐藤公則．易再発性の上顎洞性後鼻孔ポリープを外来でどう治療するか．耳・鼻・のどのプライマリケア．東京：中山書店；2014. p79-82.
2) Sato K, Nakashima T. Endoscopic sinus surgery for chronic sinusitis with antrochoanal polyp. Laryngoscope 2000；110：1581-3.
3) Sato K, Nakashima T. Endoscopic sinus surgery for antrochoanal polyp using CO_2 laser and/or microresector：A long-term result. J Laryngol Otol 2005；119：362-5.
4) Sato K. Endoscopic sinus surgery for the anterior maxillary sinus, using a 135° reflective CO_2 laser. J Laryngol Otol 2007；122：918-20.

8 鼻腔良性腫瘍摘出術

> **手術のポイント**
> - 鼻腔腫瘍摘出術では，腫瘍の進展範囲と基部を内視鏡下によく観察する．
> - 腫瘍の基部を内視鏡下に明視下におき，腫瘍周囲の健常部で切除を進め，安全域(safety margin)を付けて腫瘍とその基部を完全に切除する．部位によっては骨膜下あるいは軟骨膜下に腫瘍を確実に切除する．
> - 摘出腫瘍の病理組織検査を十分に行う．癌の合併があれば摘出組織を詳細に鏡検し，追加治療の必要性を検討する．
> - 術後の経過観察は内視鏡下に行う．再発があれば早期に内視鏡下手術または他の術式を行う．

内視鏡下手術の発達に伴って明るく拡大した術野が得られ，直視鏡と斜視鏡を使用することによって鼻・副鼻腔の多くの部位を明視下におくことができるようになった．最近では炎症性病変のみならず，腫瘍性病変に対しても内視鏡下鼻・副鼻腔手術の適応が拡大されている．

1 鼻・副鼻腔の良性腫瘍

WHO 分類[1]では，表1に示すように上皮性腫瘍，軟部組織腫瘍，骨軟骨腫瘍，腫瘍様病変などが鼻・副鼻腔腫瘍として分類されている．

2 鼻腔良性腫瘍摘出術

内視鏡下鼻腔良性腫瘍摘出術

鼻腔に4％リドカイン表面麻酔薬と0.1％アドレナリン外用液を浸したガーゼを挿入し，鼻腔粘膜を収縮させ術野を確保するとともに，鼻腔粘膜の表面麻酔を行う．次に良性腫瘍基部の粘膜を0.5％キシロカイン®(20万倍アドレナリン含有0.5％リドカイン)で局所浸潤麻酔を行う．

患者が血液を飲み込まないように，後鼻孔をガーゼでパッキングし，内視鏡下に鼻腔良性腫瘍の基部を切除し腫瘍を摘出する(図1～図3)．

内視鏡下鼻前庭部良性腫瘍摘出術

良性腫瘍基部の皮膚に局所浸潤麻酔を行う．患者が血液を飲み込まないように，鼻腔をガーゼでパッキングし，腫瘍の基部を切除し摘出する(図4)．

表1 鼻・副鼻腔の良性腫瘍(WHO分類，1991)

1.	上皮性腫瘍	乳頭腫，多形性腺腫，筋上皮腫，膨大細胞腫，など
2.	軟部組織腫瘍	線維腫，血管線維腫，粘液腫，平滑筋腫，血管腫，血管外皮腫，神経線維腫，など
3.	骨軟骨腫瘍	軟骨腫，骨腫，骨芽細胞腫，化骨性線維腫，巨細胞腫，など
4.	その他の腫瘍	髄膜腫，エナメル上皮腫，奇形腫，など
5.	腫瘍様病変	囊胞，炎症性ポリープ，過誤腫，線維性骨異形成症，など

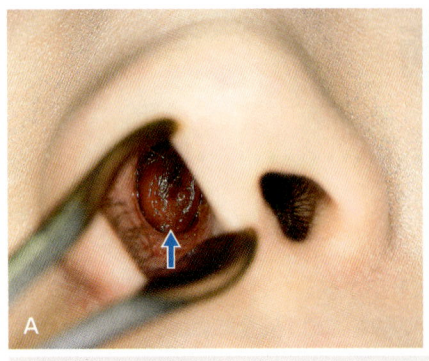

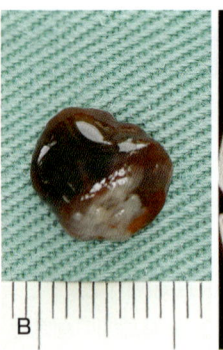

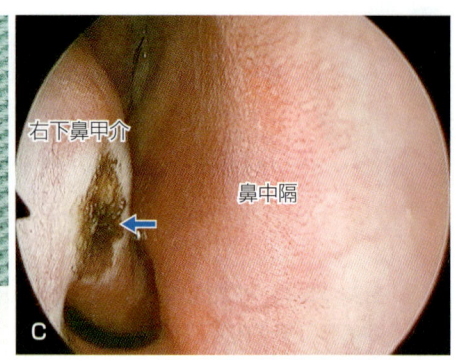

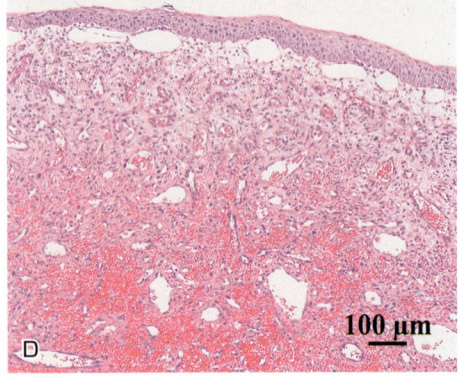

図1 出血性鼻茸摘出術
A：右鼻腔に出血性鼻茸を認める．
B：内視鏡下に摘出した腫瘍の肉眼像．
C：基部を電気凝固し止血を行う（矢印）．
D：病理組織像．化膿性肉芽腫（pyogenic granuloma）であった．

3 内視鏡下手術による鼻腔良性腫瘍摘出術の利点

腫瘍の性状がよりよく観察できる

　内視鏡下に拡大した腫瘍を観察することで，腫瘍の性状がよくわかる（図1〜図4）．鼻腔後部にある腫瘍もよく観察できる（図2，図3）．また鼻茸の後方にかくれて存在する腫瘍も術中によく観察できる（図2）．
　腫瘍の色，表面の性状，硬さ，易出血性かどうか，潰瘍形成があるかどうかなどを術前あるいは術中に内視鏡下に観察する．

ピットフォール

鼻茸（鼻ポリープ）の陰に腫瘍あり
　世間では「○○○の陰に○○○あり」という成句がよく用いられるが，「鼻茸の陰に腫瘍（良性，悪性）あり」は，鼻茸摘出術の際に常に念頭においておかなければならない（図2）．

腫瘍の進展範囲と腫瘍の基部がよりよく観察できる

　CTやMRIによる画像診断に加えて，内視鏡下に鼻・副鼻腔を観察し手術すると，明るく拡大した術野が得られ，腫瘍の進展範囲と腫瘍の基部が正確にわかる（図1〜図4）．腫瘍の占拠部位は広くても，腫瘍の基部は限局していることが意外にある．

微細な手術操作が行える

　良性腫瘍でもsafety margin（安全域）を付けて完全に腫瘍を摘出するべきである．このためには腫瘍基部の処置を確実に行う必要がある．内視鏡を用いると腫瘍の進展範囲がよりわかりやすく，腫瘍の基部を明視下において手術操作が行える．腫瘍周囲の健常部で手術操作を進め，安全域を付けて，部位によっては骨膜下あるいは軟骨膜下（図3）に腫瘍を確実に切除する．

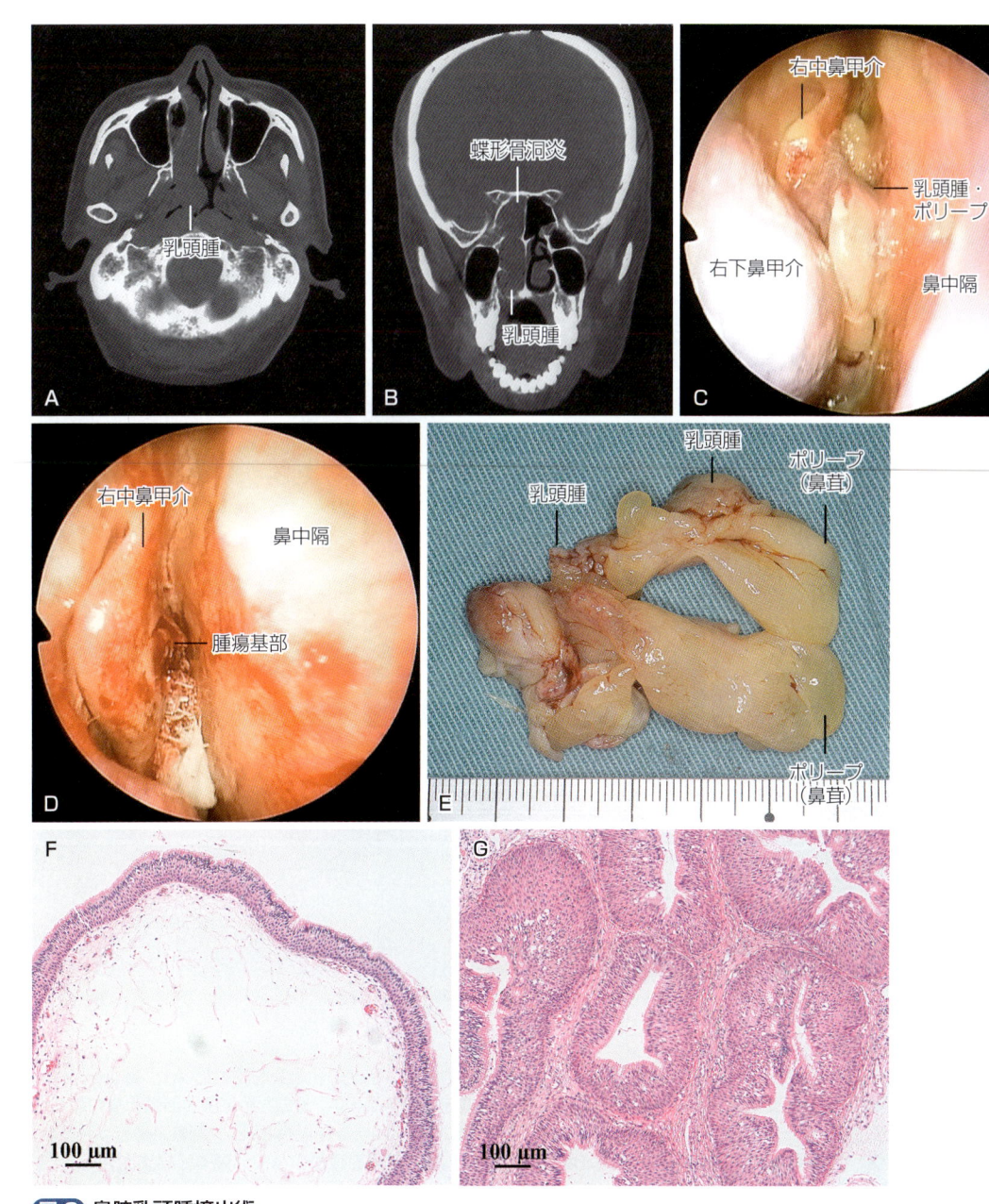

図2 鼻腔乳頭腫摘出術

A, B：CT（A：軸位断，B：冠状断）．腫瘍は右鼻腔に充満し，後鼻孔に及んでいる．

C, D：術中硬性内視鏡像．内視鏡下に腫瘤を観察すると，鼻茸の後ろに乳頭腫を認めた（C）．腫瘍の基部は右鼻腔の後部側壁であった（D）．

E：摘出腫瘍の肉眼像．乳頭腫は鼻茸に比較して表面の性状が不規則で乳頭状であり，腫瘤の透明感が少なく，硬く，易出血性である．硬性内視鏡下に観察するとより診断しやすい．

F：鼻茸の病理組織像．鼻茸は多列線毛円柱上皮に覆われており，間質は浮腫状（肉眼でみると腫瘤に透明感があるのはこのため）であり，炎症細胞の浸潤を認める．

G：乳頭腫の病理組織像．異型のない上皮細胞が多層化して乳頭状に増殖している．表面は線毛円柱上皮に覆われている．

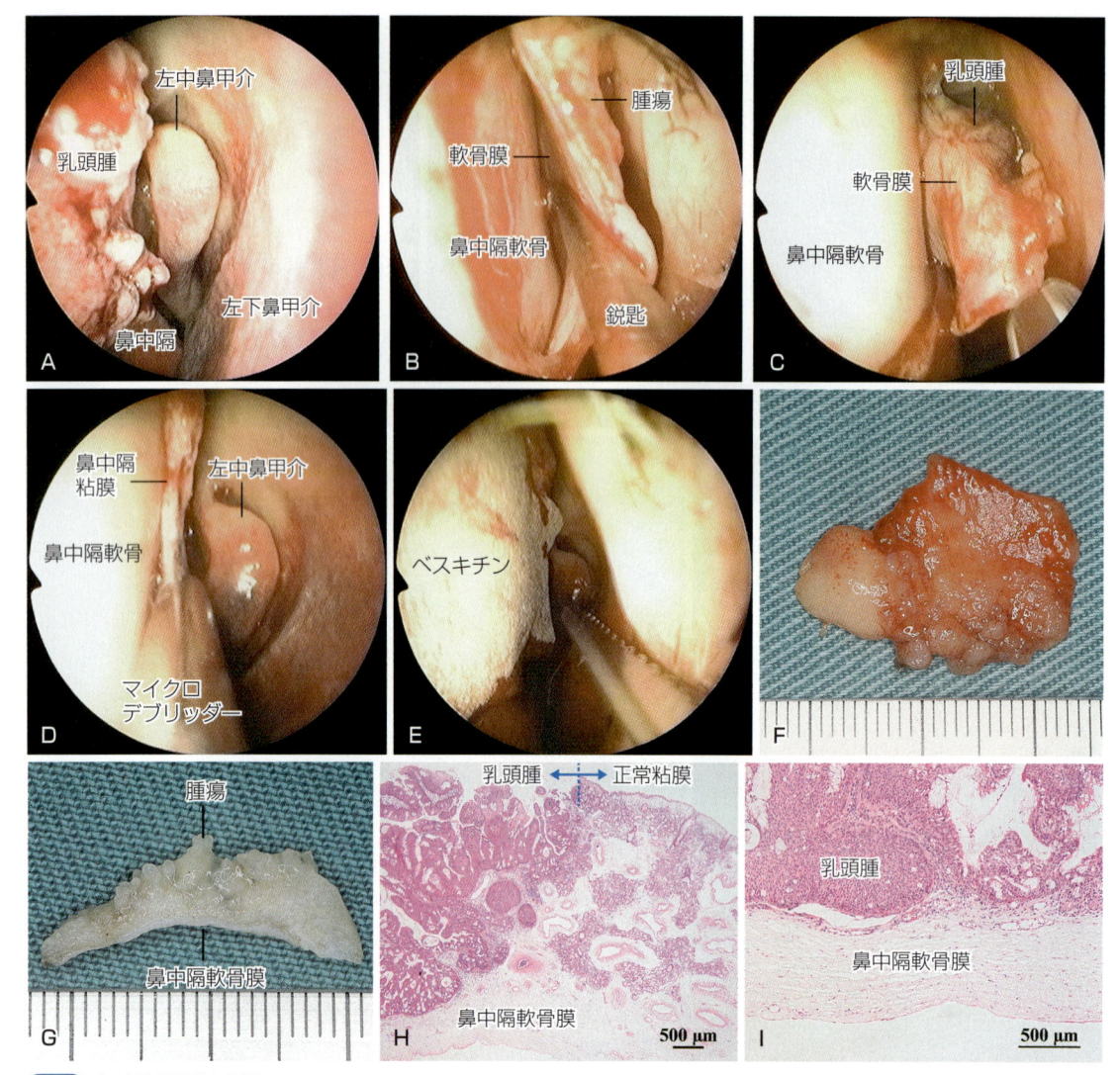

図3 鼻腔乳頭腫摘出術

A〜E：術中硬性内視鏡像．内視鏡下に腫瘤を観察すると，左鼻腔の鼻中隔に広基性の乳頭腫を認めた（A）．鼻中隔軟骨膜下に腫瘍を剥離し（B），安全域（safety margin）を付けて腫瘍を切除する（C）．念のために腫瘍断端の鼻中隔粘膜をマイクロデブリッダーで掻爬する（D）．露出した鼻中隔軟骨にはベスキチンを貼付し（E），創傷治癒をうながす．

F：摘出腫瘍の肉眼像．乳頭腫は表面の性状が不規則で乳頭状であり，腫瘤の透明感が少なく，硬く，易出血性である．硬性内視鏡下に観察するとより診断しやすい．

G：摘出腫瘍の肉眼像．ホルマリン固定後の連続段階組織片では，腫瘍は健常な鼻中隔軟骨膜を付けて摘出されている．

H：乳頭腫の病理組織像．異型のない上皮細胞が多層化して乳頭状に増殖している．安全域（safety margin）を付けて腫瘍は切除されている．

I：乳頭腫の病理組織像．乳頭腫が鼻中隔軟骨膜の直上まで増生している部も，軟骨膜下に腫瘍を切除することで安全域（safety margin）を付けて腫瘍は切除されている．

術後処置と経過観察が行いやすい

　内視鏡下手術の利点ではないが，術後処置と経過観察を外来で内視鏡下に行うことは大切である．術後処置が適切に行え，腫瘍が再発した場合は早期に内視鏡下手術を行うことができる．

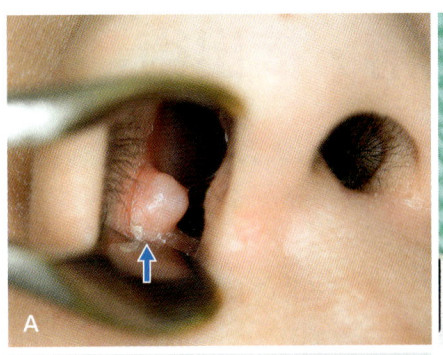

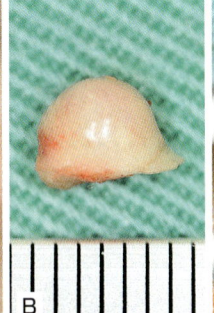

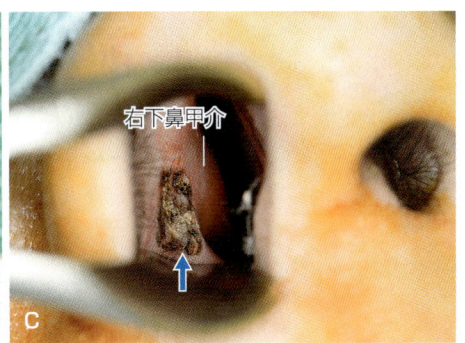

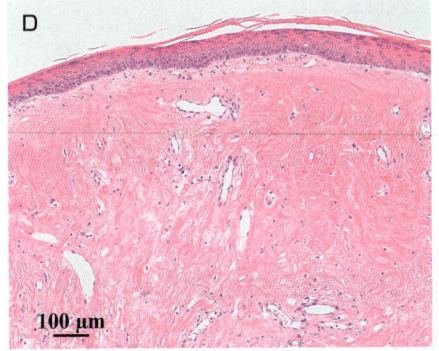

図4 鼻入口部線維腫摘出術
A：右鼻入口部に腫瘍を認める．
B：内視鏡下に摘出した腫瘍の肉眼像．
C：基部を電気凝固し止血を行う（矢印）．
D：病理組織像．線維腫であった．

4 内視鏡下手術による鼻腔良性腫瘍摘出術の適応と限界

病理組織型による適応と限界

　腫瘍の部位，大きさ，進展・占拠範囲にもよるが，鼻腔良性腫瘍のうち上皮性腫瘍，軟部組織腫瘍などは内視鏡下手術の適応になる場合が多い．一方，骨軟骨腫瘍などは内視鏡下手術の適応にならない場合もあり，外切開による腫瘍摘出術が必要になる．

病変部位による適応と限界

　鼻腔良性腫瘍摘出術では，腫瘍がどこまで進展・占拠しているかよりも，腫瘍の基部がどこにあるのか，手術操作が内視鏡下に可能かどうかが，内視鏡下手術の適応を決定する際に重要である．腫瘍の進展・占拠範囲は広くても腫瘍の基部は意外に限局していることが少なくなく，腫瘍の基部を内視鏡下に明視下において適切に切除できる．

5 内視鏡下鼻腔良性腫瘍摘出術におけるレーザー，マイクロデブリッダーの使用

　内視鏡下鼻腔良性腫瘍摘出術に際して，レーザーおよびマイクロデブリッダーは一般的に使用しないほうがよい．その理由は，腫瘍の病理組織検査が十分に行われず，癌化あるいは癌との合併などの検討が不十分になるからである．

　間質成分が少ない腫瘍（悪性リンパ腫など）は肉眼的に炎症性ポリープと鑑別が難しい例があり，鼻茸と診断してマイクロデブリッダーで切除したら，実は腫瘍であったという例がある．

　一方で腫瘍摘出後に腫瘍の基部をより確実に処理するために，これらの器械を用いてもよい（図3D）．

文献

1) Shanmugaratnam K. Histological typing of tumors of the upper respiratory tract and ear. WHO. Berlin：Springer-Verlag；1991. p.3-21.

9 鼻前庭嚢胞開窓術・摘出術

> **手術のポイント**
> - 鼻前庭嚢胞に対する内視鏡下鼻内手術(開窓術,ドレナージ手術)は手術侵襲が小さく,合併症もなく有用な術式である.
> - 鼻前庭嚢胞を全摘出する場合は,歯頸部粘膜切開が有用である.

鼻前庭嚢胞(図1,図2)は鼻前庭部に生じる嚢胞の総称である.従来は口腔内の歯肉を切開し嚢胞を全摘出していた.この術式は手術侵襲が比較的大きく,術後に口唇のしびれ感をきたしやすかった.また嚢胞が大きい場合は,嚢胞摘出後の死腔の処理や術後の瘻孔形成などの問題があった.

近年,内視鏡下鼻・副鼻腔手術の導入により,嚢胞性疾患に対して,内視鏡下に開窓術を行う術式が広く行われている.鼻前庭嚢胞に対する内視鏡下鼻内手術(開窓術,ドレナージ手術)は手術侵襲が小さく,術後に口唇のしびれ感はない.また嚢胞摘出後の死腔の処理や術後の瘻孔形成などの問題もない.

1 鼻前庭嚢胞開窓術(図3)

比較的大きい嚢胞,すなわち嚢胞が上顎骨に及んでいる場合などがよい適応である.

鼻腔に4%リドカイン表面麻酔薬と0.1%アドレナリンを浸したガーゼを挿入し,鼻腔粘膜を収縮させ術野を確保するとともに,鼻腔粘膜の局所

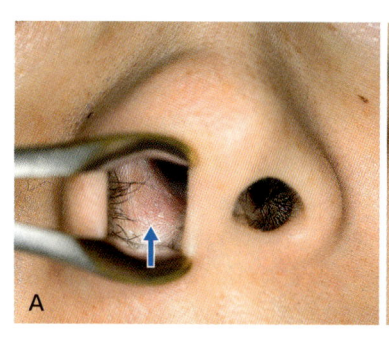

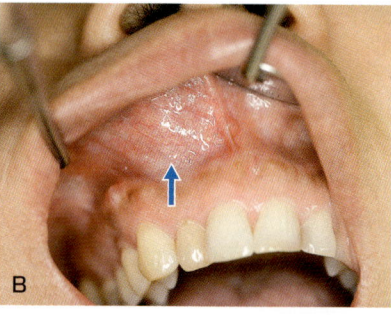

図1 右鼻前庭嚢胞
A:右鼻鏡所見,B:口腔内所見.右鼻前庭部に嚢胞(矢印)を認める.

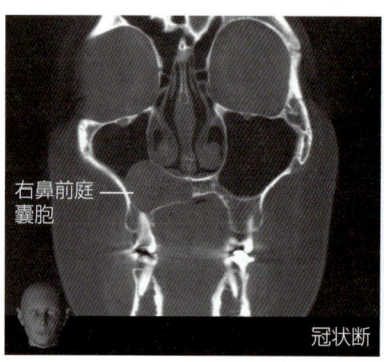

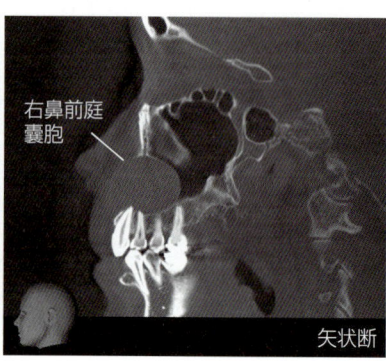

図2 右鼻前庭嚢胞のコーンビームCT(multiplanar reconstruction〈MPR〉)
図1と同一症例.右鼻前庭部に嚢胞を認める.嚢胞壁が上顎歯の根尖部を圧迫しており,早急に手術を行わなければ,歯髄死歯になる可能性がある.

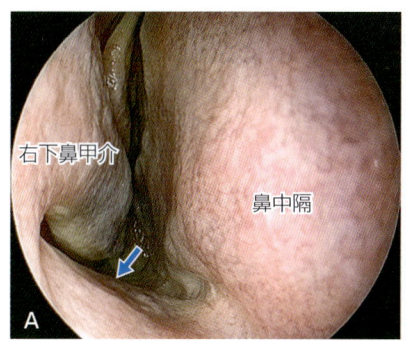

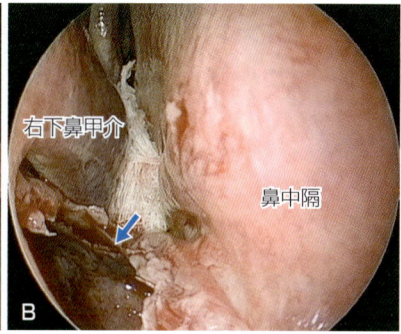

図3 右内視鏡下鼻前庭嚢胞開窓術（術中直視硬性鏡像）
図1と同一症例．
A：右鼻腔底が膨隆している（矢印）．
B：右鼻前庭嚢胞を右鼻腔底へドレナージ手術により開窓する（矢印）．

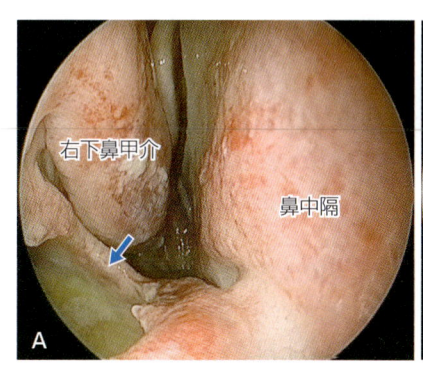

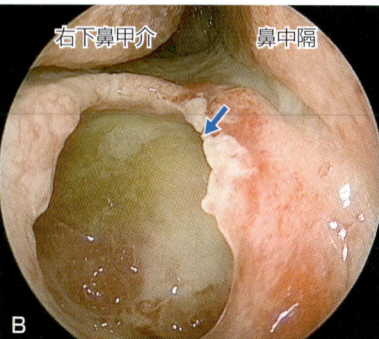

図4 術後硬性内視鏡像
図1と同一症例．
A：直視硬性鏡像．
B：70°斜視硬性鏡像．
鼻腔に開窓された右鼻前庭嚢胞は，術後に含気化して（矢印）治癒する．

表面麻酔を行う．次に嚢胞開窓部の鼻腔底粘膜に0.5％キシロカイン®（20万倍アドレナリン含有0.5％リドカイン）を注射し，局所浸潤麻酔を行う．
　弯曲したメスで嚢胞壁を覆う鼻腔底粘膜（図3A）を切開する．切開部を広げ嚢胞を鼻腔に開窓する．嚢胞壁の後方の鉗除は，直視硬性鏡下に直あるいは弱弯の截除鉗子を用いて開窓部を拡大する（図3B）．嚢胞壁の前方の鉗除は，直視硬性鏡下あるいは70°斜視硬性鏡下に頭側から見ながら，Backwardの截除鉗子を用いて開窓部を拡大すると容易に行える（図3B）．嚢胞壁の内側あるいは外側の鉗除は，後端鉗子を用いて開窓部を拡大する（図3B）．術後，嚢胞は含気化し治癒する（図4）．

2　鼻前庭嚢胞摘出術

　小さい嚢胞は開窓術を行いにくい場合がある．鼻内から内視鏡下に全摘出術を行うか，従来からの方法である口腔前庭部の粘膜を切開して嚢胞を全摘出する．
　口腔内より嚢胞を全摘出する場合は，口腔前庭部の粘膜を切開せずに，歯頸部粘膜切開（5章-6参照）（図5）を行い，歯肉粘膜骨膜弁を作製・挙上し嚢胞を摘出すれば，術後の口唇のしびれ感，瘻孔形成などの問題はない．

図5 鼻前庭嚢胞摘出時の歯頸部粘膜切開線（赤破線）

10 鼻・副鼻腔手術後の再手術，補正手術

3章　鼻・副鼻腔のオフィスサージャリー

> **手術のポイント**
> - ostiomeatal complex の閉塞性病変による，副鼻腔の換気(ventilation)と排泄(drainage)不全が，副鼻腔炎の主な原因である．したがって副鼻腔炎治療の基本的理念は，ostiomeatal complex を開大して，各副鼻腔の換気と排泄を十分にし，副鼻腔粘膜を正常化させ，換気と排泄機能を再度獲得させ，副鼻腔炎を治癒に導くことである．また副鼻腔炎の治癒遷延化因子を考慮した治療も同時に行う必要がある．
> - 副鼻腔炎の治癒を遷延化させる因子には，鼻・副鼻腔形態の異常，粘膜防御機能の低下，鼻腔・副鼻腔・上気道粘膜の炎症，感染などがある．副鼻腔炎の治療を遷延化させる因子は互いに影響を及ぼし閉鎖副鼻腔での炎症の悪循環を形成し，急性・慢性副鼻腔炎の治癒を遷延化させている．
> - 副鼻腔炎に対する内視鏡下副鼻腔手術の基本理念は，病的な粘膜は掻爬するが洞粘膜の粘骨膜は保存し，正常な洞粘膜の再生を促し，副鼻腔の換気と排泄を再度獲得させる機能的手術である．自然口と ostiomeatal complex が開大され，換気と排泄を再獲得した副鼻腔は正常化し，本来の副鼻腔としての機能を再獲得する．そして粘膜防御機能も正常化する．
> - 副鼻腔手術後の再手術・補正手術を行う際には，上述した治療の基本的理念をふまえ，病態に応じた手術を行うことが大切である．

　副鼻腔炎治療の基本的理念は，ostiomeatal complex を開大して，各副鼻腔の換気(ventilation)と排泄(drainage)を十分にし，副鼻腔粘膜を正常化させ，換気と排泄機能を再度獲得させ，副鼻腔炎を治癒に導くことである．また副鼻腔炎の治癒遷延化因子を考慮した治療も同時に行う必要がある．

1 ostiomeatal complex（中鼻道自然口ルート）

　ostiomeatal complex は，副鼻腔の開口を指す ostium と通路を示す meatus の合成語であり，complex は一つの単位を意味している[1]．機能単位を示す抽象的呼称であり，解剖学的に具体的な特定の部位を指すものではない[1]．

　ostiomeatal complex は臨床的には内側を中鼻甲介，外側を眼窩紙様板，後方および上方を中鼻甲介基板に囲まれた領域内にある副鼻腔自然口とその通路を指す（図1）[2]．

　ostiomeatal complex は副鼻腔のハブとなる部位であり，副鼻腔，特に前頭洞，前篩骨洞，上顎洞の換気と排泄の要である[1]．ostiomeatal complex の閉塞性病変が副鼻腔病変の原因とされており，Naumann(1965)[3] により提唱された概念である．副鼻腔の病変が，この部の病変から始まるといわれている．

　ostiomeatal complex は前頭洞，前篩骨洞，上顎洞の排泄口であるうえに呼吸器として吸気が直接衝突する部位でもあり，細菌やアレルゲンに曝露されやすい[1]．

　ostiomeatal complex の形態的変化により生じる対面する粘膜どうしの接触がその部位での線毛運動の拮抗をきたし，そのために排泄物の停留をきたし，慢性副鼻腔炎や反復性副鼻腔炎を誘発する[1]．

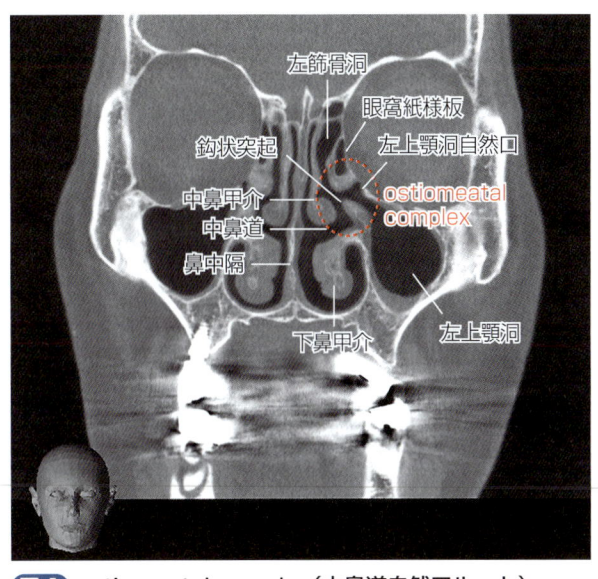

図1 ostiomeatal complex（中鼻道自然口ルート）
コーンビームCT：multiplanar reconstruction(MPR)（冠状断）．

表1 副鼻腔炎の治癒遷延化因子

1. 鼻・副鼻腔形態の異常	ostiomeatal complex の閉塞・換気不全 鼻中隔弯曲，中鼻甲介蜂巣，下鼻甲介肥大など
2. 粘膜防御機能の低下	気道液の産生分泌と粘液線毛系機能の低下， 粘膜免疫機能の低下
3. 鼻・副鼻腔・上気道粘膜の炎症	鼻アレルギー，気管支喘息，アスピリン喘息
4. 感染	ウイルス，細菌，真菌

2 副鼻腔炎の治癒遷延化因子（表1）[4,5]

　副鼻腔炎の治癒を遷延化させる因子には，鼻・副鼻腔形態の異常，粘膜防御機能の低下，鼻・副鼻腔・上気道粘膜の炎症，感染などがある（表1）．副鼻腔炎の治癒を遷延化させる因子は互いに影響を及ぼし閉鎖副鼻腔での炎症の悪循環を形成し，急性・慢性副鼻腔炎の治癒を遷延化させている（図2）．

3 鼻・副鼻腔手術後の再手術，補正手術

　鼻・副鼻腔手術後の再手術や補正手術を行う際には，上述した治療の基本的理念をふまえ，病態に応じた手術を行うことが大切である．
　以下に実際の症例を提示し，鼻・副鼻腔手術後の再手術，補正手術の概念を述べる．
　症例：50歳，女性．
　主訴：歯科・口腔外科で歯性・真菌性上顎洞炎の手術を受けたが，術後も頭痛と膿性鼻漏が続いた．
　現病歴：左歯性・真菌性上顎洞炎に対して，6か月前に歯科・口腔外科で全身麻酔下に歯肉（犬

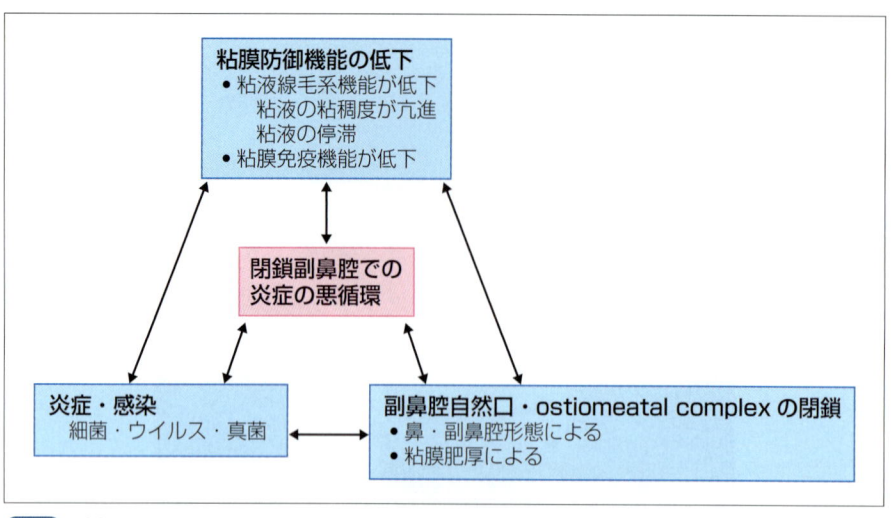

図2 副鼻腔炎の治癒遷延化因子による閉鎖副鼻腔での炎症の悪循環

歯窩）切開による上顎洞根治手術を受けた．また原因歯である左上顎7番は抜歯された．術後6か月を経過しても頑固な頭痛と膿性鼻漏が続くため来院した．

初診時鼻内所見：左膿性鼻漏を多量に認めた．

鼻内内視鏡所見：左上顎洞膜様部が開窓されていた（図3 A）が，下鼻道側壁に設置された対孔は閉鎖していた（図3 B）．また前歯科医の手術では ostiomeatal complex と上顎洞自然口は操作されていなかった（図3 A）．上顎洞膜様部の開窓部から左上顎洞内を観察すると，上顎洞粘膜は浮腫状で膿性・粘性の鼻漏が上顎洞に貯留し，真菌塊を認めた（図3 C）．

コーンビーム CT 所見（図3 D）：左上顎洞に低吸収域を認め，炎症性粘膜肥厚あるいは貯留液の所見であった．低吸収域の中には高吸収域を認め，真菌塊と考えられた．左上顎洞の自然口は前歯科医の手術では操作されておらず，篩骨の鈎状突起は残存していた．下鼻道側壁の骨は欠損しており，粘膜で閉鎖しているが対孔が設置されていたと考えられた．

鼻内内視鏡所見とコーンビーム CT 所見から，前歯科医で行われた手術は，歯肉（犬歯窩）切開による上顎洞手術ではあるが，上顎洞粘膜は除去されておらず，古典的な Caldwell-Luc 法ではないことが示唆された．また上顎洞膜様部の後部を開窓し，対孔も設置したと考えられたが，上顎洞自然口周囲と ostiomeatal complex は手術操作されていなかった．

この症例の考え方：上顎洞膜様部の後部は開窓されており，一見上顎洞の換気は行われているようであるが，なぜ上顎洞炎は治癒しないのであろうか．

①理由の第一は，粘液線毛輸送機能が本来働く方向の上顎洞自然口と ostiomeatal complex が手術操作されておらず，この症例の上顎洞病変にとって換気と排泄が不十分であることが考えられる．

②理由の第二は，真菌とそれに伴う細菌感染が残存していることである．

③理由の第三は，上顎洞内の粘液の粘稠度が亢進し，粘液が停滞していることから，上顎洞の粘液線毛系機能が低下していることが示唆される．完全閉鎖ではないが，閉鎖副鼻腔での炎症の悪循環（図2）が改善されず，本症例が治癒しない原因になっていると推察された．

それではどうすればよいのか．まず①に対して，粘液線毛輸送機能が本来働く方向の上顎洞自然口と ostiomeatal complex を広く開大し，上顎洞の換気と排泄を十分にすることである．次に②の真菌とそれに伴う細菌感染症の対策である．通常，上顎洞真菌症は，真菌塊を除去し上顎洞の換気と排泄を十分にすることで治癒する．筆者は抗真菌薬の投与は行っていない．そしてこの2つの

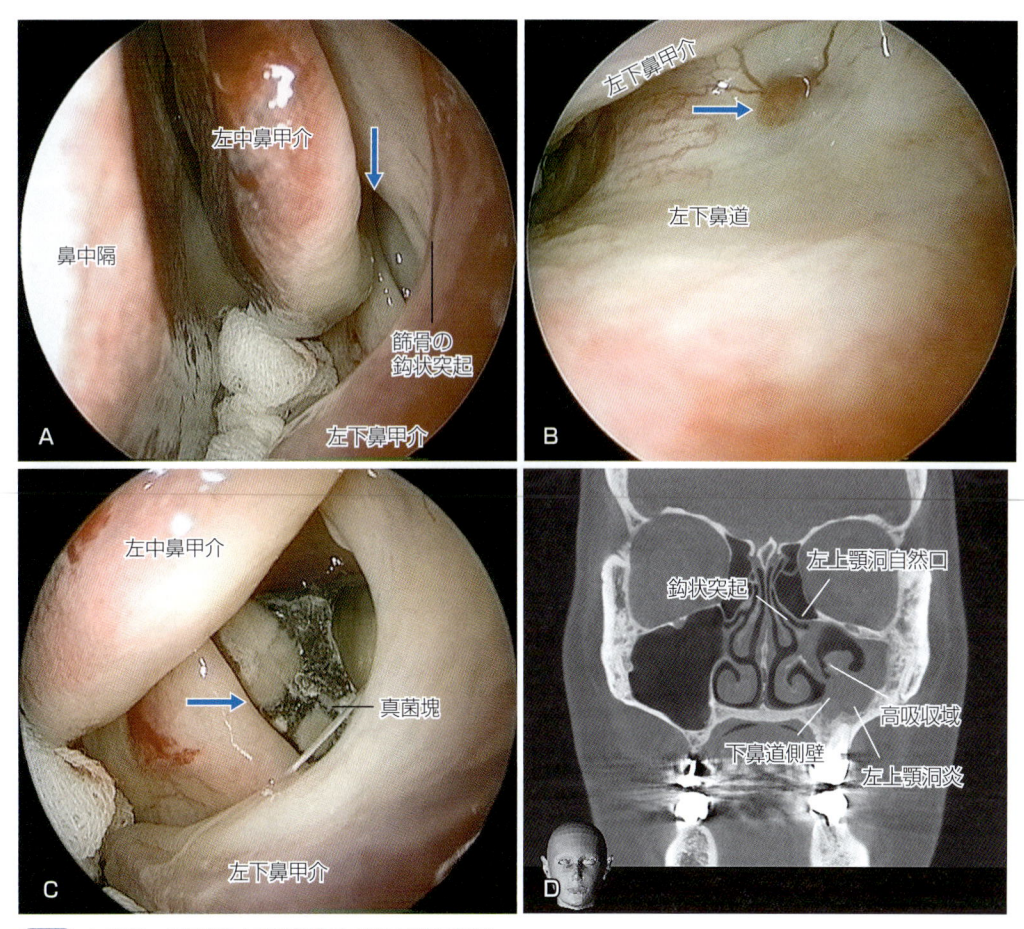

図3 左歯性・真菌性上顎洞炎再手術症例(術前)
A：術前内視鏡所見(直視硬性鏡像)．左中鼻甲介が外側に偏位している．ostiomeatal complex(OMC)は開大されていない(矢印)．
B：術前内視鏡所見(70°斜視硬性鏡像)．左下鼻道側壁に設置された対孔は閉鎖していた(矢印)．
C：術前内視鏡所見(70°斜視硬性鏡像)．左上顎洞膜様部が開窓されており(矢印)，上顎洞膜様部の開窓部から左上顎洞内を観察すると，上顎洞粘膜は浮腫状で膿性・粘性の鼻漏が上顎洞に貯留し，真菌塊を認めた．
D：コーンビーム CT(multiplanar reconstruction〈MPR〉, 冠状断)．左上顎洞に低吸収域を認め，炎症性粘膜肥厚あるいは貯留液の所見であった．低吸収域の中には高吸収域を認め，真菌塊と考えられた．左上顎洞の自然口は手術操作されておらず，篩骨の鉤状突起は残存していた．下鼻道側壁の骨は欠損しているが粘膜で閉鎖しており，対孔が設置されていたことが示唆された．

因子を除去することにより，閉鎖副鼻腔での炎症の悪循環は改善し，③の上顎洞の粘液線毛系機能は回復し，上顎洞の換気と排泄機能は正常化するはずである．

内視鏡下副鼻腔手術：上述した医学的根拠に基づき，局所麻酔下，日帰り手術を行った．

①に対して，上顎洞自然口周囲と ostiomeatal complex を広く開大し，上顎洞の換気と排泄を十分にした(図4A, B)．具体的には鉤状突起を切除し，上顎洞自然口と膜様部を広く開大した．篩骨洞を開放し，左中鼻甲介の外側偏位を矯正し，左中鼻甲介の下部をトリミングし，ostiomeatal complex を広く開放した．

②に対して，上顎洞内の真菌塊を摘出し，上顎洞内を吸引・洗浄した(図4C)．

術後経過：換気と排泄を再度獲得した上顎洞粘膜は，正常に機能している(図4D, E)．抗真菌薬の投与は行っていない．患者が訴えていた頑

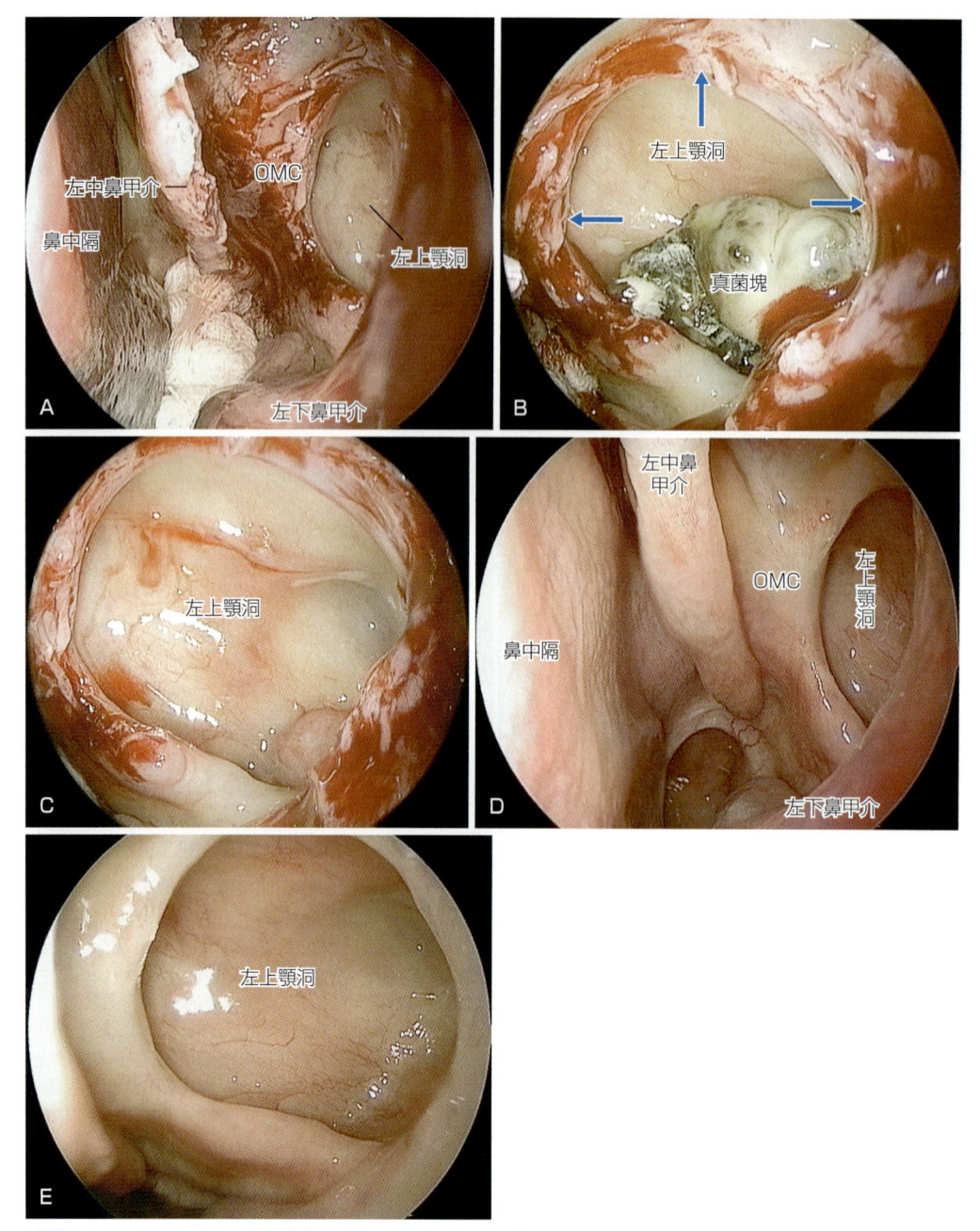

図4 **左歯性・真菌性上顎洞炎再手術症例（術中・術後）**

A：術中内視鏡所見（直視硬性鏡像）．前部篩骨洞を開放し，中鼻甲介の下部をトリミングし，ostiomeatal complex（OMC）を開放した．

B：術中内視鏡所見（70°斜視硬性鏡像）．篩骨の鉤状突起を除去し，上顎洞自然口と膜様部を開大し（矢印），上顎洞の換気と排泄を十分にした．

C：術中内視鏡所見（70°斜視硬性鏡像）．上顎洞内の真菌塊を摘出し，上顎洞内を吸引・洗浄した．

D：術後内視鏡所見（直視硬性鏡像）．OMCは広く開放されている．

E：術後内視鏡所見（70°斜視硬性鏡像）．上顎洞の自然口も広く開大されている．換気と排泄を再度獲得した上顎洞粘膜は，正常に機能している．

固な頭痛と膿性鼻漏は術後に消失した．

文献

1) 大西俊郎．FESSの理論．内視鏡的副鼻腔手術．東京：メジカルビュー社；1995．p.17.
2) 日本耳鼻咽喉科学会．耳鼻咽喉科学用語解説集．京都：金芳堂；2010．p.42-3.
3) Naumann H. Pathologische Anatomie der chronischen Rhinitis und Sinusitis. Proceedings Ⅷ International Congress of Oto-Rhino-Laryngology. Amsterdam：Excerpta Medica；1965. p.80.
4) 佐藤公則．現代の歯性上顎洞炎—医科と歯科のはざまで．福岡：九州大学出版会；2011.
5) 佐藤公則．歯科インプラントのためのサイナストラブル解決法—上顎洞の換気（ventilation）と排泄（drainage）．インプラントジャーナル2014；57：7-21.

11 副鼻腔嚢胞開窓術

> **手術のポイント**
> ● 副鼻腔嚢胞（上顎嚢胞，篩骨洞嚢胞，蝶形骨洞嚢胞，前頭洞嚢胞）に対する内視鏡下副鼻腔手術（開窓術，ドレナージ手術）は，手術侵襲が小さく，微細な手術操作が行える．

　近年，内視鏡下鼻・副鼻腔手術の導入により，嚢胞性疾患に対して，内視鏡下に開窓術（ドレナージ手術）を行う術式が広く行われている．術後性あるいは原発性副鼻腔嚢胞，特に嚢胞が鼻腔に接しておりその隔壁が薄い例はオフィスサージャリーの適応である．

　上顎嚢胞，篩骨洞嚢胞，蝶形骨洞嚢胞，前頭洞嚢胞に対して，嚢胞を開放し内容物を吸引し，嚢胞を広く開窓する手術（ドレナージ手術）は侵襲が小さい．

1 副鼻腔嚢胞開窓術

　鼻腔に4％リドカイン表面麻酔薬と0.1％アドレナリンを浸したガーゼを挿入し，鼻腔粘膜を収縮させ術野を確保するとともに，鼻腔粘膜の局所表面麻酔を行う．次に嚢胞開窓部の鼻腔粘膜に0.5％キシロカイン®（20万倍アドレナリン含有0.5％リドカイン）を注射し，局所浸潤麻酔を行う．

上顎嚢胞（図1，図2）

　弯曲したメスで開窓部の鼻腔側壁粘膜を切開する．切開部の粘膜を骨鋭匙（図3）で剥離し，鼻腔側壁の骨を開窓する．鼻腔側壁の骨が厚い場合は，反った溝状のみ（図4）を用いるとよい．骨窓を広げ嚢胞を鼻腔に開窓する．嚢胞壁の後方の鉗除は，直視硬性鏡下に直あるいは弱弯の截除鉗子を用いて開窓部を拡大する（図1B）．嚢胞壁の前方の鉗除は，直視硬性鏡下あるいは70°斜視硬性鏡下にbackwardの截除鉗子を用いて開窓部を拡大すると容易に行える（図1C）．嚢胞壁の内側あるいは外側の鉗除は，後端鉗子を用いて開窓部を拡大する（図1C）．

　多房性上顎嚢胞であっても，内視鏡下に鼻腔内から操作が可能であればオフィスサージャリーの適応がある（図2）．開窓部に粘膜弁を作製し，嚢胞壁を広く開窓した後に骨面を粘膜弁で覆っておくと，創傷治癒が早い（図2）．

　術後，嚢胞は含気化し治癒する（図1D, E）．

篩骨洞嚢胞，蝶形骨洞嚢胞（図5），前頭洞嚢胞

　截除鉗子を用いて嚢胞壁を開窓し，同部を広げ嚢胞を鼻腔に開窓する．篩骨洞嚢胞，蝶形骨洞嚢胞（図5）は，直視硬性鏡下に，前頭洞嚢胞は70°斜視硬性鏡下に開窓術（ドレナージ手術）を行う．

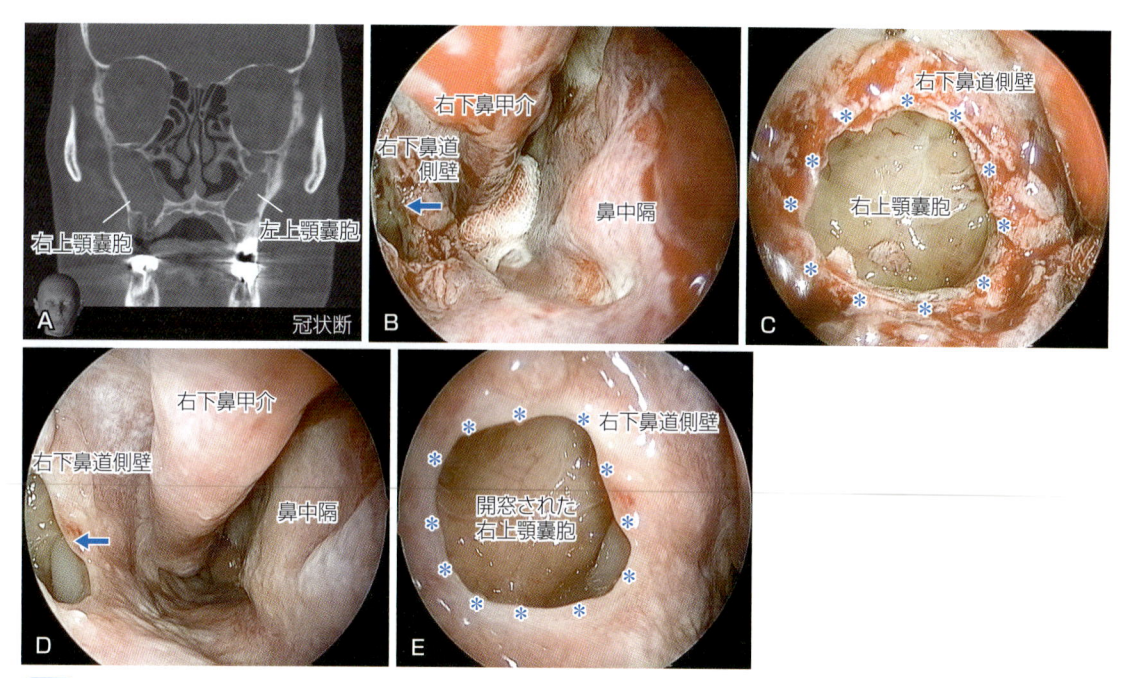

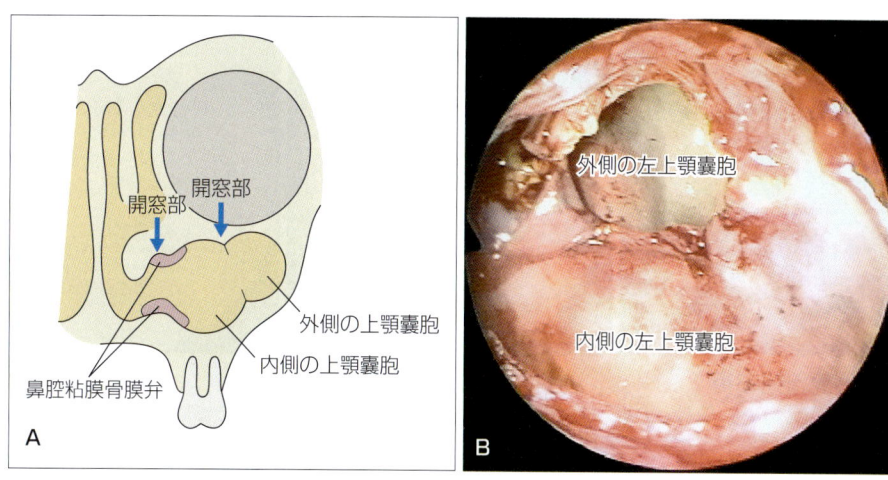

図1 術後性上顎囊胞開窓術

A：コーンビーム CT(multiplanar reconstruction〈MPR〉，冠状断)．両側上顎に術後性上顎囊胞を認める．
B, C：術中の硬性内視鏡像(直視硬性鏡像〈B〉，70°斜視硬性鏡像〈C〉)．局所麻酔下に両側内視鏡下副鼻腔手術を同時に行った．経鼻的内視鏡下に右下鼻道側壁に右術後性上顎囊胞を開窓する(ドレナージ手術)(矢印，＊印)．
D, E：術後の硬性内視鏡像(直視硬性鏡像〈D〉，70°斜視硬性鏡像〈E〉)．鼻腔に十分なドレナージをつけられ開窓された術後性上顎囊胞は含気化し治癒する(矢印，＊印)．

図2 術後性上顎囊胞開窓術

A：多房性術後性上顎囊胞に対する内視鏡下手術．
B：術中内視鏡所見(70°の斜視硬性鏡像)．
術後性上顎囊胞を左鼻腔へ開窓した後，さらに外側の術後性上顎囊胞を開窓する．

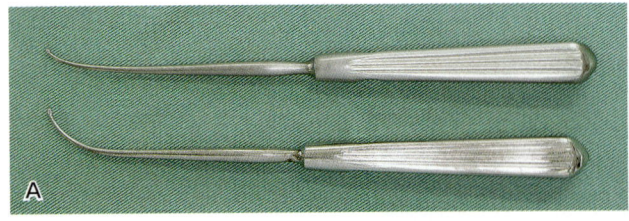

図3 鼻腔粘膜を剥離する際に用いる骨鋭匙(永島医科器械社製)
鼻腔外壁が外側にあっても，内視鏡下に微細な粘膜剥離ができる．
BはAの先端の拡大写真．

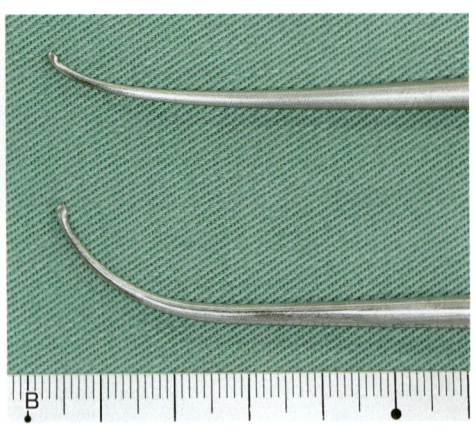

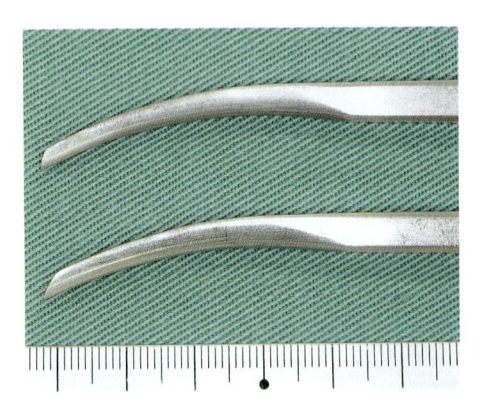

図4 鼻腔側壁の骨を削開する際に用いる反った溝状のみ
鼻腔外壁が外側にあっても，内視鏡下に骨を削開できる．

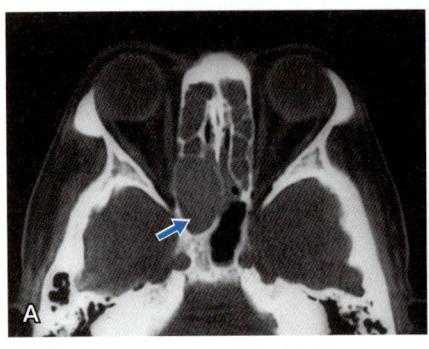

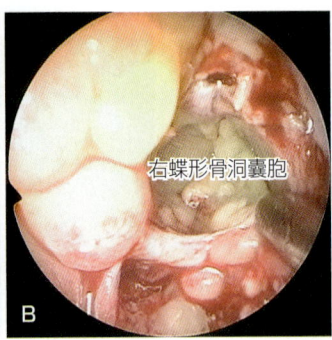

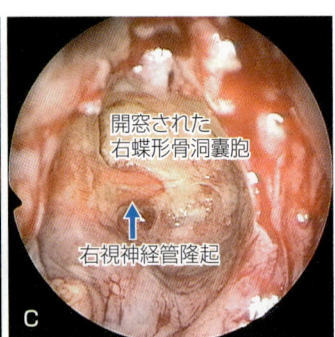

図5 術後性蝶形骨洞嚢胞開窓術
右眼痛と視力障害を訴え来院した．眼科での視力はVd＝0.1(0.1)，Vs＝0.9(1.5)であった．球後視神経炎の診断でステロイド療法を開始し，内視鏡下副鼻腔手術を行った．
A：CT(軸位断)．右蝶形骨洞に嚢胞を認める(矢印)．
B：術中の硬性内視鏡像．局所麻酔下に右内視鏡下副鼻腔手術を行い，篩骨洞経由で蝶形骨洞嚢胞を開窓した．内容液は膿性であった．
C：術中の硬性内視鏡像．ドレナージをつけ，開窓された術後性蝶形骨洞嚢胞内には，発赤した視神経管隆起が認められた(矢印)．術後右視力はVd＝1.0に回復した．

12 上顎洞異物摘出術

3章 鼻・副鼻腔のオフィスサージャリー

> **手術のポイント**
> - 手術侵襲が小さく，患者の負担が少なく，微細な手術操作が行える内視鏡下鼻・副鼻腔手術は，上顎洞異物摘出術にも有用である．
> - 上顎洞内に異物が迷入した際には，上顎洞異物を摘出するだけではなく，個々の鼻・副鼻腔の病態に応じた系統的な治療計画と術式の選択が必要である．
> - 経鼻的内視鏡下副鼻腔手術では，上顎洞異物迷入に合併したどのような鼻・副鼻腔の病態に対しても，同時に同一視野で手術が行える．

上顎洞内に異物が迷入した際には，上顎洞内迷入異物を摘出するだけではなく，個々の鼻・副鼻腔の病態に応じた系統的な治療計画と術式の選択が必要である．

上顎洞内の異物は歯科治療に伴うものが少なくない．本項では上顎洞内迷入インプラントを例に，内視鏡下上顎洞異物摘出術を述べる．

1 上顎洞異物摘出術の術式

上顎洞異物（上顎洞内迷入インプラント）の摘出術にはいくつかの術式がある．

埋入窩からの異物摘出術

インプラント埋入窩を拡大して，そこから上顎洞内洗浄吸引を行い摘出する方法である．

このアプローチは異物摘出が不確実で，摘出操作の範囲が限られる．また上顎洞炎を併発している場合には対応が難しい．上顎臼歯部の骨に手術操作を加えるため，再度のインプラント埋入に不利である．

歯肉（犬歯窩）切開による異物摘出術

経歯肉的（犬歯窩切開）に上顎洞を開放し異物を摘出する方法である．上顎洞炎を合併している場合には，上顎洞手術が同時に行われる．

この術式は視野が確保でき，上顎洞内の操作も十分行えるが，手術侵襲が比較的大きく患者の負担は少なくない．術後に上口唇や頬部の疼痛，しびれ感が残る場合がある．

lateral approach による異物摘出術

異物近傍の上顎洞側壁を開放して（lateral approach），異物を摘出する方法である．

この術式は，摘出操作の範囲が限られ異物摘出が不確実である．また上顎洞炎を併発している場合には対応が難しい．上顎臼歯部の骨に手術操作を加えるため，再度のインプラント埋入に不利である．

経鼻的内視鏡下異物摘出術

手術侵襲が小さく，患者の負担が少なく，微細な手術操作が行える内視鏡下副鼻腔手術は，上顎洞異物摘出術でも有用である．たとえ上顎洞炎を合併していても，ostiomeatal complex（中鼻道自然口ルート）の十分な開大と鼻腔形態の是正も同時に同一視野で手術が行える．さらに上顎洞底挙上術（sinus lift）の補塡材あるいは人工骨が上顎洞異物になっている場合も，同時に同一視野で摘出手術が行える．また上顎臼歯部の骨に手術操作を加えないため，再度のインプラント埋入に有利である．

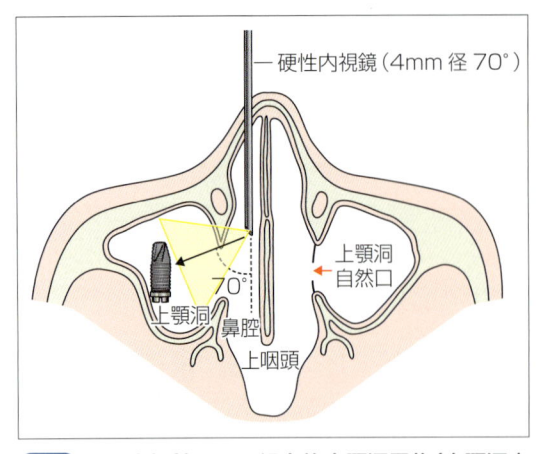

図1 硬性内視鏡による経鼻的上顎洞異物（上顎洞内迷入インプラント）摘出術

経鼻的に上顎洞自然口を開大し，70°斜視硬性鏡を用いて明視下に上顎洞異物を摘出する．

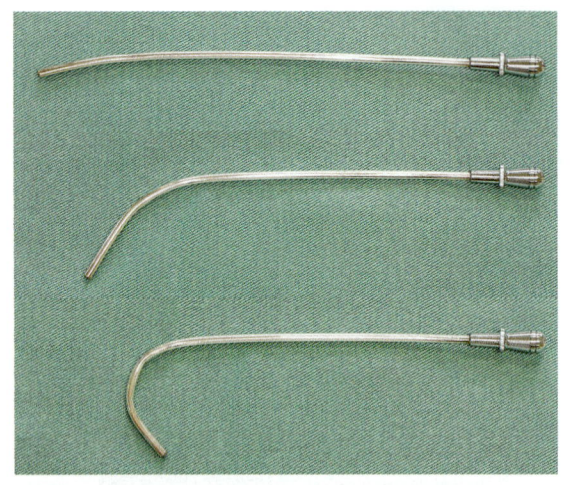

図2 内視鏡下鼻・副鼻腔手術に用いる吸引管（自在吸引管）（永島医科器械社製）

この吸引管は用手的に吸引管の弯曲形態を自在に変えられる．

表1 上顎洞内迷入インプラントと併発疾患に対する経鼻的内視鏡下鼻・副鼻腔手術の術式

1. 内視鏡下上顎洞開窓術	単純に上顎洞内迷入インプラントを摘出する症例
2. 内視鏡下鼻腔手術（鼻腔形態の是正）	working space の確保あるいは ostiomeatal complex を開大する目的で鼻中隔矯正術，粘膜下下鼻甲介骨切除術などを同時に行う必要がある症例
3. 内視鏡下副鼻腔手術	併発した上顎洞炎（副鼻腔炎）に対する副鼻腔手術を同時に行う必要がある症例

上顎洞内にインプラントが迷入した際には，上顎洞内迷入インプラントを摘出するだけではなく，個々の鼻・副鼻腔の病態に応じた系統的な治療計画と術式の選択が必要である．

2 経鼻的内視鏡下上顎洞異物摘出術

内視鏡システム

通常は0°の直視硬性内視鏡と70°の斜視硬性内視鏡（図1）を用いる．上顎洞に迷入した異物の摘出には，鉗子ではなく吸引管，特に自在吸引管（図2）が有用である．上顎洞に迷入したインプラント体の位置，上顎洞の形態に応じて自在吸引管の弯曲形態を変えて，開大した上顎洞自然口から吸引管を挿入し，吸引管の先にインプラント体を吸着させて摘出する．

上顎洞異物に対する経鼻的内視鏡下副鼻腔手術の術式

通常は経鼻的に上顎洞の自然口経由で上顎洞異物を摘出するので，上顎洞異物の位置，上顎洞の形態，異物が粘膜内に埋伏しているか否かなどにより異物摘出術の難易度が異なる．

①単純に上顎洞異物を摘出する症例，②working space の確保あるいは ostiomeatal complex を開大する目的で鼻中隔矯正術，粘膜下下鼻甲介骨切除術などの鼻腔形態の是正を同時に行う必要がある症例，③併発した上顎洞炎に対する副鼻腔手術を同時に行う必要がある症例などで術式の選択が異なる（表1）．すなわち上顎洞異物を摘出するだけではなく，個々の鼻・副鼻腔

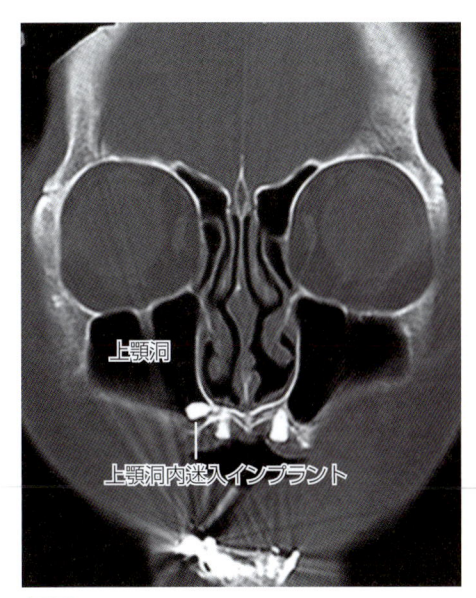

図3 上顎洞炎を併発していない上顎洞内迷入インプラント異物

の病態に応じた系統的な治療計画と術式の選択が必要になる．どの術式を選択しても，同時に同一視野で行えるのが経鼻的内視鏡下鼻・副鼻腔手術の利点である．

◆ 内視鏡下上顎洞開窓術

インプラント体が上顎洞に迷入しているが上顎洞炎を伴っていない場合（図3）は，内視鏡下上顎洞開窓術により経鼻的にインプラント体を摘出する（図4）．

麻酔法は，手術30分前に鼻腔内に4％リドカイン表面麻酔薬と0.1％アドレナリン外用液を浸したガーゼを挿入し，局所表面麻酔を行う．さらに経鼻的内視鏡下に前篩骨神経伝達麻酔と後鼻神経伝達麻酔を併用した局所浸潤麻酔を行う．

局所麻酔の後（図4A），膜様部切開刀で上顎洞膜様部の前方（鉤状突起の直後）を穿破し，穿破孔を上下に広げ膜様部を内側へ移動させる（図4B）．次に膜様部を鉗子で鉗除し膜様部を広く開大する（図4C）．70°の斜視硬性内視鏡で上顎洞内を観察し（図4D），上顎洞内に迷入したインプラント体を摘出する．

◆ 内視鏡下鼻腔手術（鼻腔形態の是正）の併用

鼻中隔が患側に彎曲している症例，下鼻甲介が肥大している症例では，working spaceを確保する目的，あるいは併発した副鼻腔炎に対してostiomeatal complexを開大する目的で鼻中隔矯正術，粘膜下下鼻甲介骨切除術などを同時に同一視野で行う．

◆ 内視鏡下副鼻腔手術の併用

上顎洞内インプラント迷入に上顎洞炎が併発している症例（図5）では，上顎洞内迷入インプラント摘出術と副鼻腔炎に対する手術を同時に行う．内視鏡下手術では，これらの手術操作を同時に同一視野で行える．

合併した上顎洞炎に対する内視鏡下副鼻腔手術では，上顎洞開窓術ではなく上顎洞の換気と排泄の要であるostiomeatal complexを開大して上顎洞の換気・排泄を改善させ，インプラント体を摘出する．篩骨洞炎など上顎洞以外の副鼻腔炎を伴っている場合は，同時に他の副鼻腔の換気・排泄を改善させる手術も行う．

◆ 下鼻道側壁のcontrol hole作製

内視鏡下上顎洞開窓術を行うと，70°斜視硬性内視鏡で上顎洞内に迷入したインプラント体を明視下におけるが，開大した上顎洞自然口経由では迷入したインプラント体を操作できない場合がある．この場合は内視鏡下に下鼻道側壁にcontrol holeを作製し，同部から挿入した器具でインプラント体を上顎洞自然口経由で摘出しやすい位置に移動させて摘出を行う．

内視鏡下上顎洞開窓術を行い，70°の斜視硬性内視鏡で上顎洞内を観察しても，肥厚した粘膜内にインプラント体が埋伏していて，その位置が確認できない場合がある（図5D）．この場合は開大した上顎洞の自然口，あるいは内視鏡下に下鼻道側壁に作製したcontrol hole経由でマイクロデブリッダーを挿入し，肥厚した病的な上顎洞粘膜を掻爬（粘骨膜は保存）し，インプラント体を明視下におき摘出を行う（図5E, F）．

文献

1) 佐藤公則．経鼻的内視鏡下上顎洞内迷入インプラント摘出術．インプラントジャーナル 2013；54：23-35．
2) 佐藤公則．内視鏡下上顎洞迷入インプラント摘出術—内視鏡下手術と耳鼻咽喉科の役割．耳展 2013；56：54-8．

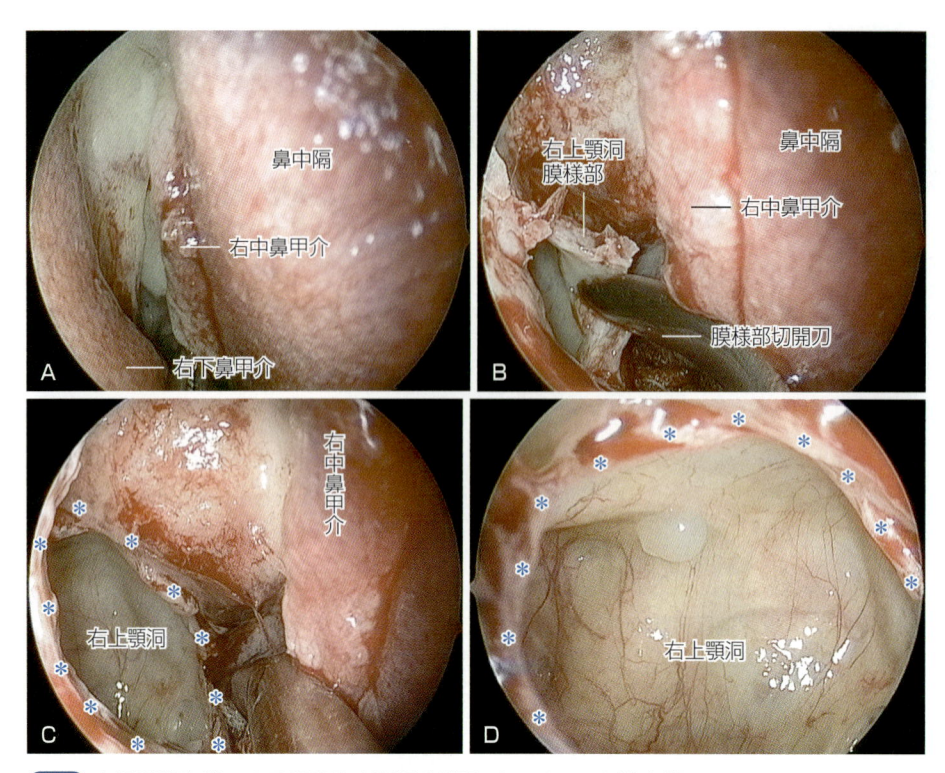

図4 上顎洞開窓術による経鼻的上顎洞内迷入インプラント摘出術

局所麻酔を行った後(A)，膜様部切開刀で上顎洞膜様部の前方（鈎状突起の直後）を穿破し，穿破孔を上下に広げ膜様部を内側へ移動させる(B)．次に膜様部を鉗子で摘除し膜様部を広く開大する(C)．70°の斜視硬性鏡を用いると，上顎洞が明視下における(D)．

＊：開大された上顎洞自然口．

(佐藤公則．インプラントジャーナル 2013[1]より)

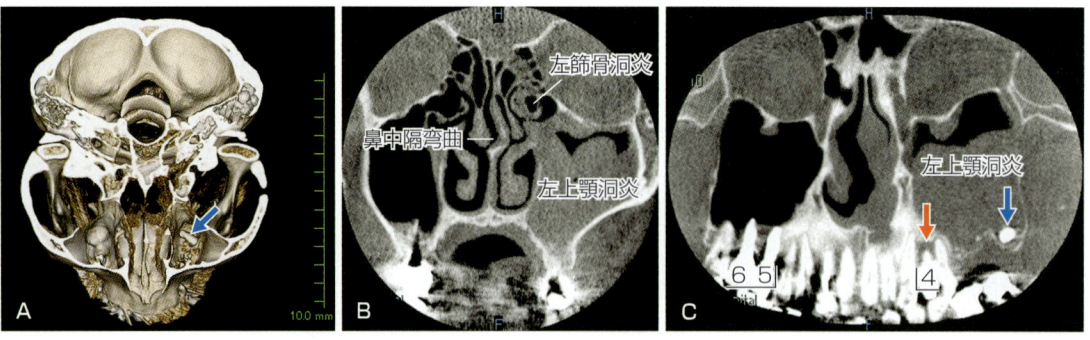

図5 鼻中隔弯曲が存在し，左上顎洞炎を併発した左上顎洞内迷入インプラントに対する内視鏡下上顎洞内迷入インプラント異物摘出術と鼻・副鼻腔手術

歯科医院で左上顎第2大臼歯(C4)の抜歯後，上顎洞底挙上術(socket lift)を行い，インプラントを即時埋入中に，上顎洞内にインプラント体が迷入した．

A：3D CT．左上顎洞底に迷入したインプラント体(矢印)を認める．
B：コーンビームCT(multiplanar reconstruction)．左上顎洞炎，左篩骨洞炎，鼻中隔弯曲を認める．
C：コーンビームCT(curved multiplanar reconstruction)．左上顎洞底の骨は薄く，上顎臼歯部の骨質が不良であることが示唆される．直上に上顎洞底が近接しており，左上顎洞底に迷入したインプラント体(青矢印)を認める．左上顎第1小臼歯に根尖病巣(赤矢印)を認める．

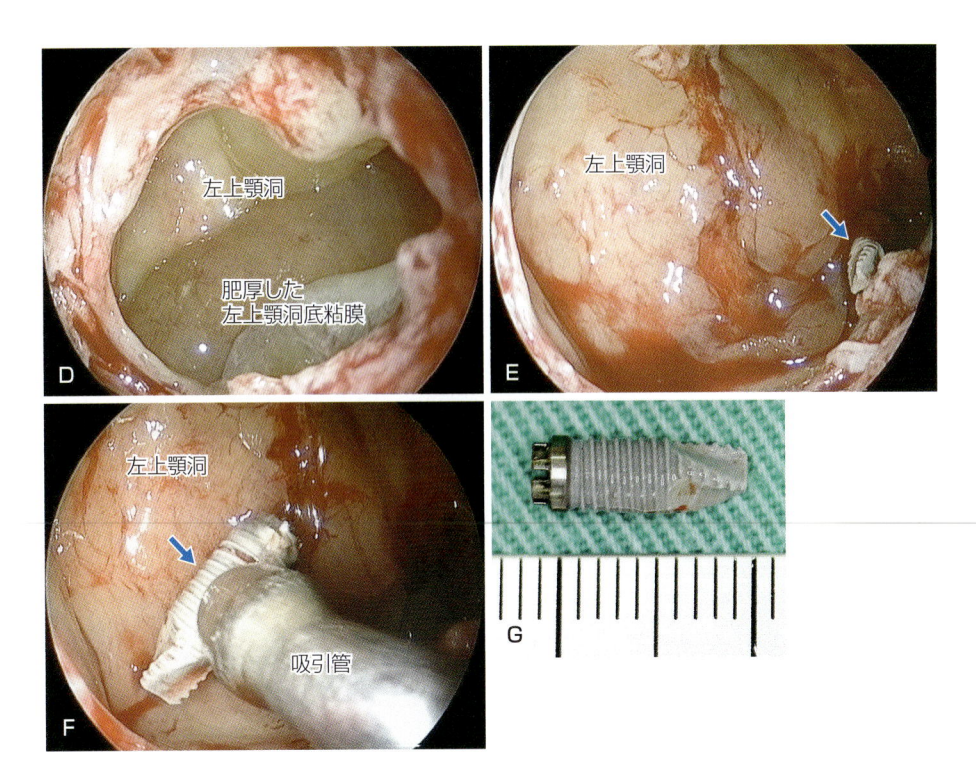

図5 (つづき)

D：術中内視鏡所見（70°斜視硬性鏡像）．局所麻酔下に左内視鏡下鼻・副鼻腔手術，上顎洞内インプラント異物摘出術を行った．鼻中隔が弯曲していたため，working space の確保と ostiomeatal complex を開大する目的でまず内視鏡下に鼻中隔矯正術を行った．次に左篩骨洞を開放し，ostiomeatal complex を開大した後に左上顎洞自然口を開大した．左上顎洞内を 70°斜視硬性鏡で観察すると，上顎洞底の粘膜は浮腫状に肥厚している．インプラント体は粘膜内に埋伏しており確認できない．

E：術中内視鏡所見（70°斜視硬性鏡像）．左下鼻道の側壁に control hole をあけ，同部からマイクロデブリッダーを挿入し，肥厚した病的上顎洞粘膜を搔爬し（粘骨膜は保存），インプラント体を明視下におく（矢印）．

F：術中内視鏡所見（70°斜視硬性鏡像）．開大した左上顎洞自然口から吸引管を挿入し，吸引管の先にインプラント体（矢印）を吸着させ摘出する．

G：摘出したインプラント体．

（佐藤公則．耳展 2013[2]より）

13 鼻中隔矯正術

> **手術のポイント**
> - 内視鏡下に鼻中隔矯正術を行うと，微細な手術操作が行える．
> - 局所浸潤麻酔には麻酔以外に鼻中隔粘膜の剥離を容易にする目的がある．
> - 軟骨膜下・骨膜下に鼻中隔粘膜を剥離することが大切である．
> - 鼻中隔軟骨と骨（鋤骨，篩骨垂直板）の移行部は粘膜の穿孔をきたしやすい．同部の剥離は最後に残し，周囲の粘膜を剥離してから行う．
> - 鼻腔形態の是正が必要な例では，下鼻甲介手術などを併用する必要がある．

鼻中隔弯曲は鼻閉，嗅覚障害，いびき，鼻根部痛，頭痛，鼻出血の原因になる．また鼻・副鼻腔の換気障害をきたし，副鼻腔炎発症の誘因になる．

鼻中隔弯曲があると，凸側の鼻腔が狭く，同側の鼻閉を訴える．しかし鼻腔が広い凹側の下鼻甲介が代償的に肥大していたり，中鼻甲介に蜂巣があると，凹側の鼻閉を訴える．したがって鼻腔形態を是正し，鼻腔通気度を改善するために，下鼻甲介手術(3章-5参照)の併用が必要な症例もある．

1 鼻中隔矯正術の適応

外鼻，顔面骨・頭蓋骨の発育が終わる15〜18歳以上が鼻中隔矯正術の適応になる．

鼻中隔が弯曲し，前述した症状の原因になっている場合が，鼻中隔矯正術の適応である．最近は睡眠時無呼吸症候群に対するCPAP療法のコンプライアンスを向上させる目的で，鼻腔通気度を改善させる治療の一環として鼻中隔矯正術が行われる場合もある．

2 鼻中隔矯正術の局所麻酔

局所浸潤麻酔には麻酔以外に鼻中隔粘膜の剥離を容易にする目的がある．

4％リドカイン表面麻酔と0.1％アドレナリン外用液を浸したガーゼを下鼻道，中鼻道，総鼻道などに30分間挿入し，鼻中隔粘膜を含めた鼻腔粘膜の局所表面麻酔を行う．

鼻中隔粘膜に0.5％キシロカイン®（20万倍アドレナリン含有0.5％リドカイン）で局所浸潤麻酔を行う．後鼻神経と前篩骨神経が鼻中隔に入ってくる鼻中隔の後部と前上部に，まず伝達麻酔を行う．次に鼻中隔粘膜の剥離を容易にする目的で，鼻中隔軟骨の軟骨膜下と鼻中隔の骨の骨膜下に局所浸潤麻酔を行う．この操作で後の鼻中隔粘膜の剥離が容易になる．

3 鼻中隔矯正術の術式

鼻中隔矯正術にはいくつかの方法（図1）がある．いずれの鼻中隔矯正術も内視鏡下に行うと，微細な手術操作が行える．個々の症例で最適な術式を選択する．

Killian法（図1 A）

従来から行われている術式で，弯曲した鼻中隔軟骨の中央部分の大部分とその周囲の篩骨垂直板と鋤骨を除去する方法である．

鼻中隔粘膜の切開側は，鼻中隔弯曲の状態に応じて選択してよい．右利きの術者であれば切開側を左側にすると手術操作がしやすい．鼻中隔弯曲の凸側を切開すると，鼻中隔軟骨を篩骨垂直板や鋤骨から外しやすいこと，粘膜穿孔をきたしやすい稜部の粘膜剥離が明視下に行いやすいことから，鼻中隔弯曲の凸側を切開してもよい．

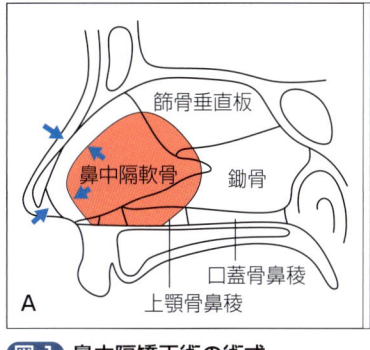

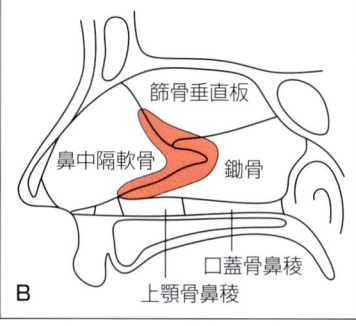

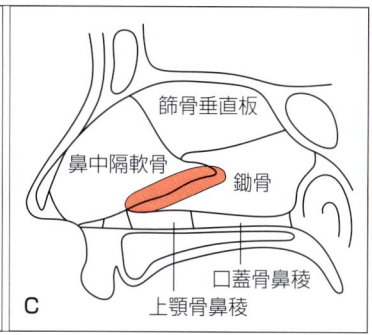

図1 鼻中隔矯正術の術式
赤部分：切除範囲．
A：Killian 法．弯曲した鼻中隔軟骨の中央部分とその周囲の篩骨垂直板と鋤骨を除去する方法．外鼻の支えを維持するために，鼻中隔軟骨の前部と前上部を約 1 cm 残す（青矢印）．
B：Wodak 法．鼻中隔軟骨の大部分を残し，弯曲した鋤骨，篩骨垂直板を切除する方法．
C：部分的鼻中隔矯正術．鼻中隔の稜や棘などの部分的な弯曲の矯正術．

　鼻中隔軟骨の前端を確認し，前端から約 1 cm 後方の皮膚・粘膜移行部に切開を加える（図2 A）．この際に粘膜にメスを直角に当て，粘膜下の軟骨膜と骨膜を確実に切開する．また切開線を鼻腔底に伸ばすことで，鼻中隔下部の手術操作がしやすくなり，鼻中隔粘膜剥離の際に粘膜が裂ける危険性が低くなる．
　切開側の鼻中隔粘膜を軟骨膜下に剥離する．スムーズに剥離できない場合は軟骨膜の上で剥離を行っている可能性がある．内視鏡下に観察すると，剥離している層が明瞭に分かる．
　粘膜切開部の数 mm 後方の鼻中隔軟骨を切開する（図2 B）．この際に working space を確保するために，鼻中隔軟骨と剥離した鼻中隔粘膜の間にガーゼを挿入しておくとよい（図2 B）．鼻中隔軟骨にメスを鋭角に当て，軟骨の 2/3 位の深さの切開を加え，残りの軟骨は剥離子で鈍的に切離し，反対側の軟骨膜下に剥離子を進め（図2 C，D），反対側の鼻中隔粘膜を軟骨膜下に剥離する．
　鼻中隔軟骨の切開を粘膜切開の後方に置くのは鼻中隔の穿孔を防ぐためである．鼻中隔軟骨を一度に切開すると，反対側の軟骨膜・粘膜まで切開してしまう可能性がある．
　両側の鼻中隔粘膜の剥離を後方に進める．この際に軟骨膜下・骨膜下に鼻中隔粘膜を剥離することが大切であり，この操作で出血を少なくでき，鼻中隔粘膜の穿孔を防ぐ．特に軟骨と骨（鋤骨，篩骨垂直板）の移行部は粘膜の穿孔をきたしやすい．同部の剥離は最後に残し，周囲の粘膜を剥離してから行う．筆者は先端が弯曲した細い骨鋭匙（図3）を軟骨膜下・骨膜下の剥離に多用している．内視鏡下に先端が弯曲した細い骨鋭匙を用いると，微細な手術操作が行える．
　鼻中隔軟骨が外鼻の支えを維持するには，鼻中隔軟骨の前部と前上部を約 1 cm 残すべきである（図1 A）とされており，これ以上軟骨を除去すると鞍鼻をきたす可能性がある．鼻中隔軟骨の過剰切除を予防するために，まず鼻中隔軟骨の前上部を約 1 cm 残し，下甲介剪刀で鼻背に平行に鼻中隔軟骨を切断する（図2 E）．そして鼻中隔軟骨，鋤骨，篩骨垂直板などを，回旋刀，骨鉗子を用いて除去する（図2 F）．最後に鋤骨の突起した部分を骨鉗子，ノミを用いて除去する．
　切除摘出した鼻中隔軟骨を再度挿入する．この際に軟骨が弯曲している場合は，適宜軟骨をトリミングする．軟骨の凹面にメスで数本切開を入れ軟骨をまっすぐにしてもよい．鼻中隔軟骨の再挿入は，特に両側の鼻中隔粘膜が穿孔した場合に有用である．
　切開した鼻中隔粘膜を縫合する．軟膏付きガーゼによるパッキングは，両側鼻腔へ均等に圧が加わるようにする．

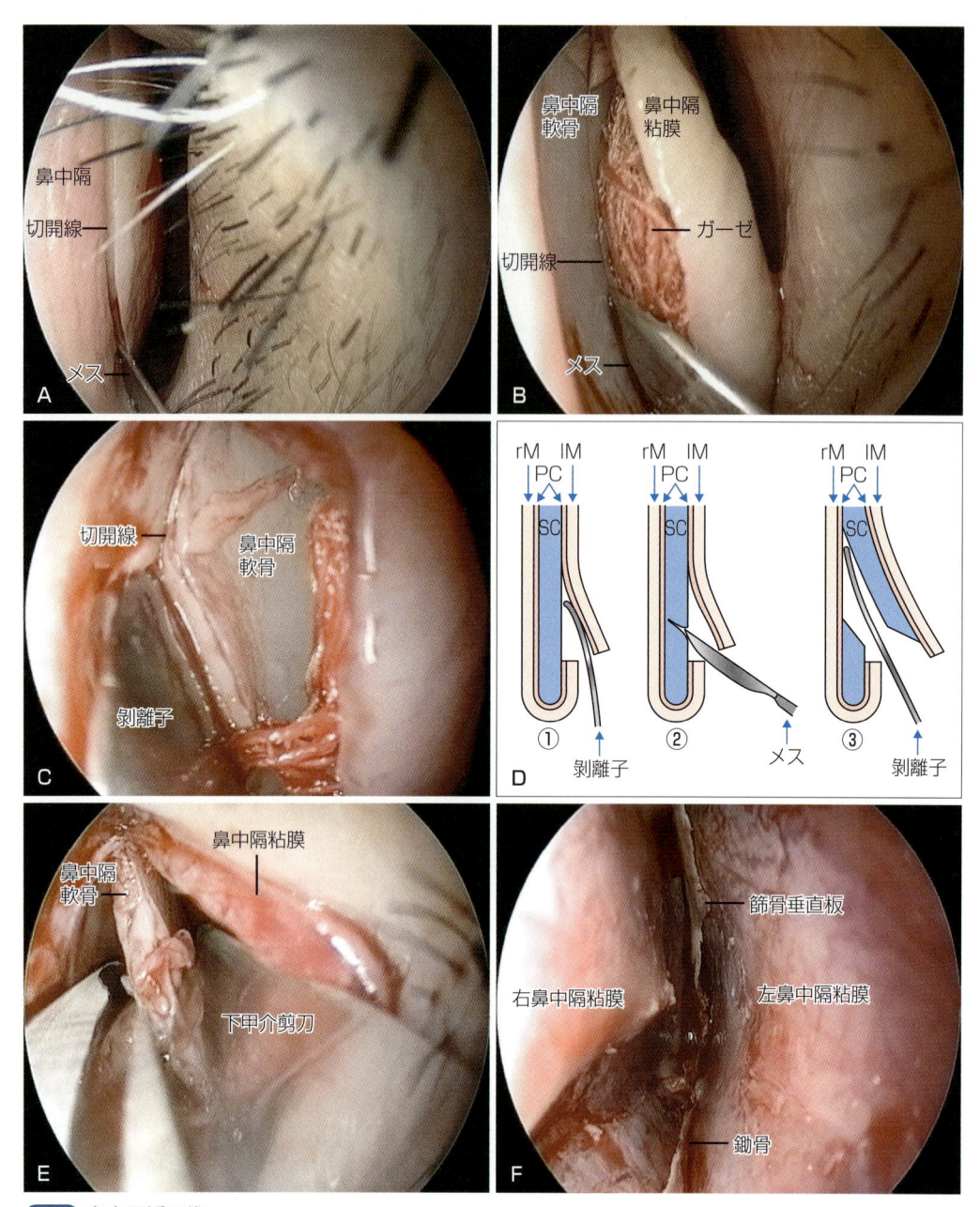

図2 鼻中隔矯正術

A：鼻中隔粘膜の切開．切開側の粘膜下の軟骨膜と骨膜を確実に切開すること，また切開線を鼻腔底に伸ばすことが大切である．
B：左側鼻中隔粘膜の剥離と鼻中隔軟骨の切開．鼻中隔粘膜の剥離は軟骨膜下，骨膜下に確実に行う．
C：右側鼻中隔粘膜の剥離．
D：鼻中隔軟骨の切開法．①剥離子で左側の鼻中隔粘膜を軟骨膜下に剥離する．②メスを鋭角に当て，鼻中隔軟骨に2/3位の深さの切開を加える．③残りの軟骨は剥離子で鈍的に切開し，反対側の軟骨膜下に剥離子を進め，反対側の鼻中隔粘膜を軟骨膜下に剥離する．
SC：鼻中隔軟骨，PC：軟骨膜，rM：右側鼻中隔粘膜，lM：左側鼻中隔粘膜．
E：鼻中隔軟骨の切除．鼻中隔軟骨の前上部を温存し，下甲介剪刀で鼻背に平行に鼻中隔軟骨を切断する．そして鼻中隔軟骨を回転刀，骨鉗子を用いて切除する．
F：篩骨垂直板，鋤骨の切除．最後に篩骨垂直板と鋤骨の弯曲・突起した部分を骨鉗子，ノミを用いて除去する．

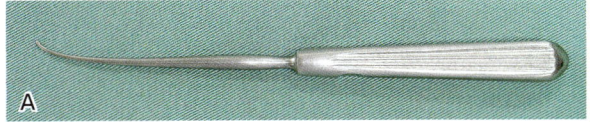

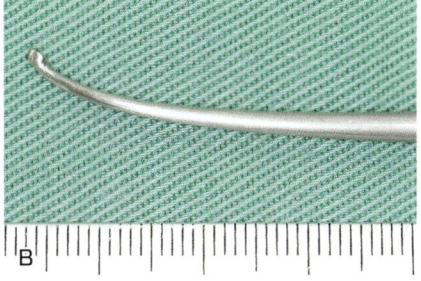

図3 先端が弯曲した細い骨鋭匙（永島医科器械社製）
BはAの先端．

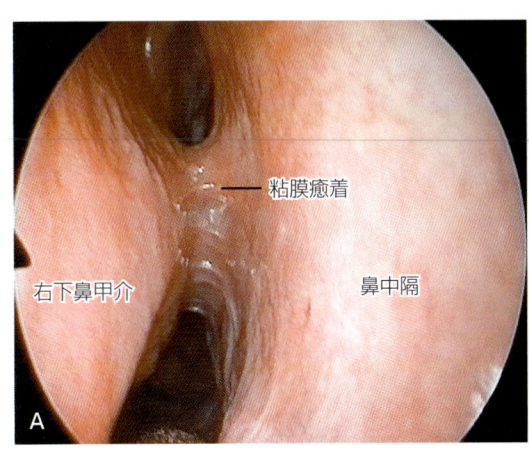

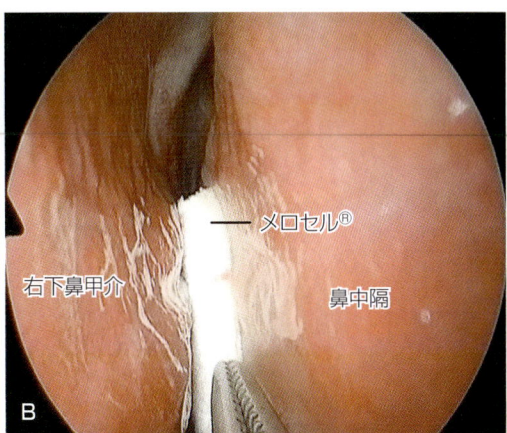

図4 鼻粘膜癒着の処置
A：鼻中隔と右下鼻甲介粘膜が癒着している．
B：癒着部の粘膜を切離し，メロセル®を挿入（水分を含むと膨張する）し，粘膜の上皮化を待って7～10日目に抜去する．

鼻中隔軟骨保存手術（Wodak法）
（**図1**B）

　この方法は鼻中隔軟骨の大部分を残し，弯曲した鋤骨，篩骨垂直板を切除する方法である．
　左右の鼻中隔粘膜を軟骨膜下・骨膜下に剝離し，鼻中隔軟骨と鋤骨の接合部を切断し，鼻中隔軟骨と篩骨垂直板の接合部を切断し，鋤骨と篩骨垂直板の弯曲部を切除する．

部分的鼻中隔矯正術（**図1**C）

　鼻中隔の稜（crest）や棘（spine）などだけが弯曲しており，その他の鼻中隔に弯曲がない症例が適応になる．内視鏡下に鼻中隔の部分矯正術を行うと，微細な手術操作が行える．

4　鼻中隔矯正術の合併症

出血

　鋤骨を除去する際に大口蓋動脈などから出血する場合がある．鋤骨を除去する際に，鋤骨の中央は残し，突出した骨稜部分だけを必要最小限に除去すると動脈損傷が少ない．
　出血した場合は，吸引しながらモノポーラ型電気メスで焼灼する（3章-3参照）．

血腫

　通常はタンポン抜去後に起こる．鼻中隔の切開部を再度開放して，鼻中隔内にたまった血液を除去し，止血を確認する．タンポンを再度挿入しておく．

鼻中隔穿孔

骨膜・軟骨膜を付けて鼻中隔粘膜を損傷せずに剝離（少なくとも一側は）することが穿孔を予防する上で大切である．鼻中隔粘膜が同じ部位で両側にわたって損傷した場合は，鼻中隔軟骨を穿孔部の粘膜間に挿入し，粘膜を縫合する．フィブリン糊を用いて固定してもよい．

鼻粘膜の癒着

内視鏡下鼻・副鼻腔手術後に鼻粘膜が癒着することがある．予防法は，raw surface が相接しないようにすることである．

術後に鼻粘膜が癒着したら，局所浸潤麻酔下に癒着部の粘膜を切離し，メロセル®などを挿入し，粘膜の上皮化を待って7〜10日目に抜去する（図4）．

4章

口腔の
オフィスサージャリー

4章　口腔のオフィスサージャリー

1 口腔内軟部組織手術と電気メス

> **手術のポイント**
> - 口腔内軟部組織の手術には，電気メスを用いると出血が少なく，微細な手術操作が行える．
> - 微細な手術操作を行うためには，電気メスのメス先電極は先端が尖ったものを用いるとよい．
> - 手術のコツは組織にカウンタートラクション（countertraction）をかけ，伸展した軟部組織を電気メスで切開する．この操作で摘出組織の周囲に約 0.5～1 mm の健常軟部組織を付けて，病変部を切除できる．出血はほとんどなく，摘出組織周囲の組織損傷（熱変性）は少なく，粘膜縫合による創傷治癒に影響を与えない．

　口腔手術は軟部組織の手術と顎骨の手術に区分される．口腔内軟部組織疾患は日常の外来診療でよく遭遇し，オフィスサージャリーのよい適応になる．

　手術を行う際には臓器の手術解剖（surgical anatomy）の理解が必要であり，口腔の手術でも同様である．口腔内軟部組織疾患のオフィスサージャリーを行う際でも，どの層で切離を進めているのか，組織像を頭に描きながら手術を行うとよい．また適切な部位で切離を進めるためには，出血が少ない，微細な手術操作が必要である．

　口腔内軟部組織は血行に富み，通常のメスや剪刀を手術に用いると出血が多い．適時モノポーラ型電気メス（図1）を用いるとよい．

　電気メスは，高周波電流が発生する熱によって生体の蛋白質が凝固変性する作用を利用している．軟部組織に圧力を加えることなく，鋭利に切開でき，出血が少ない．電気メスのメス先電極は先端が尖ったものを用いると微細な手術操作が行える（図2）．

　手術のコツは，把持した組織を適度に牽引し，カウンタートラクション（countertraction）により伸展した軟部組織を電気メス（混合モード，あるいは切開モード）で切開する（図3）．

　この操作で摘出組織の周囲に約 0.5～1 mm の健常軟部組織を付けて，出血なく短時間で摘出できる（図4，図5）．この操作で摘出組織の周囲組織の損傷（熱変性）は少なく（図5 D），粘膜縫合による創傷治癒にも影響を与えない（図4 D）．

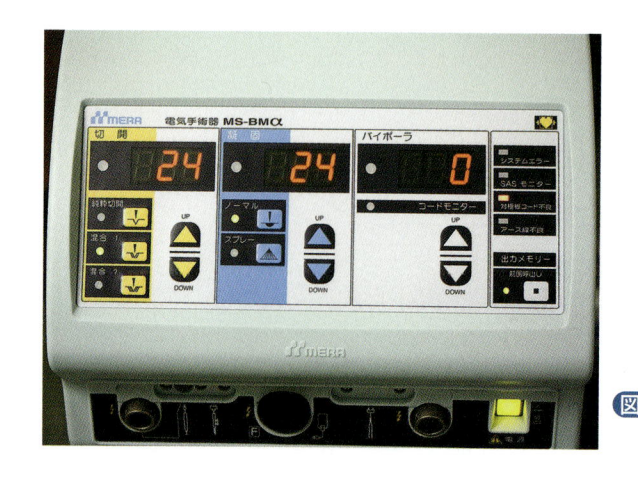

図1 電気メス（モノポーラ・バイポーラ型）（MERA 泉工医科工業社製）

1 口腔内軟部組織手術と電気メス

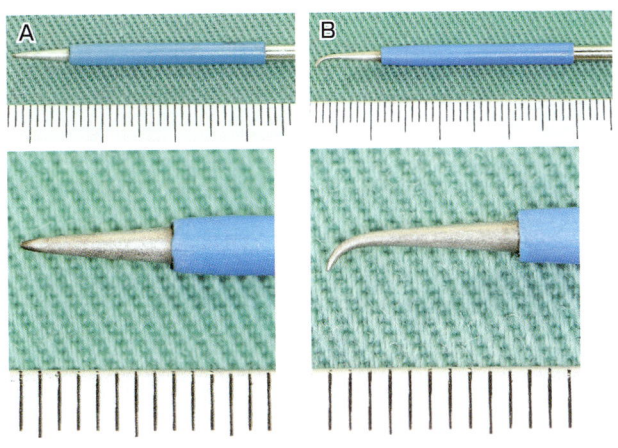

図2 電気メスのメス先電極
メス先電極は先端が尖ったものを用いると，微細な手術操作ができる．メス先電極の先端を術者の好みに応じて弯曲させたもの(B)も使いやすく，微細な手術操作ができる．

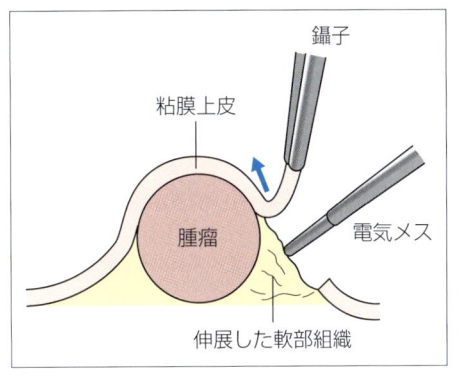

図3 カウンタートラクションを用いた電気メスによる口腔軟部組織の切開
カウンタートラクション(countertraction)をかけ(矢印)，伸展させた軟部組織をメス先電極で軽く触れるだけで，軟部組織ははじけるように切開される．

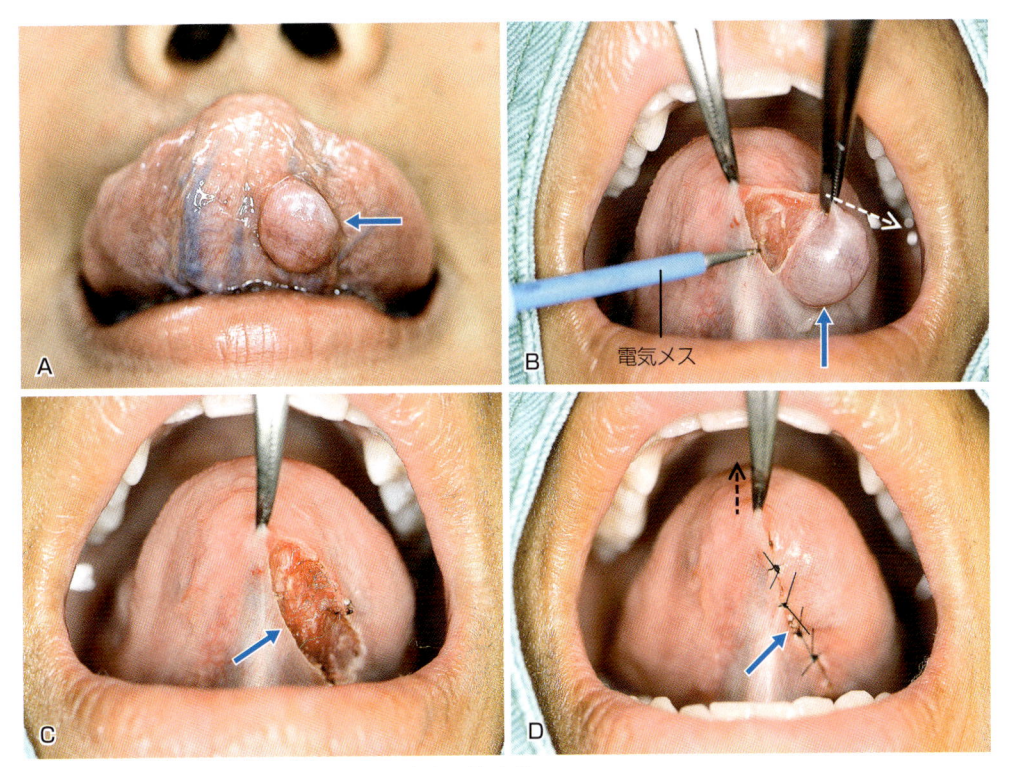

図4 電気メスによる Blandin-Nuhn 囊胞の摘出術
A：舌尖の舌下面に発生した Blandin-Nuhn 囊胞(矢印)．
B，C：囊胞摘出術．把持した組織(囊胞被覆粘膜上皮)を適度に牽引(点線矢印)し，カウンタートラクションにより伸展した軟部組織を先端が尖った電気メス(混合モード)で切開する．出血なく短時間で摘出できる(C：矢印)．
D：縫合終了時．舌尖の舌下面を把持した無鉤鉗子を前上方へ牽引・固定(点線矢印)し，粘膜上皮を縫合する．電気メスで切開した切開創の軟部組織の熱変性は少なく(図 5D 参照)，粘膜縫合(矢印)による創傷治癒にも影響を与えない．

105

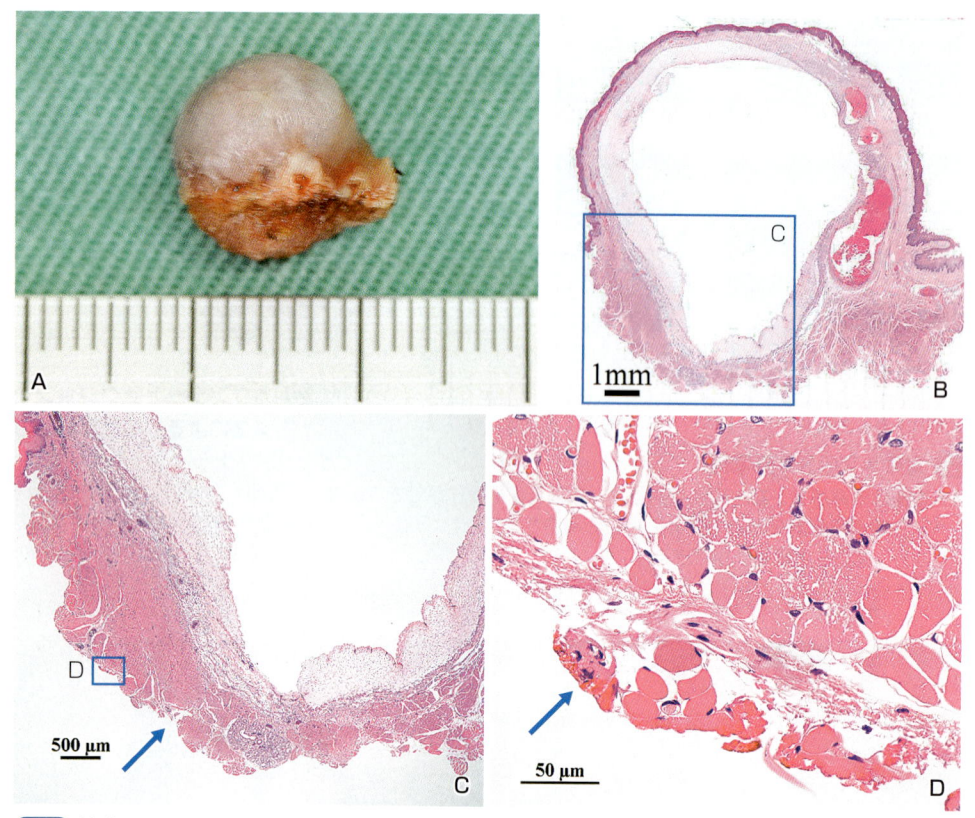

図5 摘出した Blandin-Nuhn 嚢胞とその病理組織像

図4と同一症例.
A：摘出した嚢胞.
B：病理組織像.
C：病理組織像(Bの囲み枠Cの拡大). 病変部(嚢胞)周囲に約0.5〜1mmの健常軟部組織を付けて嚢胞を摘出できる(矢印).
D：病理組織像(Cの囲み枠Dの拡大). 先端が尖った電気メスのメス先電極を用いると微細な操作が行える. 電気メスで切開した病変部周囲の健常な軟部組織の熱変性(矢印)は少ない.

4章 口腔のオフィスサージャリー

2 唾石摘出術（口内法）

> **手術のポイント**
> - 術前にX線撮影で唾石の位置と個数を把握しておく．
> - 口内法による唾石摘出術の難易度は，唾石の存在部位により異なる．
> - 唾石がワルトン管内を移動しないようにし，唾石近傍のワルトン管を切開し，唾石を摘出する．
> - ワルトン管の深い部位を操作する際には，ワルトン管と交差するように走行する舌神経を損傷しないように気をつける．

唾石症は，①顎下腺内に唾石が存在する腺内唾石，②ワルトン（Wharton）管内に唾石が存在する管内唾石，③顎下腺内でワルトン管に移行する部分に唾石が存在する移行部唾石に分類される．

口内法による唾石摘出術の難易度は，唾石の存在部位により異なる．外来手術としては管内唾石がよい適応になる．術前にX線撮影で唾石の位置と個数を把握しておく．コーンビームCTも有用である．

最近は内視鏡をワルトン管内に挿入して唾石を摘出する手技も開発されている．

1 唾石摘出術（口内法）

舌下小丘とワルトン管周囲の粘膜に，0.5％キシロカイン®（20万倍アドレナリン含有0.5％リドカイン）で局所浸潤麻酔を行う．

ワルトン管開口部の唾石（図1，図2）

唾石が舌下小丘の粘膜下に透見あるいは触知できる（図1）．

唾石がワルトン管内を移動しないように，唾石近くの顎下腺側のワルトン管を粘膜とともに鑷子で把持する（図2A）．メスで唾石に達するまで舌下小丘とその周囲の粘膜を切開し，唾石を摘出する（図2B, C）．複数の唾石がワルトン管内にある場合は，双指診で顎下腺から前方に顎下部をしごいて，切開部から唾石を排出させる（図2D, E）．切開部は縫合する必要はない（図2F）．

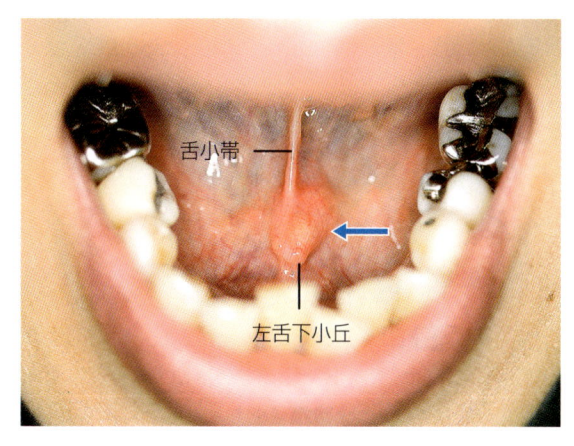

図1 ワルトン管開口部の唾石
ワルトン管開口部に唾石が透見される（矢印）．

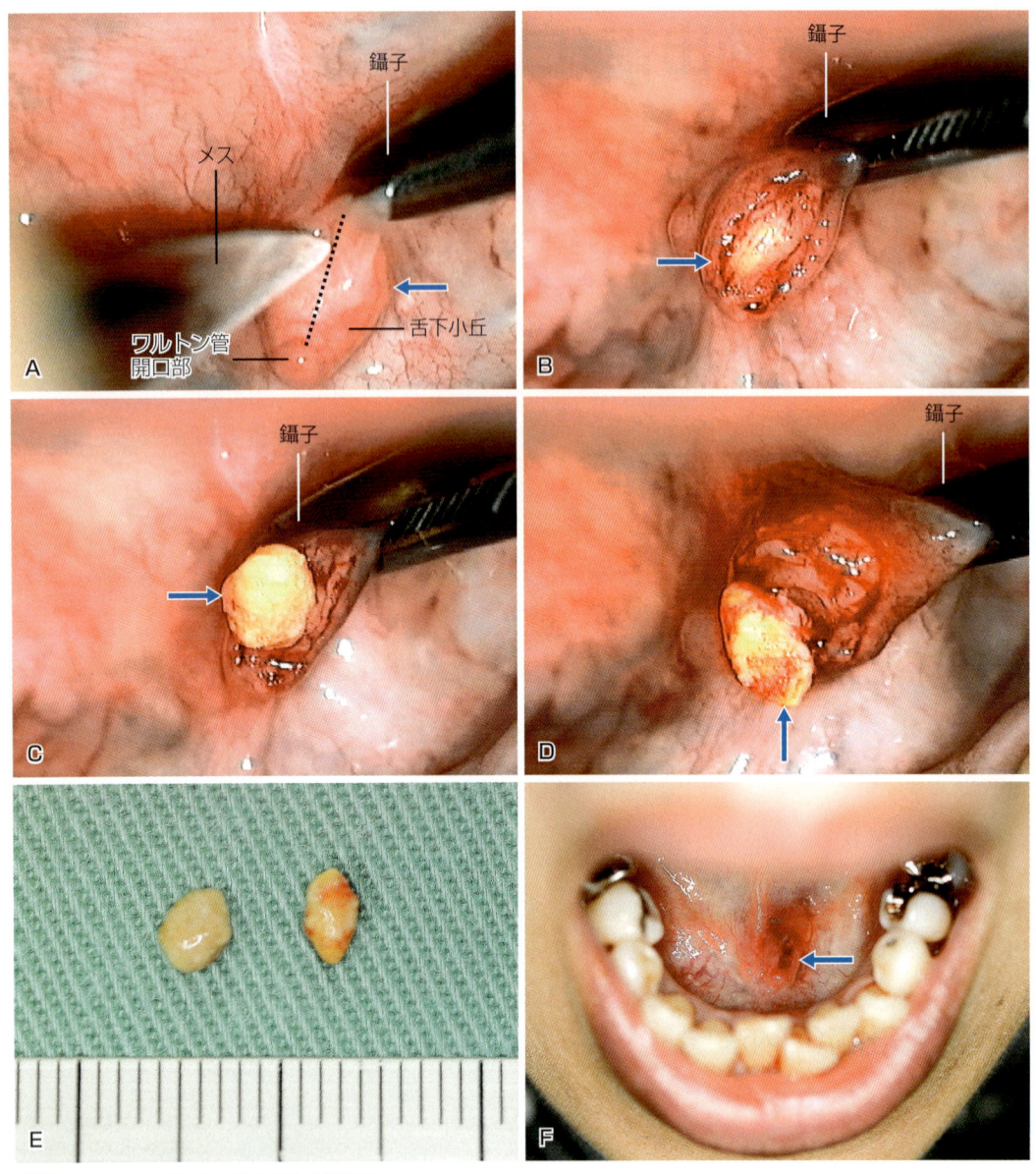

図2 ワルトン管開口部の唾石摘出術

A：唾石が深部へ移動しないように，顎下腺側のワルトン管を粘膜とともに鑷子で把持する．ワルトン管の走行に沿って，11番のメスで唾石(矢印)に達するまで舌下小丘とその周囲の粘膜を切開(点線)する．
B，C：唾石(矢印)を摘出する．
D：双指診で顎下腺から前方にワルトン管をしごいて，深部のもう一つの唾石を切開部から排出させる(矢印)．
E：摘出した唾石．
F：手術終了時．切開部は縫合する必要はない(矢印)．

ワルトン管内の浅い部位にある唾石（図3）

舌尖に糸をかけ，舌を健側前上方へ牽引する．ワルトン管開口部から涙管ブジーを管内に挿入する(図3B)．唾石が比較的小さく，開口部より遠位方向へワルトン管の中を移動する可能性がある場合は，顎下腺側のワルトン管周囲に糸をかけ，

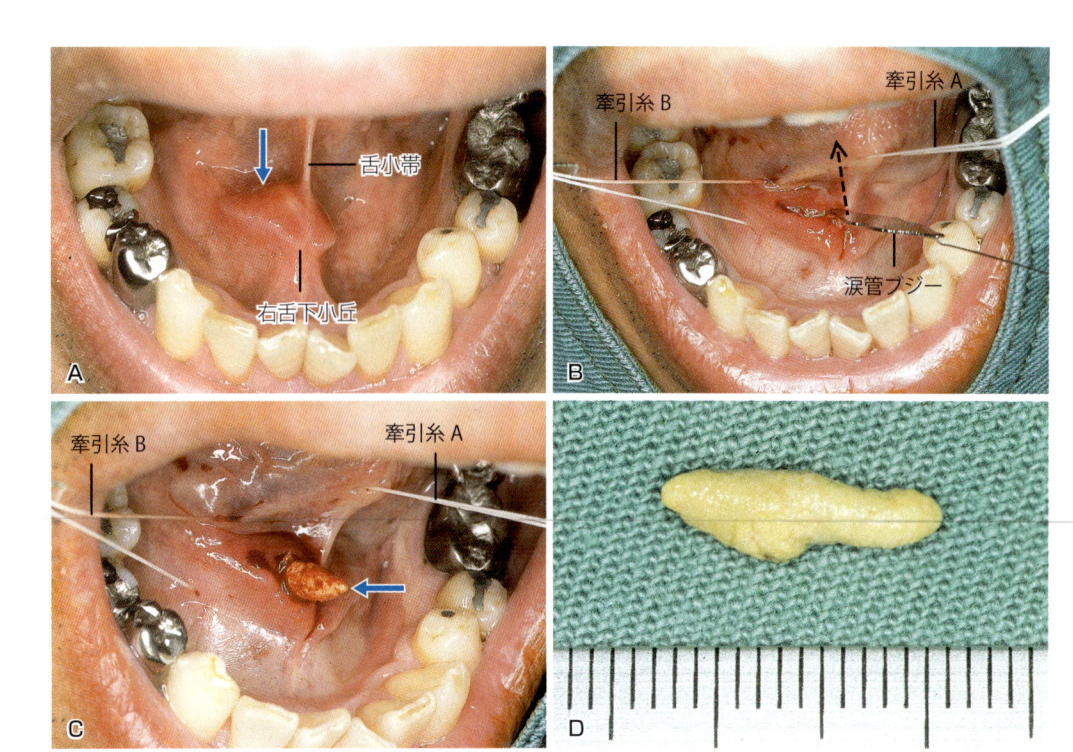

図3 ワルトン管内の浅い部位にある唾石摘出術
A：双指診でワルトン管内の浅い部位に唾石を触知する（矢印）．
B：涙管ブジーをワルトン管内に挿入し，ワルトン管を涙管ブジーで持ち上げ（点線矢印），周囲組織を損傷することなく，ワルトン管の長軸方向に粘膜とワルトン管を切開する．牽引糸A：舌を健側前上方へ牽引・固定し術野を確保する．牽引糸B：顎下腺側のワルトン管周囲に糸をかけ，ワルトン管を上方へ牽引する．
C：唾石（矢印）を摘出する．
D：摘出した唾石．

ワルトン管を上方へ牽引しておくとよい（図3B）．ワルトン管をブジーごと持ち上げ，周囲組織を損傷することなく，ワルトン管の長軸方向に粘膜とワルトン管を切開する（図3C）．

ワルトン管内の比較的浅い部位に唾石が存在する場合は，開口部からブジーに沿って粘膜とワルトン管を切開し，唾石を摘出する．

ワルトン管内の比較的深い部位に唾石が存在する場合は，唾石の直上を中心にメスで粘膜とワルトン管を約2cm切開し，唾石を摘出する．可能であればワルトン管壁と口腔粘膜とを縫合し新たな開口部にしてもよい．

ワルトン管の深い部位を操作する際には，ワルトン管と交差するように走行する舌神経（図4）を損傷しないようにする．

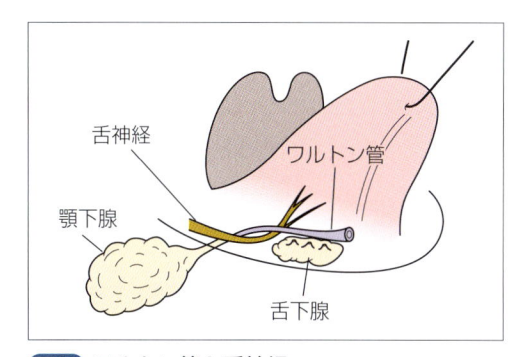

図4 ワルトン管と舌神経

4章　口腔のオフィスサージャリー

3 口唇嚢胞摘出術

> **手術のポイント**
> - 嚢胞の膨隆部の中央に粘膜切開を加え，嚢胞壁を粘膜上皮と周囲組織から剥離し嚢胞を全摘出する術式は難しい．
> - 嚢胞壁の周囲組織に切開を加え，嚢胞を被覆する粘膜と嚢胞を一塊として全摘出する術式は，嚢胞壁を破ることなく，出血もなく，短時間で，どのような大きさの嚢胞でも全摘出できる．
> - 摘出後の創を縫合する際は，口唇の正中を前方に牽引し形成された紡錘形の創粘膜を縫合すると，口唇の変形をきたさない．

　口腔領域の軟部組織内に発生する嚢胞のうち最も多いのが，唾液の流出障害により生じる小唾液腺由来の粘液嚢胞である．外傷などにより口腔粘膜内の小唾液腺の導管が閉塞するか，あるいは導管が損傷されることにより周囲の軟部組織内に唾液が流出し貯留して発生する．下口唇，口腔底に好発する．

　全摘出術，OK-432（ピシバニール®）注入硬化療法（4章-6参照），レーザーによる開窓術などが行われる．

1 下口唇嚢胞摘出術

　0.5％キシロカイン®（20万倍アドレナリン含有0.5％リドカイン）で局所浸潤麻酔を行う．伝達麻酔（下口唇に対するオトガイ神経ブロックなど）を用いてもよい．

　教科書的には嚢胞の膨隆部の中央に粘膜切開を加え，嚢胞壁を粘膜上皮と周囲組織から剥離し，嚢胞を全摘出する術式が記載されている．しかし嚢胞内腔に上皮がないことも少なくなく，嚢胞壁は剥離しにくく，薄く破れやすい．

　筆者は電気メスを用いて，嚢胞壁の周囲組織に切開を加え，嚢胞を被覆する粘膜と嚢胞を一塊として全摘出する術式を好んで用いている．この術式は，嚢胞壁を破ることなく，出血もなく，短時間で，どのような大きさの嚢胞でも全摘出できる．

　電気メスを用いて，嚢胞壁周囲の粘膜上皮に切開を加える（図1 B，図3 A）．

　被覆粘膜上皮の切開縁を鑷子で把持し，嚢胞壁

MEMO

嚢胞の膨隆部の中央に粘膜切開を加え，嚢胞壁を粘膜上皮と周囲組織から剥離し，嚢胞を全摘出する教科書的な術式はなぜ難しいのか

　口腔領域の軟部組織内に発生する小唾液腺由来の粘液嚢胞は唾液の流出障害により生じる．口腔粘膜内の小唾液腺の導管が閉塞した場合は，嚢胞内腔に上皮（lining cell）が存在する（図1）．しかし，導管の損傷により周囲の軟部組織内に唾液が流出し貯留して発生した場合は，嚢胞内腔に上皮がないことが少なくない．

　唾液が流出し貯留する部位は，粘膜固有層（図2）のみならず粘膜上皮内（図3）に及ぶ場合がある．

　嚢胞壁を粘膜上皮と周囲組織から剥離し嚢胞を全摘出する術式は，薄い嚢胞壁を剥離しにくく，破れやすいことが病理組織像からもよく理解できる．

3 口唇嚢胞摘出術

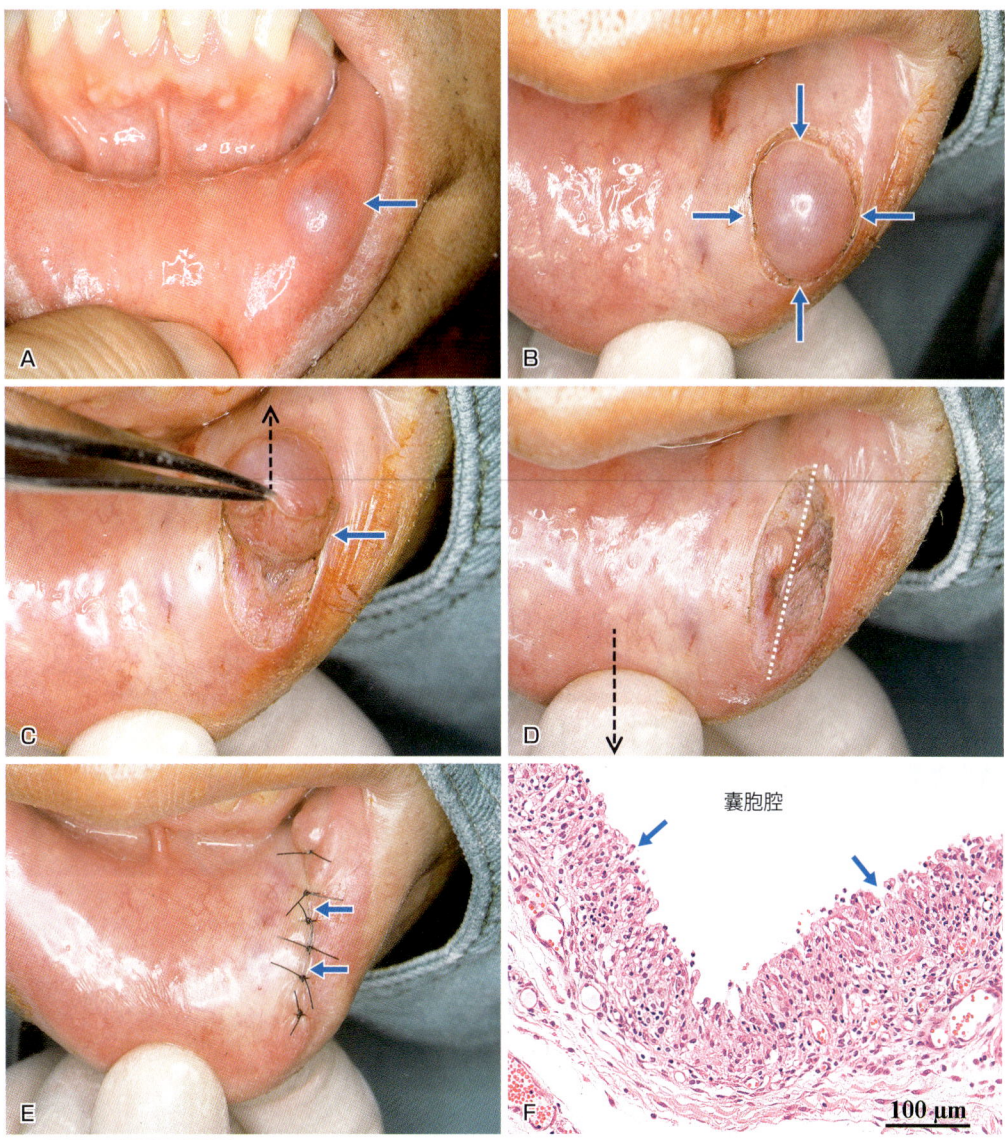

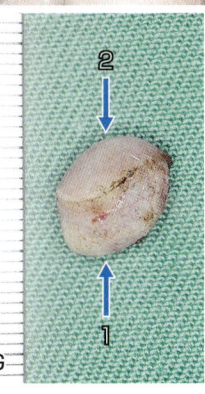

図1 下口唇粘液嚢胞摘出術（嚢胞内腔に上皮が存在）

A：下口唇粘液嚢胞（矢印）.
B：電気メスで嚢胞壁周囲の粘膜上皮を切開する（矢印）.
C：カウンタートラクション（点線矢印）により伸展した嚢胞壁周囲の軟部組織（矢印）を電気メス（混合モード）で切開する.
D：下口唇の縫合．口唇正中を前方に牽引し（点線矢印），形成された紡錘形の創（白点線）粘膜を縫合すると，術後に口唇の変形をきたさない.
E：縫合（矢印）終了後.
F：病理組織像．嚢胞内腔に上皮（lining cell）（矢印）を認める.
G：摘出した下口唇粘液嚢胞．嚢胞壁周囲に約1mmの健常軟部組織を付けて，嚢胞（矢印1）とその被覆粘膜（矢印2）を一塊として全摘出する.

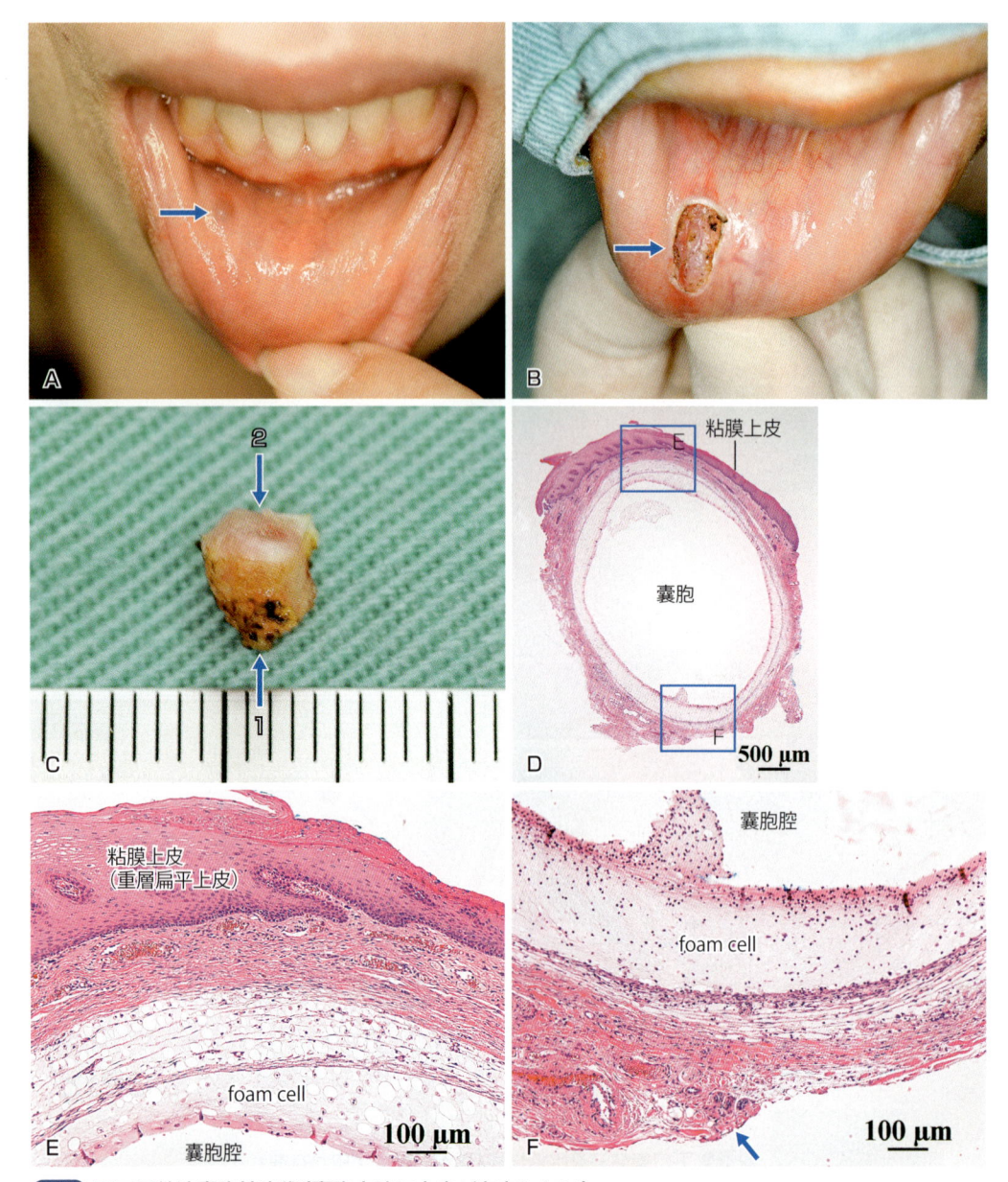

4章 口腔のオフィスサージャリー

図2 下口唇粘液嚢胞摘出術（嚢胞内腔に上皮が存在しない）

A：下口唇粘液嚢胞（矢印）．
B：カウンタートラクションにより伸展した嚢胞周囲の軟部組織を電気メスで切開し，嚢胞を摘出する．
C：摘出した下口唇粘液嚢胞．嚢胞壁周囲に約0.5 mmの健常軟部組織を付けて，嚢胞（矢印1）とその被覆粘膜（矢印2）を一塊として全摘出する．
D：病理組織像．粘膜固有層に唾液が流出し貯留して嚢胞が発生している．嚢胞内腔には上皮がない．
E：病理組織像（Dの囲み枠Eの拡大）．粘膜上皮直下の粘膜固有層に唾液が貯留し，嚢胞が発生している．嚢胞壁は線維性結合組織で内腔には上皮がなく，foam cellを認める．
F：病理組織像（Dの囲み枠Fの拡大）．嚢胞は約0.2〜0.5 mmの健常軟部組織を付けて摘出されている．電気メスで切開した病変部周囲の健常な軟部組織の熱変性は少ない（矢印）．

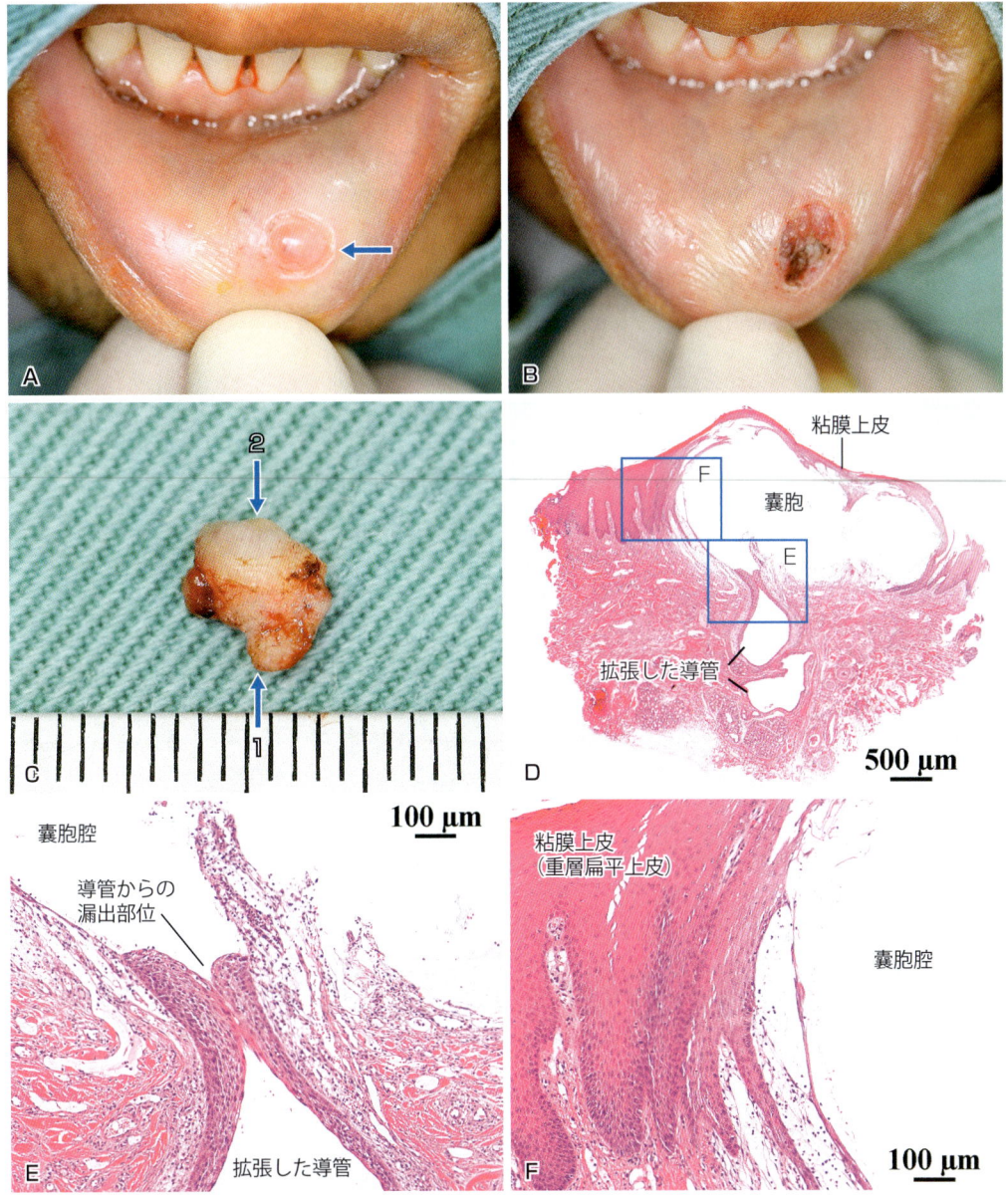

図3 下口唇粘液嚢胞摘出術（嚢胞内腔に上皮が存在しない）

A：下口唇粘液嚢胞（矢印）．
B：カウンタートラクションにより伸展した嚢胞周囲の軟部組織を電気メスで切開し，嚢胞を摘出する．
C：摘出した下口唇粘液嚢胞．嚢胞壁周囲に約1mmの健常軟部組織を付けて，嚢胞（矢印1）とその被覆粘膜（矢印2）を一塊として全摘出する．
D：病理組織像．粘膜固有層と粘膜上皮内に唾液が流出し貯留して嚢胞が発生している．嚢胞内腔には上皮がない．
E：病理組織像（Dの囲み枠Eの拡大）．拡張した導管から周囲の軟部組織内に唾液が流出し貯留している．
F：病理組織像（Dの囲み枠Fの拡大）．粘膜上皮内に唾液が貯留し，嚢胞が発生している．嚢胞壁は線維性結合組織で内腔には上皮がない．

を適度に牽引し，カウンタートラクション（countertraction）により伸展した囊胞周囲の軟部組織を電気メス（混合モード）で切開する（図1 C）．この操作がこの手術の成功のポイントである．この操作で囊胞周囲に約0.5〜1 mmの健常軟部組織を付けて，囊胞とその被覆粘膜を一塊として全摘出できる（図1 G, 図2 C, 図3 C）．この操作で囊胞周囲組織の損傷は少なく，小唾液腺に損傷が加わることは少ない．したがって新たな粘液囊胞をきたすことも少ない．

摘出後の創を縫合する際に，口唇の変形をきたさないようにするコツは，口唇の正中を前方に牽引し（図1 D），形成された紡錘形の創粘膜を縫合する（図1 E）．縫合時に創腔周囲の小唾液腺に損傷を加えると，新たな粘液囊胞をきたすので注意する．

4章　口腔のオフィスサージャリー

4　口腔底囊胞摘出術

> **手術のポイント**
> - 口腔底に発生した小唾液腺由来の粘液囊胞とガマ腫を混同してはいけない．
> - 囊胞の膨隆部の中央に粘膜切開を加え，囊胞壁を粘膜上皮と周囲組織から剥離し囊胞を全摘出する術式は難しい．
> - 囊胞壁の周囲組織に切開を加え，囊胞を被覆する粘膜と囊胞を一塊として全摘出する術式は，囊胞壁を破ることなく，出血もなく，短時間で，どのような大きさの囊胞でも全摘出できる．
> - 口腔底囊胞摘出後の創は，縫合せずに開放創にしておいてよい．

口腔領域の軟部組織内に発生する囊胞のうち最も多いのが，唾液の流出障害により生じる小唾液腺由来の粘液囊胞である．外傷などにより口腔粘膜内の小唾液腺の導管が閉塞するか，あるいは導管が損傷されることにより周囲の軟部組織内に唾液が流出し貯留して発生する．

小唾液腺由来の粘液囊胞は，小唾液腺が分布する口唇，口腔底，頰粘膜に発生する．

口腔底に発生した小唾液腺由来の粘液囊胞（図1 A）とガマ腫を混同してはいけない．小唾液腺由来の粘液囊胞は容易に全摘出できる．

1　口腔底囊胞摘出術

0.5％キシロカイン®（20万倍アドレナリン含有0.5％リドカイン）で局所浸潤麻酔を行う．

教科書的には小唾液腺由来の粘液囊胞の膨隆部の中央に粘膜切開を加え，囊胞壁を周囲組織から剥離し，囊胞を全摘出する術式が記載されている．しかし囊胞内腔に上皮がないことも少なくなく，囊胞壁は剥離しにくく，薄く破れやすい．

筆者は電気メスを用いて，囊胞壁の周囲組織に切開を加え，被覆粘膜と囊胞を一塊として全摘出する術式を口腔底囊胞（図1 A）にも好んで用いている．この術式は，囊胞壁を破ることなく，出血もなく，短時間で，どのような大きさの囊胞でも全摘出できる．

まず電気メスを用いて，囊胞壁周囲の粘膜上皮に切開を加える．

次に被覆粘膜上皮の切開縁を鑷子で把持し，囊胞壁を適度に牽引し，カウンタートラクション（countertraction）により伸展した囊胞周囲の軟部組織を電気メス（混合モード）で切開する．この操作がこの手術の成功のポイントである．この操作で囊胞壁周囲に約0.5～1 mmの健常軟部組織を付けて，囊胞とその被覆粘膜を一塊として全摘出できる（図1 B）．この操作による囊胞周囲組織の損傷は少なく，小唾液腺に損傷が加わることは少ない．したがって新たな粘液囊胞をきたすことも少ない．

口腔底囊胞摘出後の創は，縫合せずに開放創にしておいてよい（図1 C）．術後，粘膜上皮で被覆される．囊胞周囲に分布する口腔底の小唾液腺に損傷が加わっても，開放創であれば新たな粘液囊胞をきたすことは少ない（図2）．

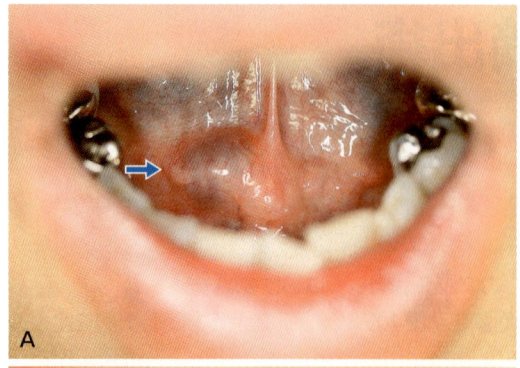

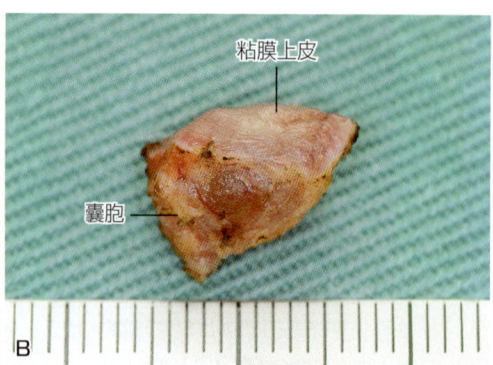

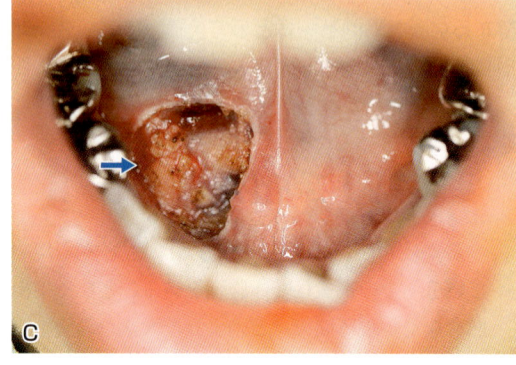

4章 口腔のオフィスサージャリー

図1 口腔底囊胞（小唾液腺由来）摘出術

A：口腔底粘液囊胞（矢印）．
B：摘出した口腔底粘液囊胞．電気メスで囊胞壁周囲の粘膜上皮を切開する．カウンタートラクションにより伸展した囊胞壁周囲の軟部組織を電気メス（混合モード）で切開し切除する．
C：口腔底囊胞摘出後の創は，縫合せずに開放創（矢印）にしておいてよい．

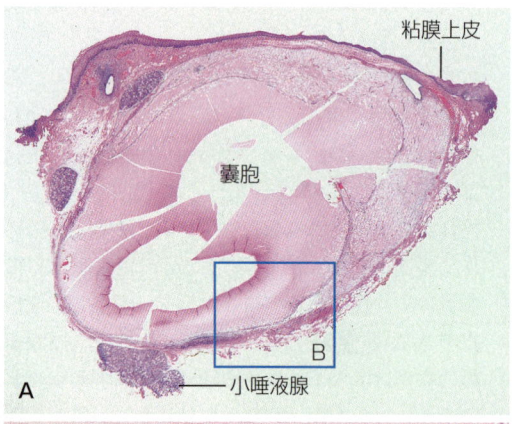

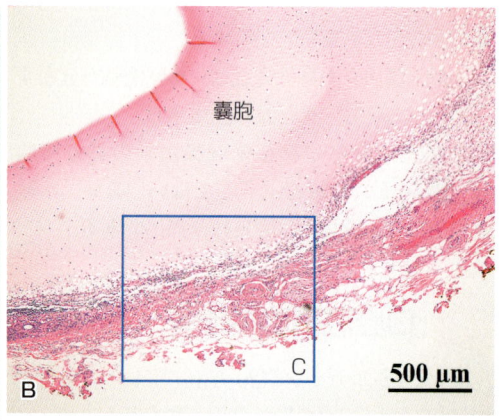

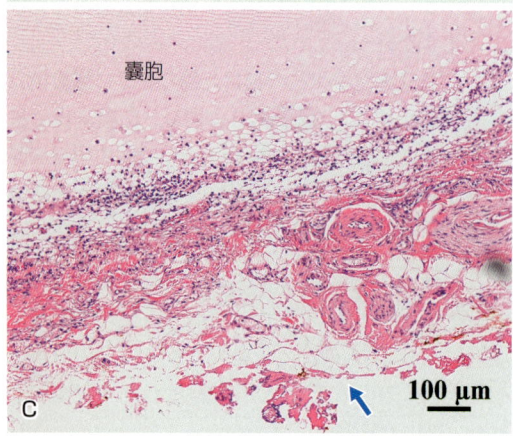

図2 病理組織像（図1と同一症例）

A：摘出した口腔底粘液囊胞．囊胞周囲に健常軟部組織を付けて，囊胞とその被覆粘膜を一塊として全摘出する．
B：Aの囲み枠Bの拡大．囊胞周囲に約0.5～1mmの健常軟部組織を付けて，囊胞が一塊として全摘出されている．
C：Bの囲み枠Cの拡大．囊胞壁に上皮はなく，小唾液腺の導管が損傷され，周囲の軟部組織内に唾液が流出し貯留して発生した囊胞であることが推察される．電気メスで切開した病変部周囲の健常な軟部組織の熱変性（矢印）は少ない．

4章 口腔のオフィスサージャリー

5 ガマ腫開窓術

> **手術のポイント**
> ● ガマ腫開窓術では，開窓した嚢胞壁を少し牽引するように，開窓部が再度狭窄しない位置の口腔粘膜に嚢胞壁の辺縁を縫合固定することがポイントである．

　ガマ腫（ranula）は舌下腺の導管の閉塞，あるいは導管の損傷により周囲の軟部組織内に唾液が貯留して嚢胞が発生して生じる．多くは舌下部に限局する舌下型であるが，顎舌骨筋を越えて顎下部に進展した顎下型や，両方にまたがる舌下・顎下型もみられる（4章-6参照）．口腔底に発生した小唾液腺由来の粘液嚢胞とガマ腫を混同してはいけない．

　ガマ腫に対しては嚢胞開放術，嚢胞開窓術，嚢胞全摘出術，舌下腺摘出術などが行われてきた．最近はOK-432（ピシバニール®）の注入硬化療法を筆者は好んで用いている[1]（4章-6参照）．しかし，時にOK-432の注入硬化療法を希望しない患者もいる．

　ここでは口腔内手術としてのガマ腫開窓術について述べる．

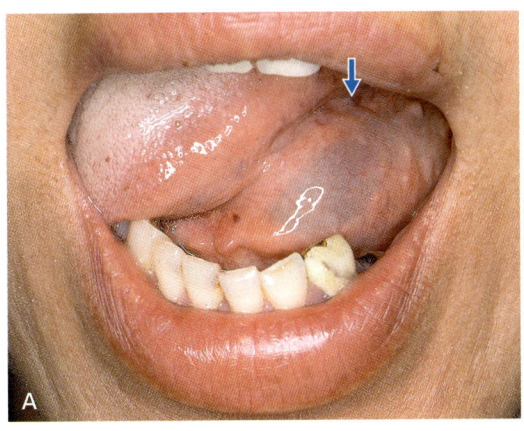

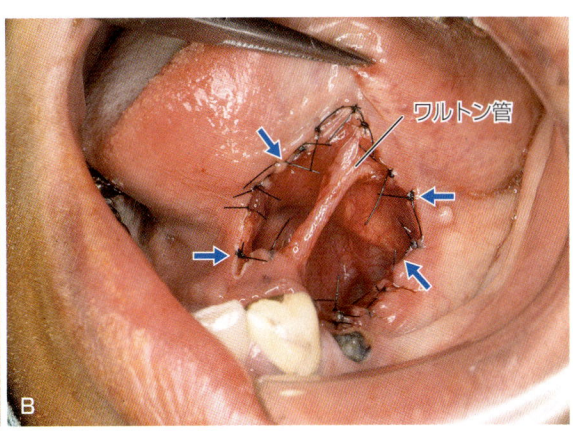

1　ガマ腫開窓術

　外来手術としては舌下型ガマ腫（図1 A）がよい適応になる．術前にX線撮影でガマ腫の位置と進展範囲を把握しておく．
　0.5％キシロカイン®（20万倍アドレナリン含有0.5％リドカイン）で局所浸潤麻酔を行う．
　ガマ腫の嚢胞壁に切開を加え嚢胞壁の上部を切除し，ガマ腫を大きく開窓する．開窓する際にワルトン管を損傷しないようにする．開窓部が再度狭窄しないように，開窓した嚢胞壁の辺縁を周囲の口腔粘膜に縫合する（図1 B）．
　開窓部が再度狭窄しない位置の口腔粘膜に，開窓した嚢胞壁を少し牽引するように，嚢胞壁の辺縁を縫合固定する（図2）ことが，この手術のポイントである．

図1　ガマ腫開窓術
A：舌下型ガマ腫（矢印）．
B：開窓術後．開窓したガマ腫の嚢胞壁を周囲の口腔粘膜に縫合する（矢印）．

117

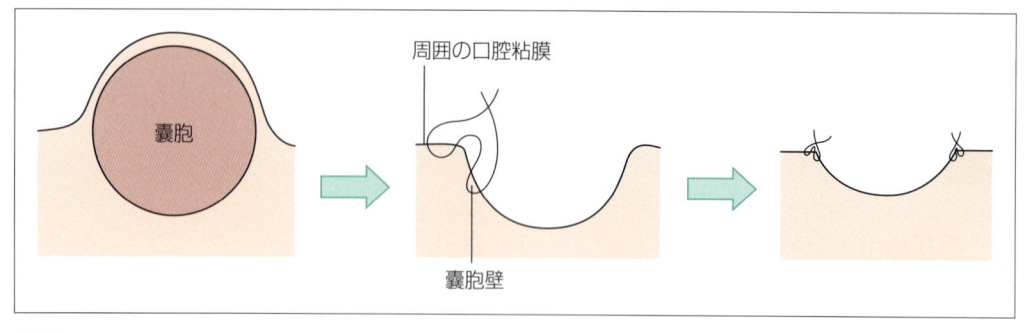

図2 嚢胞の開窓術
嚢胞壁と周囲の口腔粘膜に縫合糸を掛け，縫縮すると，開窓部が再度狭窄しない．

文 献

1) 佐藤公則．頭頸部嚢胞性疾患に対する OK-432 注入硬化療法．耳・鼻・のどのプライマリケア．東京：中山書店；2014．p.282-6.

6 口腔嚢胞性疾患に対する OK-432 注入硬化療法

> **手技のポイント**
> - 嚢胞内容液の吸引を行わず，皮内針を用いて高濃度のOK-432を嚢胞内に注入するOK-432注入硬化療法は，たとえ嚢胞壁が薄くても嚢胞内に薬液を確実に注入でき，外来で安全に行える治療である．
> - ガマ腫，下口唇粘液嚢胞などの口腔領域の嚢胞性疾患に対してOK-432注入硬化療法は有効である．
> - 効果が不十分な場合は，6～8週間ごとにOK-432の注入を繰り返す．1回では効果がなくても，繰り返し注入することで効果が得られることが少なくない．

深瀬らは，ガマ腫に対するOK-432嚢胞内注入硬化療法の有効性を報告し[1,2]，下口唇粘液嚢胞などに対しても応用している．平成23年9月の厚生労働省通達（「医薬品の適応外使用に係る保険診療上の取扱いについて」）では，ガマ腫にOK-432（ピシバニール®）を用いることが保険診療で認められた．

1 OK-432（ピシバニール®）の注入法

嚢胞内容液を可及的に吸引して，OK-432希釈液で置換する方法をガマ腫，下口唇粘液嚢胞などに対して行うと，内容液を吸引した孔から薬液が漏れたり，内容液を除去した嚢胞内に確実に薬液を注入しにくいなどの理由から治療効果が得にくい場合がある．深瀬は嚢胞内容液の吸引を行わず高濃度のOK-432を，皮内針を用いて嚢胞内に注入する方法（高濃度OK-432注入硬化療法）を行い，良い治療成績を得ている[3]．

嚢胞内容液の吸引を行わず，皮内針を用いて高濃度のOK-432を嚢胞内に注入する高濃度OK-432注入法は，たとえ嚢胞壁が薄くても嚢胞内に薬液を確実に注入でき，外来で安全に行える注入法である．ガマ腫，下口唇粘液嚢胞などの口腔領域の嚢胞性疾患は高濃度OK-432注入硬化療法の良い適応である．

2 高濃度 OK-432（ピシバニール®）注入硬化療法

OK-432懸濁溶解液の調整

現在市販されている注射用OK-432は，1バイアル0.2 KE，0.5 KE，1 KE，5 KE（KEはOK-432の臨床単位）である．口腔領域の嚢胞に対する注入硬化療法には，1バイアル0.5 KE，1 KE（図1）のOK-432を用いている．

OK-432の投与量は，比較的大きいガマ腫（舌下型（図2），顎下型（図3），舌下・顎下型（図4））などの嚢胞性疾患に対しては1 KEを，比較的小さいガマ腫（舌下型）や下口唇粘液嚢胞（図5，図6）などの嚢胞性疾患に対しては0.5 KEを注入している[4]．嚢胞の内容液の量に応じてOK-432を生理食塩水で適宜懸濁溶解する．具体的には，小さい下口唇粘液嚢胞に対しては0.5 KE/0.1 mLの，比較的大きいガマ腫に対しては1 KE/0.5 mLの懸濁溶解液を調整する[4]．嚢胞の大きさに応じて，多少溶解液量を変更してもよい．

嚢胞内へのOK-432懸濁溶解液の注入

嚢胞内へのOK-432懸濁溶解液の注入には，ツベルクリン用の1 mLシリンジとそれに付いている27 G針（図1）を用いている．周囲の解剖に注意し，最も確実に嚢胞内へ注入できる部位を選

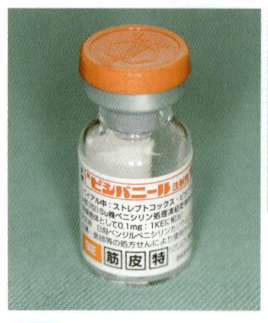

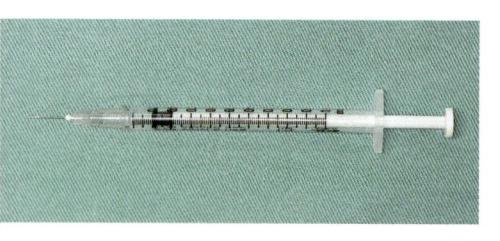

4章 口腔のオフィスサージャリー

図1 1 KE の OK-432（ピシバニール®）と注入に用いる 27 G 針付きツベルクリン用 1 mL シリンジ

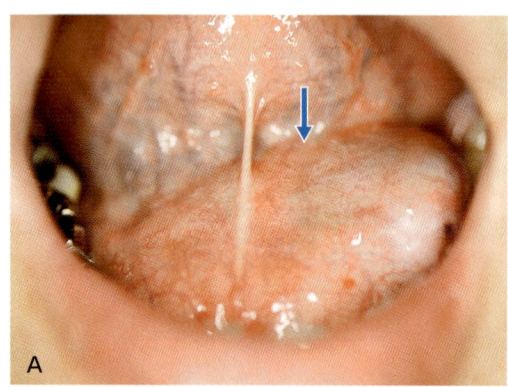

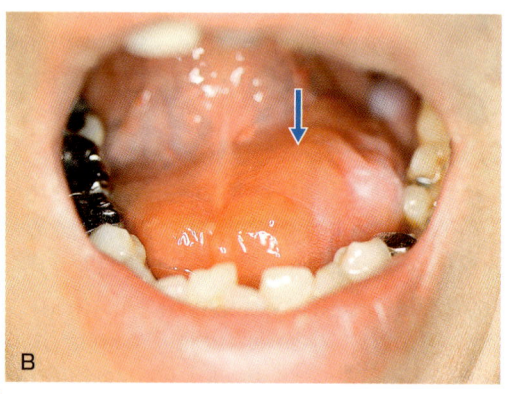

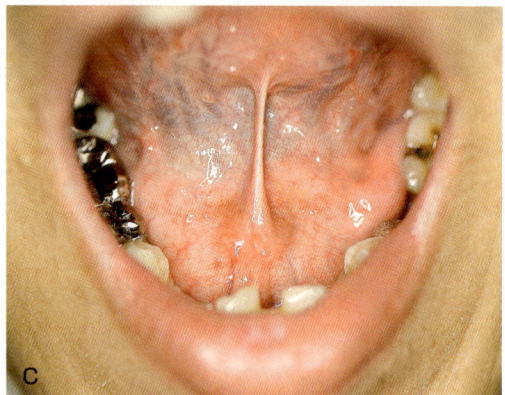

図2 舌下型ガマ腫の OK-432 注入硬化療法
A：29歳，男性．舌下型ガマ腫（矢印）．
B：OK-432 注入後 2 日目．内容液は吸引せず，OK-432（1 KE / 0.2 mL）を囊胞内へ注入した．囊胞が発赤・腫脹している（矢印）．
C：OK-432 注入後 3 か月目．

んで，確実に皮内針の針先が囊胞内にあることを確認し，OK-432 懸濁溶解液を囊胞内に注入する．

OK-432 懸濁溶解液の注入による副作用

OK-432 はベンジルペニシリンを含有しているため，ペニシリン系抗菌薬に対し過敏症の既往歴がある患者への投与は禁忌である．

注入後の副作用としては，全身的には発熱（38〜39℃），局所的には疼痛が認められる．その場合には鎮痛・解熱薬の頓用を行う．通常 2 日程度で改善する．

囊胞が発赤・腫脹する（図2 B，図5 B）ことがある．これは囊胞内に炎症反応が惹起され，炎症細胞が多数遊走していることを反映しており，この所見が認められるときは本治療法が有効な場合が多い．このような状態が 1〜2 週間続いた後，徐々に囊胞が縮小し，4〜6 週間で囊胞は消失あ

6 口腔嚢胞性疾患に対する OK-432 注入硬化療法

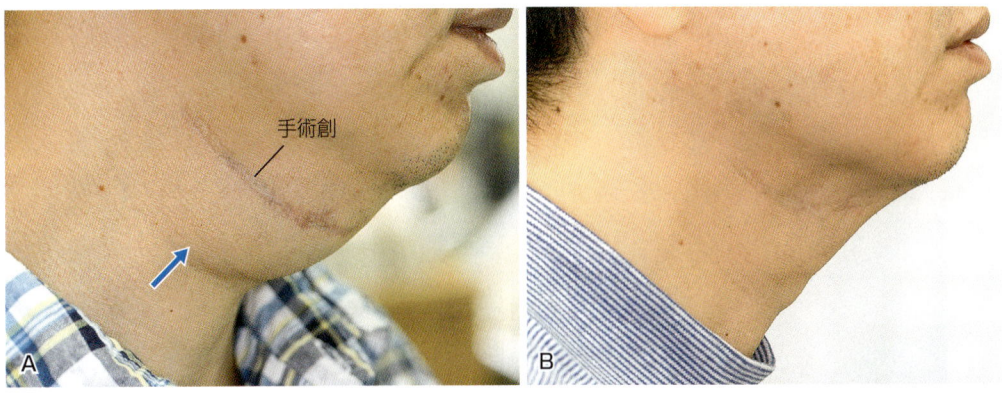

図3 顎下型ガマ腫の OK-432 注入硬化療法
A：38歳，男性．顎下型ガマ腫（矢印）．前医で2回手術が行われたが嚢胞が再発した．初回は嚢胞摘出術が，2回目は嚢胞摘出術と舌下腺・顎下腺摘出術が行われていた．
B：OK-432 注入後．内容液は吸引せず，OK-432（1 KE／1 mL）を経皮的に嚢胞内へ注入した．1回の注入で効果が少なく，3回注入することで嚢胞は消失した．

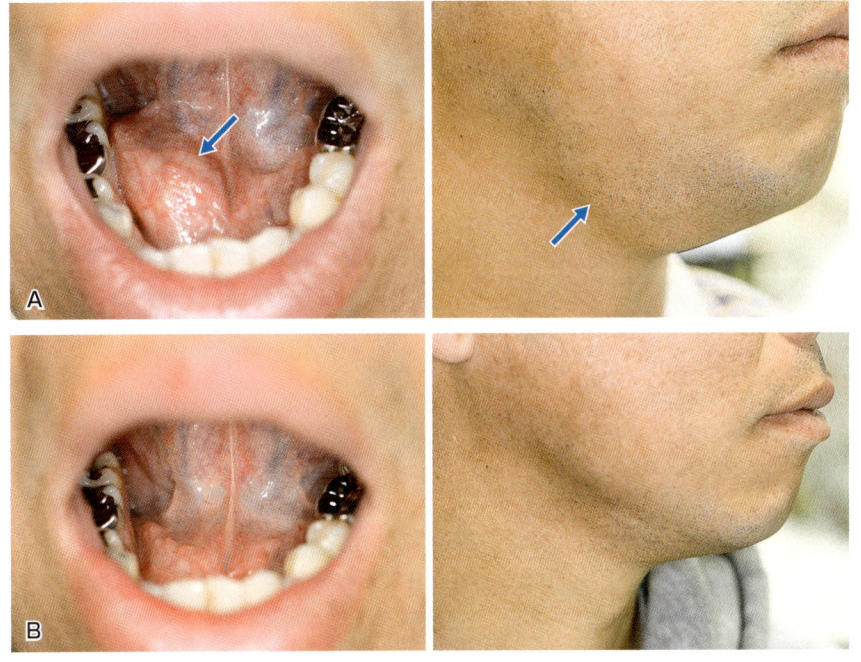

図4 舌下型・顎下型ガマ腫の OK-432 注入硬化療法
A：35歳，男性．舌下型・顎下型ガマ腫（矢印）．
B：OK-432 注入後4か月目．内容液は吸引せず，OK-432（1 KE／0.5 mL）を口腔内の嚢胞内へ注入した．1回注入することで嚢胞は消失した．

るいは縮小固定する．

効果が不十分な場合の対応

6〜8週間ごとに OK-432 注入療法を繰り返す．

1回の注入で効果がなくても，繰り返し注入することで効果が得られる場合が多い．

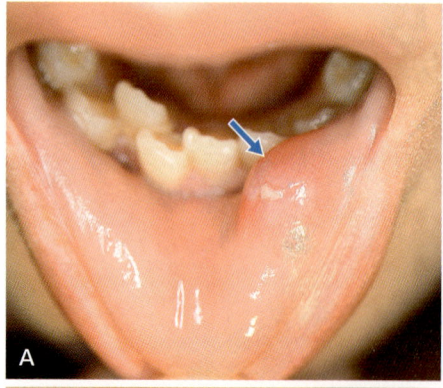

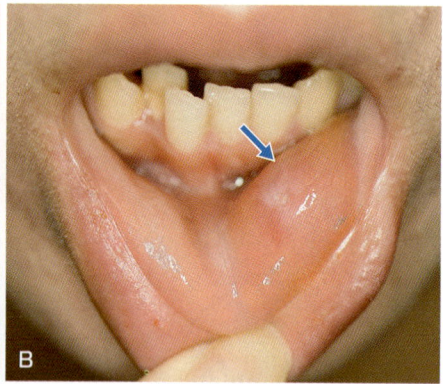

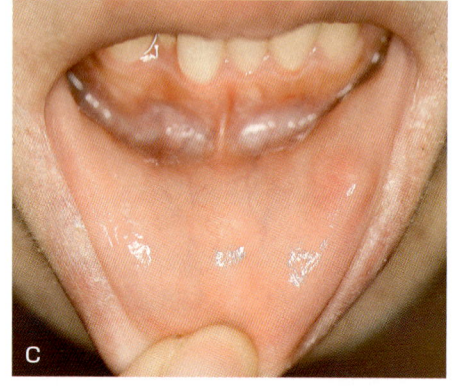

図5 下口唇粘液嚢胞のOK-432注入硬化療法

A：21歳，女性．下口唇粘液嚢胞（矢印）．
B：OK-432注入後2日目．内容液は吸引せず，OK-432（0.5 KE/0.1 mL）を嚢胞内へ注入した．嚢胞が発赤・腫脹している（矢印）．
C：OK-432注入後1.5か月目．1回注入することで嚢胞は消失した．

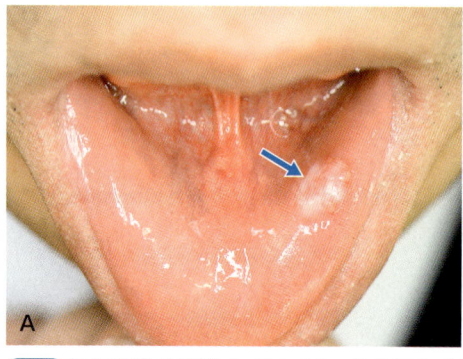

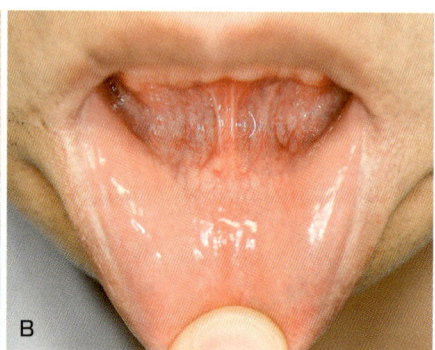

図6 下口唇粘液嚢胞のOK-432注入硬化療法

A：40歳，男性．下口唇粘液嚢胞（矢印）．心筋梗塞に対してバイアスピリン®による抗血栓療法中であり，手術は避けたかった症例．
B：OK-432注入後2か月目．内容液は吸引せず，OK-432（0.5 KE/0.1 mL）を嚢胞内へ注入した．1回注入することで嚢胞は消失した．

文献

1) 深瀬　滋，ほか．ガマ腫に対するOK-432嚢胞内注入療法．口咽科 1998；10：297-305.
2) Fukase S, et al. Treatment of ranula with intracystic injection of the streptococcal preparation OK-432. Ann Otol Rhinol Laryngol 2003；112：214-20.
3) 深瀬　滋．高濃度OK-432注入法によるガマ腫の治療．口咽科 2007；19：167-70.
4) 佐藤公則．頭頸部嚢胞性疾患に対するOK-432注入硬化療法．耳・鼻・のどのプライマリケア．東京：中山書店；2014．p.282-6.

7 小帯形成手術

> **手術のポイント**
> - 小帯の切断には，電気メスを用いると，出血の少ない手術操作が行える．
> - 舌小帯粘膜が十分切離されているにもかかわらず舌の伸展が良くない場合は，左右のオトガイ舌筋間の結合組織を切断すると舌の動きが良くなる．

　口腔の小帯には，上・下唇小帯，舌小帯，上下左右頰小帯がある．小帯の異常に対して小帯形成手術が行われるが，そのほとんどは舌小帯と上唇小帯の異常に対して行われる．

　舌小帯と上唇小帯の異常に日常臨床で遭遇することはまれではない．その結果，哺乳障害（図1），構音障害，歯列不正，炎症，外傷をきたすといわれているが，障害をきたす頻度は高くない．

　舌小帯が短縮している（図2A）ことにより，舌に外傷を生じる（図2B），舌に囊胞（外傷性）を形成する（図2C），しゃべりにくい（図3）といった例が手術適応になる．

　舌小帯短縮は，舌小帯の粘膜および舌中隔に移行する左右のオトガイ舌筋間の結合組織の短縮により起こり，オトガイ舌筋の異常はほとんどない．

　上唇小帯の異常を訴えて来院する患者の多くは小児（図4）で，正中歯間離開の原因が上唇小帯にあると指摘されている場合がある．

　上唇小帯と正中歯間離開の関係は明らかではなく，歯間離開の多くは側切歯の萌出で消失することから，早期の手術は控えるべきであるという意見もある．

　上唇小帯の肥大により上唇縁がめくれたように醜形をきたす場合や，高齢者で義歯の安定に影響を与える場合は，上唇小帯形成手術の適応がある．

1　舌小帯形成術

　0.5％キシロカイン®（20万倍アドレナリン含有0.5％リドカイン）で形成する舌小帯の局所浸潤

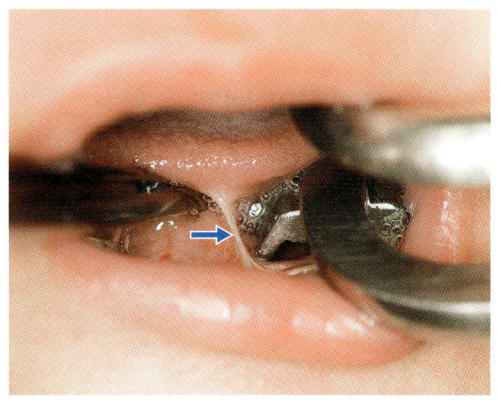

図1　乳児の舌小帯短縮と吸啜
3か月，女児の舌小帯（矢印）．舌小帯切断後から，哺乳に時間がかからなくなり，機嫌が良くなり，体重が順調に増加した．また母親は乳腺炎を繰り返さなくなった．

> **MEMO**
>
> **舌小帯と吸啜**
> 　新生児・乳児は舌を乳首に巻きつけ，吸啜圧（陰圧）により哺乳している．新生児・乳児の舌小帯は舌尖近くに及ぶ（図1）が，舌小帯が吸啜に影響を及ぼしている場合がある．臨床的には，哺乳に時間がかかり，新生児・乳児の機嫌が良くない，新生児・乳児の体重が増えない，母乳がうっ滞し母親が乳腺炎になりやすいなどの症状が認められる．このような場合は，舌小帯の膜様部を剪刀で切断するとよい．

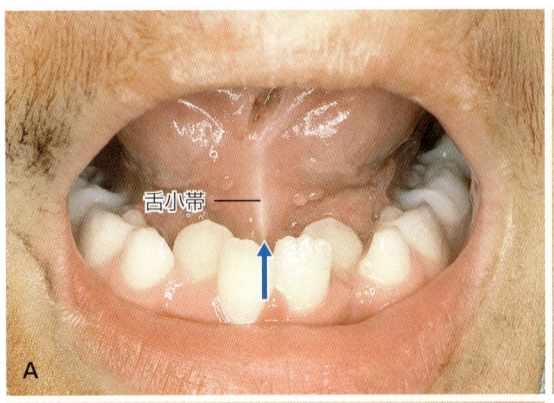

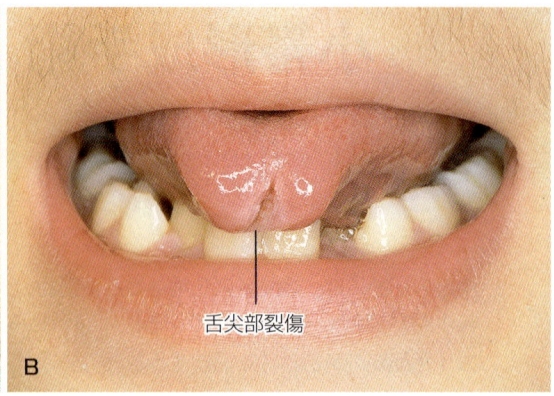

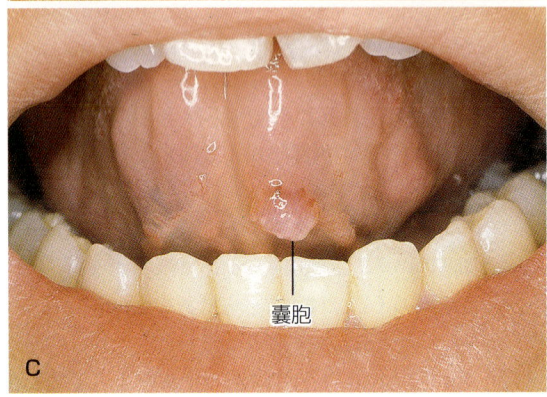

図2 舌小帯短縮症
舌小帯短縮（A：矢印）による舌の可動性制限のため，舌を挙上すると舌尖部に切れ込みを認める．舌を突出した際に舌尖部が下顎前歯に当たり裂傷をきたしたり（B：7歳，女児），囊胞を形成している（C：13歳，女児）．

麻酔を行う．

　無鈎鉗子（先細ペアン鉗子）で舌小帯が舌下面に付着する部を把持し，舌尖を前上方へ牽引・固定する（図3A）．舌尖に絹糸を通して舌尖を前上方へ牽引・固定してもよい．

　舌小帯を把持した無鈎鉗子を前上方牽引しながら，無鈎鉗子に沿って電気メスで舌小帯を切断する（図3B）．舌尖を把持した無鈎鉗子を前上方へ牽引しながら，引き続き電気メスで切開を口腔底へ進める（図3B）．この際にワルトン管の開口部（舌下小丘）を確認し，これを損傷しないようにする．舌小帯粘膜が十分切離されているにもかかわらず舌の伸展が良くない場合は，左右のオトガイ舌筋間の結合組織を切断すると舌の動きが良くなる．オトガイ舌筋まで切断する必要はない．

　舌尖の舌下面を把持した無鈎鉗子を前上方へ牽引・固定し，舌小帯切除後に形成された菱形の創面（図3B）を縫合する（図3C）．縫合の際にワルトン管の開口部を確認し，舌下小丘やワルトン管を巻き込まないようにする．

2　上唇小帯形成術

　20万倍アドレナリン含有0.5％リドカインで形成する上唇小帯の局所浸潤麻酔を行う．

　上唇小帯が歯肉に付着している部を電気メスで切断し（図5A），形成された菱形の創（図5B）を縦方向に縫合する（図5C）．

7 小帯形成手術

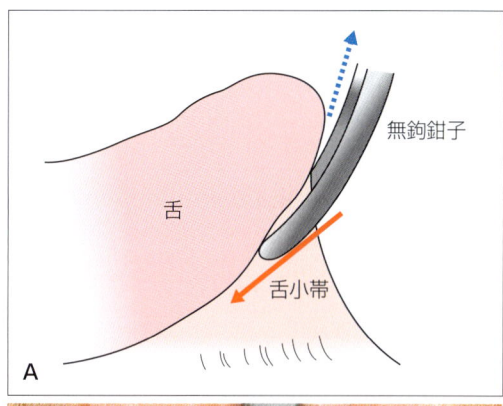

図3 舌小帯形成術(7歳,女児)

図2A, Bと同一症例.

A, B：舌小帯が舌下面に付着する部位を無鉤鉗子で把持し，前上方へ牽引・固定する(A, B：青点線矢印)．無鉤鉗子に沿って電気メスで舌小帯を切断し(A：赤矢印)，引き続き切開を口腔底へ進める(B：矢印)．

C：舌尖の舌下面を把持した無鉤鉗子を前上方へ牽引・固定(青点線矢印)し，切断した舌小帯の創面を縫合する(矢印)．

D, E：術後10年目．舌を挙上(D)，舌を突出(E)しても舌の可動性制限はなく，可動性は良好である．

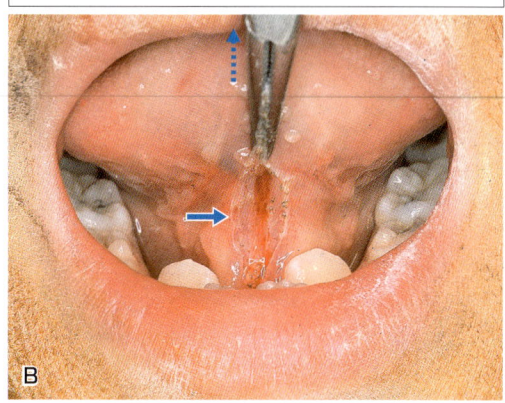

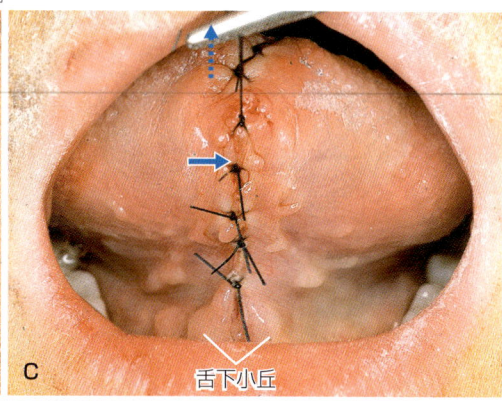

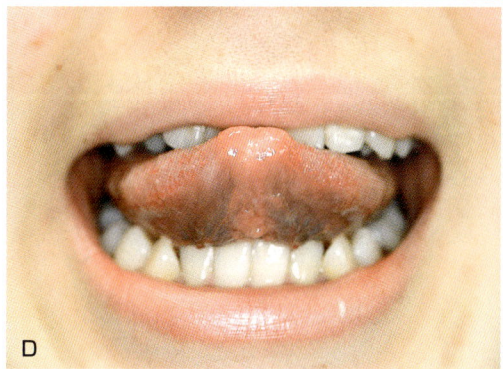

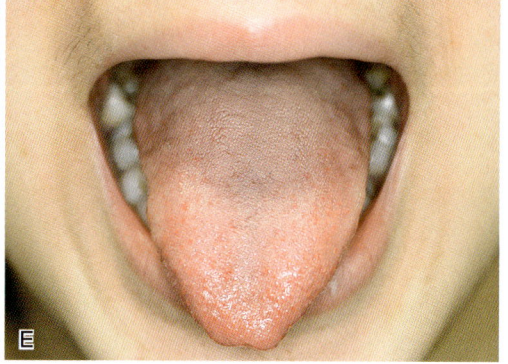

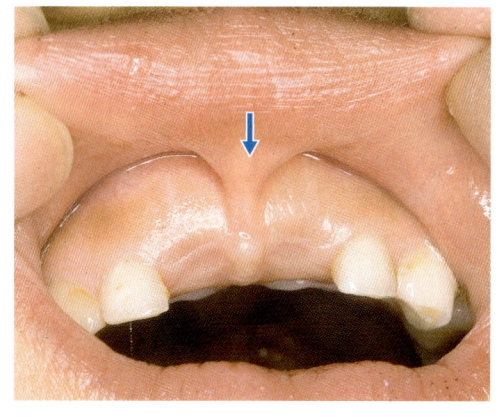

図4 上唇小帯の短縮(矢印)(6歳,女児)

125

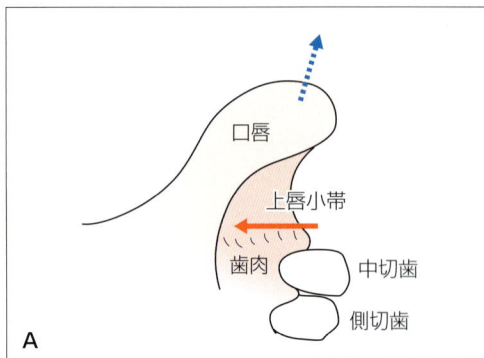

4章 口腔のオフィスサージャリー

図5 上唇小帯形成術（6歳，女児）
図3と同一症例．
A：指で上口唇を把持し，前上方へ口唇を牽引しながら（青点線矢印），上唇小帯が歯肉に付着している部を電気メスで切断する（赤矢印）．
B：上唇小帯が歯肉に付着している部を切断すると菱形の創が形成される（矢印）．
C：菱形の創を縦方向に縫合する（矢印）．

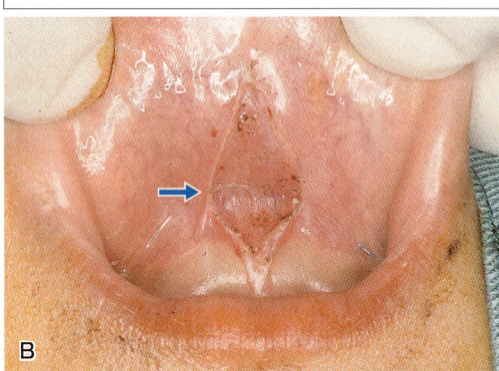

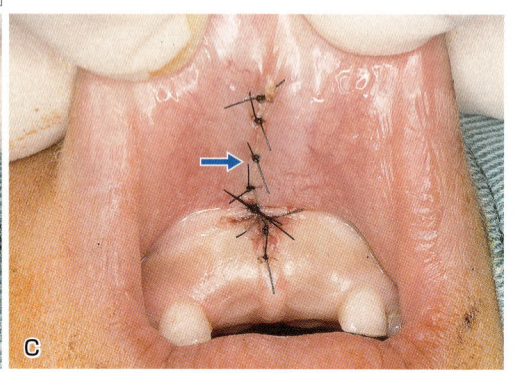

4章 口腔のオフィスサージャリー

8 口腔良性軟組織腫瘍摘出術

手術のポイント

- 口腔粘膜上皮直下の口腔良性軟組織腫瘍(非上皮性腫瘍)摘出術あるいは腫瘍様病変(腫瘤)摘出術には，電気メスを用いると出血が少なく，微細な手術操作が行える．
- 微細な手術操作を行うためには，電気メスのメス先電極は先端が尖ったものを用いるとよい．
- 腫瘍周囲の軟部組織にカウンタートラクションをかけ，伸展した軟部組織を電気メスで切開する．この操作で良性腫瘍の周囲に約0.5〜1mmの健常軟部組織を付けて，良性腫瘍を切除できる．出血はほとんどなく，摘出組織周囲の組織損傷(熱変性)は少なく，粘膜縫合による創傷治癒に影響を与えない．
- 口腔粘膜下の口腔良性軟組織腫瘍(非上皮性腫瘍)摘出術は，アリス鉗子で腫瘍を把持し，先細ペアン鉗子などで周囲組織を剥離して摘出する．

1 口腔の良性軟組織腫瘍(非上皮性腫瘍)

口腔の軟部組織に発生する良性非上皮性腫瘍には種々のものがある．

線維組織由来の良性軟組織腫瘍

線維腫(図1)は，最も頻度が高い．口腔領域では修復性あるいは反応性の線維組織の過形成(fibrous overgrowth)が多く，真の腫瘍は少ない．反応性の腫瘍様病変としてエプーリスがあるが次項(4章-9)で解説する．

血管組織由来の良性軟組織腫瘍

血管腫(図2，図3)(毛細血管腫，海綿状血管腫，静脈性血管腫など)，血管内皮腫などがある．

脂肪組織由来の良性軟組織腫瘍

脂肪腫，脂肪腫に紡錘形の線維芽細胞様細胞を混じた紡錘細胞脂肪腫(図4)などがある．

その他の良性軟組織腫瘍

粘液間葉組織由来の粘液腫，組織球由来の黄色腫，巨細胞腫，リンパ管組織由来のリンパ管腫，筋組織由来の平滑筋腫，神経組織由来の神経鞘腫，骨組織由来の骨腫などがある．

2 口腔良性軟組織腫瘍摘出術

0.5％キシロカイン®(20万倍アドレナリン含有0.5％リドカイン)で，局所浸潤麻酔を行う．伝達麻酔(下口唇に対するオトガイ神経ブロックなど)を用いてもよい．

口腔粘膜上皮直下の口腔良性軟組織腫瘍摘出術

腫瘍直上の粘膜上皮に切開を加え，良性軟組織腫瘍を粘膜上皮と周囲組織から剥離し，腫瘍を全摘出する術式もある．しかし筆者は電気メスを用いて，良性軟組織腫瘍の周囲組織に切開を加え，腫瘍を被覆する粘膜と良性軟組織腫瘍を一塊として全摘出する術式を好んで用いている．この術式は，良性軟組織腫瘍の周囲に約0.5〜1mmの健常軟部組織を付けて，腫瘍を切除できる．

電気メスを用いて，良性軟組織腫瘍の周囲の粘膜上皮に切開を加える(図2B，図4B)．

被覆粘膜上皮の切開縁を鑷子で把持し，良性軟組織腫瘍を適度に牽引し，カウンタートラクション(countertraction)により伸展した良性腫瘍周囲の軟部組織を電気メス(混合モード)で切開する

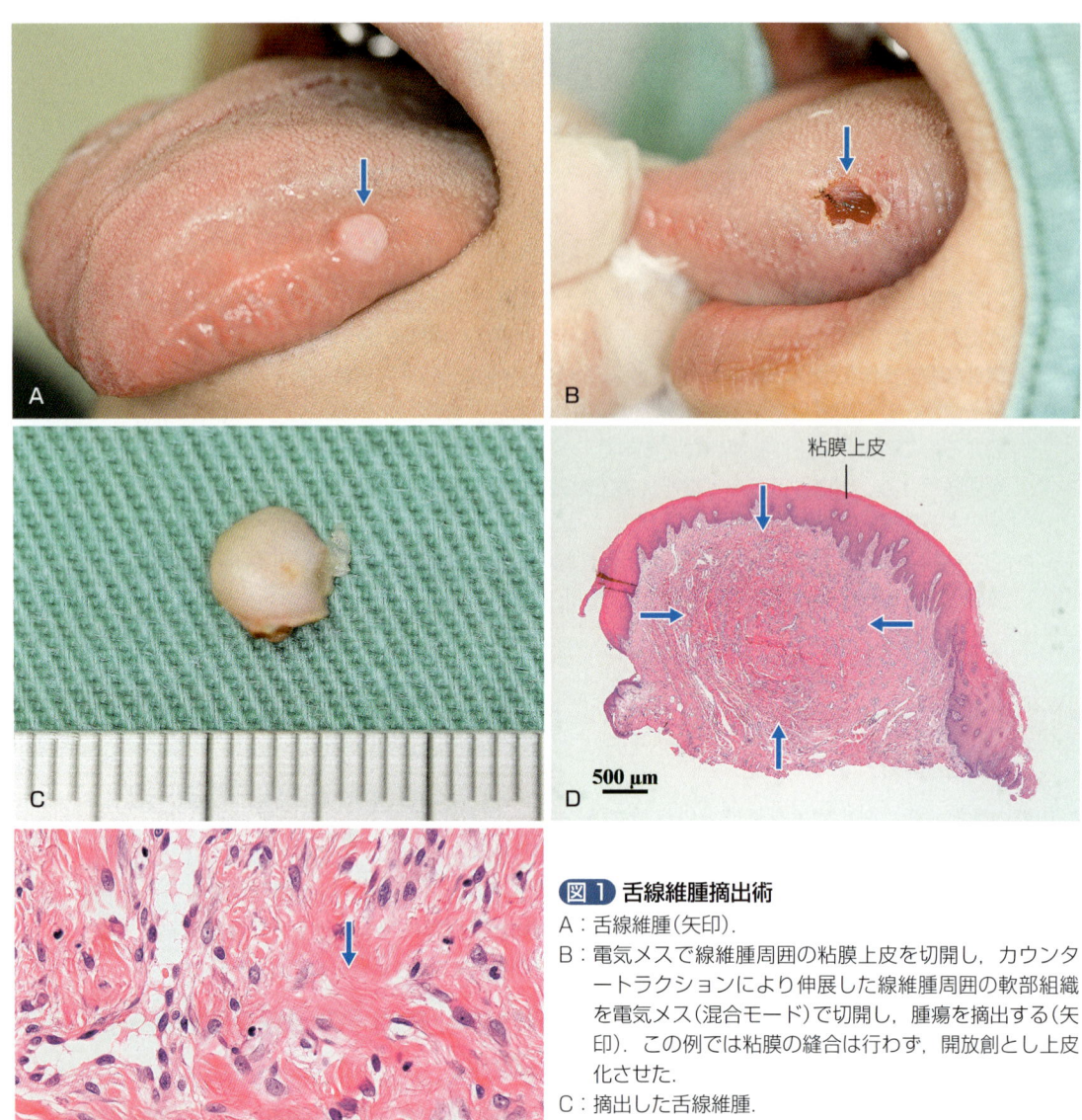

図1 舌線維腫摘出術
A：舌線維腫（矢印）．
B：電気メスで線維腫周囲の粘膜上皮を切開し，カウンタートラクションにより伸展した線維腫周囲の軟部組織を電気メス（混合モード）で切開し，腫瘍を摘出する（矢印）．この例では粘膜の縫合は行わず，開放創とし上皮化させた．
C：摘出した舌線維腫．
D：病理組織像．粘膜上皮下に膠原線維の密な増殖を認める（矢印）．線維性結合組織の増殖性病変（反応性過形成）であり，真の腫瘍ではない．
E：病理組織像．不規則に配列した膠原線維が増殖している（矢印）．

（図2C）．この操作がこの手術の成功のポイントである．この操作で良性腫瘍周囲に約0.5～1mmの健常軟部組織を付けて，良性軟組織腫瘍とその被覆粘膜を一塊として全摘出できる（図2D，図4C）．出血はほとんどない．この操作で腫瘍の周囲組織の損傷は少なく，小唾液腺に損傷が加わることは少ない．摘出組織周囲の組織損傷（熱変性）は少なく，粘膜縫合による創傷治癒に影響を与えない．切除範囲が狭い場合は創を縫合せず，開放創にしてもよい（図1B）．

口腔粘膜下の口腔良性軟組織腫瘍摘出術

口腔粘膜を切開し，アリス鉗子（図5A）で腫瘍を把持し，先細ペアン鉗子（図5B）などで周囲組織を剥離して摘出する（図3）．

8 口腔良性軟組織腫瘍摘出術

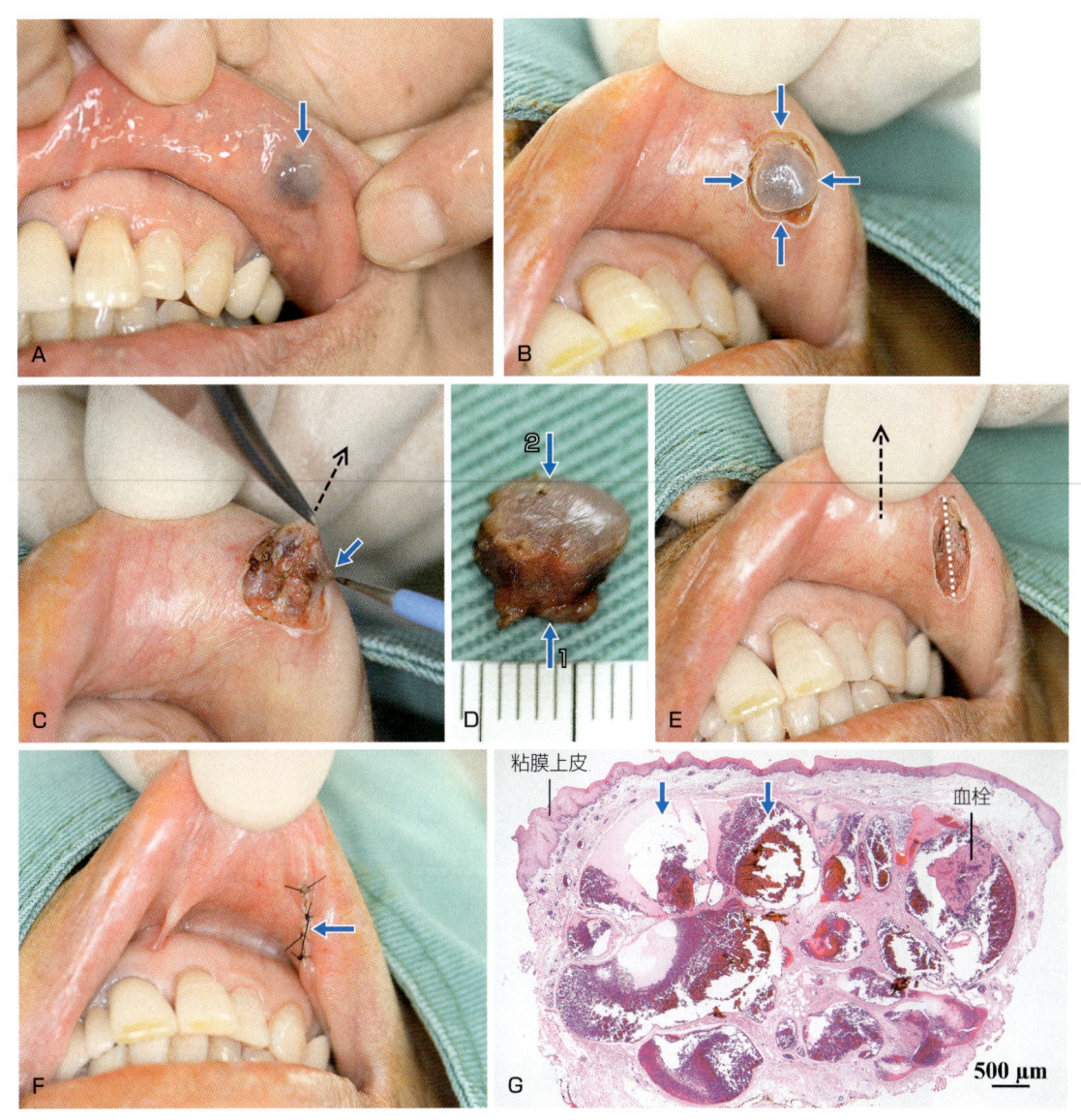

図2 口唇血管腫摘出術
A：上口唇血管腫（矢印）．
B：電気メスで血管腫周囲の粘膜上皮を切開する（矢印）．
C：カウンタートラクション（点線矢印）により伸展した血管腫周囲の軟部組織（矢印）を電気メス（混合モード）で切開する．血管腫であっても出血はほとんどない．
D：摘出した口唇血管腫．血管腫周囲に約0.5～1mmの健常軟部組織を付けて，血管腫（矢印1）とその被覆粘膜（矢印2）を一塊として全摘出する．
E：上口唇の縫合．口唇正中を前方に牽引し（点線矢印），形成された紡錘形の創（白点線）粘膜を縫合すると，術後に口唇の変形をきたさない．
F：縫合（矢印）終了後．
G：病理組織像．粘膜固有層に拡張した管腔をもつ血管（矢印）が増殖している．拡張した血管内には血栓を認める．海綿状血管腫である．血管腫は約0.2～1mmの健常軟部組織を付けて摘出されている．

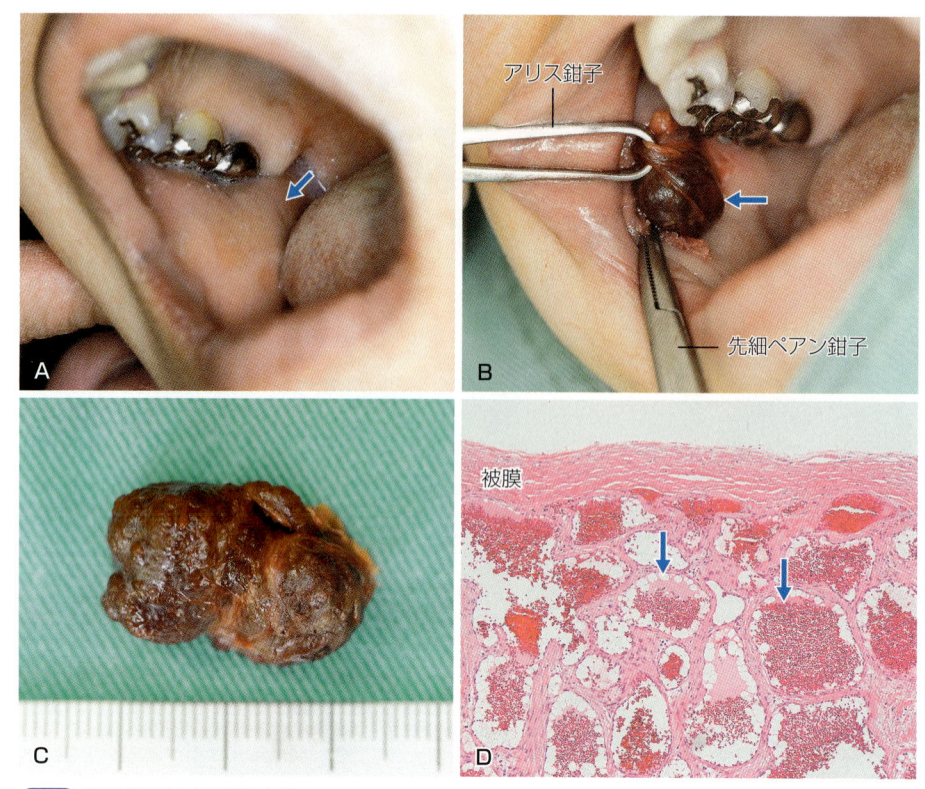

図3 頰粘膜下血管腫摘出術
A：頰粘膜下血管腫．頰粘膜下に可動性の腫瘤を触知する（矢印）．
B：頰粘膜を切開し，アリス鉗子で腫瘍（矢印）を把持し，先細ペアン鉗子などで腫瘍を周囲組織から剝離して，腫瘍を摘出する．
C：摘出した血管腫．
D：病理組織像．拡張した管腔をもつ血管（矢印）が増殖した腫瘍である．海綿状血管腫である．腫瘍は被膜に覆われており，被膜外で剝離され摘出されている．

3 口腔粘膜上皮直下の腫瘍様病変摘出術

局所麻酔，切除術とも口腔粘膜上皮直下の口腔良性軟組織腫瘍摘出術と同様である．

venous lake（図6）は高齢者の口唇に好発する腫瘍様病変である．venous lake に対しては，レーザーによる光凝固療法も行われている．

アドバイス

口腔粘膜上皮直下の腫瘤摘出術

　口腔粘膜上皮直下の良性軟組織腫瘍摘出術，あるいは囊胞・腫瘍様病変の切除には，電気メスを用いて，腫瘤の周囲組織に切開を加え，腫瘤を被覆する粘膜と腫瘤を一塊として全摘出する術式で応用できる．

　手術のコツは腫瘤周囲の軟部組織にカウンタートラクションをかけ，伸展した軟部組織を電気メスで切開する．この操作で腫瘤の周囲に約0.5〜1 mmの健常軟部組織を付けて腫瘤を摘出でき，微細な手術操作が行える．出血はほとんどなく，摘出組織周囲の組織損傷（熱変性）は少なく，粘膜縫合による創傷治癒に影響を与えない．

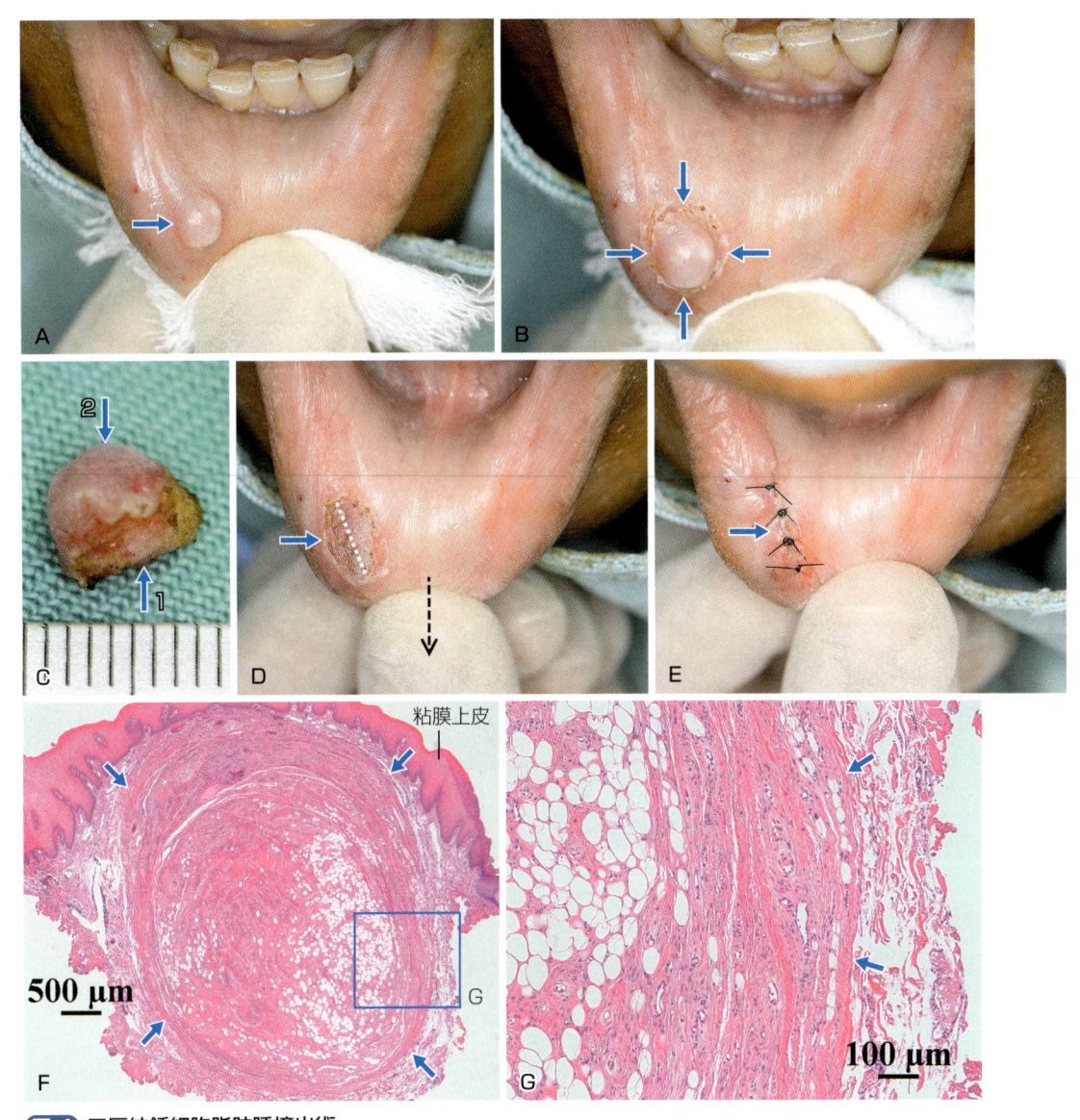

図4 口唇紡錘細胞脂肪腫摘出術

A：下口唇紡錘細胞脂肪腫(spindle cell lipoma)(矢印). 脂肪腫は黄白調で軟らかいが，線維性組織が増えると白く硬くなる．
B：電気メスで腫瘍周囲の粘膜上皮を切開し(矢印), 腫瘍を摘出する．
C：摘出した口唇紡錘細胞脂肪腫. 腫瘍周囲に約0.5〜1mmの健常軟部組織を付けて，紡錘細胞脂肪腫(矢印1)とその被覆粘膜(矢印2)を一塊として全摘出する．
D：下口唇の縫合. 下口唇正中を前方に牽引し(点線矢印)，形成された紡錘形の創(白点線)粘膜を縫合すると，術後に口唇の変形をきたさない．
E：縫合(矢印)終了後．
F：病理組織像. 粘膜上皮下に線維性被膜に覆われた腫瘍を認める(矢印). 紡錘細胞脂肪腫は約0.3〜1mmの健常軟部組織を付けて摘出されている．
G：病理組織像(Fの囲み枠Gの拡大). 線維性被膜(矢印)に覆われた腫瘍には，脂肪細胞と紡錘細胞が増殖している．

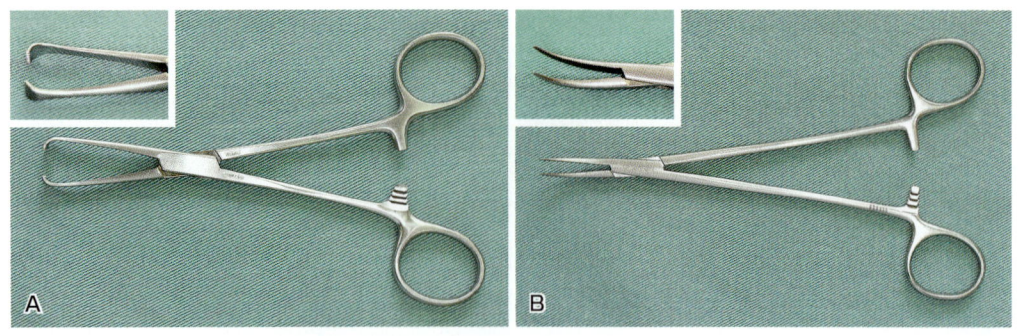

図5 口腔粘膜下の口腔良性軟組織腫瘍摘出術に用いる手術器具
A：アリス鉗子．粘膜をつまむための鉗子．摘出組織を把持し牽引することで，腫瘍周囲の軟部組織にカウンタートラクションをかけ，剝離することができる．
B：先細ペアン鉗子．鉗子先端が細く，弯曲した鉗子は細かい剝離操作に適している．

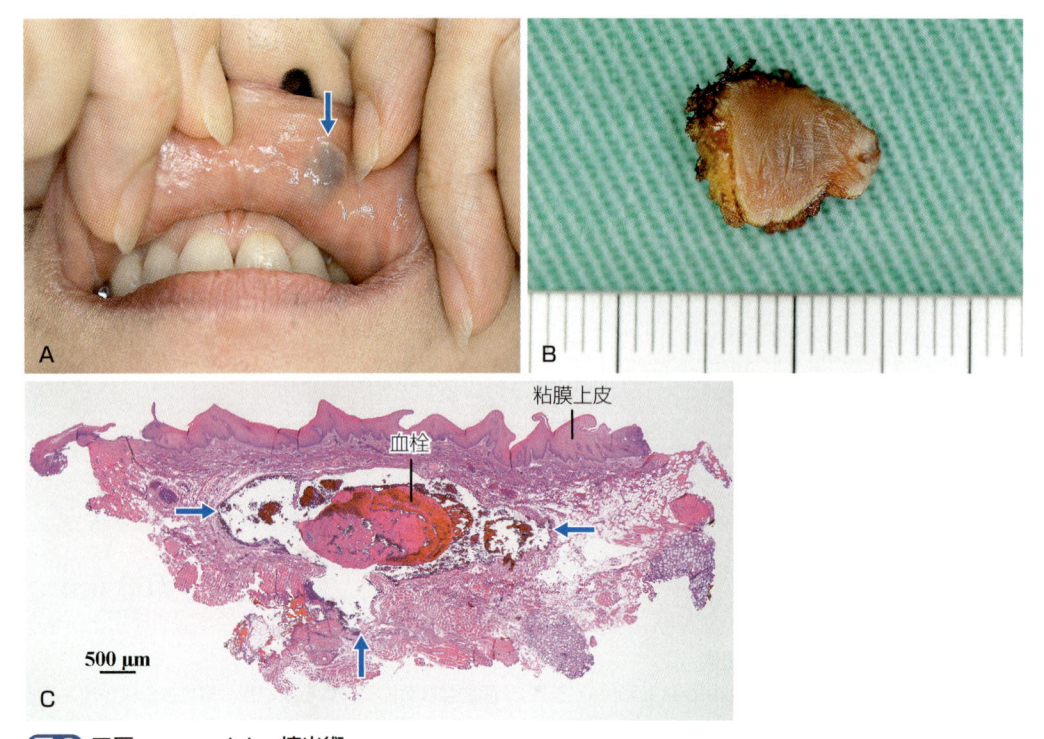

図6 口唇 venous lake 摘出術
A：上口唇 venous lake．上口唇に血管腫様病変（矢印）を認める．
B：摘出した口唇 venous lake．病変部周囲に約1～2mmの健常軟部組織を付けて全摘出する．
C：病理組織像．粘膜上皮下に拡張した静脈（矢印）を認める．拡張した静脈内には血栓を認める．venous lake である．venous lake は約1～2mmの健常軟部組織を付けて摘出されている．

　放線菌症（actinomycosis）（図7）は慢性に経過する化膿性・肉芽腫性感染症である．口腔に常在する放線菌属細菌の内因性感染による．炎症，外傷などが誘因で組織内に侵入して感染を生じる．

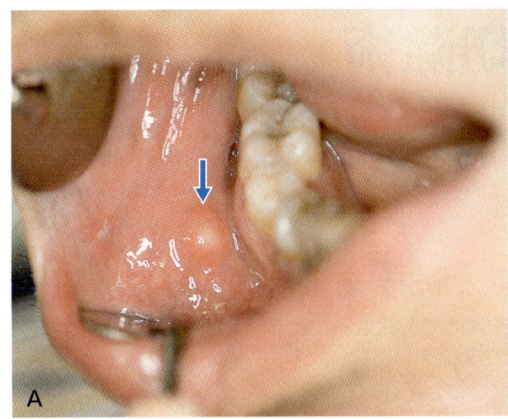

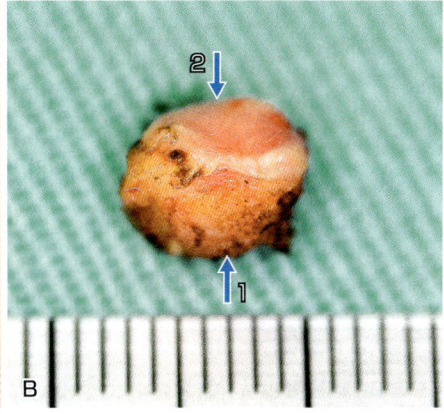

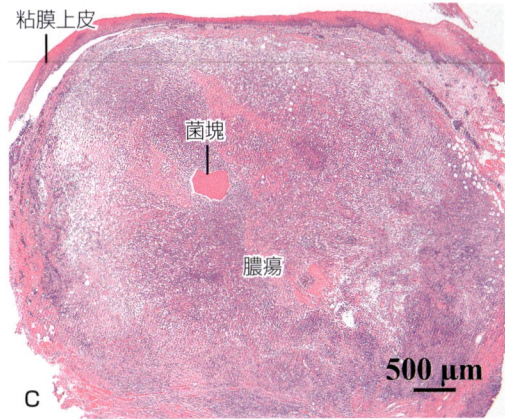

図7 頬粘膜腫瘤（放線菌症）摘出術

A：頬粘膜上皮下腫瘤．腫瘤（矢印）は肉眼的に黄色調である．
B：摘出した腫瘤（放線菌症）．腫瘤周囲に約0.5〜1 mm の健常軟部組織を付けて，腫瘤（矢印1）とその被覆粘膜（矢印2）を一塊として全摘出する．
C：病理組織像．粘膜上皮下に結合組織に覆われた膿瘍を認める．膿瘍内には好中球が密に集簇し，その中心に好酸性の菌塊が認められる．膿瘍は0.5〜1 mm の健常軟部組織を付けて摘出されている．

9 エプーリス切除術

手術のポイント

- 歯肉部に生じる良性の限局性腫瘤（エプーリス）切除術では，その発生母地と考えられている歯肉の結合組織，歯根膜，歯槽骨骨膜を含めて切除することが再発防止のために大切である．
- 再発防止のために隣接歯の抜歯を勧める報告もあるが，歯の骨植が良く動揺がない場合は，エプーリス基底部の骨膜，歯根膜を含めてエプーリスを切除するだけで，抜歯は行わないでよい場合が多い．
- 妊娠性エプーリスは分娩後に手術を検討する．妊娠性エプーリスは茎の部分で切断するだけでよい．

エプーリスとは歯肉に生じる良性の限局性腫瘤に対する臨床的な総称である．有歯部に生じて歯頸部や歯間部に半球状広基性あるいは有茎性腫瘤としてみられる．時に無歯部にも生じる．

一般に歯間部の歯肉，特に歯間乳頭部に好発する．好発部位は上顎前歯部（中切歯，側切歯，犬歯）であり，唇頬側に多いが，歯槽突起のどの部にも発生する．女性に多い．エプーリスは歯肉の結合組織あるいは歯根膜，歯槽骨骨膜から生じる．

エプーリスの発生原因は明らかではないが，炎症性，反応性の増殖物であり，不良な口腔衛生，不適合な補綴物，金属冠，義歯などによる機械的慢性刺激，歯垢や歯石に関連した慢性炎症刺激，ホルモンなどが考えられている．

組織学的には線維性エプーリス（図1），肉芽腫性エプーリス（図2），血管腫性エプーリス，骨形成性エプーリス，線維腫性エプーリス，巨細胞性エプーリスなどに分類される．エプーリスのなかで線維性エプーリス（図1）が最も多く，肉芽腫性エプーリス（図2）がこれに次いで多い．線維性エプーリスは，肉芽腫性エプーリスが古くなったもの，すなわち増殖した肉芽組織が線維化したものである．

義歯床縁や義歯床下に生じるものは義歯性エプーリスといわれる．妊娠時に発生するエプーリス（妊娠腫）は，妊娠性エプーリス（図2）と呼ばれる．妊娠3か月頃に発現し増大するが，分娩後に腫瘤の発育は停止するか，縮小する．まれに新生児や乳児の歯肉にみられ，先天性エプーリスと呼ばれる．

1 エプーリス切除術

エプーリスの治療は，口腔衛生と手術である．

エプーリス周囲の歯肉粘骨膜下に，0.5％キシロカイン®（20万倍アドレナリン含有0.5％リドカイン）で局所浸潤麻酔を行う．

電気メスでエプーリスの発生母地と考えられている歯肉の結合組織，歯根膜，歯槽骨骨膜を含めて，エプーリスを切除する（図1）．

再発防止のために隣接歯の抜歯を勧める報告もあるが，歯の骨植が良く動揺がない場合は，エプーリス基底部の骨膜，歯根膜を含めてエプーリスを切除するだけで，抜歯は行わないでよい場合が多い．

妊娠性エプーリス（図2）は，分娩後に手術を行うか検討する．妊娠性エプーリスは茎の部位で切断するだけでよい．

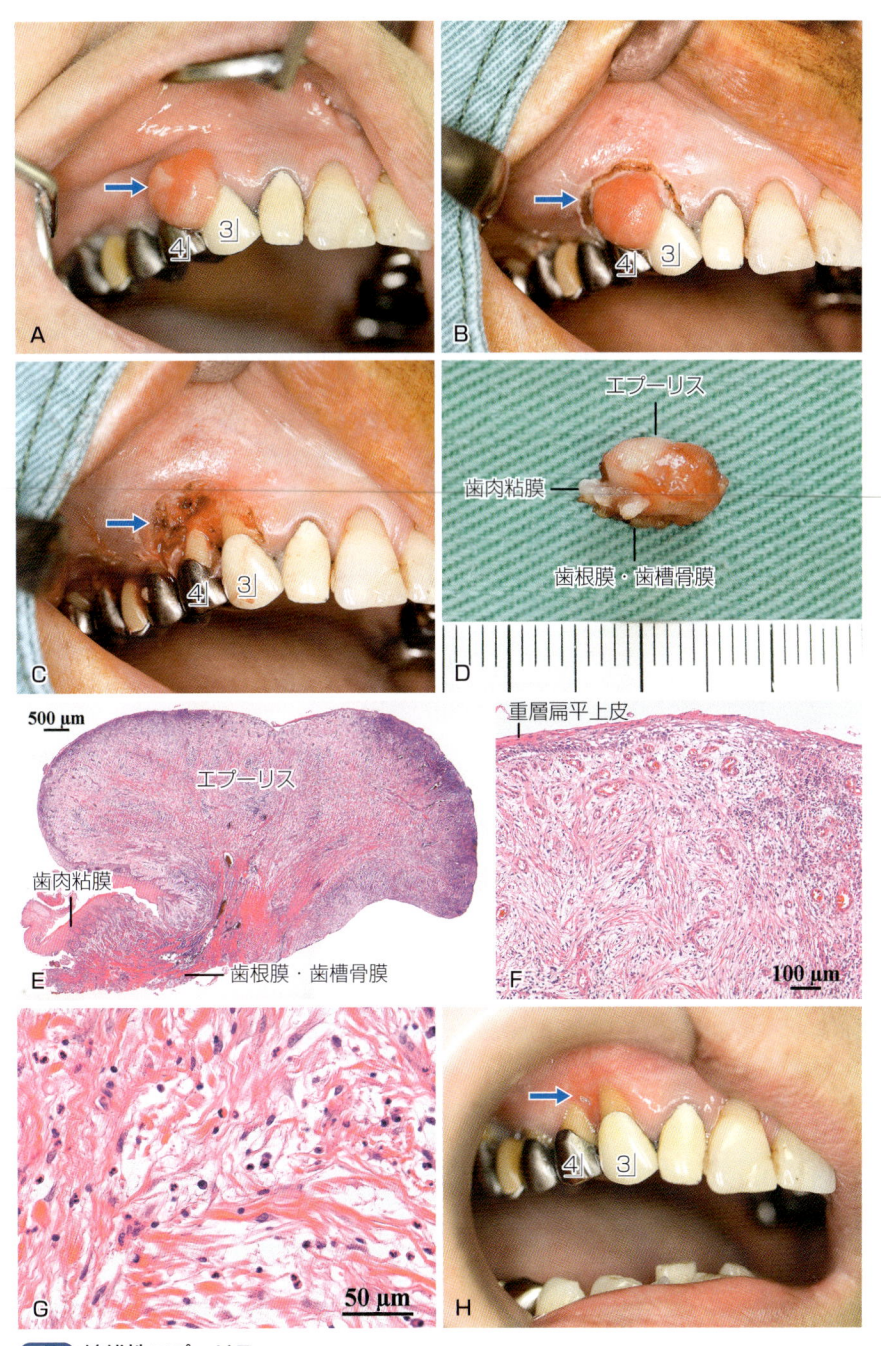

図1 線維性エプーリス

A：犬歯と第1小臼歯の間の歯間乳頭部に半球状，広基性のエプーリスを認める（矢印）．
B：安全域（safety margin）を付けて，エプーリス周囲の歯肉と歯槽骨骨膜を電気メス切開する（矢印）．
C：エプーリス周囲の歯肉，歯根膜，歯槽骨骨膜を含めて，電気メスでエプーリスを切除する（矢印）．この症例では歯の骨植は良く動揺もないため，隣接歯の抜歯は行っていない．
D：摘出したエプーリス．エプーリス周囲の歯肉，歯根膜，歯槽骨骨膜を含めて切除されている．
E：病理組織像．エプーリス周囲の歯肉，歯根膜，歯槽骨骨膜を含めて切除されている．
F，G：病理組織像．エプーリスは重層扁平上皮に覆われている．線維性結合組織が増生しており，血管周囲には炎症細胞浸潤を認める．線維性エプーリスの病理組織像である．
H：術後8か月目．歯頸部歯肉が退縮し，歯根の一部が露出しているが，エプーリスの再発はない．

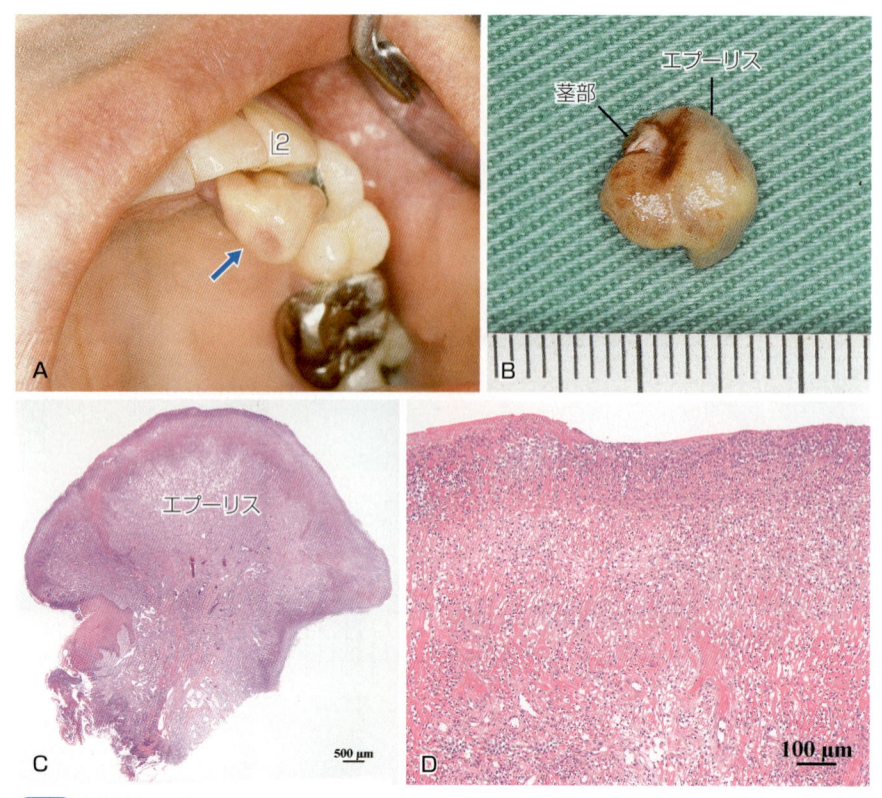

図2 妊娠性エプーリス

A：妊娠32週頃から側切歯の口蓋側歯肉にエプーリスを認め，徐々に増大していた．出産後もエプーリスが消退しないため，電気メスで切除術を行った．

B：摘出したエプーリス．エプーリスは有茎性であり，妊娠性エプーリスであることから，周囲の歯肉，歯根膜，歯槽骨骨膜は合併切除していない．

C：病理組織像．エプーリスは茎部で切除されている．

D：病理組織像．エプーリスは上皮に覆われていない．血管の増殖と好中球，リンパ球の浸潤を認め，肉芽組織（化膿性肉芽腫〈pyogenic granuloma〉）・肉芽腫性エプーリスである．

10 難治性口腔粘膜疾患に対するレーザー手術

手術のポイント

- 保存的治療で治癒が見込めない難治性口腔粘膜疾患は，レーザー手術の適応がある．
- レーザー手術の手技としては，口腔粘膜疾患の病変部を切除する方法と，病変部を蒸散する方法がある．
- レーザーによる切除あるいは蒸散の深さは，口腔粘膜疾患の病変（病態）に応じて行う．
- 上皮内癌などの癌病変をレーザーで蒸散してはいけない．必ず安全域（safety margin）を付けて切除する．

　レーザーの普及に伴って，粘膜疾患に対するレーザー手術が行われている[1-4]．通常は炭酸ガス（CO_2）レーザーが汎用されている．

　口腔粘膜疾患に対しても，保存的治療で治癒が見込めない難治性口腔粘膜疾患は，レーザー手術の適応がある．レーザー手術の手技としては，口腔粘膜疾患の病変部を切除する方法と，病変部を蒸散する方法がある．

　レーザーによる切除あるいは蒸散の深さは，口腔粘膜疾患の病変（病態）に応じて行う（図1）．

　この意味から，口腔粘膜疾患の病変部位を病理組織学的に理解できていなければならない[5-7]．また切除あるいは蒸散の深さが，組織学的にどの部位に及んでいるのか判断できなければならない．

　上皮内癌などの癌病変をレーザーで蒸散してはいけない．必ず安全域（safety margin）を付けて切除する必要がある．

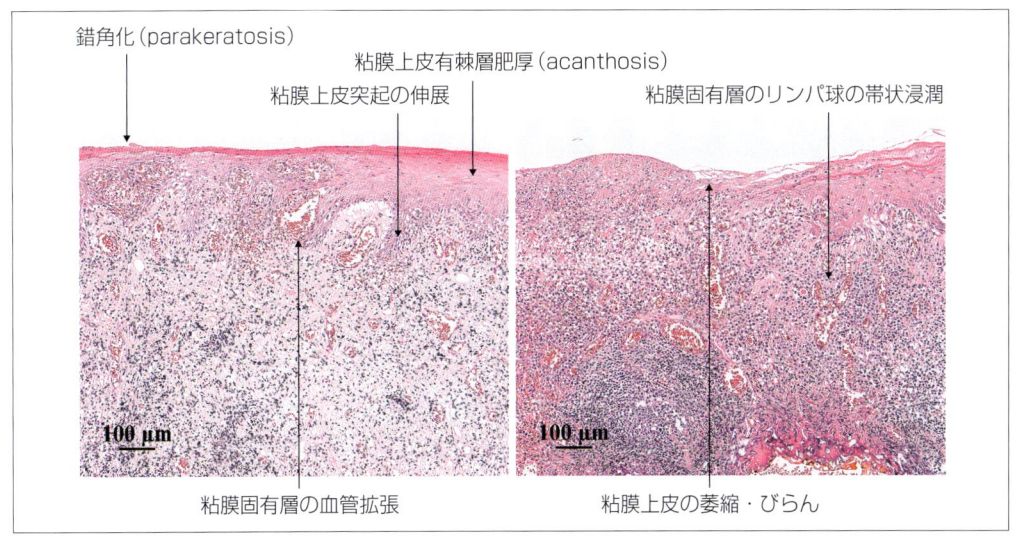

図1 口腔扁平苔癬の病理組織像
病変部は粘膜上皮と粘膜固有層に及ぶ．

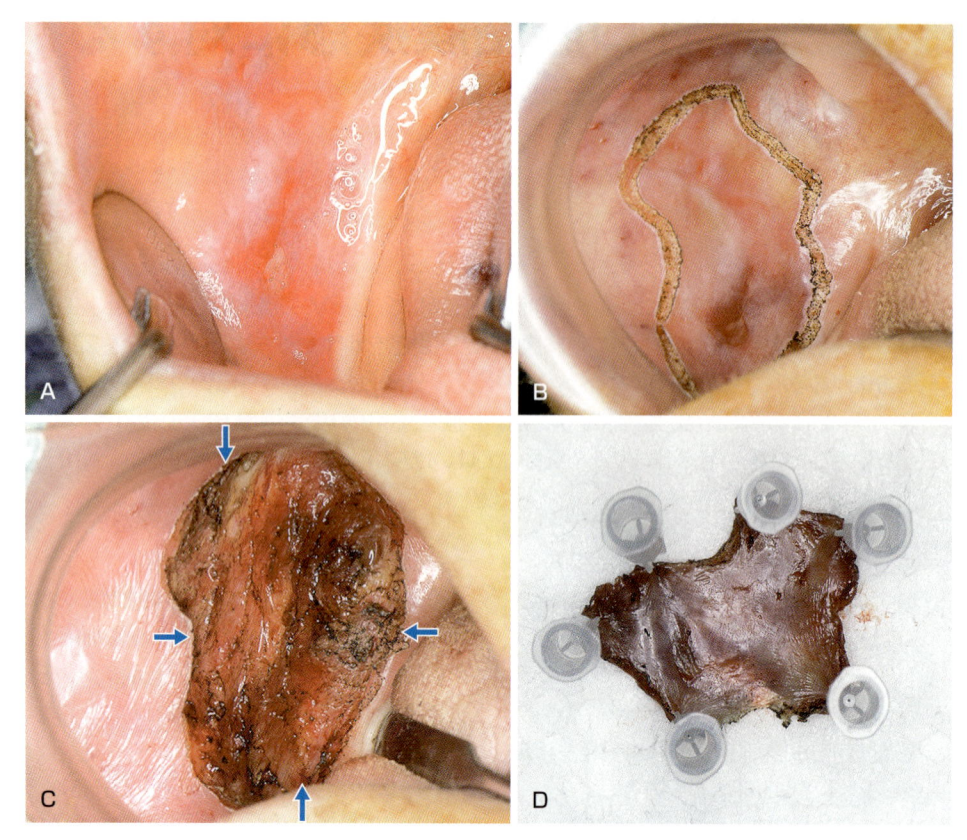

図2 右頬粘膜扁平苔癬（プラク，白斑型）に対するレーザー切除術（77歳，女性）
頑固な頬粘膜の疼痛を訴える．炭酸ガス（CO_2）レーザーで安全域（safety margin）を付けて（B），粘膜固有層の深部の深さで粘膜を切除する（C）．術創は縫合せずに開放創にしておく．連続段階切片による病理組織検査用に，摘出した粘膜を発泡スチロールの上で固定し（D），ホルマリン固定を行う．

1 口腔粘膜疾患に対するレーザー手術

0.5％キシロカイン®（20万倍アドレナリン含有0.5％リドカイン）で局所浸潤麻酔を行う．

レーザー切除術

炭酸ガス（CO_2）レーザーで病変部を切除する（図2）．上皮内癌などの癌病変が疑われる場合は5～10 mmの安全域（safety margin）を付けて炭酸ガス（CO_2）レーザーで病変部を切除する．

レーザーによる切除の深さは，口腔粘膜疾患の病変（病態）に応じて行う．術創は縫合せずに開放創にしておく（図2C）．

必要であれば摘出組織（図2D）の連続段階切片標本を作製し，細胞異型の程度を診断する．

レーザー蒸散術

炭酸ガス（CO_2）レーザーで病変部を蒸散する（図3，図4）．上皮内癌などの癌病変が疑われる場合はレーザーで蒸散してはいけない．必ず安全域（safety margin）を付けて切除する必要がある．

レーザーによる蒸散の深さは，口腔粘膜疾患の病変（病態）に応じて行う．レーザーの出力は10 W前後でパルス照射を行う．この際に，健常粘膜の一部を含めて（安全域を付けて）病変部を蒸散する．

文献

1）佐藤公則ほか．外来でも出来る手術—喉頭・咽

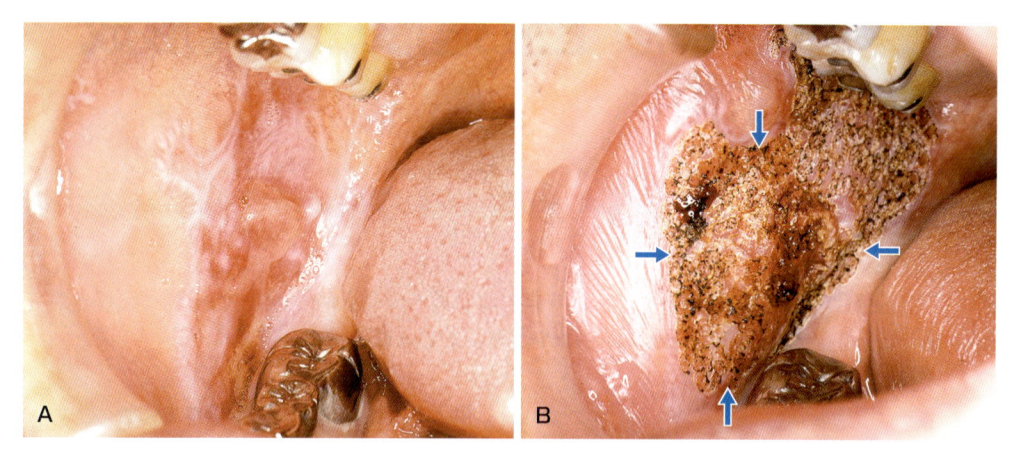

図3 右頬粘膜扁平苔癬（びらん型）に対するレーザー蒸散術（52歳，男性）
頑固な頬粘膜の疼痛を訴える．炭酸ガス（CO_2）レーザーを用いて，粘膜固有層の深部の深さまで粘膜を蒸散する（B）．

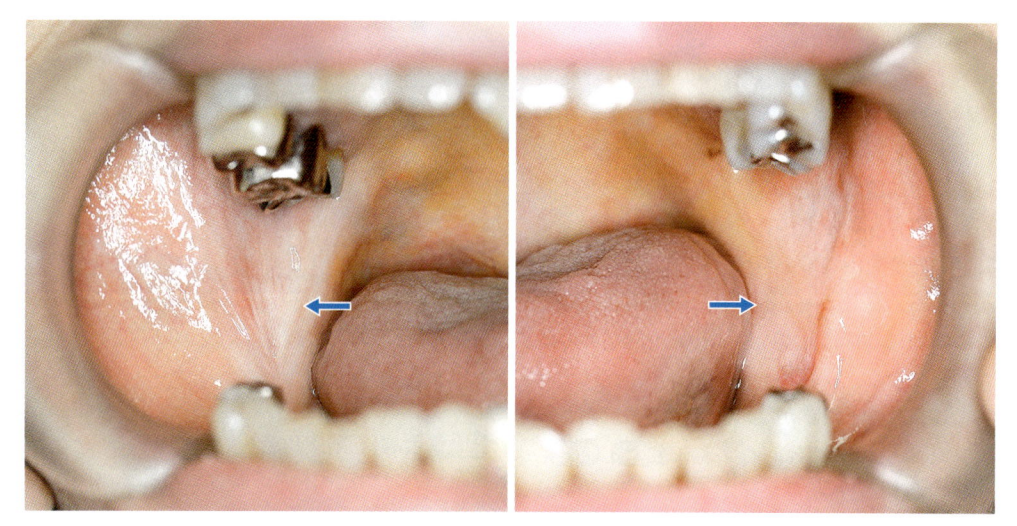

図4 両側頬粘膜扁平苔癬に対するレーザー蒸散術術後（69歳，女性）
頬粘膜は再生上皮で覆われている．

頭・口腔の白斑症の手術．日耳鼻 1999；102：1326-9.
2) 佐藤公則ほか．レーザーを併用する舌癌の機能保存治療．耳鼻臨床 1995；補80：12-9.
3) 佐藤公則ほか．喉頭上皮過形成症の臨床統計と治療．耳鼻臨床 1993；補62：39-46.
4) Hirano M, Sato K. Laser surgery for epithelial hyperplasia of the vocal fold. Ann Otol Rhinol Laryngol 1993；102：85-91.
5) 佐藤公則．口腔粘膜疾患の診方・考え方．耳・鼻・のどのプライマリケア．東京：中山書店；2014. p.130-5.
6) 佐藤公則．口腔粘膜疹をどう診るか．耳・鼻・のどのプライマリケア．東京：中山書店；2014. p.136-41.
7) 佐藤公則．口腔粘膜疾患の診方・考え方．口咽科 2013；26：119-30.

4章 口腔のオフィスサージャリー

11 口腔粘膜上皮過形成・異形成切除術

> **手術のポイント**
> - 口腔白板症(leukoplakia)は細胞異型を伴わない過形成(hyperplasia)から種々の程度の細胞異型を伴った異形成(dysplasia)までさまざまである.
> - 術前の生検は望ましくない.
> - 生検と手術を同時に行い(excision biopsy),摘出組織の連続段階切片標本を作製し,細胞異型の程度,癌の有無を診断する.
> - excision biopsy を行い連続段階切片標本による病理組織学的検査を行えば,たとえ一部が上皮内癌であっても,系統的な治療計画による治療を引き続き行うことができる.

　口腔白板症(leukoplakia)は細胞異型を伴わない過形成(hyperplasia)から種々の程度の細胞異型を伴った異形成(dysplasia)までさまざまである.従来から前癌病変とも考えられており,癌化の可能性が問題になる.時に上皮内癌が一部に認められる場合もある.

　口腔白板症を治療する際に大切なことは,細胞異型の程度,癌化の可能性,癌との鑑別である.癌との鑑別は,特に上皮内癌,初期浸潤癌との鑑別が問題になる.

　診断には視診と触診が特に大切である.癌との鑑別は視診,触診でほぼ診断できる(図1,図2,図3).触診で白板病変が硬く,硬結(induration)が触れる場合は癌の可能性がある.

　術前の生検(punch biopsy)は望ましくない.生検と手術を同時に行う(excision biopsy)ことで,たとえ一部が癌であっても系統的な治療計画による治療が引き続き行える.

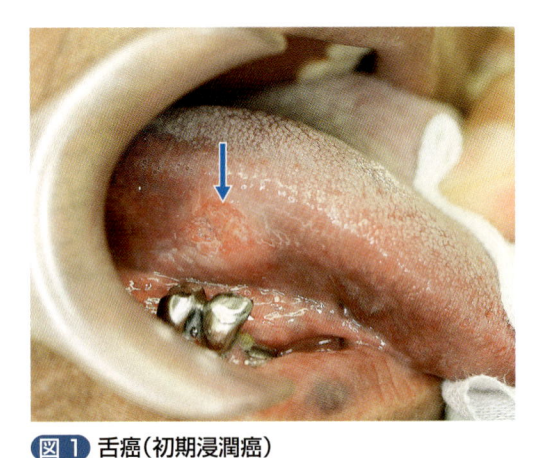

図1 舌癌(初期浸潤癌)
視診では癌性潰瘍を認め,触診では硬結(induration)を触れる.

> **アドバイス**
>
> **舌白板症の生検(punch biopsy)はなぜ望ましくないのか**
> 　症例からわかるように舌白板症(leukoplakia)・紅板症(erythroplakia)は,細胞異型を伴わない過形成から種々の程度の細胞異型を伴った異形成,上皮内癌,初期浸潤癌までさまざまな病理組織像を呈する.特に紅板症は癌の可能性がより高い.一部の組織を生検する punch biopsy では正しい診断が得られない.さらに系統的な追加治療[2,3]が必要かどうかもわからない.生検を兼ねた手術すなわち切除生検(excision biopsy)(病変部をすべて除去して施行される病理組織検査)を行うべきである.

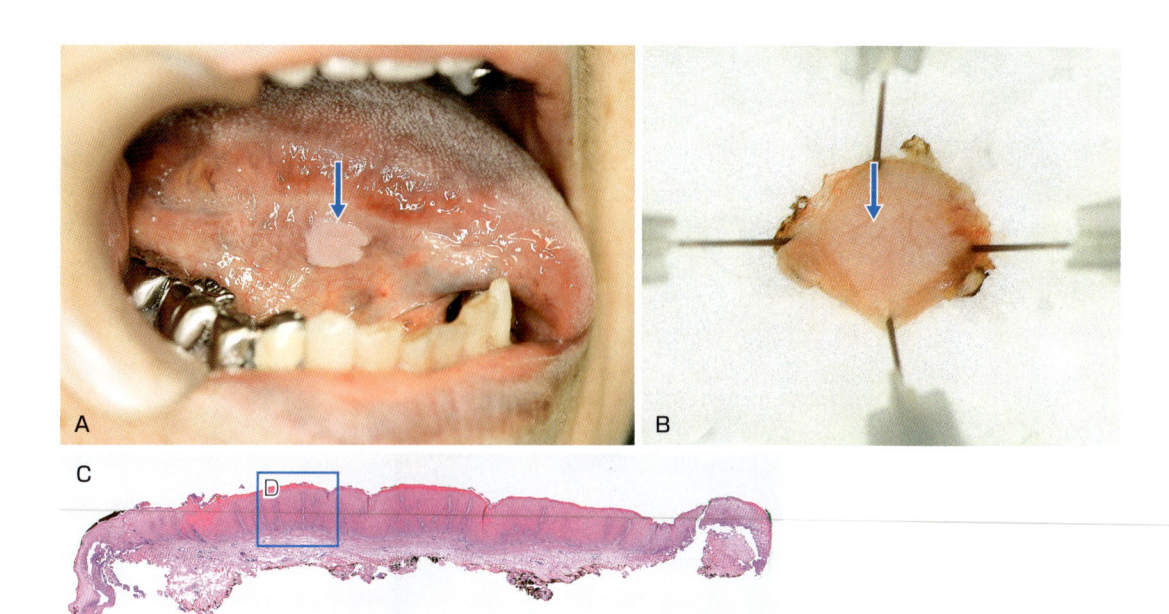

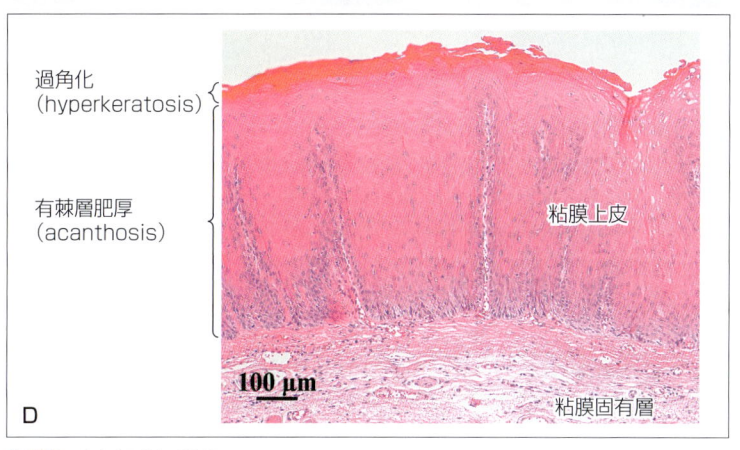

図2 舌白板症切除術

A：口腔の粘膜疹でプラク（白斑）は境界明瞭な白色の隆起性病変である[1]．病理組織学的には粘膜上皮の過角化あるいは粘膜上皮有棘層の肥厚[1]で粘膜上皮の過形成である．異形成，悪性の可能性は低い．
B：電気メスで5mmの安全域を付けて白板症を切除する．切除組織は発泡スチロール上に針で固定し，20％ホルマリンで組織を固定する．
C：連続段階切片標本の作製．
D：病理組織像（Cの囲み枠Dの拡大）．粘膜上皮過形成．粘膜上皮の過角化（hyperkeratosis）あるいは粘膜上皮有棘層の肥厚（acanthosis）[1]である．

1 口腔粘膜上皮過形成・異形成切除術

0.5％キシロカイン®（20万倍アドレナリン含有0.5％リドカイン）で局所浸潤麻酔を行う．

手術は生検を兼ねて行う（excision biopsy）．電気メスあるいは炭酸ガス（CO_2）レーザーで5～10mmの安全域（safety margin）を付けて白板症を切除する（図2B，図3C，D）．切除の深さは粘膜固有層までとし，筋層が露出するにとどめる（図2C，図4）．上皮内癌，初期浸潤癌が疑われる場合は筋層の一部も切除する（図4）．術創は縫合せず

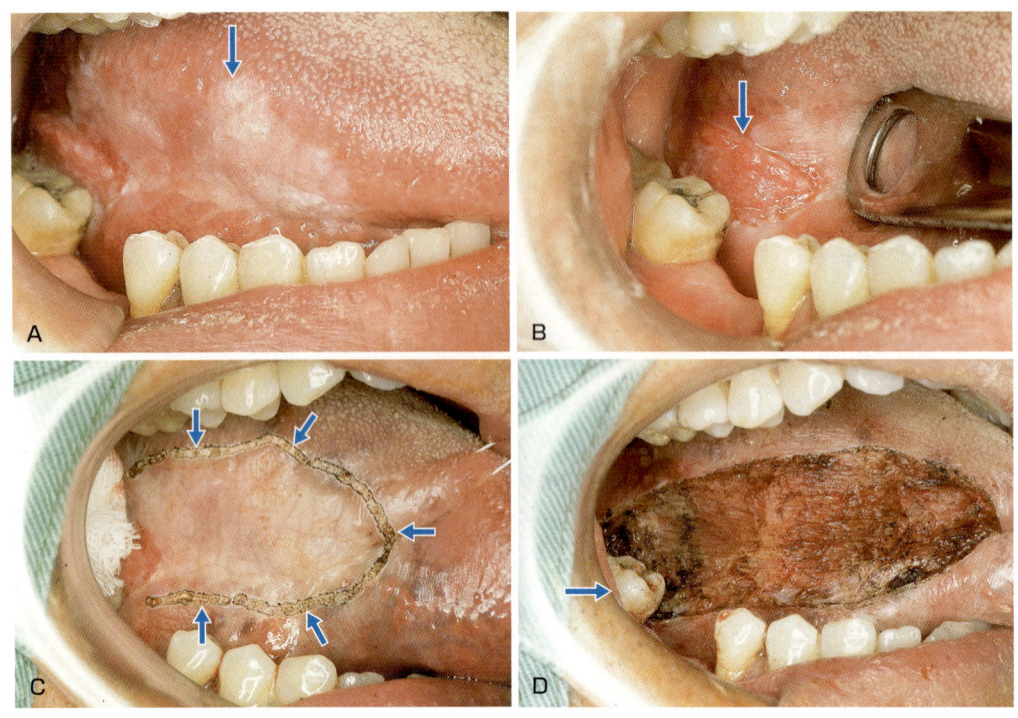

図3 舌白板症・舌紅板症切除術
A, B：右舌縁に舌白板症（A：矢印）と舌紅板症（B：矢印）が認められた．
C, D：炭酸ガスレーザーで5～10 mmの安全域を付けて白板症・紅板症を切除する（C：矢印）．この症例では紅板症が上皮内癌の可能性があったため，切除の深さは粘膜固有層と筋層の一部も切除した（D）．術創は縫合せずに開放創にしておく．この症例では舌白板症・紅板症の原因となっている臼歯（D：矢印）を抜歯した．

に開放創にしておく（図3D）．これは術後の経過観察中に触診を容易にするためである．この程度の手術では，術後に構音・咀嚼機能障害はきたさない．歯による外傷が白板症の原因の場合は，原因歯の抜歯（図3D）あるいは歯科治療を行う．

摘出組織の連続段階切片標本（図2C，図4）を作製し，細胞異型の程度，癌の有無を診断する．

◆ 白板・紅板病変が細胞異型を伴わない過形成（図2D，図4C）あるいは細胞異型を伴った異形成（図4E）の場合

病変部は完全に切除されており，経過観察を行う．高度の異形成が認められた場合は厳重な経過観察が必要である．

◆ 白板・紅板病変の一部が癌（図4G）の場合

病理組織所見で追加治療の必要性を検討する．具体的には炭酸ガス（CO_2）レーザーを併用する舌癌の機能保存手術の治療計画[2,3]で治療を行う．

文 献

1) 佐藤公則．口腔粘膜疹をどう診るか．耳・鼻・のどのプライマリケア．東京：中山書店；2014．p.136-41．
2) 佐藤公則ほか．外来でも出来る手術—喉頭・咽頭・口腔の白斑症の手術．日耳鼻　1999；102：1326-9．
3) 佐藤公則ほか．レーザーを併用する舌癌の機能保存治療．耳鼻臨床1995；補80：12-9．

11 口腔粘膜上皮過形成・異形成切除術

図4 連続段階切片による病理組織検査

図3と同一症例．病理組織検査で舌白板症には過形成（hyperplasia）から種々の程度の異形成（dysplasia），舌紅板症には種々の程度の異形成（dysplasia）と一部に上皮内癌が認められた．

A：連続段階切片標本の作製．
B：白板症部の過形成（Aの切片4の一部）．
C：病理組織像（Bの囲み枠Cの拡大）．粘膜上皮（重層扁平上皮）の過角化（①）と有棘層の肥厚（②）を認める．
D：白板症部の異形成（Aの切片8の一部）．
E：病理組織像（Dの囲み枠Eの拡大）．重層扁平上皮の極性が乱れ，基底部に異型細胞を認める（矢印）．
F：紅板症部の上皮内癌（carcinoma in situ：CIS）（Aの切片9の一部）．
G：病理組織像（Fの囲み枠Gの拡大）．重層扁平上皮の極性が消失し，既存の上皮層は癌細胞で置換されている（矢印）．

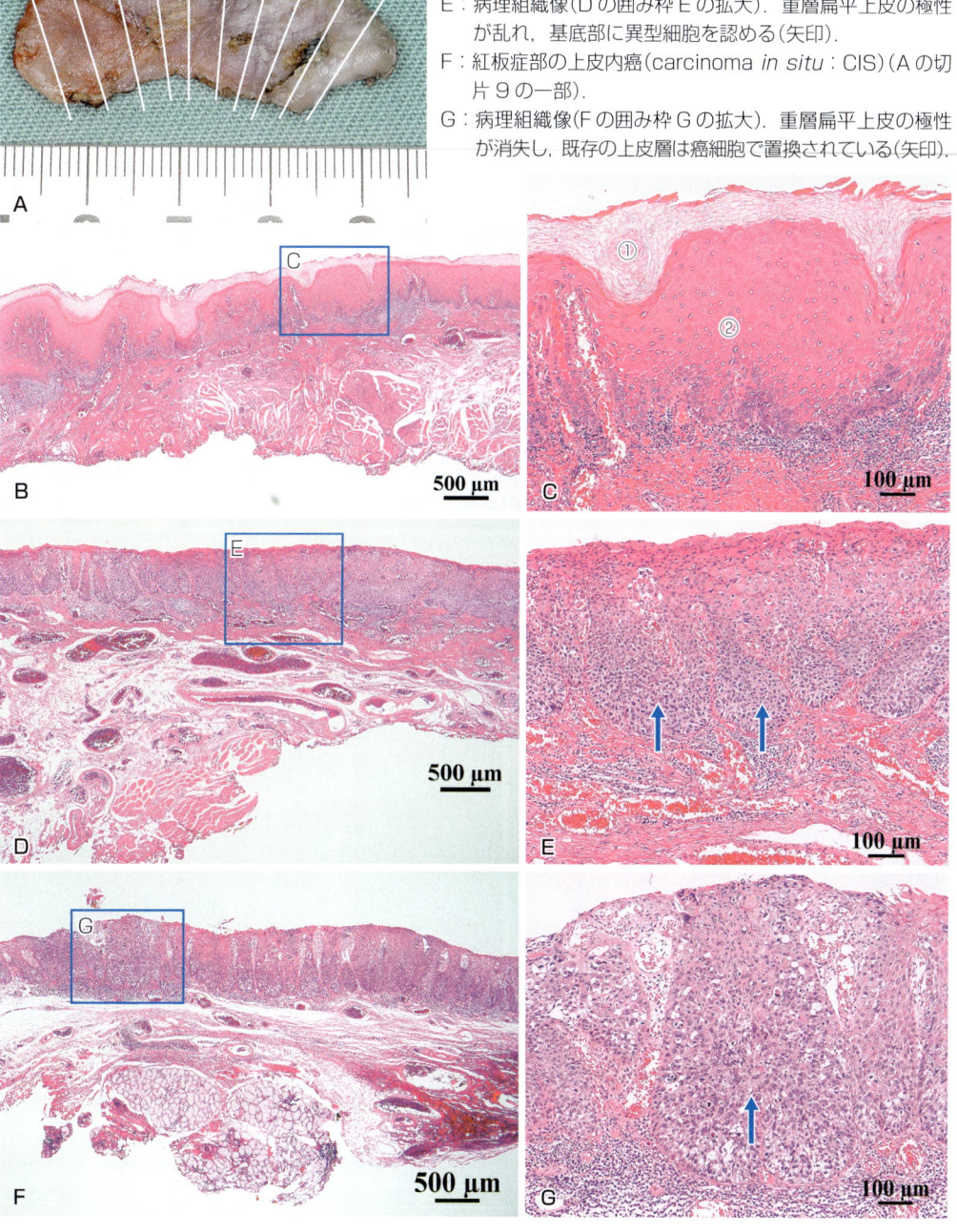

143

12 口腔・上顎洞瘻閉鎖手術

4章 口腔のオフィスサージャリー

手術のポイント

- 口腔・上顎洞瘻閉鎖手術の原則は瘻孔部を血行の良い厚い組織で被覆することである．また縫合不全を起こした場合を考慮して，縫合線が瘻孔の上にかからないほうがよい．
- 歯頸部粘膜切開による歯肉粘膜骨膜弁閉鎖法の利点は，手術操作が簡便であること，大きな瘻孔(穿孔)も閉鎖できること，この切開と視野で上顎・上顎洞の手術を同時に行え，汎用性が高いことなどである．
- 大きな口腔・上顎洞瘻孔(穿孔)を閉鎖する際は，歯肉粘膜骨膜弁に縦切開を加える，あるいは歯肉粘膜骨膜弁の骨膜に水平に減張切開を加える(歯肉粘膜は保存)と粘膜骨膜弁が伸展し，口腔・上顎洞瘻孔(穿孔)部を十分に覆うことができる．
- 比較的小さな瘻孔(穿孔)の閉鎖には，頬側歯肉粘膜骨膜弁閉鎖法が簡便である．歯肉粘膜骨膜弁の骨膜に水平に減張切開を加えると粘膜骨膜弁がより伸展する．

　口腔・上顎洞瘻孔(穿孔)には，抜歯後の小さなものから嚢胞や腫瘍摘出による大きなものまであり，瘻孔の大きさや病態に応じて術式を選択する必要がある．
　口腔・上顎洞瘻を閉鎖すると，上顎洞炎が再燃する例がある．歯性上顎洞炎に対しては，必要に応じて内視鏡下副鼻腔手術を口腔・上顎洞瘻閉鎖手術と同時(combined approach)(図1)，もしくは後日に行う．

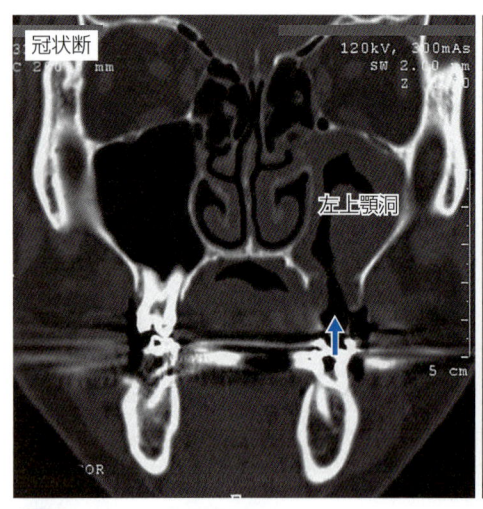

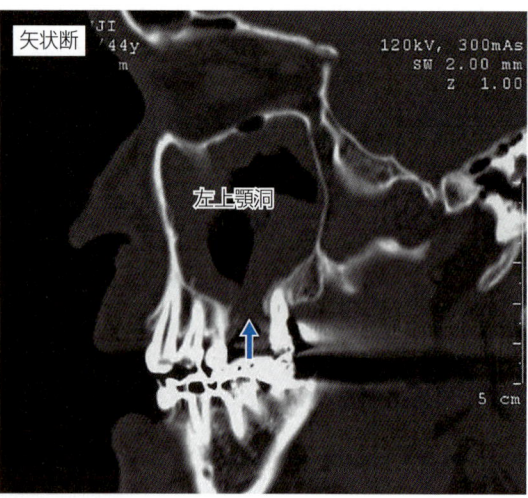

図1 口腔・上顎洞瘻(CT)
前歯科医で上顎洞の排膿を図るために上顎左第1大臼歯の抜歯が行われ，抜歯窩から上顎洞洗浄が繰り返されていた．口腔・上顎洞瘻(矢印)を形成し，歯性上顎洞炎は改善していない．
局所麻酔下に歯性上顎洞炎に対しては内視鏡下副鼻腔手術を，口腔・上顎洞瘻に対しては口腔・上顎洞瘻閉鎖手術を同時に行った．

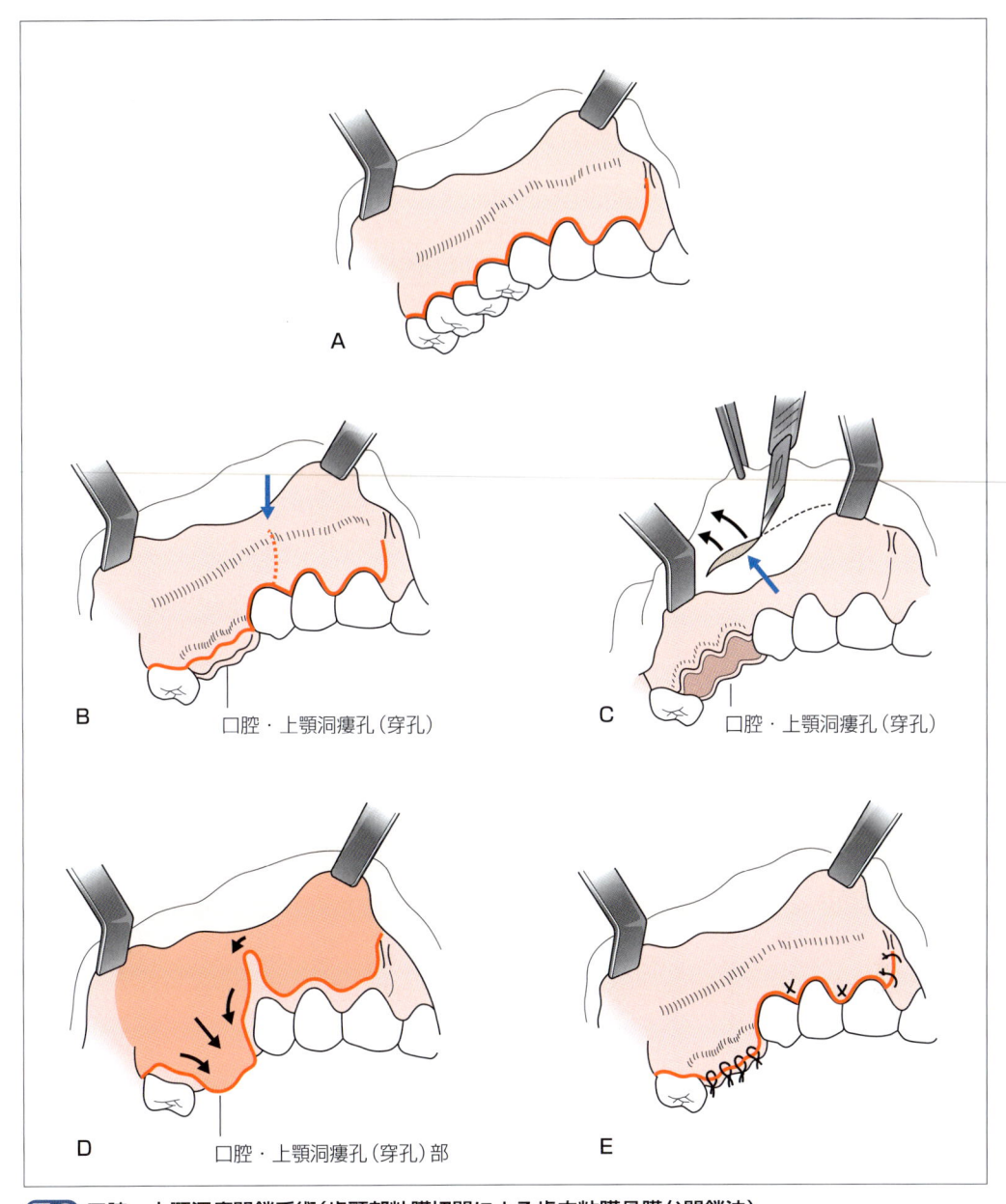

図2 口腔・上顎洞瘻閉鎖手術（歯頸部粘膜切開による歯肉粘膜骨膜弁閉鎖法）

A：歯頸部に粘膜切開を加える．歯肉粘膜切開線（赤）は上唇小帯と歯肉を縦に切開し，歯頸部に沿って後方に至るL字型の切開線である．

B, C：頰側の歯肉粘膜骨膜弁を作製する．大きな口腔・上顎洞瘻孔（穿孔）を閉鎖する際は，歯肉粘膜骨膜弁に縦切開（B：矢印）を加える，あるいは歯肉粘膜骨膜弁の骨膜に水平に減張切開を加える（C：矢印）（歯肉粘膜は保存）と粘膜骨膜弁が伸展し，口腔・上顎洞瘻孔（穿孔）部を十分に覆うことができる．

D：まず口腔・上顎洞瘻孔（穿孔）部を閉鎖縫合する．縫合線が瘻孔の上にかからないほうがよい．

E：引き続き歯肉の歯間乳頭部を単純懸垂縫合（5章-6参照）で縫合する．

（佐藤公則．現代の歯性上顎洞炎―医科と歯科のはざまで．九州大学出版会；2011[3])）

1 口腔・上顎洞穿孔の一次的閉鎖手術

抜歯あるいは囊胞(5章-7参照)や腫瘍摘出を行った際に口腔と上顎洞の間に穿孔をきたした場合は，即時一次的に同部を閉鎖する．

大きな穿孔には歯頸部粘膜切開による歯肉粘膜骨膜弁閉鎖法[1-3]（**図2**）を，比較的小さな穿孔には頰側歯肉粘膜骨膜弁閉鎖法（**図3**）を筆者は好んで用いている．

2 口腔・上顎洞瘻の閉鎖手術

手術の原則は瘻孔部を血行の良い厚い組織で被覆することである．また縫合不全を起こした場合を考慮して，縫合線が瘻孔の上にかからないほうがよい．

術後に鼻を強くかまないこと，口腔内を陰圧や陽圧にしないことが閉鎖創の保護のために必要である．

口腔・上顎洞瘻閉鎖手術はこれまでいろいろな術式が報告されている．大きな瘻孔には歯頸部粘膜切開による歯肉粘膜骨膜弁閉鎖法[1-3]（**図2**，**図4**）を，比較的小さな瘻孔には頰側歯肉粘膜骨膜弁閉鎖法（**図3**，**図5**）を筆者は好んで用いている．

歯頸部粘膜切開による歯肉粘膜骨膜弁閉鎖法（**図2**，**図4**）

本法の利点は，手術操作が簡便であること，大きな瘻孔も閉鎖できること，この切開と視野で上顎・上顎洞の手術を同時に行え，汎用性が高いことなどである．

大きな口腔・上顎洞瘻孔を閉鎖する際のポイントは，歯肉粘膜弁に縦切開を加える（**図2**B），あるいは歯肉粘膜骨膜弁の骨膜に（歯肉粘膜は保存）水平に減張切開を加える（**図2**C）ことである．このようにすると粘膜骨膜弁が伸展し，口腔・上顎洞瘻孔部を十分に覆うことができる．

0.5％キシロカイン®（20万倍アドレナリン含有0.5％リドカイン）で瘻孔周囲と口腔前庭部の局所浸潤麻酔を行う．

口腔・上顎洞瘻孔を二次的に閉鎖する例では，

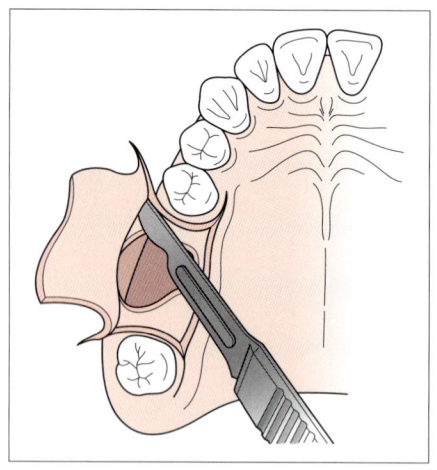

図3 口腔・上顎洞瘻閉鎖手術（頰側歯肉粘膜骨膜弁閉鎖法）
歯肉粘膜骨膜弁の骨膜に水平に減張切開を加える（歯肉粘膜は保存）と粘膜弁が伸展し，口腔・上顎洞瘻孔（穿孔）部を十分に覆うことができる．

口腔・上顎洞瘻孔部が上皮化している（**図4**A）．まず上皮化した口腔・上顎洞瘻孔部の粘膜を用いてhinge flapを作製し（**図4**B），口腔・上顎洞瘻孔部を閉鎖する．瘻孔が大きい場合にはこの上に，近傍の歯槽骨から採取した骨片を移植する．さらに歯肉粘膜骨膜弁をadvancement flapとして口腔・上顎洞瘻孔の閉鎖術を行う（**図4**C〜F）．

頰側歯肉粘膜骨膜弁閉鎖法（**図3**，**図5**）

本法は比較的小さな瘻孔が適応になる．手術操作は比較的簡便である．縫合不全を起こした場合を考慮して，縫合線が瘻孔の上にかからないほうがよい．歯肉粘膜骨膜弁の骨膜に減張切開を加え，弁を伸展させることが重要である．

口蓋側粘膜骨膜弁閉鎖法（**図6**）

口蓋側粘膜骨膜弁は大口蓋動脈を含む粘膜弁であり血行が良い．しかし口蓋粘膜は剝離しにくい．また口蓋粘膜は厚く硬く，縫合しにくく，弁の操作性も良くない．弁を翻転した後に口蓋骨が露出するため，創傷治癒に時間がかかるなどの欠点がある．

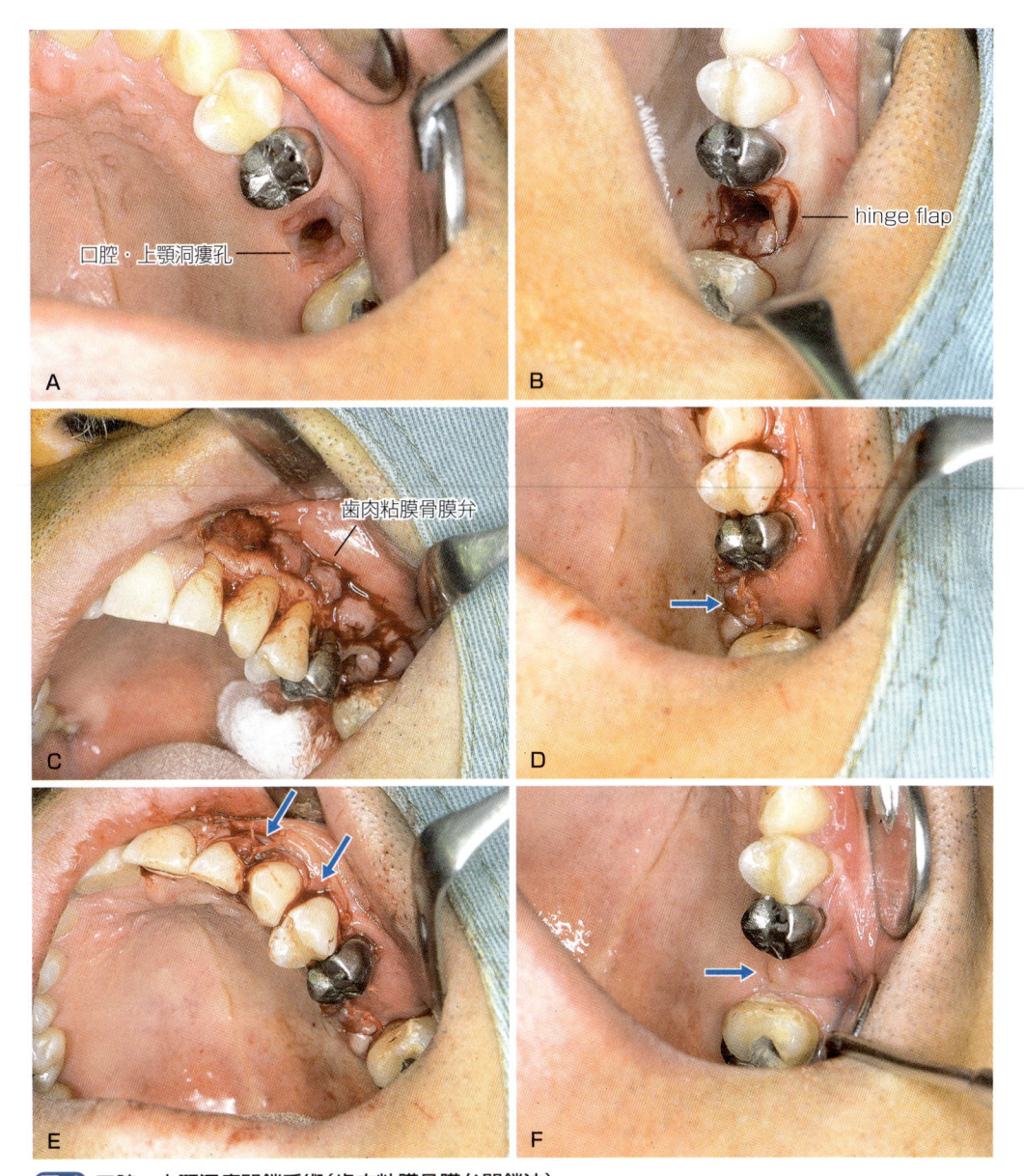

図4 口腔・上顎洞瘻閉鎖手術（歯肉粘膜骨膜弁閉鎖法）
A：口腔・上顎洞瘻孔．
B：口腔・上顎洞瘻孔周囲にhinge flapを作製する．
C：頬側に歯肉粘膜骨膜弁を作製する．
D：hinge flapを閉鎖した後，頬側歯肉粘膜骨膜弁をadvancement flapとし，口腔・上顎洞瘻を閉鎖する（矢印）．
E：口腔・上顎洞瘻を閉鎖した後に歯肉の歯間乳頭部を単純懸垂縫合する（矢印）．
F：口腔・上顎洞瘻閉鎖手術後．口腔・上顎洞瘻は閉鎖された（矢印）．
（佐藤公則．現代の歯性上顎洞炎―医科と歯科のはざまで．九州大学出版会；2011[3]）

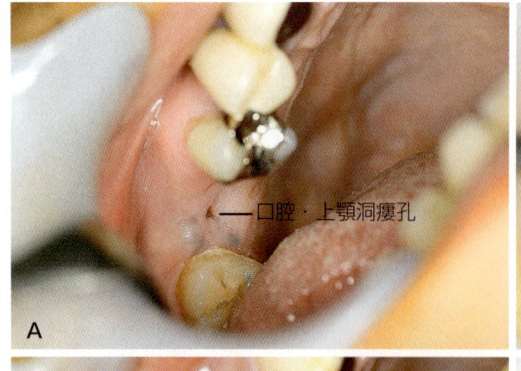

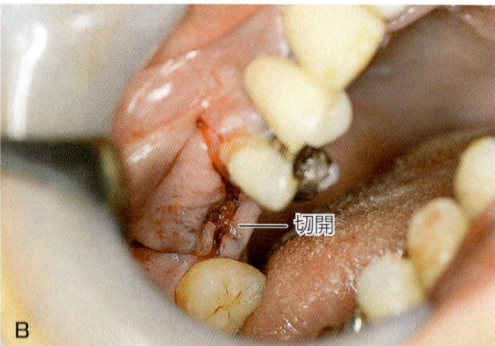

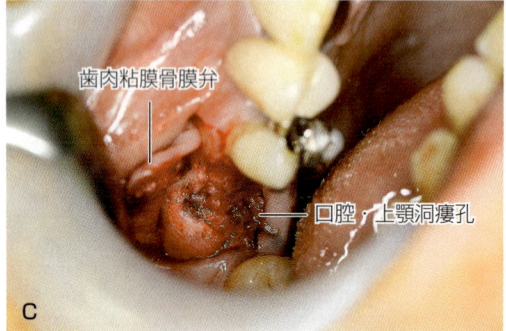

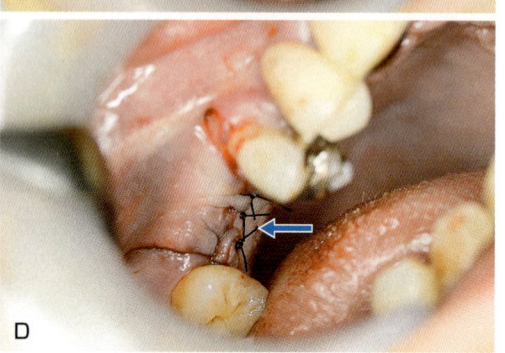

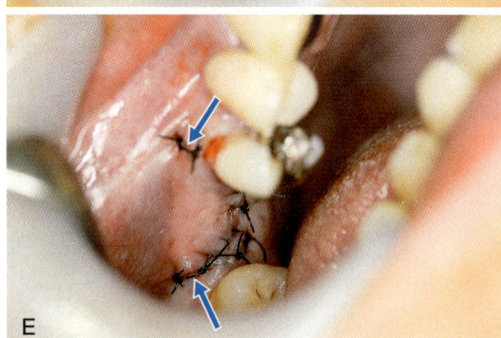

図5 口腔・上顎洞瘻閉鎖手術（頬側歯肉粘膜骨膜弁閉鎖法）

A：口腔・上顎洞瘻孔．
B：口腔・上顎洞瘻孔の頬側歯肉を切開する．
C：頬側に歯肉粘膜骨膜弁を作製する．歯肉粘膜骨膜弁の骨膜に水平に減張切開を加える．
D：頬側歯肉粘膜骨膜弁を advancement flap とし口腔・上顎洞瘻を閉鎖（矢印）する．縫合線が瘻孔の上にかからないほうがよい．
E：口腔・上顎洞瘻を閉鎖後，歯肉を縫合する（矢印）．

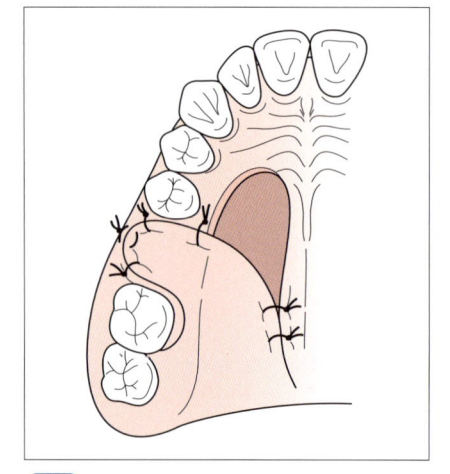

図6 口腔・上顎洞瘻閉鎖手術（口蓋側粘膜骨膜弁閉鎖法）

口蓋島状粘膜骨膜弁閉鎖法

口蓋島状粘膜骨膜弁は大口蓋動脈を含む島状粘膜骨膜弁であるが，動脈を分離する手技などが難しい．

文献

1) 毛利 学ほか．歯性上顎洞炎の手術療法．耳鼻臨床 1975；68：295 8．
2) 毛利 学．歯性上顎洞炎．図説臨床耳鼻咽喉科講座3．東京：メジカルビュー；1984．p.190-3．
3) 佐藤公則．現代の歯性上顎洞炎—医科と歯科のはざまで．福岡：九州大学出版会；2011．

13 口腔軟組織外傷縫合術

4章 口腔のオフィスサージャリー

手術のポイント

- 口腔軟組織外傷の縫合に際しては，正常の口腔粘膜構造の理解が必要である．
- 口腔粘膜は血行がさかんなため，軟組織は感染，壊死に陥りにくい．創部をよく観察し，創部の軟組織はできるだけ温存し，デブリードマン(debridement)は必要最小限にとどめるべきである．
- 小児に多い器物による刺創の場合は，原因になった器物をよく調べ，破折片が残存していないかを確認する．
- 口腔粘膜の創を結節縫合する際は，針を口腔粘膜に対して垂直に刺入し，縫合部の深部に死腔をつくらないように必要かつ十分な深さに針をかけ縫合する．舌可動部の縫合では筋層に針をかけて縫合しないと，縫合後に創が離開しやすい

縫合術を行う口腔軟組織の新鮮外傷創の多くは機械的損傷である．創の状態により，切創，割創，挫創，裂創，刺創，咬創などに分類できる．

1 口腔粘膜の構造

口腔軟組織外傷の縫合に際しては，正常の口腔粘膜構造の理解が必要である．

正常の口腔粘膜は重層扁平上皮で覆われており，3種類に分類される[1-3]．

被覆粘膜(lining mucosa)

頬，口唇，口腔底，口腔前庭を覆う粘膜(図1 A)が被覆粘膜に分類される．筋組織を被覆し，粘膜上皮は非角化上皮である(図1 B)．粘膜は柔軟で咀嚼運動に順応する．

咀嚼粘膜(masticatory mucosa)

硬口蓋，歯肉を覆う粘膜(図2 A)が咀嚼粘膜に分類される．粘膜固有層には膠原線維が発達し，粘膜上皮は角化上皮である(図2 B)．粘膜固有層は骨膜を介して骨と直接結合し，咀嚼という機能圧を受け止め，咀嚼の際の摩擦に都合が良い．

特殊粘膜(specialized mucosa)

舌背を覆う粘膜(図3 A)は特殊粘膜に分類される．特徴ある糸状乳頭(図3 B)，茸状乳頭，葉状乳頭，有郭乳頭から成る．糸状乳頭以外の乳頭には味蕾が存在し，感覚機能を有する．

2 縫合前の局所処置

口腔粘膜は血行がさかんなため，小さい創でも出血が多い場合がある．多くの場合は圧迫により止血できる．動静脈の切断による出血に対しては，鉗子と絹糸により結紮止血を行う．電気凝固による止血も有効である．

3 洗浄・異物除去・デブリードマン(debridement)

外傷による創は，感染の可能性があり，異物が迷入していることもある．洗浄・異物除去を行う．

0.5％キシロカイン®(20万倍アドレナリン含有0.5％リドカイン)で局所浸潤麻酔を行う．伝達麻酔(下口唇に対するオトガイ神経ブロックなど)を用いてもよい．

深い創では洗浄針を用いて異物や凝血塊を洗

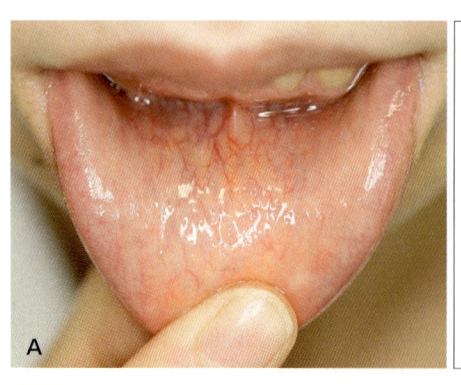

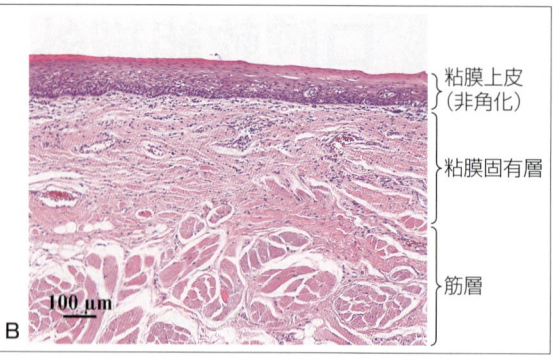

図1 被覆粘膜
A：口唇粘膜．
B：口腔底粘膜の組織像．粘膜は筋組織を被覆し，粘膜上皮は非角化重層扁平上皮である．

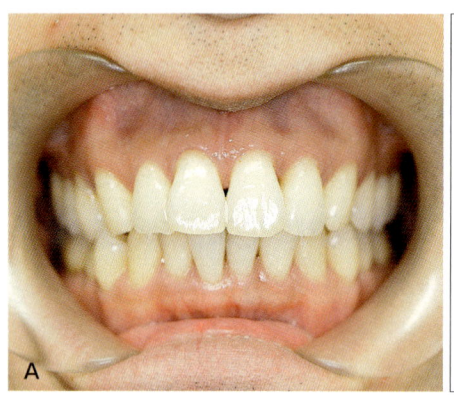

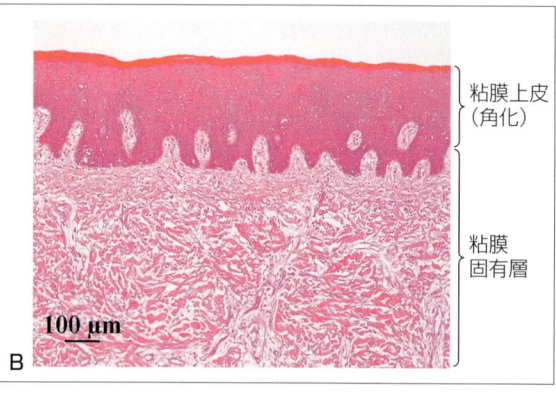

図2 咀嚼粘膜
A：歯肉粘膜．
B：歯肉粘膜の組織像．粘膜固有層には膠原線維が発達し，粘膜上皮は角化重層扁平上皮である．

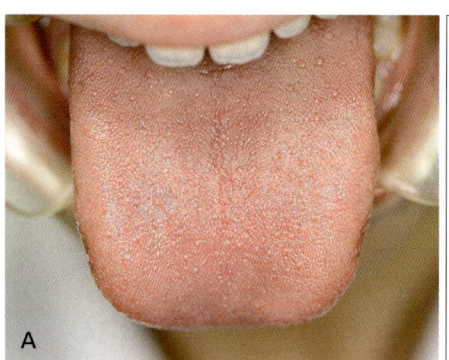

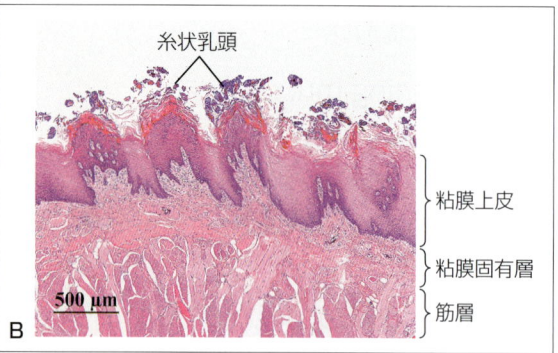

図3 特殊粘膜
A：舌背の粘膜．
B：舌背粘膜の組織像．糸状乳頭を認める．

い流す（図4）．また創の状態をよく観察する（図4）．小児に多い箸，鉛筆，歯ブラシ，玩具などによる刺創の場合は，原因になった器物をよく調べ，破折片が残存していないかを確認する．

軟組織への血行がさかんなため，口腔内の創部組織は感染，壊死に陥りにくい．したがって創部

図4 口唇裂創（12歳，男児）

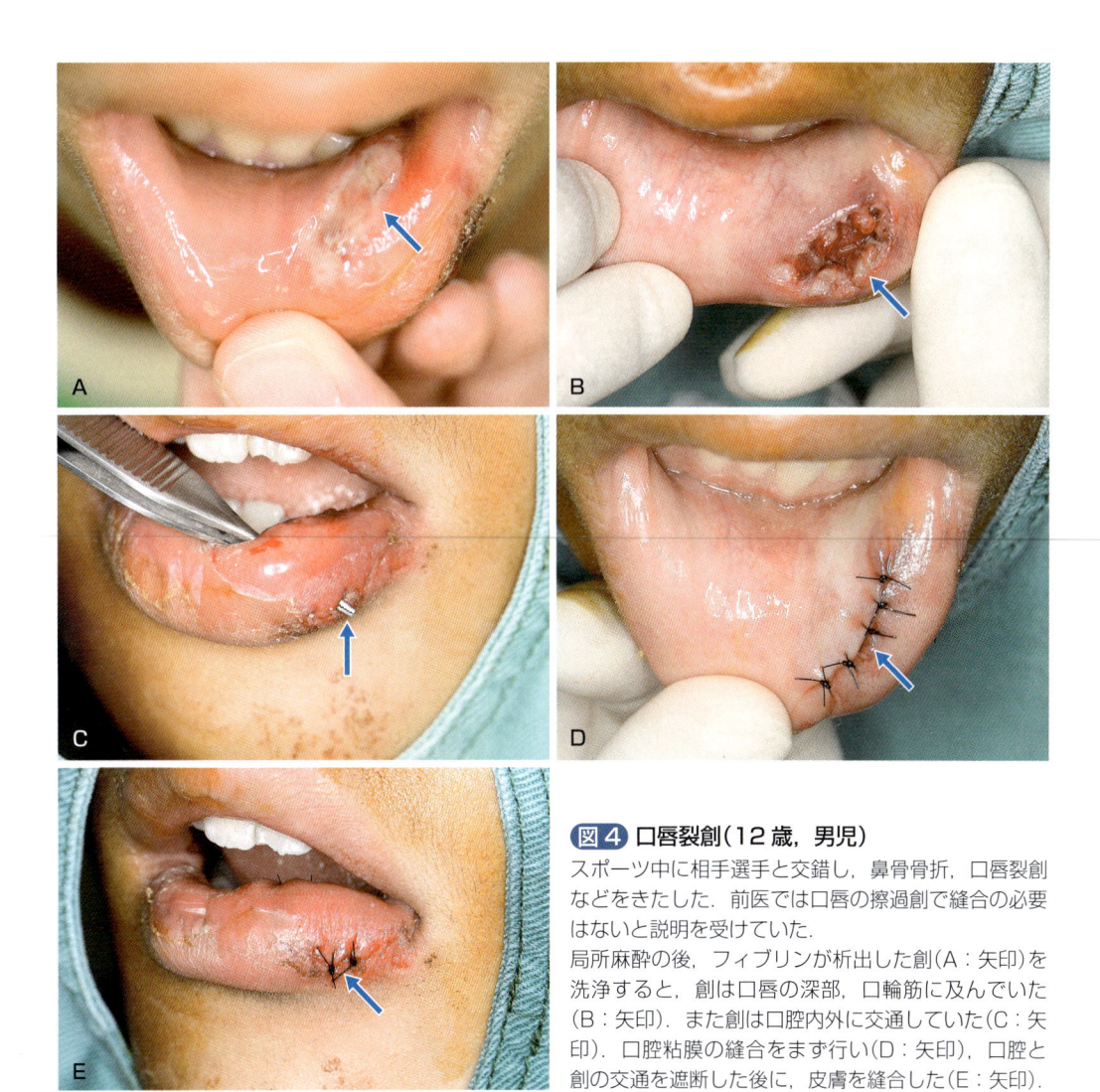

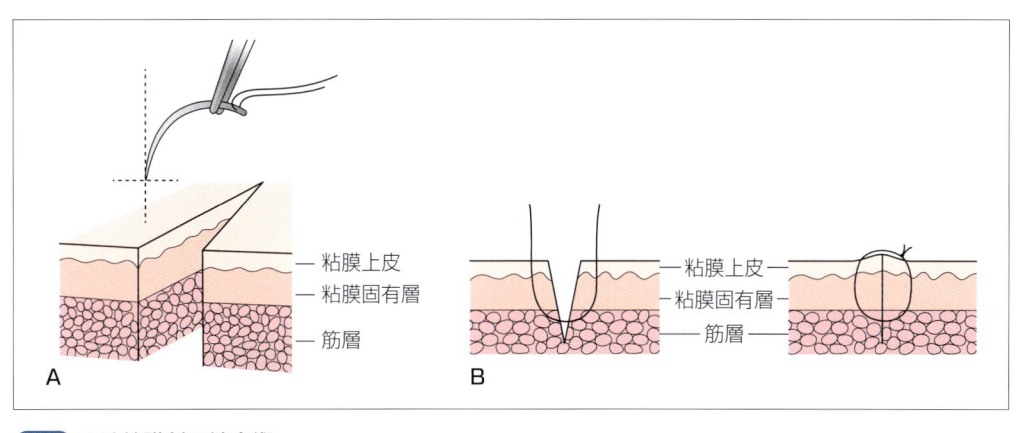

スポーツ中に相手選手と交錯し，鼻骨骨折，口唇裂創などをきたした．前医では口唇の擦過創で縫合の必要はないと説明を受けていた．
局所麻酔の後，フィブリンが析出した創（A：矢印）を洗浄すると，創は口唇の深部，口輪筋に及んでいた（B：矢印）．また創は口腔内外に交通していた（C：矢印）．口腔粘膜の縫合をまず行い（D：矢印），口腔と創の交通を遮断した後に，皮膚を縫合した（E：矢印）．

図5 口腔粘膜創の縫合術

A：針を口腔粘膜に対して垂直に刺入する．
B：縫合部の深部に死腔をつくらないように必要かつ十分な深さに針をかけて縫合する．

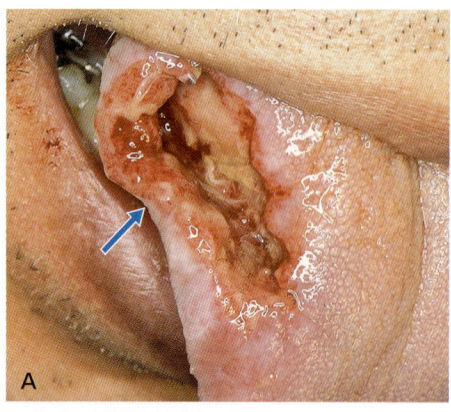

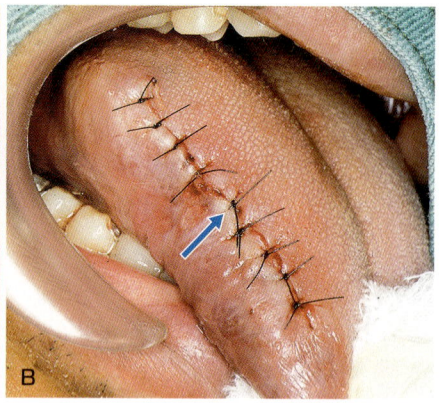

図6 舌咬創(60歳,男性)
A:舌を咬み右舌縁に創を認める．創は筋層に及ぶ．
B:縫合部の深部に死腔をつくらないように筋層に針をかけて縫合する．

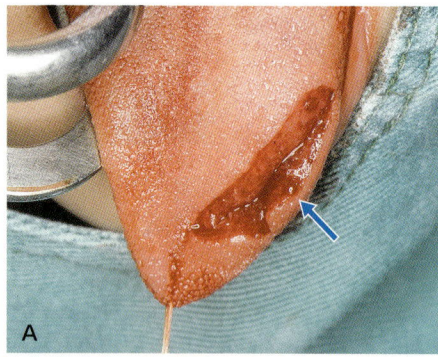

図7 舌咬創(2歳,女児)
A:転倒し舌を咬み左舌背に創を認める．創は筋層に及び，舌背面から舌裏面に貫通している．
B,C:縫合部の深部に死腔をつくらないように筋層に針をかけて舌背面と舌裏面の創を縫合する．

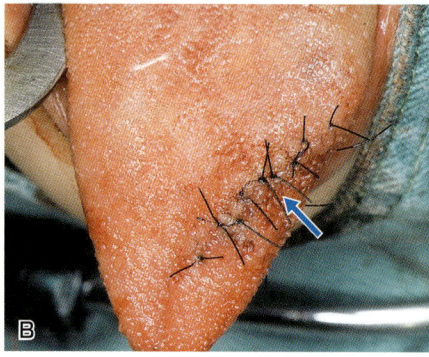

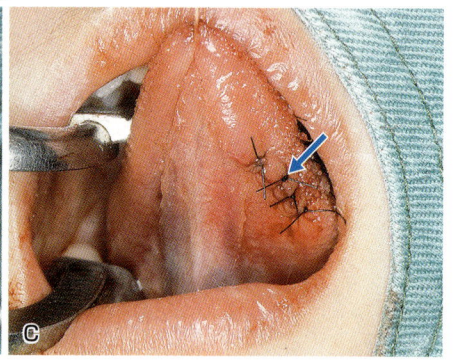

の軟組織はできるだけ温存し，デブリードマン(debridement)は必要最小限にとどめるべきである．

4 縫合

口腔粘膜の創には結節縫合(1針ずつ縫合結紮する方法)を行う．針付きのモノフィラメントナイロン糸が使われることが多い．針を口腔粘膜に対して垂直に刺入し(図5A)，針の弯曲に沿って粘膜固有層あるいは粘膜固有層と筋層を丸く包むように運針し，粘膜から直角に抜くと創面が密接に合う．縫合部の深部に死腔をつくらないように必要かつ十分な深さに針をかけて縫合する

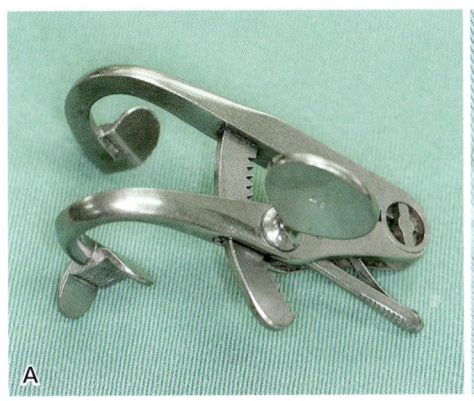

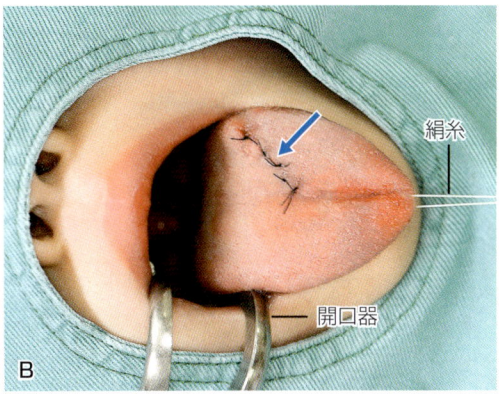

図8 小児の口腔軟組織外傷縫合術
A：開口器.
B：小児(5歳, 男児)の舌縫合術. 開口器をかけ, 絹糸で舌を牽引固定し, 素早く確実に創を縫合する.

(**図5**B). 創が深い場合は吸収性縫合糸で粘膜下縫合を行う.

舌可動部では筋層に針をかけて縫合しないと, 縫合後に創が離開しやすい(**図6**, **図7**). 咀嚼粘膜の創では骨膜にも針をかけて縫合する.

口腔内外に交通した創の場合(**図4**)には, 口腔粘膜の縫合をまず行い, 口腔と創の交通を遮断した後に, 皮膚を各層ごと(layer to layer)に縫合する.

アドバイス

小児の口腔軟組織外傷縫合術

転倒による小児の口腔軟組織外傷は少なくない. 暴れる小児の口腔軟組織を縫合するのは容易ではない. 開口器(**図8**A)をかけ, 絹糸で舌を牽引固定し, 素早く確実に縫合する(**図8**B：矢印).

文献

1) Avery JK, Chiego DJ Jr. Oral mucosa. In： Essentials of Oral Histology and Embryology： A Clinical Approach. St Louis：Mosby；2006. p.177-94.
2) 佐藤公則. 口腔粘膜疾患の診方・考え方. 口咽科 2013；26：119-30.
3) 佐藤公則. 口腔粘膜疾患の診方・考え方. 耳・鼻・のどのプライマリケア. 東京：中山書店；2014. p.130-5.

14 小唾液腺生検

検査のポイント

- 小唾液腺生検を行う際は，必要最小限の侵襲で検体を確実に採取することが大切である．
- 下口唇粘膜の触診を行い，小唾液腺が触知される部位から生検を行う．
- 下口唇粘膜を翻転させるように指で下口唇を把持し切開を加えると，小唾液腺と脂肪組織が飛び出してくるので生検しやすい．
- シェーグレン症候群では，病変が高度の場合，小唾液腺が萎縮あるいは破壊され，腺組織が脂肪組織に置換されており，診断に必要な検体が採取できない場合がある．

口唇の小唾液腺生検はシェーグレン症候群や原因不明の唾液分泌低下症の補助診断として行われる．

シェーグレン症候群は，原発性と膠原病に合併する続発性に分類される．原発性シェーグレン症候群は全身性疾患ととらえられ，約半数の患者は涙腺と唾液腺の乾燥病変にとどまる腺性シェーグレン症候群であり，その他の半数はなんらかの検査値異常や全身性の臓器病変を呈する腺外性シェーグレン症候群である[1]．

シェーグレン症候群の病因は自己免疫反応の調節異常と考えられており，臨床像は幅広い[1]．シェーグレン症候群は基本的には唾液腺や涙腺のリンパ球浸潤病変であり，病変が持続し，全身性の臓器病変を発症したり，一部はリンパ増殖性疾患に進展する[1]．

リンパ球のホーミング，リンパ濾胞の形成，リンパ上皮性病変の形成が病変の持続と進展に関与していると考えられる[1]．

1 シェーグレン症候群の診断基準

診断基準に関しては世界的にはアメリカ-ヨーロッパ基準が最もよく使用されているが，まだ国際的な統一された診断基準はない[1]．各国にシェーグレン症候群の診断基準はあるが，国際的に信用される基準がないことが大きな問題の一つである[1]．

シェーグレン症候群の診断基準（厚生省研究班改訂診断基準，1999 年）を 表1 に示す．この診断基準では，検査方法の互換性の問題，4 項目中で 2 項目ということで，眼の異常のないシェーグレン症候群，口腔所見のないシェーグレン症候群の存在をどうするかの問題が残っている[1]．

2 小唾液腺生検

自覚症状や血清所見から臨床的にシェーグレン症候群とされる場合，小唾液腺生検が行われる．シェーグレン症候群の確定診断にとって病理組織診断はきわめて重要である[2]．

小唾液腺生検として下口唇の口唇腺の生検が通常行われる．

生検にあたり下口唇粘膜側の触診を行う．口唇の小唾液腺は粘膜上皮下にぶつぶつとした小さな隆起として触知される．下口唇粘膜の正中部は小唾液腺が少ないので，下口唇粘膜の外側から小唾

ピットフォール

シェーグレン症候群では，病変が高度の場合，小唾液腺が萎縮あるいは破壊され，腺組織が脂肪組織に置換されており，診断に必要な検体が採取できない場合がある．

> **表1** シェーグレン症候群改訂診断基準(厚生省研究班,1999年)

1. 生検病理組織検査で次のいずれかの陽性所見を認めること
   A) 口唇腺組織で4 mm² 当たり1 focus（導管周囲に50個以上のリンパ球浸潤）以上
   B) 涙腺組織で4 mm² 当たり1 focus（導管周囲に50個以上のリンパ球浸潤）以上
2. 口腔検査で次のいずれかの陽性所見を認めること
   A) 唾液腺造影で Stage 1（直径1 mm 未満の小点状陰影）以上の異常所見
   B) 唾液分泌量低下（ガム試験にて10分間10 ml 以下またはサクソンテストにて2分間2 g 以下）があり,かつ唾液腺シンチグラフィーにて機能低下の所見
3. 眼科検査で次のいずれかの陽性所見を認めること
   A) Schirmer 試験で5 mm/5分以下で,かつローズベンガル試験（van Bijsterveld スコア）で3以上
   B) Schirmer 試験で5分間に5 mm 以下で,かつ蛍光色素試験で陽性
4. 血清検査で次のいずれかの陽性所見を認めること
   A) 抗SS-A/Ro抗体陽性
   B) 抗SS-B/La抗体陽性

[診断]
上の4項目のうち,いずれか2項目以上を満たせばシェーグレン症候群と診断する

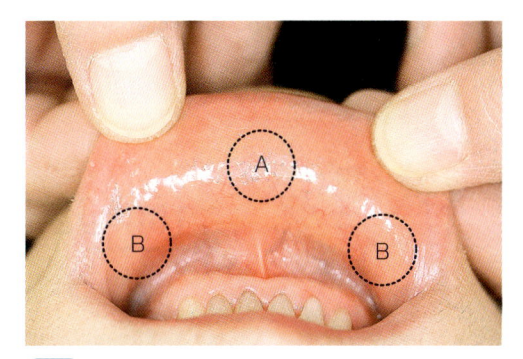

図1 下口唇の小唾液腺の生検部位
下口唇正中部の粘膜(A)は小唾液腺が少ないので,下口唇外側の粘膜(B)から小唾液腺を生検する.

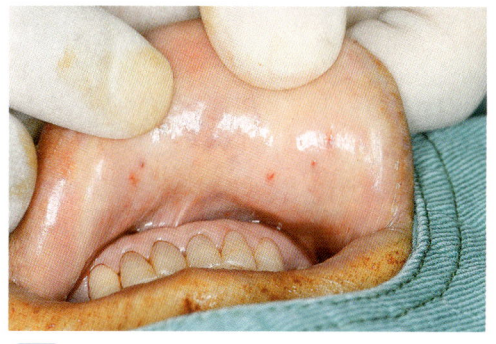

図2 下口唇の把持
助手に下口唇粘膜を翻転させるように指で下口唇を把持させ,切開部の粘膜に緊張を加える.

液腺を生検する（図1）.
　下口唇外側の粘膜に0.5％キシロカイン®（20万倍アドレナリン含有0.5％リドカイン）で局所浸潤麻酔を行う.小唾液腺は粘膜上皮と口輪筋の間の粘膜固有層に分布するため,深部筋層に浸潤麻酔を行う必要はない.
　助手に下口唇粘膜を翻転させるように指で下口唇を把持させる（図2）.
　翻転された下口唇粘膜の外側の粘膜上皮に切開を加える.粘膜固有層にさらに切開を加えると,小唾液腺と脂肪組織が飛び出してくる（図3）ので剪刀あるいは鉗子を用いて剝離し,小唾液腺を摘出する（図4）.口唇腺生検に際しては複数（少なくとも4個以上）の検体採取が必要であるとされている[2].
　止血を確認した後に,創を縫合する.

3 病理組織学的検討

　病理組織検査で一般的に指標とされているのは口唇腺小葉内導管周囲のリンパ球浸潤である[2].導管周囲の50個以上の巣状リンパ球浸潤（図5）を1 focus とみなす Greenspan ら[3]の基準（Greenspan scale）が普及している.ただしリ

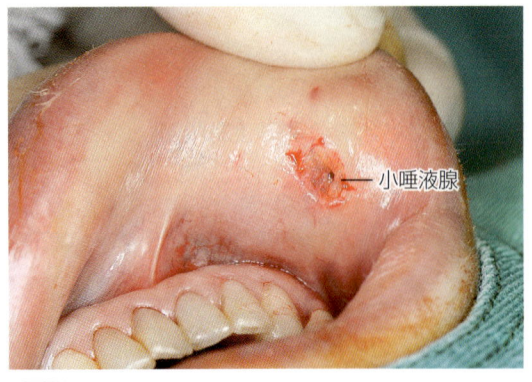

図3 下口唇粘膜の切開
下口唇粘膜を翻転させ，粘膜に緊張を加えておくと，切開を加えた粘膜から小唾液腺と脂肪が飛び出してくる．

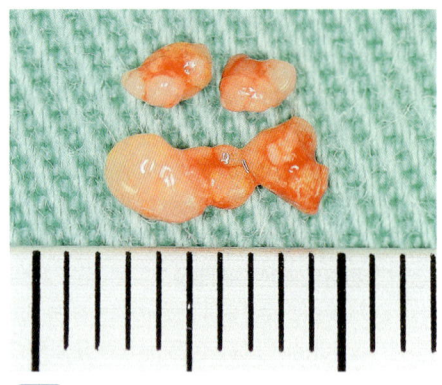

図4 摘出した下口唇の小唾液腺

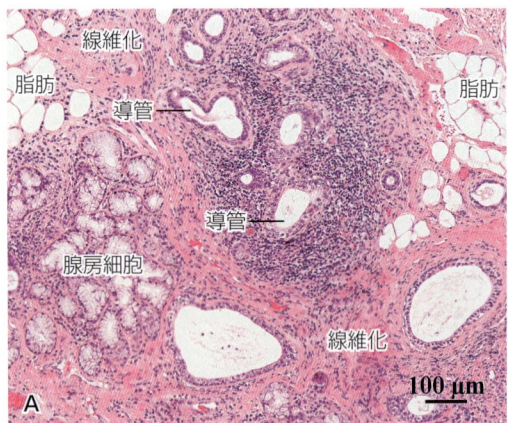

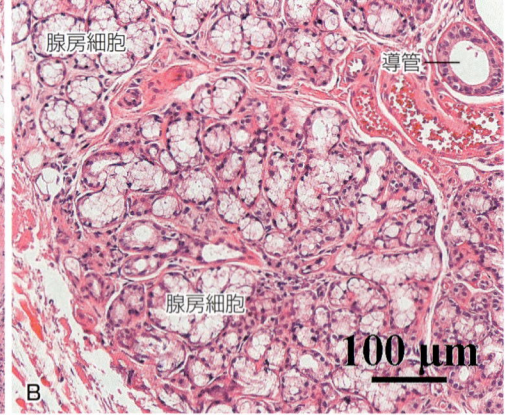

図5 病理組織像
A：シェーグレン症候群（49歳，女性）．小唾液腺の導管周囲にリンパ球を主体とした単核球の浸潤を認める．腺房細胞が萎縮，減少，消失し，腺組織が脂肪組織に置換され，間質は線維化している．
B：正常の下口唇の小唾液腺（38歳，男性）．小唾液腺の導管周囲にはリンパ球浸潤をほとんど認めない．腺房細胞は正常である．

ンパ球浸潤より小葉間間質の線維化や脂肪浸潤が目立つ症例もあるため，注意が必要である．

導管周囲の巣状リンパ球浸潤は，特異性の少ない組織所見であるので，病理組織所見のみで診断するのではなく，臨床症状，血清所見，眼検査，口腔検査などを併せて総合的に最終診断がなされる必要がある[2]．

病理依頼伝票に病理組織検査の目的がシェーグレン症候群の診断であることを記載すると，病理医がコメントしやすい．

文献

1) 菅井 進．病型と診断基準．日本シェーグレン症候群研究会編．シェーグレン症候群の診断と治療マニュアル．東京：診断と治療社；2009．p.2-17．
2) 林 良夫ほか．口唇腺生検査病理診断．日本シェーグレン症候群研究会編．シェーグレン症候群の診断と治療マニュアル．東京：診断と治療社；2009．p.72-8．
3) Greenspan JS, et al. The histopathology of Sjögren's syndrome in labial salivary gland biopsies. Oral Surg 1974；37：217-29．

4章 口腔のオフィスサージャリー

15 骨隆起形成術

> **手術のポイント**
> - 骨隆起形成術では，粘膜骨膜弁の血行を考慮して切開線を決める必要がある．
> - 骨隆起部の粘膜は薄いので，破れないように慎重に骨膜下で剥離する．
> - 削除後の骨面は，骨ノミ，骨ヤスリあるいはラウンドバーで平滑にする．
> - 余分な粘膜をトリミングし，粘膜骨膜弁を元に戻し縫合する．

　骨隆起は骨が非腫瘍性に局所的に過剰発育することにより生じた隆起(腫瘤)である．顎骨では硬口蓋正中部に発生する口蓋骨隆起，下顎小臼歯部舌側の歯槽骨部に発生する下顎骨隆起などがある．

　骨隆起は正常な口腔粘膜で覆われているが粘膜は薄く，硬い食物が接触してびらんや潰瘍を形成する．

　骨隆起が比較的大きく，義歯装着の障害，咀嚼の障害，被覆粘膜の外傷によるびらん・潰瘍形成を繰り返す場合は，手術適応になる．

1 口蓋骨隆起形成術

　0.5％キシロカイン®（20万倍アドレナリン含有0.5％リドカイン）を注射し，局所浸潤麻酔を行う．伝達麻酔（大口蓋神経伝達麻酔，鼻口蓋神経伝達麻酔）を用いてもよい．

　粘膜骨膜弁の血行を考慮して切開線を決める必要がある．骨隆起の中央に前後方向の縦切開を加え，その両端にV字切開を加える切開線は，血行が安定している（図1）．後方のV字切開を加える場合，大口蓋動脈を損傷しないようにする．

　次に粘膜骨膜弁の剥離を行う．確実に骨膜下で剥離し，粘膜骨膜弁の血行を確保することが大切である．骨隆起部の粘膜は薄いので，破れないように慎重に剥離する．特に骨隆起が結節状の時は，骨隆起の後部の粘膜剥離を慎重に行う（図2）．また骨隆起の基部はアンダーカットになっている場合が多いので，剥離する際に粘膜を穿孔させないように注意する．

　粘膜骨膜弁を翻転し骨性隆起部の基部を十分に露出する．骨ノミあるいはラウンドバーを用いて骨性隆起を削除する．この際に粘膜骨膜弁を傷つけないように注意する．削除後の骨面は，骨ノミ，骨ヤスリあるいはラウンドバーで平滑にしておく．

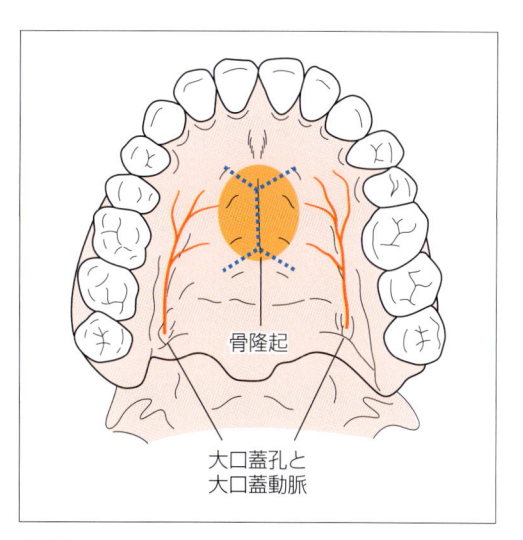

図1　口蓋骨隆起の切開線
粘膜骨膜弁の血行を考慮して切開線を決める必要がある．骨隆起の中央に前後方向の縦切開を加え，その両端にV字切開を加える切開線（青破線）は，血行が安定している．ただし骨隆起が大きい場合は，後方のV字切開を最初に行いにくく，同部で粘膜の断裂をきたしやすい．まず中央に前後方向の縦切開を加え，その前面にV字切開を加え，被覆粘膜を剥離し，骨隆起を少し削除してから後方のV字切開を加えるとよい．

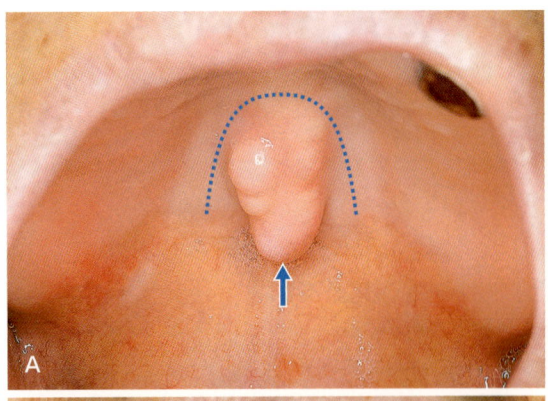

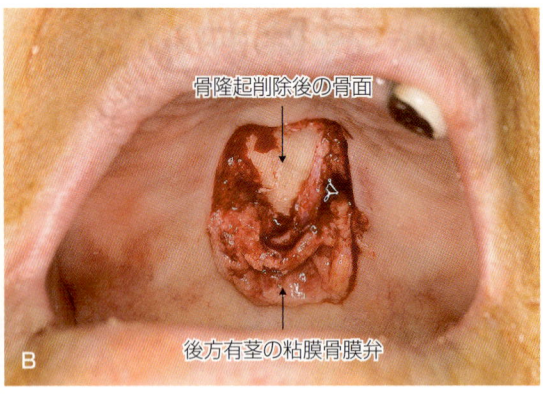

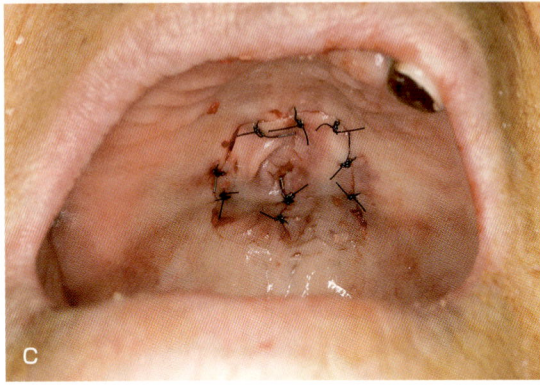

図2 口蓋骨隆起形成術
A：口蓋正中部に正常粘膜で覆われた結節状の骨隆起を認める．この症例では，後方有茎のU字形の粘膜骨膜弁（青破線）を作製した．
B：粘膜骨膜弁を剝離し，骨ノミで骨隆起を削除した．削除後の骨面は骨ノミで平滑にした．
C：余分な粘膜をトリミングし，粘膜骨膜弁を元に戻し縫合した．

余分な粘膜をトリミングし，粘膜骨膜弁を元に戻し縫合する．

2 下顎骨隆起形成術

治療概念は口蓋骨隆起と同様である．

無歯顎の場合は歯槽頂部に近遠心的に切開を加える．有歯顎の場合は舌側の歯頸部に沿って切開を加える．舌側の歯肉粘膜は薄く裂けやすいので，注意する．

4章　口腔のオフィスサージャリー

16 口腔顎顔面膿瘍切開術

手術のポイント

- 粘膜，皮膚の切開はメスで鋭的に行い，粘膜下・皮下組織の剥離，膿瘍の開放は鉗子を用いて鈍的に行う．
- 口腔顎顔面の血管，神経，唾液腺（耳下腺，顎下腺）の導管の損傷を避け，膿瘍に最も近い部位に切開を加える．骨膜下膿瘍では，骨膜を確実に切開する．
- 顔面や頸部の皮膚切開は皮膚の皺線に沿って行い，顔面の表情筋群より深部の結合組織では顔面神経の走行に沿って鈍的に剥離する．
- 膿瘍が顎下隙などの間隙にある場合は，その間隙まで粘膜下・皮下組織を剥離し，十分に切開排膿する．

　口腔顎顔面膿瘍は歯性感染症（化膿性歯髄炎，根尖性歯周炎，辺縁性歯周炎などの歯の疾患が原因で引き起こされる感染症），外傷などに起因する．

　口腔顎顔面膿瘍の切開術は，粘膜，皮膚の切開はメスで鋭的に行い，粘膜下・皮下組織の剥離，膿瘍の開放はペアン鉗子を用いて鈍的に行う．以下の点が重要である．

①口腔顎顔面の血管，神経，唾液腺（耳下腺，顎下腺）の導管の損傷を避ける．

②膿瘍に最も近い部位に切開を加え，膿瘍腔が再閉鎖しないように十分な切開を行う．また骨膜下膿瘍では，骨膜を確実に切開する．

③顔面や頸部の皮膚切開は皮膚の皺線に沿って行い，顔面の表情筋群より深部の結合組織では顔面神経の走行に沿って鈍的に剥離する．

④膿瘍が顎下隙などの間隙にある場合は，その間隙まで粘膜下・皮下組織を剥離し，十分に切開排膿する．

1 口腔顎顔面膿瘍切開術の麻酔

　0.5％キシロカイン®（20万倍アドレナリン含有0.5％リドカイン）を注射し，切開部位に局所浸潤麻酔を行う．伝達麻酔が行えれば行ったほうが

よい．深部の膿瘍を切開する際は，切開部位の表層から深層へ局所浸潤麻酔を行うが，発赤・腫脹がない部位に局所浸潤麻酔を行う．

2 歯肉・歯槽部の膿瘍切開術

　歯肉・歯槽部の膿瘍（図1）は，歯列に平行に粘膜切開を加える．骨膜下膿瘍の場合は，骨膜を確実に切開する必要がある．

　下顎小臼歯部頬側の骨膜下膿瘍の切開では，オトガイ神経を損傷しないように気をつける．

　下顎舌側の膿瘍は，口腔底に拡がる可能性があ

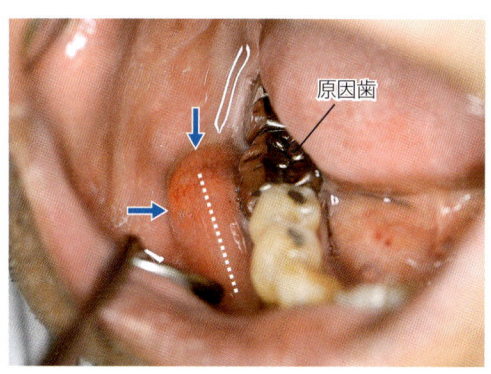

図1 歯肉・歯槽部の膿瘍切開術
下顎右第1大臼歯の根尖病巣が原因の膿瘍（矢印）．
切開線：白破線．

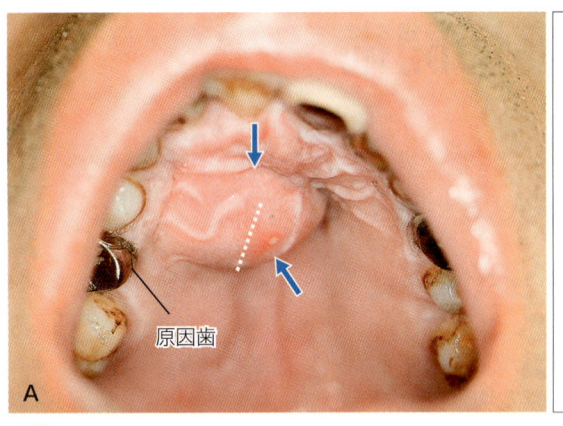

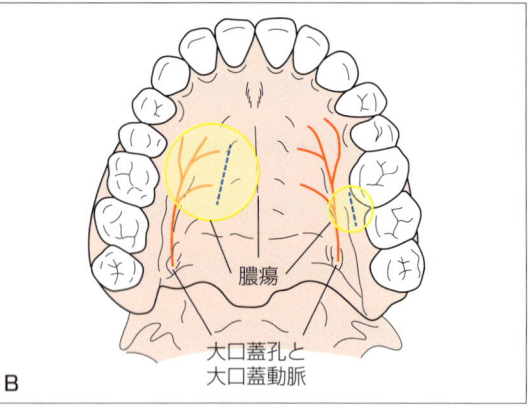

図2 硬口蓋の膿瘍切開術
A：上顎右第１大臼歯口蓋根の根尖病巣が原因の膿瘍（矢印）．切開線：白破線．
B：神経，動静脈を損傷しないように，大きな膿瘍では口蓋の正中寄りを，小さな膿瘍では歯頸部寄りを歯列に平行に粘膜を切開する．切開線：青破線．

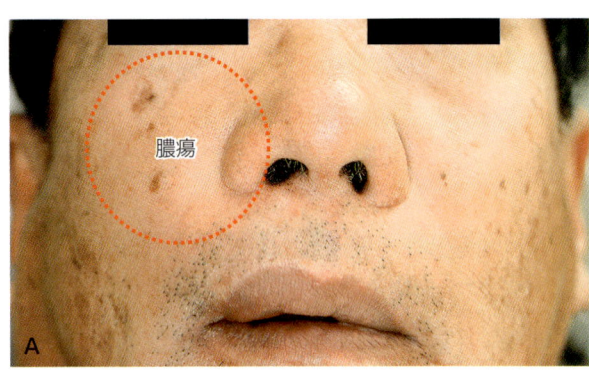

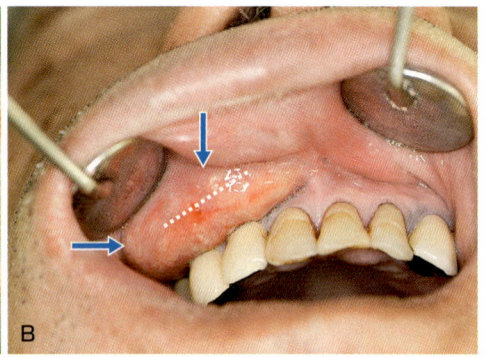

図3 犬歯窩の膿瘍切開術
A：上顎右犬歯の根尖病巣が原因の膿瘍．眼窩近くの頰部の犬歯窩に骨膜下膿瘍をきたしやすい．
B：犬歯部の歯肉頰粘膜移行部に横切開を加え，骨膜を確実に切開し，膿瘍腔を開放する．この際に眼窩下神経・動静脈の損傷を避ける．切開線：白破線．

る．局所浸潤麻酔ではなく下歯槽神経あるいは舌神経伝達麻酔を行い，炎症を口腔底に波及させないことが大切である．

3 硬口蓋の膿瘍切開術

上顎歯口蓋根の根尖病巣が原因になることが多い．

硬口蓋粘膜は骨膜と強く結合しているので，硬口蓋膿瘍の多くは骨膜下膿瘍である（図2）．したがって神経・血管は膿瘍腔の上層に存在する．

切開に際しては，大口蓋神経，大口蓋動静脈を損傷しないように，大きな膿瘍では口蓋の正中寄りを，小さな膿瘍では歯頸部寄りを歯列に平行に粘膜切開を加える．

4 犬歯窩の膿瘍切開術

歯種のなかで上顎の犬歯の歯根は長く歯槽突起にしっかりと植立している．このような解剖学的理由から犬歯の根尖病巣は眼窩近くの頰部の犬歯窩に骨膜下膿瘍（図3）をきたしやすい．

犬歯部の歯肉頰粘膜移行部に横切開を加え，骨膜を確実に切開し，膿瘍腔を開放する．この際に

図4 上顎後部の膿瘍切開術
上顎左第1・2大臼歯の根尖病巣が原因の膿瘍（矢印）．
切開線：白破線．

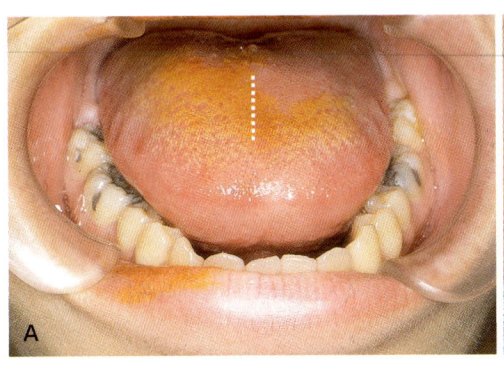

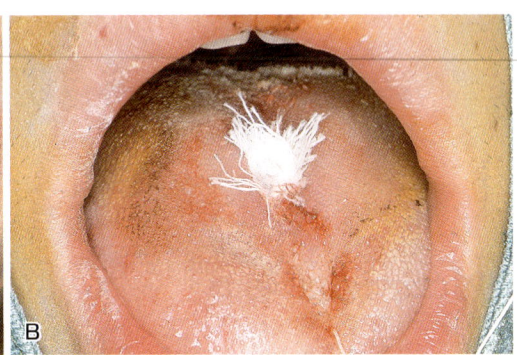

図5 舌の膿瘍切開術
A：内舌筋内に膿瘍が生じ，舌が腫脹しその可動性が制限されている．膿瘍上に縦切開を加え排膿する．切開線：白破線．
B：膿瘍を切開排膿した後，ガーゼドレーンを挿入する．

眼窩下孔の位置に注意し，眼窩下神経・動静脈の損傷を避ける．

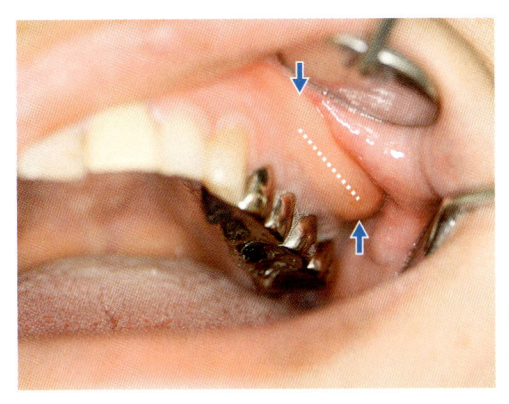

5　上顎後部の膿瘍切開術

上顎後部の膿瘍（図4）は側頭下窩，翼口蓋窩などに進展する可能性がある．炎症が波及すると開口障害をきたす．

6　舌の膿瘍切開術

舌の膿瘍は内舌筋内に生じる膿瘍（図5）と，舌底部（顎舌骨筋の上で左右のオトガイ舌骨筋とオトガイ舌筋の間）に生じる膿瘍がある．
内舌筋内に生じた膿瘍は膿瘍上に縦切開を加え排膿する（図5）．
舌底部に生じた膿瘍は，オトガイ下からのアプローチで皮膚を切開し排膿する．

7　口腔底の膿瘍切開術

口腔底には筋の間に舌下隙，顎下隙，オトガイ下隙などの間隙が存在する（図6）．これらの間隙に炎症があると，後方の側咽頭隙（parapharyngeal space），側方の翼突下顎隙（pterygomandibular space）に炎症が進展する．そして後方の後咽頭隙（retropharyngeal space），さらに頸筋膜の翼状葉（alar layer）を破って危険隙（danger space）に達すると，炎症は一気に拡大し後縦隔に達し生命の危険にさらされる[1]．

舌下隙膿瘍切開術

大臼歯から小臼歯の歯肉・口腔底粘膜移行部の粘膜を切開し，舌下隙の膿瘍を開放する（図6①）．

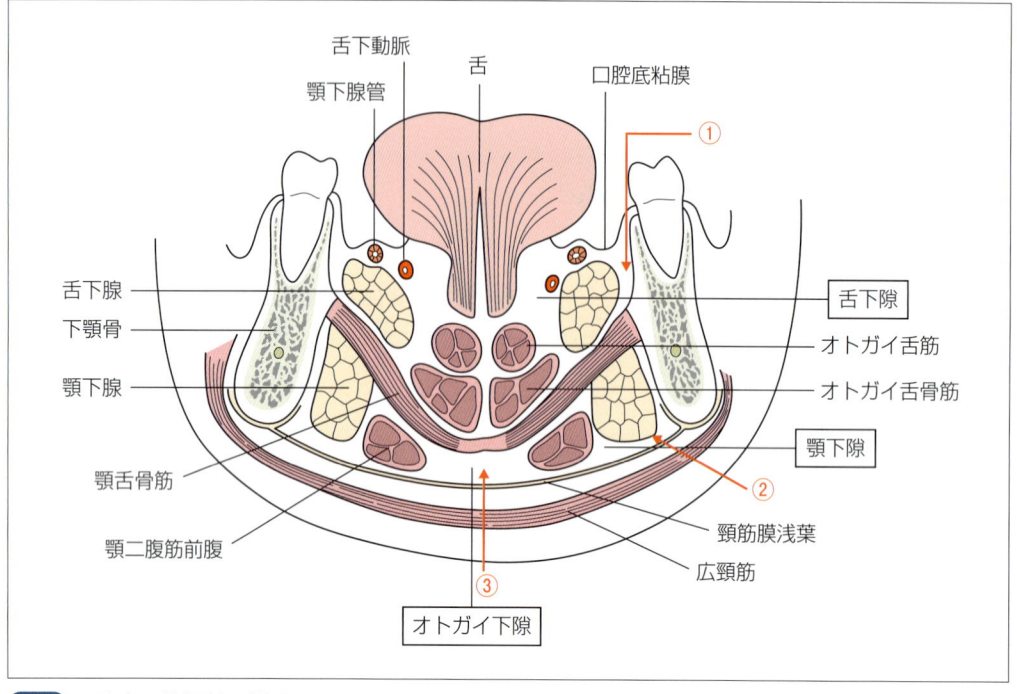

図6 口腔底の前額断の模式図
①：舌下隙膿瘍の切開術．
②：顎下隙膿瘍の切開術．
③：オトガイ下隙膿瘍の切開術．

　顎舌骨筋の後縁で，顎下隙から上行して舌下隙に走行する顎下腺の導管（ワルトン管）と，後外側から下行してきてワルトン管の下をくぐって走行する舌神経を損傷しないようにする．

顎下隙膿瘍切開術

　下顎下縁から2〜3 cm下の皺線に沿って，下顎下縁に平行に横切開を加える．広頚筋，頚筋膜浅葉（浅頚筋膜）を切開し，顎下隙の膿瘍を開放する（**図6**②）．

オトガイ下隙膿瘍切開術

　オトガイ下縁と舌骨の間の皮膚に横切開を加え，膿瘍を開放する（**図6**③）．舌底部に膿瘍がある場合は，左右の顎舌骨筋を正中で切離し膿瘍を開放する．

8 翼突下顎隙の膿瘍切開術

　翼突下顎隙は外側を下顎枝内面，内側を内側翼

MEMO

危険隙（danger space）
　deep neck infection（深頚部感染症）は，抗菌薬が開発される以前はしばしば死に至る疾患であった．頚筋膜の椎前葉（prevertebral layer）と翼状葉（alar layer）の2つの筋膜によって形成される間隙（space）が存在し，上方は頭蓋底から下方は後縦隔を経由して横隔膜にまで拡がっている．臨床的にこの間隙は危険隙（danger space）と呼ばれ，同間隙に炎症が進展すると重篤化しやすい．

突筋，上方を外側翼突筋で境された逆三角形の間隙で，後方は耳下腺で塞がれているが，後内側は側咽頭隙に連なっている．翼突下顎隙の膿瘍は，著しい開口障害をきたす．

下顎枝の内斜線に沿うように切開を加え，下顎枝の内面に沿って剝離を進め膿瘍を開放する．同部に走行する下歯槽神経，下歯槽動静脈，舌神経を損傷しないように気をつける．

文献

1) 佐藤公則ほか．急激な経過をとり死亡した Deep neck infection の1症例．耳鼻 1988；34：1173-7.

5章

顎・顔面の
オフィスサージャリー

1 顔面軟部組織損傷縫合術

手術のポイント

- 顔面の損傷軟部組織を正しい解剖学的位置へ戻し，ていねいに，こまやかに縫合する．
- 顔面は皮膚の血行が良いため，挫滅組織切除（デブリードマン）は必要最小限に行う．
- 皮膚縫合は6-0ナイロン糸で，原則として1層に行う．縫合は断面ではおむすび形にし，縫合線が少し盛り上がるように縫合する．
- suture mark（縫合糸の跡）を残さない．このためには縫合糸は創縁近くに出し，創を軽く密着させ，創縁が少し盛り上がるように縫合する．
- 創縁を正確に合わせて，ていねいにやわらかく皮膚を寄せておく．

顔面軟部組織の切創，裂創（図1）などに対する創傷処置（縫合術）は，オフィスサージャリーの適応になる．必要な手術器具は滅菌パックして，いつでも使用できるようにしておく（図2）．

1 顔面の軟部組織損傷の一次縫合

最も大切な基本方針は，「きれいに洗浄して，ていねいに縫合し，迅速な一次的治癒をさせる」，すなわち瘢痕組織の形成を最小にすることである．この場合の瘢痕には創の瘢痕，皮下の瘢痕，縫合針・糸の瘢痕などが含まれる．

0.5％キシロカイン®（20万倍アドレナリン含有0.5％リドカイン）を注射し，局所浸潤麻酔を行う．局所浸潤麻酔の注射針の刺入は，皮膚からよりも創内から行うと疼痛が少ない．伝達麻酔を併用してもよい．

顔面の軟部組織損傷の一次縫合のポイントは以下の通りである．

①縫合時期は受傷後4日以内である．

②創の状態を診て，異物埋入の可能性，顔面骨骨折など深部組織の障害を診断する．見逃されやすいのは，鼻骨，頬骨，下顎骨関節突起の骨折である．CTによる診断が有用である．

③顔面では原則として剃毛は行わない．眉毛や頭髪の生えぎわは，縫合の際に大切な指標になるからである．

④創の汚染や異物が認められる場合は，洗浄，異物除去を行う．

⑤創縁の汚染が著しい場合や壊死組織がある場合は，挫滅組織切除（デブリードマン〈debridement〉）を行う．しかし顔面は皮膚の血行が良いため，挫滅組織切除は必要最小限に行う．

⑥顔面の損傷軟部組織を正しい解剖学的位置へ戻し縫合する（図1 B）．

⑦皮膚縫合は原則として1層に行うが，創がきれいな手術創（surgical wound）に近い状態のときは，真皮縫合（dermostitch）を行ってもよい．眼瞼や耳介など皮膚が薄い部分は真皮縫合を行わないのが原則である．

⑧創縁を正確に合わせて（coaptation）縫合することが重要である．縫合糸の間隔は2〜3mmとする．複雑な裂創では創縁が分かりにくいことがあるが，毛髪の生えぎわ，瞼縁，口唇の皮膚・赤唇移行部（図1）などを指標にし，注意深く皮膚の性状，厚さなどをみて縫合する．まず分かりやすい所を数か所仮縫合し，歪んで縫合してしまうことを予防する．

⑨深い創は，筋層，皮下脂肪層，真皮，表皮の順に，層ごとにlayer to layerに創を縫合する．真皮以下の縫合には4-0モノフィラメント吸収糸を用いる．

⑩皮膚縫合は，なるべく細い針付き縫合糸（6-

1 顔面軟部組織損傷縫合術

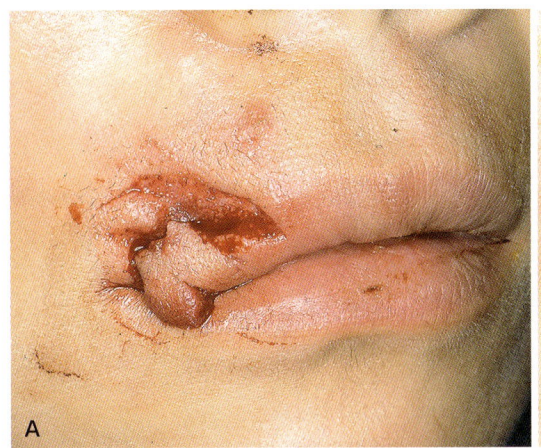

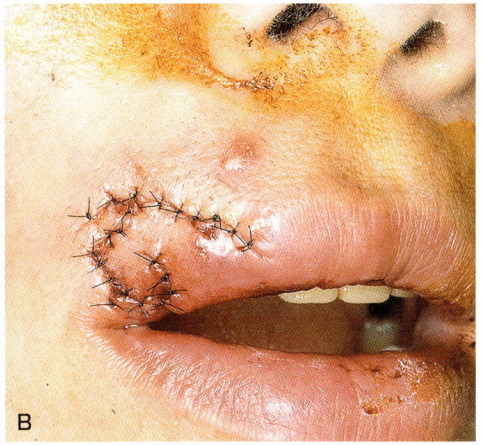

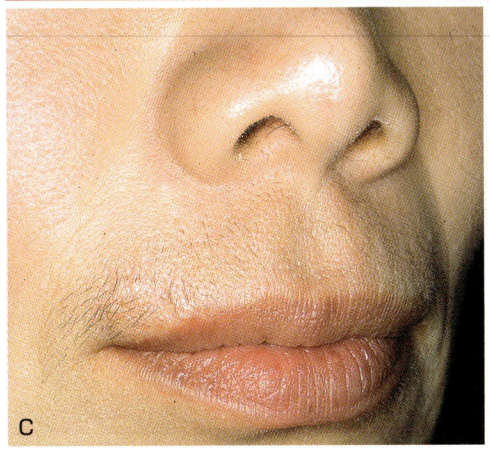

図1 上口唇裂創の縫合術
A：口唇の裂創を縫合する際には，まず赤唇縁を縫合し，その後正しい解剖学的位置へ損傷組織を戻し裂創を縫合する．
B：縫合に際しては損傷軟部組織を愛護的に扱い，創縁を正確に合わせて，ていねいにこまやかにやわらかく，皮膚を寄せるように縫合する．
C：術後．

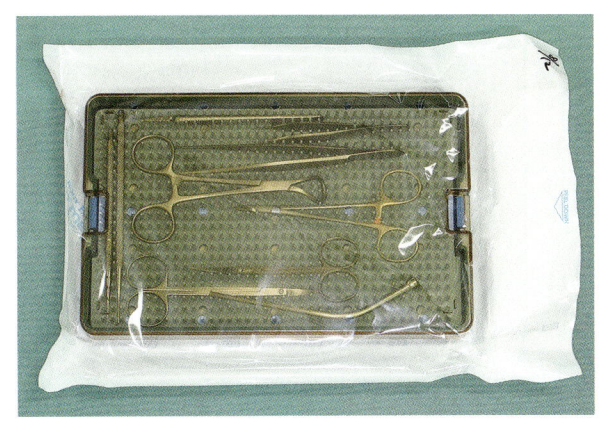

図2 滅菌パックされた顔面縫合手術器具セット

0の太さ)で，組織反応がなく感染が少ないナイロン糸のような合成糸が適当である．

⑪ suture mark(縫合糸の跡)を残さないためには創を軽く密着させる．すなわち強い力で縫合せず，弱めに創縁が寄る程度にする．また縫合糸は創縁近くに出し，縫合線が少し盛り上がる状態，すなわち創縁が外転(everted)するように縫合する(図3)．

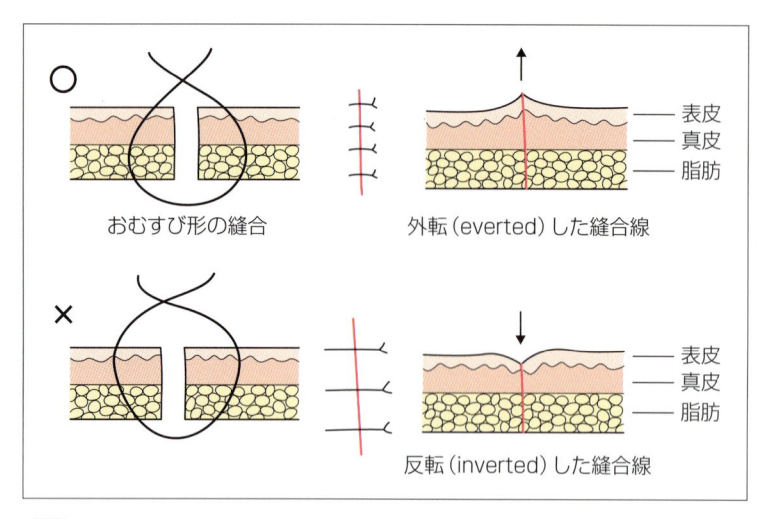

図3 顔面皮膚縫合の実際

縫合針刺入は創縁ぎりぎり（創縁から1〜2mm）に行い，方向は皮下に向かって，より多くの組織を縫合する．反対側も皮下側から同様に行う．これらの操作を行う際に鑷子で創縁・皮膚を持ってはいけない．フック（skin hook）を用いる．縫合は断面ではおむすび形になり縫合線が少し盛り上がる．

2　顔面の軟部組織損傷の露出創の処置

露出創（raw surface）には抗菌薬軟膏を塗布し，ソフラチュールガーゼまたはシリコンガーゼをあて，毎日包交する．

3　一次縫合できない顔面の皮膚欠損

植皮を行う．植皮の時期は，十分な止血と移植床の新鮮肉芽が増殖する受傷後4〜7日が適当である．

表皮化のための植皮

恵皮部（donor）にほとんど瘢痕を残さない程度の薄い遊離分層植皮を行う．植皮片は薄いほど生着率がよく，感染の可能性がある場合でも，移植皮片に多数の小孔をあけてドレナージすれば十分生着する．恵皮部は衣服に隠れやすい部分を選択する．

整容的効果を目的とした植皮

全層植皮あるいは皮弁（flap）を用いる．

2 顔面皮膚・皮下腫瘍切除術

> **手術のポイント**
> - 皮膚切開はできるだけ皺の方向に行う．
> - 腫瘍摘出後の縫合では，無傷的(atraumatic)な縫合，皮下の剥離，層々縫合，死腔の処理，真皮縫合，表皮縫合など縫合法の基本を遵守する．
> - 術後管理では皮膚テープを貼付し，創の安静を図る．
> - CO_2レーザーなどで蒸散させる方法(開放療法)では，手術用顕微鏡下に皮膚腫瘍を切除すると微細な手術が行える．

顔面の皮膚腫瘍，皮下腫瘍は日常の耳鼻咽喉科・頭頸部外科外来診療でよく遭遇し，オフィスサージャリーの適応になる．

1 顔面の皮膚切開

皮膚切開はできるだけ皺の方向(皺線〈wrinkle line〉)(図1)に行う．これにより，術後の瘢痕の離開を最小限にできる．

メスは皮膚に垂直に入れる．創部からの小出血は，指で創縁を圧迫し出血をコントロールしながら，先の細い鑷子で小さくつまみ，弱くした電気メスで焼灼凝固する．

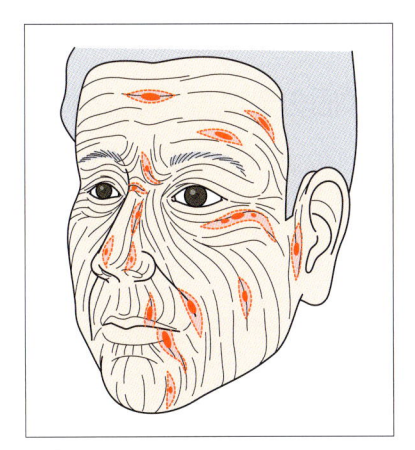

図1 皮膚の皺線に沿った小腫瘍切除

2 腫瘍摘出後の縫合

腫瘍摘出後の円形欠損の閉鎖法には種々のものがある(図2)．以下の縫合法の基本が重要である．

無傷的(atraumatic)な縫合

縫合に際し皮膚縁をつかまない．鑷子は細いものを用い，皮下組織をつかむ．あるいはフック(skin hook)で皮膚縁を引っ掛けて縫合する．

皮下の剥離

広く皮膚を切除した場合は，縫合時の皮膚の緊張をとるため皮下を剥離しておく．

層々縫合(layer to layer)

切開された皮膚・皮下脂肪層・筋膜や筋肉は，それぞれ層別に縫合閉鎖する．

死腔(dead space)の処理

できるだけ死腔を残さないように皮下組織を合わせる．

真皮縫合

真皮縫合のための中縫いを行うには，一方の創縁の皮下脂肪層上縁から真皮層中央部に針を刺通し，次いでもう一方の真皮層中央部から皮下脂肪層上縁部に針を返すように抜く．真皮縫合終了時

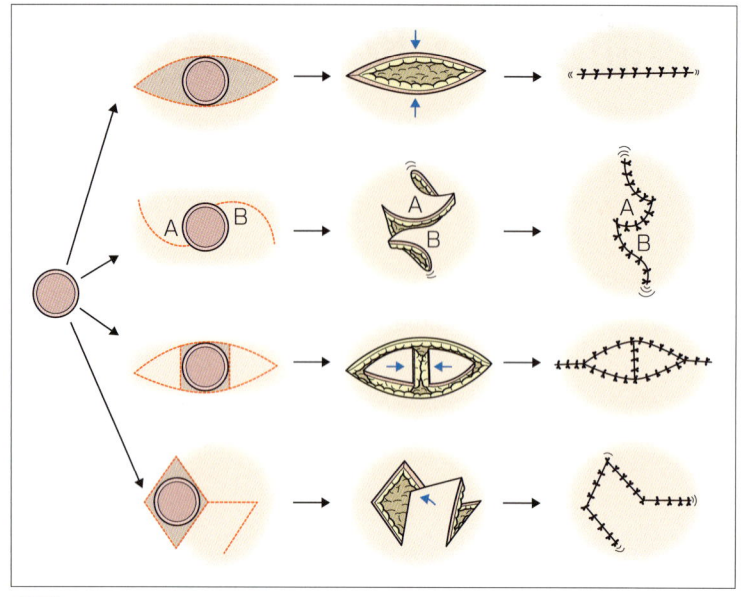

図2 円形欠損の閉鎖法

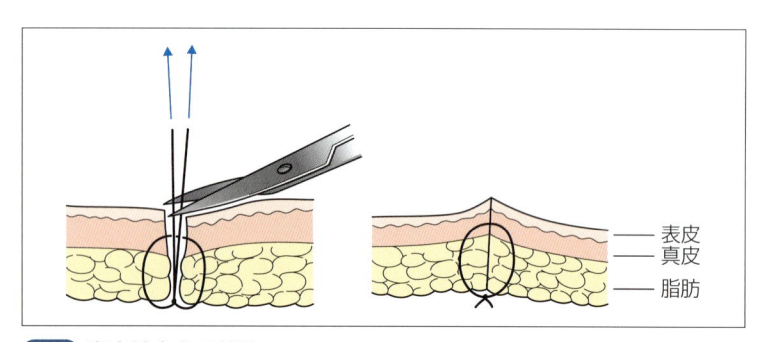

図3 真皮縫合糸の結紮

は創縁が完全に密着してやや隆起した状態になっているのがよい（図3）．

表皮縫合

真皮縫合を行った創は創縁が密着しているが，術後の安静や創縁のずれを防ぐために，表皮縫合を行ったほうがよい．皮膚の両端が接するために必要最小限の力で，皮膚に間隙ができないように縫合する．顔面では7-0などの細いナイロン糸を用いる．

術後管理

皮膚テープ（サージカルテープなど）を貼付し，創の安静を図る．皮膚縫合糸は顔面の場合は約5日間で全抜糸を行う．抜糸後は皮膚テープを創部に直角に貼り，3か月間創縁の安静を図る．

3 顔面の皮膚腫瘍切除術

0.5％キシロカイン®（20万倍アドレナリン含有0.5％リドカイン）を注射し，局所浸潤麻酔を行う．伝達麻酔（下口唇に対するオトガイ神経ブロックなど）を用いてもよい．

メスで切除し縫合する方法（図4）

切除縫縮は，顔面の皺の方向に沿って行う．上述したように，皮膚を切開し，皮膚腫瘍を切除し，皮膚を縫合する．

2 顔面皮膚・皮下腫瘍切除術

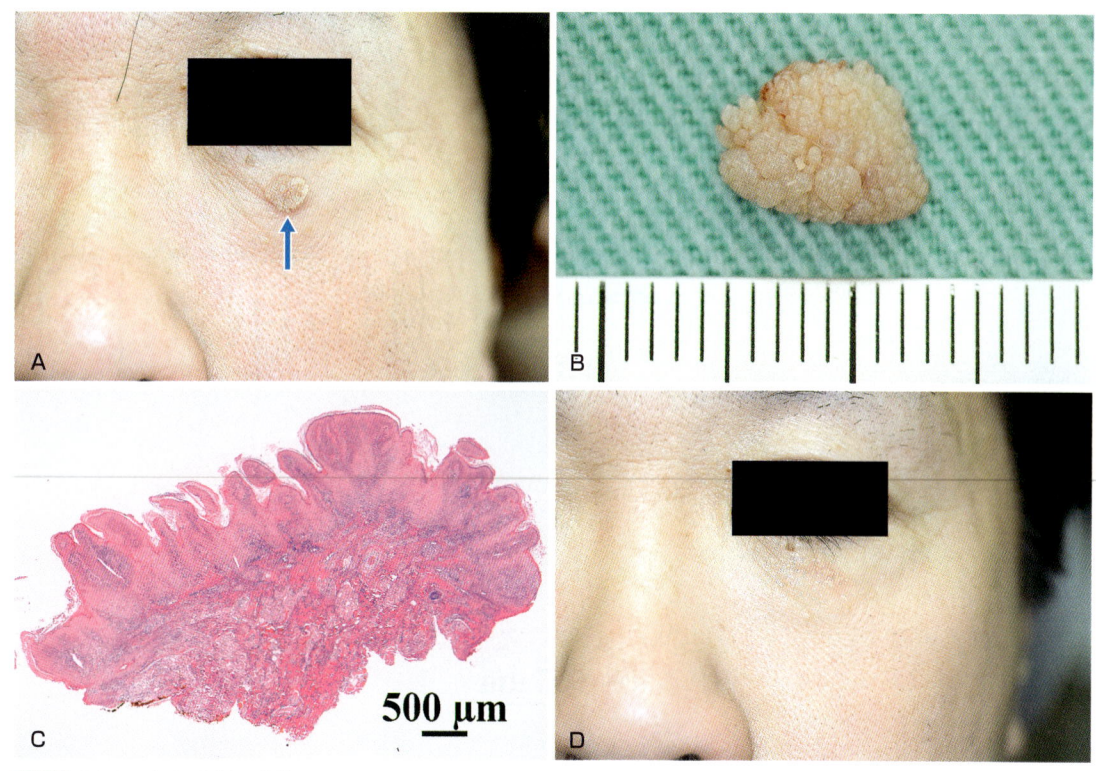

図4 顔面の皮膚腫瘍切除術
A：顔面頬部の皮膚腫瘍（矢印）．
B：皺の方向に沿って紡錘形に皮膚切開を加え，腫瘍を切除した．
C：病理組織型は乳頭腫（squamous cell papilloma）であった．
D：術後．

炭酸ガス（CO₂）レーザーなどで蒸散させる方法（開放療法〈open treatment〉）（図5）

　腫瘍をレーザーで切除する方法もある．しかし筆者はまずメスで顕微鏡下に皮膚腫瘍を切除し，次に顕微鏡下に腫瘍の基底部を炭酸ガス（CO₂）レーザーで蒸散する（図5C）方法を行っている．

　色素性母斑などは辺縁に接して切除すると創縁に再発することがあるので，約2 mmの正常皮膚を含めて切除する．

> **コツ**
>
> **顕微鏡下皮膚腫瘍切除術**
> 　耳鼻咽喉科・頭頸部外科医は手術用顕微鏡操作に慣れている．顕微鏡下に皮膚腫瘍切除術を行うと切除範囲，切除している深さがよくわかる．
> 　レーザーで皮膚腫瘍を蒸散させる方法（開放療法〈open treatment〉）を行う際も，顕微鏡下にメスで正常皮膚を切開し，腫瘍を切除した後に，顕微鏡下にレーザーで皮膚腫瘍の基底部を蒸散すると微細な手術が行える．

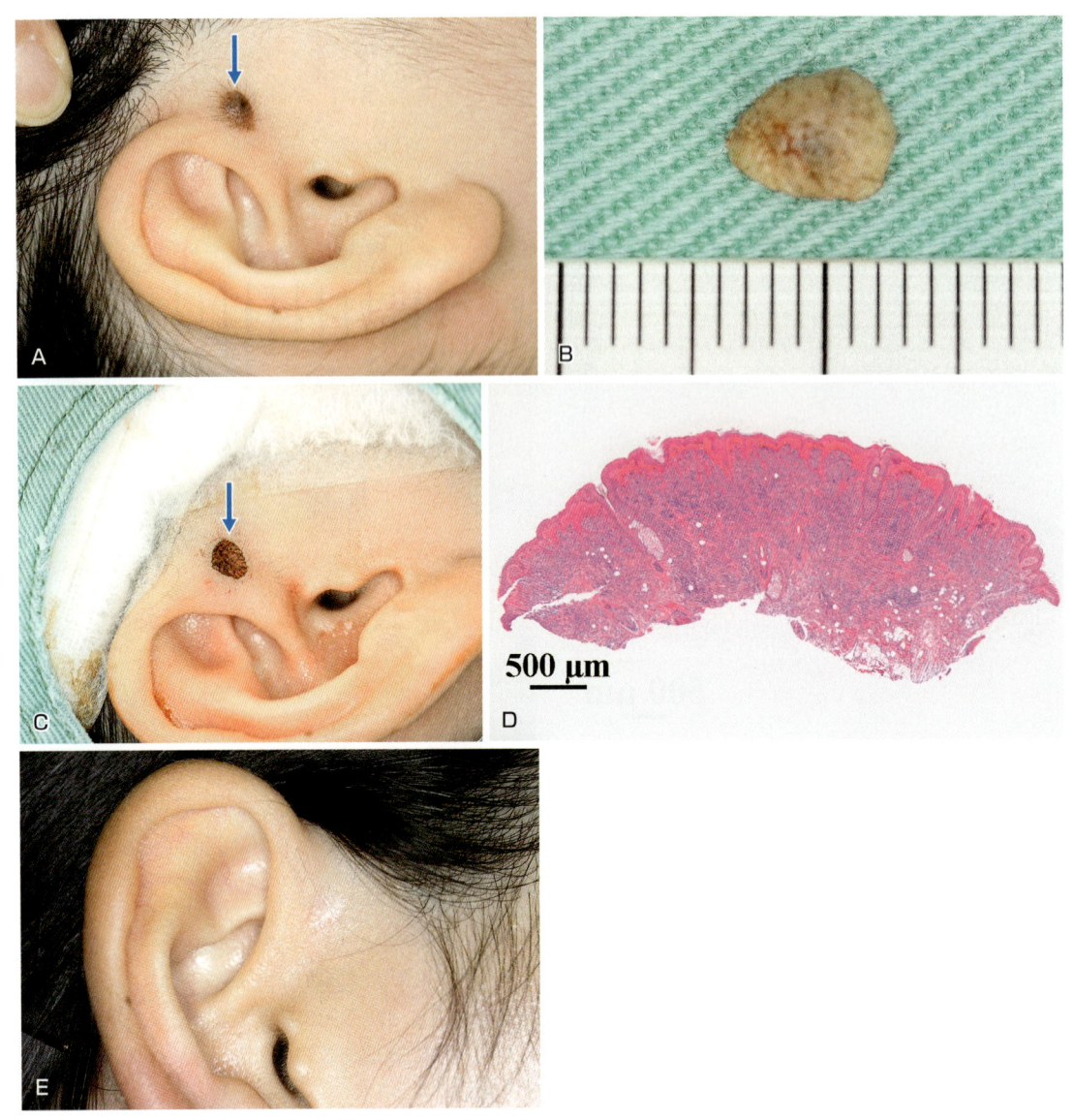

図5 顔面の皮膚腫瘍レーザー切除術
A：顔面耳前部の皮膚腫瘍(矢印).
B：顕微鏡下にまずメスで皮膚腫瘍を切除した.
C：次に顕微鏡下に腫瘍の基底部をCO_2レーザーで蒸散した(矢印).切除後は縫合せず開放療法により自然閉鎖を待った.
D：病理組織型は母斑(nevus)であった.
E：術後.

4 顔面の皮下腫瘍摘出術

メスで皮膚切開した後,皮下腫瘍を摘出し皮膚を縫縮する.皮下腫瘍のみを摘出する方法(図6)と,皮下腫瘍と腫瘍を覆う皮膚を合併切除し皮下腫瘍を摘出する方法(図7)がある.

2 顔面皮膚・皮下腫瘍切除術

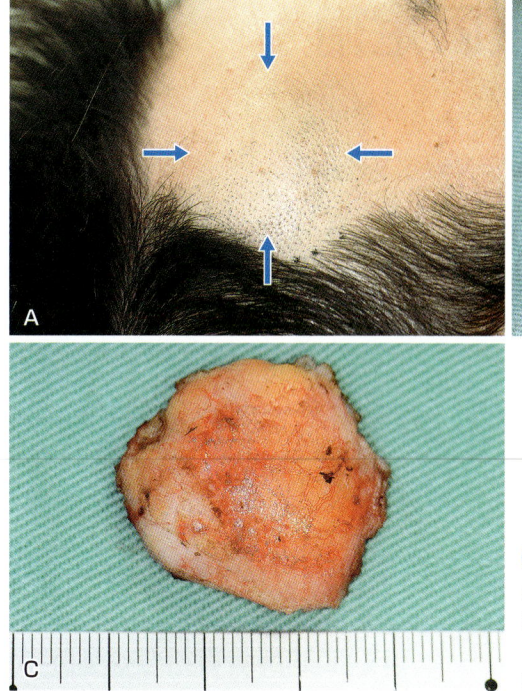

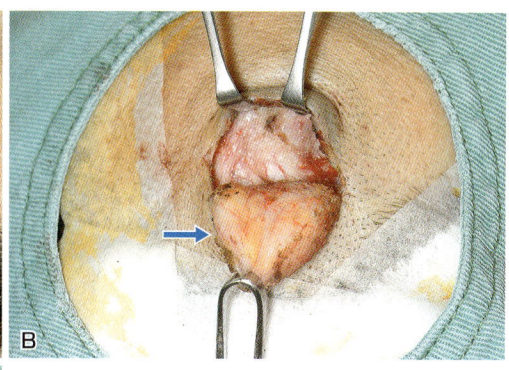

図6 顔面の皮下腫瘍摘出術
A：前額部の皮下腫瘍（矢印）．
B：顔面の皺の方向に沿って切開し，皮下腫瘍（矢印）のみを切除した．
C：病理組織型は脂肪腫であった．

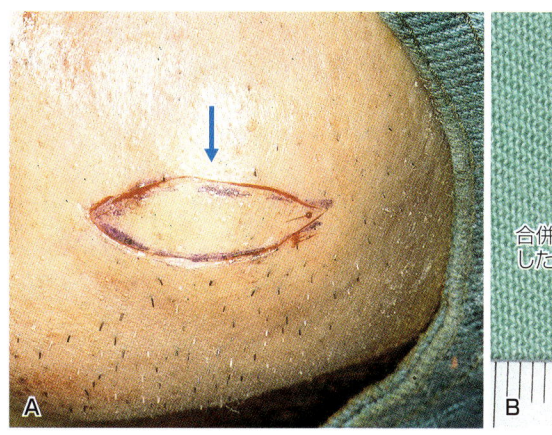

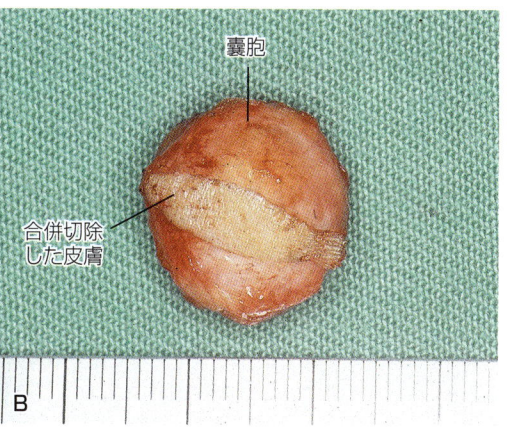

図7 顔面の皮下腫瘤摘出術
A：顔面頬部の皮下腫瘤（矢印）．この症例では皮下腫瘤を覆う皮膚の一部を合併切除した．
B：病理組織型は類表皮嚢胞であった．

3 鼻骨骨折整復固定術

> **手術のポイント**
> - 鼻骨あるいは鼻中隔軟骨・篩骨垂直板の骨折にとどまっている例がオフィスサージャリーの適応になる．
> - Walsham鉗子，エレバトリウムなどを用いて，鼻骨あるいは鼻中隔骨・軟骨骨折を整復する．
> - CT画像から三次元的な骨折偏位をイメージし，左手の母指と示指で鼻骨を触診しながら骨折を整復する．

　鼻骨骨折は顔面骨骨折のなかで最も頻度が高い．上顎骨，前頭骨など周囲の顔面骨に骨折が及んでおらず，鼻骨あるいは鼻中隔軟骨・篩骨垂直板の骨折にとどまっている例がオフィスサージャリーの適応になる．

　変形には外力の加わり方により斜鼻型（図1）と鞍鼻型（図2）に大別できる．斜鼻型は側方から外力を受けた場合で，外見からも容易に鼻根部の変形が確認できる．鞍鼻型は正面から外力を受けた場合で，鼻中隔も骨折し変形している場合がある．

　瘢痕癒着が強くならない受傷後2週間以内が非観血的鼻骨骨折整復の時期である．打撲による腫脹が著しい場合は，腫脹が改善した数日後に整復を行うほうが，外鼻の形態を確認しやすい．

1 非観血的鼻骨骨折整復固定術

　手術の約20分前に表面麻酔薬4％キシロカイン®（4％リドカイン表面麻酔薬）と0.1％アドレナリン外用液を浸したガーゼを鼻腔内へ挿入する．特に鼻骨後面の鼻腔には確実にガーゼを挿入し，鼻腔粘膜の局所表面麻酔と粘膜の収縮を行う．0.5％キシロカイン®（20万倍アドレナリン含有0.5％リドカイン）を注射し，局所浸潤麻酔を鼻内から行う．鼻骨の骨膜下に局所浸潤麻酔を行うのがポイントである．

　Walsham鉗子（図3），エレバトリウム（図3），

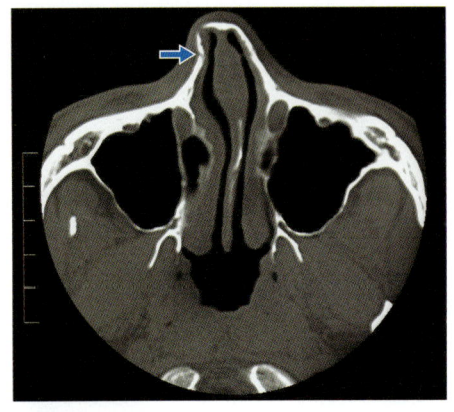

図1 斜鼻型の鼻骨骨折（CT：軸位断）
鼻骨の偏位骨折を認める（矢印）．

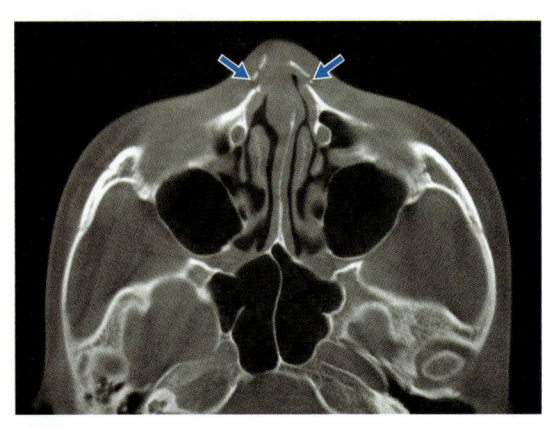

図2 鞍鼻型の鼻骨骨折（CT：軸位断）
鼻骨の偏位骨折を認める（矢印）．

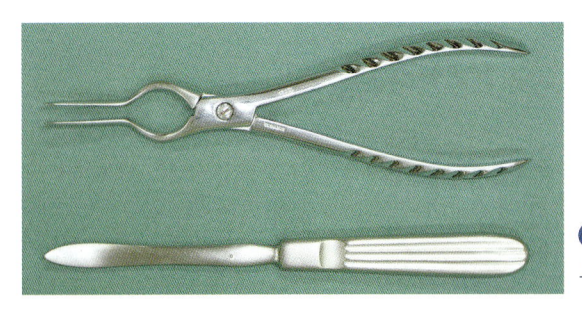

図3 鼻骨骨折整復固定術に用いる手術器具
上：Walsham 鉗子，下：エレバトリウム．

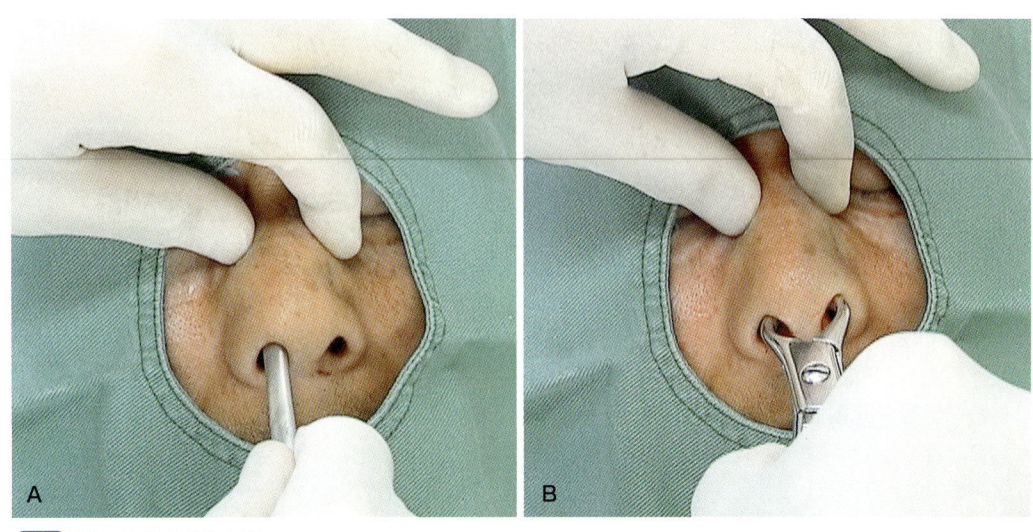

図4 鼻骨骨折整復固定術
左手の母指と示指で鼻骨を触診しながら，エレバトリウムで偏位した骨片を元の位置に戻す(A)．Walsham 鉗子で偏位した骨片をはさみ骨折の整復を行ってもよい．鼻中隔骨・軟骨骨折を合併しているときは Asche 鉗子を用いて鼻骨と鼻中隔を伴に挙上し整復する．Walsham 鉗子を用いてもよい(B)．

Asche 鉗子を用いて，鼻骨あるいは鼻中隔骨・軟骨骨折を整復する．CT 画像から三次元的な骨折偏位をイメージし，左手の母指と示指で鼻骨を触診しながら，骨折を整復する(図4)．

鼻骨骨折整復の微調整にはエレバトリウムを用いる．エレバトリウムを鼻背に沿うように，骨折部位の下に挿入する(図4A)．外力が加わった方向と逆方向に，エレバトリウムで骨折を整復する．この時，左指で整復の状態を触知できる(図4A)．また整復されるとカチッと音が聞き取れる．

鼻骨全体を挙上する場合，鼻中隔が骨折している場合は，Walsham 鉗子あるいは Asche 鉗子を用いる．Walsham 鉗子を鼻腔内に挿入し，鼻背に平行に鼻骨を挙上する(図4B)．

鼻骨骨折整復後は，本人と家族に鏡で整復の状態を確認してもらう．抗菌薬を塗布したガーゼを鼻腔内へ挿入し，整復した鼻骨を固定する．特に鼻骨後面の鼻腔に確実に軟膏ガーゼを挿入し，整復した鼻骨を固定することが大切である．外鼻固定用専用ギプスなどで外鼻を固定することは，必ずしも必要でない．

約1週間後に鼻腔内へ挿入したガーゼを抜去する．

4 頬骨弓骨折整復固定術

> **手術のポイント**
> - 頬骨弓の単独陥没骨折は，側頭有毛部切開による Gillies の temporal approach で整復術を行う．
> - U字型起子を深側頭筋膜下に頬骨弓裏面に挿入し，陥没した骨片を挙上し整復する．
> - 通常整復後の固定は必要ない．

頬骨弓は頬骨の側頭突起と側頭骨の頬骨突起より成るため，骨折片がM字型あるいはV字型になり，耳前部に陥凹を生じる．転位した骨片が側頭筋を圧迫すれば，開口障害をきたす．

頬骨弓の単独陥没骨折例，あるいは頬骨弓の陥没骨折に伴う上顎骨など周囲の顔面骨の骨折に偏位がない例（図1）がオフィスサージャリーの適応になる．整復は骨折部に可動性がある受傷後2週間以内に行う．

1 頬骨弓骨折整復固定術

0.5％キシロカイン®（20万倍アドレナリン含有0.5％リドカイン）を注射し，局所浸潤麻酔を側頭筋膜下，頬骨弓骨折部周囲に行う．

側頭部切開による Gillies の temporal approach[1]で整復術を行う．U字型起子（図2）を用いて頬骨弓骨折を整復する．

側頭有毛部切開を行う（図3A）．皮下組織を剥離すると浅側頭筋膜が露出する（図3A）．筋膜に切開を加えさらに剥離すると深側頭筋膜が露出する．深側頭筋膜に切開を加え，側頭筋を明視下におく（図3B）．薄い剥離子（粘膜剥離子）を深側頭筋膜下に挿入し，深側頭筋膜を側頭筋から剥離し，U字型起子を挿入するルートを確保する．深側頭筋膜下にU字型起子を頬骨弓裏面に挿入し（図3C, D），陥没した骨片を挙上し整復する．整復位に戻るときの骨片の整復音と感触で整復で

図1 頬骨弓骨折（CT：軸位断）
左頬骨弓の陥没骨折を認める（矢印）．

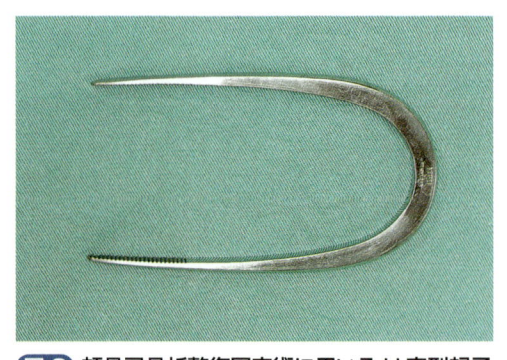

図2 頬骨弓骨折整復固定術に用いるU字型起子

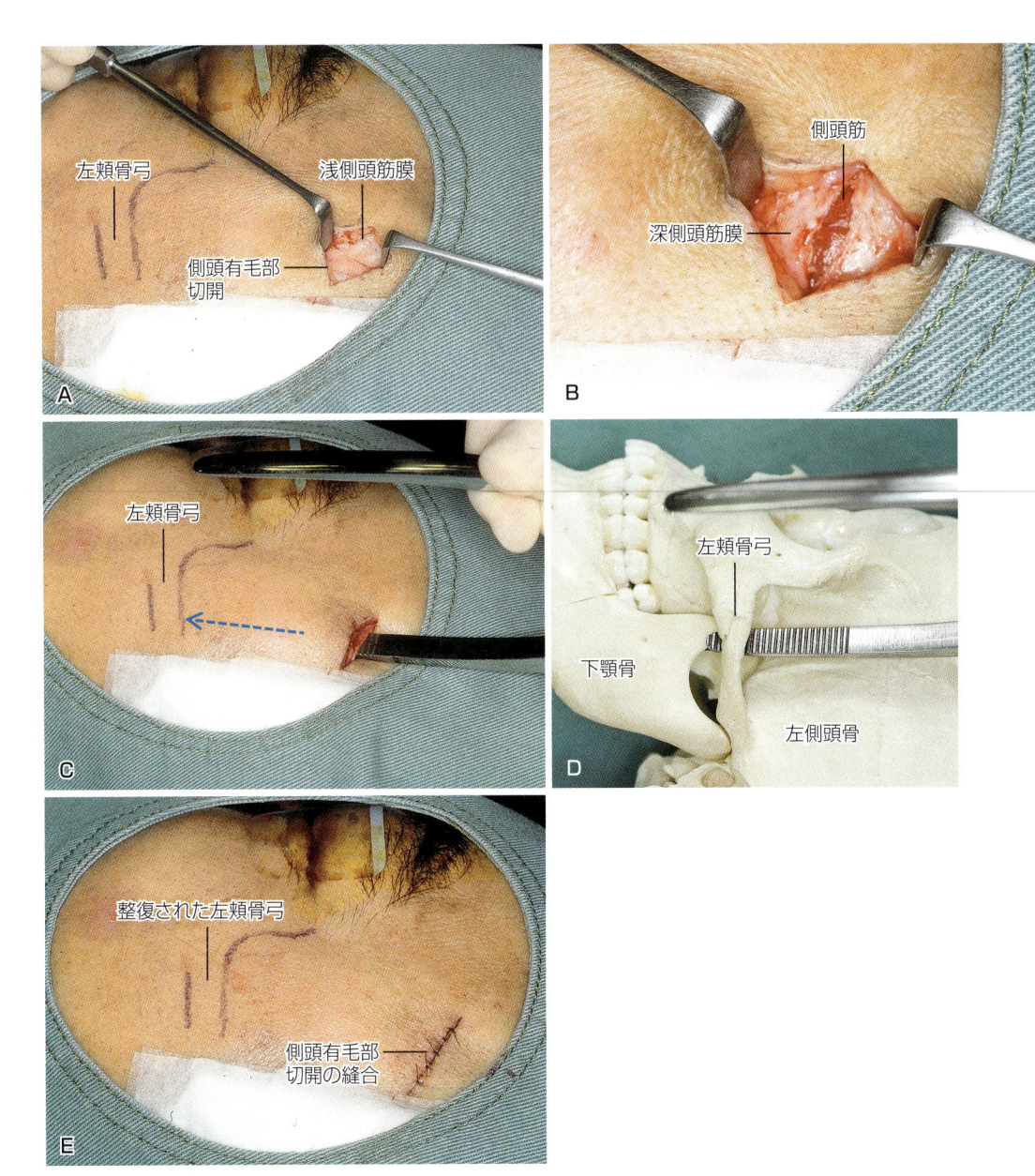

図3 頬骨弓骨折整復固定術（Gillies の temporal approach）
側頭有毛部に約 2 cm の皮膚切開を加え（A），深側頭筋膜を露出し筋膜を切開する（B）．粘膜剥離子で深側頭筋膜を側頭筋から剥離する．U 字型起子を頬骨弓裏面に挿入し（C：点線矢印），陥没した骨片を挙上し（D），整復する（E）．

きたかがわかる．挙上するためにかなり強い力が必要になることがあるが，U 字型起子は操作がしやすい．

通常整復後の固定は必要ない（**図3** E）．

文献

1) Gillies HD, et al. Fractures of the malar-zygomatic compound. With a description of a new X-ray position. Br J Surg 1927；14：651-6.

> **コツ**

temporal approach[1]の臨床解剖（図4）

　側頭筋膜は頬骨弓に停止する浅側頭筋膜と側頭筋を覆う深側頭筋膜から成る．深側頭筋膜と側頭筋の間で剥離を進めると，頬骨弓裏面に到達する．

　まず確実に深側頭筋膜を切開することが大事である．筋膜を切開して側頭筋の筋腹が確認できれば，深側頭筋膜を切開したことになる．次に深側頭筋膜を側頭筋から剥離する際には，薄い剥離子（粘膜剥離子など）で剥離し，頬骨弓裏面までのルートを確保し，剥離層を間違えていないことを確認してからU字型起子を挿入すると確実かつ安全である．

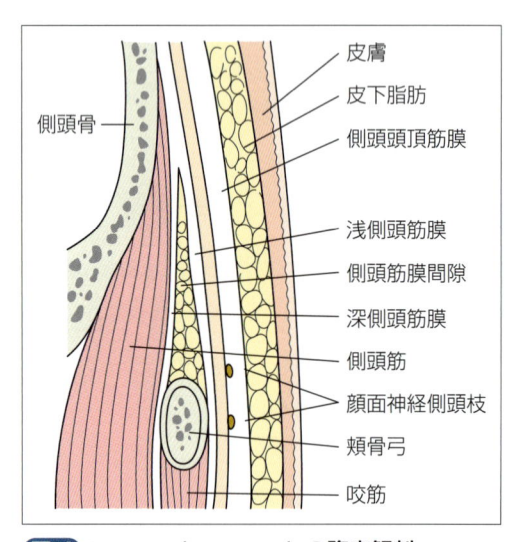

図4 temporal approach の臨床解剖

5章 顎・顔面のオフィスサージャリー

5 下顎骨骨折整復固定術

> **手術のポイント**
> - 下顎骨骨折の治療目的は，骨折の治癒だけではなく，咬合機能の回復（咬頭嵌合位の獲得）も主眼になる．
> - 非観血的に顎間固定のみで下顎骨骨折整復固定ができる例がオフィスサージャリーの適応になる．
> - 下顎骨関節突起骨折は，他部位の下顎骨骨折と治療理念が異なる．顎運動と咬合機能の回復が最も重要な課題である．

　下顎骨骨折の治療目的は，骨折の治癒だけではなく，咀嚼できるように治癒させなければならない．すなわち咬合機能の回復も主眼になる．

　非偏位骨折（図1），非転位骨折，単純骨折などで，骨接合を行わずに非観血的に顎間固定のみで下顎骨骨折整復固定ができる例がオフィスサージャリーの適応になる．

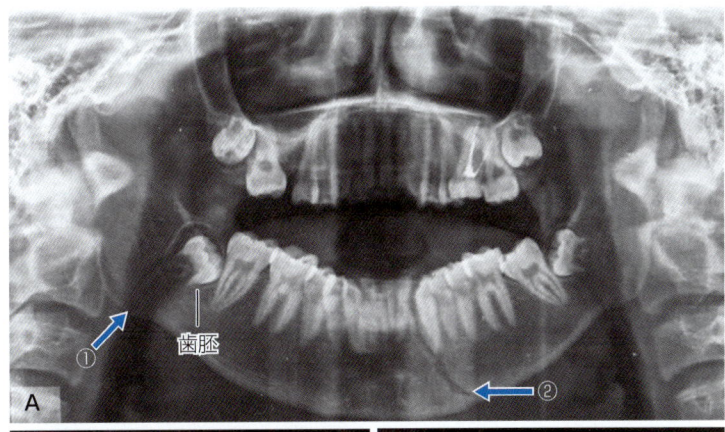

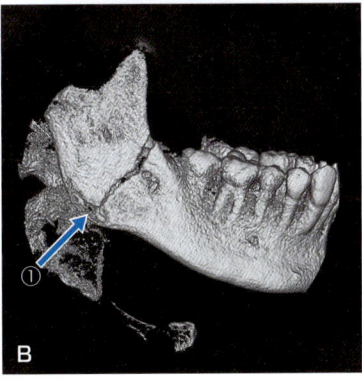

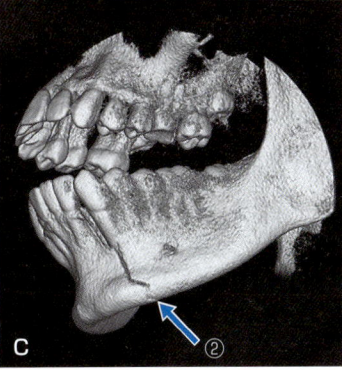

図1 下顎骨骨折
右下顎角部（矢印①），左下顎犬歯部（矢印②）の骨折を認めるが，骨片の偏位・転位はない．
A：パノラマ X 線撮影．
B, C：3D CT．

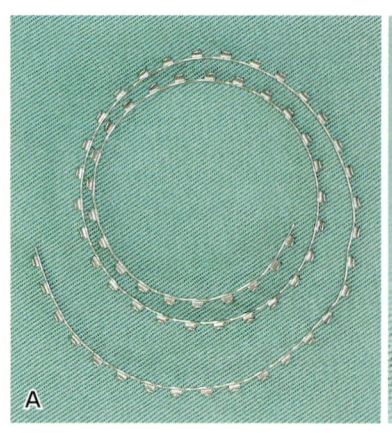

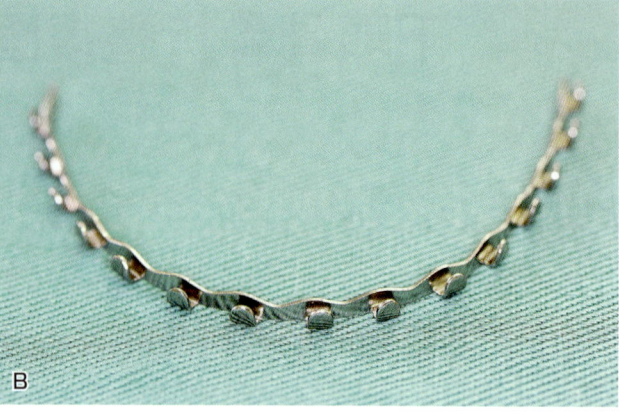

図2 エリックのアーチバー
長いアーチバー(A)を，適切な長さに切断して(B)使用する．

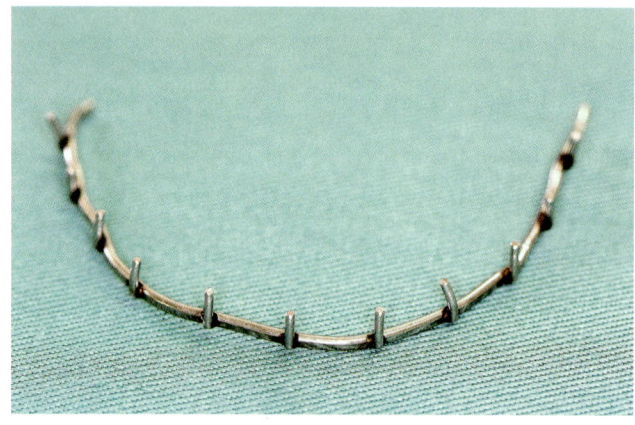

図3 三内式シーネ

1　下顎骨骨折整復固定術

　副子の装着に先立って，約20分前に表面麻酔薬4％キシロカイン®（4％リドカイン表面麻酔薬）と0.1％アドレナリン外用液を浸したガーゼを口腔前庭へ挿入して歯肉粘膜の局所表面麻酔を行う．伝達麻酔を併用してもよい．

　副子にはエリックのアーチバー（図2），三内式シーネ（図3）などがある．エリックのアーチバーは支持力がやや弱い．三内式シーネは支持性が高い金属副子である．石膏模型を用いて（図4）上下顎の歯列に沿って副子を適合させるとよい．

　鋼線（0.4，0.5 mm）を用いて（図5），歯頸部に副子を装着する（図6 A, B）．上顎・下顎の副子をゴムで牽引し（図6 B），上下顎の歯列が咬頭嵌合位になるように咬合を調整し，外傷前の咬合位を促す．咬頭嵌合位を獲得したら上顎・下顎の副子を鋼線で固定する（図6 C）．

　顎間固定期間は約4週間である（図6 D）が，骨折様式と骨接合状態などを勘案し，顎間固定期間を決める．

コツ

　歯列不正，咬合不正が元来ある下顎骨骨折例では，視診だけでは咬合の確認が難しい．上顎・下顎副子のゴム牽引，あるいは上顎・下顎副子の鋼線固定を多少ゆるくすることで，外傷前の咬合位（咬頭嵌合位）が自然と獲得される．

5 下顎骨骨折整復固定術

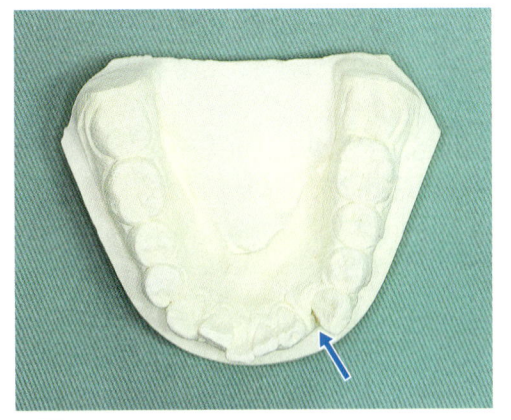

図4 下顎の石膏模型(図1と同一症例)
下顎骨骨折に伴う歯肉の裂創を認める(矢印).石膏模型を用いて上下顎の歯列に沿って副子を適合させる.

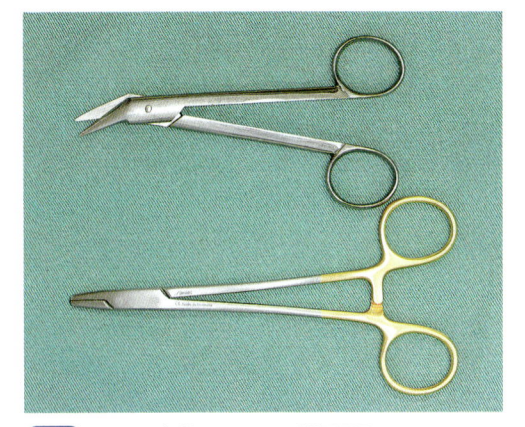

図5 顎間固定術に用いる手術器具
上:ワイヤーカッター.
下:ワイヤーツイスター.

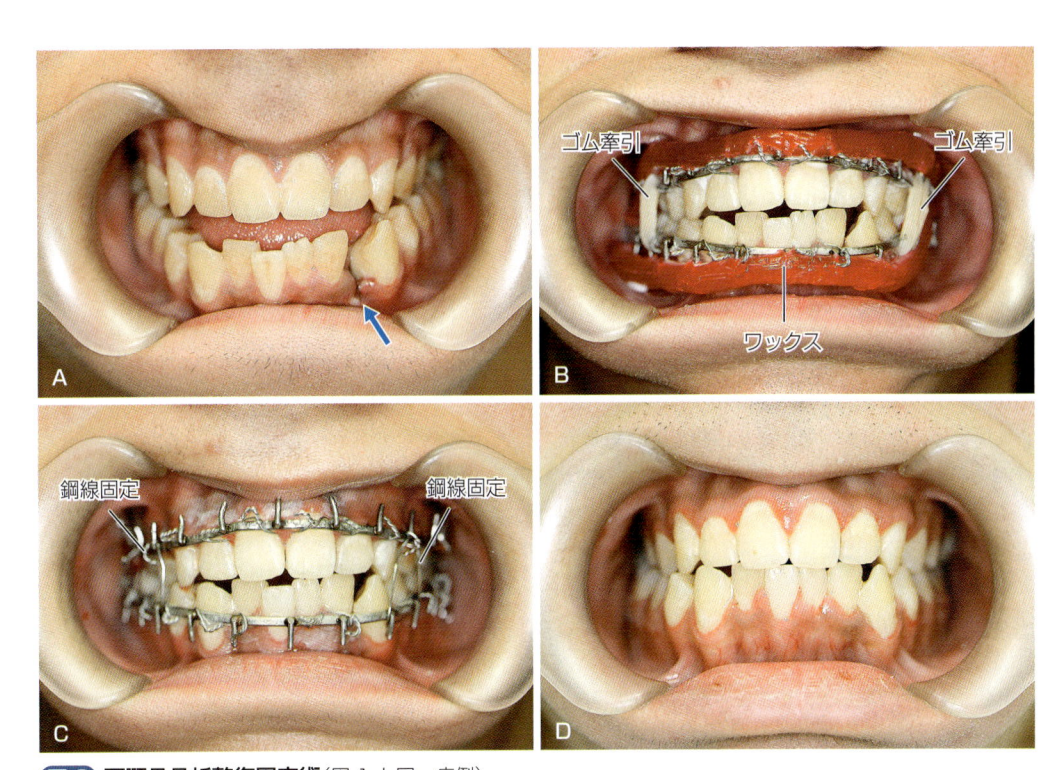

図6 下顎骨骨折整復固定術(図1と同一症例)
A:歯列不正,咬合不正が元来ある下顎骨骨折例である.このような例では,視診だけでは咬合の確認が難しい.下顎骨折に伴う歯肉の裂創を認める(矢印).
B:上顎,下顎それぞれに三内式シーネを装着し,ゴム牽引による顎間固定を行う.ゴム牽引による顎間固定により本来の咬合位(咬頭嵌合位)が得られてくる.シーネやワイヤーが口腔粘膜に接触し患者が痛みを訴える場合は,シーネにワックスを付ける.
C:ゴム牽引による顎間固定により本来の咬合位(咬頭嵌合位)が得られたら,ワイヤー(鋼線)固定を行う.
D:下顎骨骨折整復固定術治療後.患者の生理的咬合位が得られ(歯列不正,咬合不正があるが)骨折は治癒した.骨折線上の歯胚(図1A)は感染していないため温存した.

2 下顎骨関節突起骨折整復固定術

下顎骨関節突起骨折（図7）は他部位の下顎骨骨折と治療理念が異なる．骨折は整復されても，開口障害・咀嚼障害が残れば治療は失敗である．すなわち顎運動と咬合機能の回復が最も重要な課題である．

下顎骨関節突起骨折は，骨折部位が頭部に近づくほど手術が難しくなる．顎関節は複雑な機能解剖学的構造をとることから，手術侵襲が顎関節機能に及ぼす影響は予測しえない．骨折は治癒したが，「口が開かない」「食物が咀嚼できない」といった後遺症が残りやすい．

骨折の部位や様式によっては，保存的治療法が優先される場合が多い[1]．保存的治療か観血的整復術かの議論がこれまで行われているが，下顎（顎関節）機能の回復を主眼においた保存的治療を筆者は行っている．

下顎骨関節突起骨折に関しては，極論すれば関節突起の偏位，転位，あるいは脱臼骨折が多少残存しても，下顎（顎関節）機能が回復（開口障害・咀嚼障害が回復）すればよい．

筆者が通常行っている下顎骨関節突起骨折の保存的治療は，

① 他部位の下顎骨骨折が存在し，観血的整復術の適応があれば，同部の整復固定術を行う．
② 上顎と下顎に副子を装着する．
③ 上顎と下顎の副子をゴムで牽引し，咬合を調整する．
④ 咬合が回復（歯列が咬頭嵌合位）したら上顎と下顎の副子を鋼線で固定（顎間固定）する．
⑤ 骨折の程度・様式により異なるが，約3週間（他部位の下顎骨骨折に対する顎間固定期間より短期間）顎間固定を行う．
⑥ 顎間固定を解除し，下顎の整位を確かめながら開口訓練（患者に自発的に口をあけさせる．強制的に開口させてはいけない）を行う．
⑦ 開口訓練期間中も必要に応じて夜間就寝時に上顎と下顎の副子をゴムで牽引し，咬合を調整する．

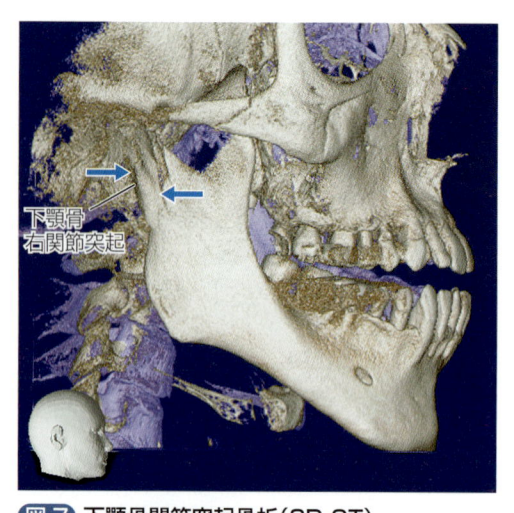

図7 下顎骨関節突起骨折（3D CT）
下顎骨の右関節突起頸部に骨折を認める（矢印）．

文献

1) 森　良之ほか．下顎関節突起骨折における保存的治療，平野明喜編．形成外科診療プラクティス．顔面骨骨折の治療の実際．東京：文光堂；2010．p.286-9．

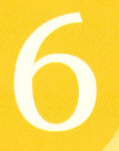

5章 顎・顔面のオフィスサージャリー

6 歯頸部粘膜切開法

手術のポイント

- 歯頸部粘膜切開法（trapezoidal incision およびこの切開を応用した切開）は，歯，歯槽骨，上・下顎骨，上顎洞の手術を行う際に，汎用性の高い有用な切開法である．
- 歯肉粘膜骨膜弁の血行の点から歯肉縁切開と縦斜切開が交わる位置は歯間乳頭部を避ける．また術後歯肉の退縮により歯頸部が露出することを避けるため，歯肉縁切開と縦斜切開が交わる位置は歯冠中央部を避け，近心と遠心 1/3 の部位にする．
- 臼後部の歯頸部粘膜切開に際しては，下顎骨の内斜線と外斜線を触知し，両斜線間のやや頰側（外斜線寄り）に切開線をおく．下顎枝は歯列の延長線にはなく，下顎体は約 30°頰側へ角度をなして下顎枝へ移行していることに注意が必要である．

歯科では歯周外科を行う際の切開法の1つとして歯頸部粘膜切開法が用いられている．

歯頸部粘膜切開は健康な顎骨の上に加えられ，十分な術野が得られ，歯肉粘膜骨膜弁の血行がよく，手術による骨腔（死腔）を完全に被覆できる必要がある．

1 歯頸部粘膜切開法：trapezoidal incision（Wassmund 法）

歯周外科を行う際に筆者が好んで用いている歯頸部粘膜切開法は，trapezoidal incision（Wassmund 法）（図1）である．この切開は患歯を中心に隣在歯の歯肉縁に沿って切開し，歯肉縁から口唇歯肉移行部にかけて歯軸に対して縦斜切開を加える方法である．切開は骨膜まで切離し，骨に達している必要があり，骨膜下に剝離し歯肉粘膜骨膜弁を挙上する．

縦斜切開の範囲を広げれば複数歯の手術操作が可能である．縦斜切開の長さは手術の目的によって異なる．下顎歯肉では口唇歯肉移行部を越え頰粘膜に及び，上顎歯肉では口唇歯肉移行部を越えず頰粘膜に及ばないが，歯肉弁を移動する場合には，十分縦斜切開の長さが必要である．

本法は粘膜骨膜弁の基底部が広くとれ，血行が

コツ

歯肉粘膜骨膜弁の剝離・挙上

歯肉粘膜骨膜弁を剝離する際に，まず歯肉縁に切開を加える．歯からどの程度離れた歯肉辺縁を切開するかは，歯肉の量や質により異なるが，歯から約 1 mm 離れた歯肉縁を歯槽骨頂に達するまで切開する．次に縦斜切開を歯槽骨に達するまで加える．

歯頸部（歯肉縁）から歯肉粘膜骨膜弁を剝離すると，骨膜下で適切に剝離しにくい．まず縦斜切開部で骨膜下に剝離し，歯肉縁に向かって骨膜下に剝離を進めると確実に骨膜下で歯肉粘膜骨膜弁を剝離・挙上できる．

よく，広い術野が得られる．

2 歯頸部粘膜切開法：L incision

耳鼻咽喉科・頭頸部外科では，経上顎的手術を行う際に口唇歯肉移行部の歯肉（歯齦）を横に切開する粘膜切開法が一般的に用いられている．筆者は trapezoidal incision を応用した歯頸部粘膜切開法（図2，図3）を好んで用いている[1]．歯，歯槽骨，上顎骨，上顎洞の手術を行う際に，汎用

183

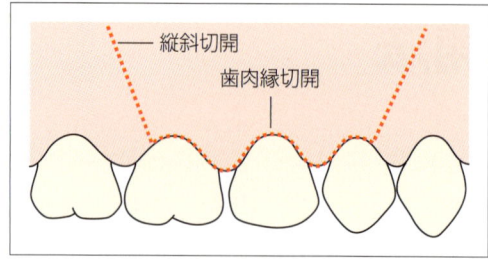

> **図1** 歯頸部粘膜切開による歯肉粘膜骨膜弁
> （trapezoidal incision, Wassmund 法）作製
> 切開線：赤点線．

> **図2** 歯・上顎骨・上顎洞手術に対する歯頸部粘膜切開による歯肉粘膜骨膜弁（L incision）作製
> 歯肉粘膜切開線は上唇小帯と歯肉を縦に切開し，歯頸部に沿って後方に至るL字型の切開線である．
> 切開線：赤点線．

> **図3** 歯頸部粘膜切開による歯肉粘膜骨膜弁（L incision）作製
> A：上顎骨骨膜下に歯肉粘膜骨膜弁を剥離・挙上し，上顎を明視下におく．
> B：上顎の手術後，歯肉粘膜骨膜弁をもとに戻す．歯肉の縫合は，歯間乳頭部を縫合する単純懸垂縫合を行う．

> **図4** 単純懸垂縫合
> 歯肉粘膜骨膜弁の骨膜まで針を刺入し，縫合することが大切である．

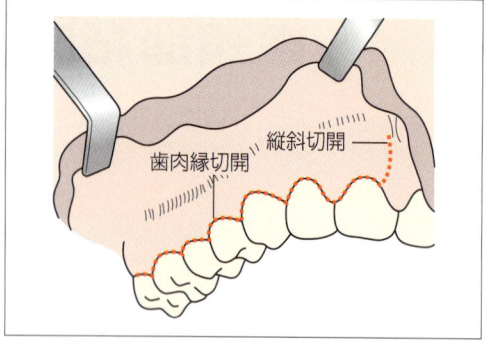

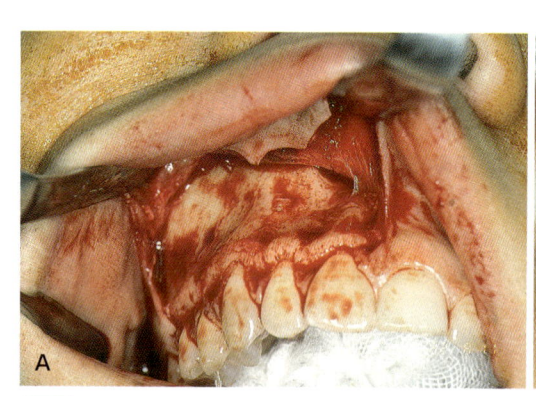

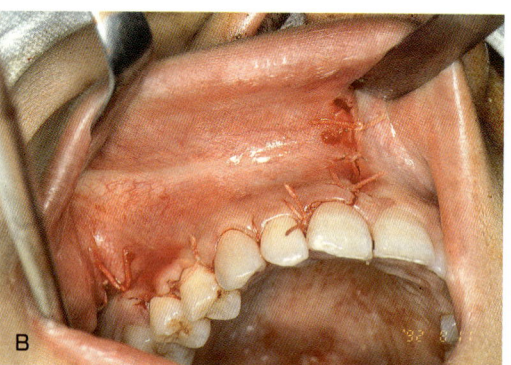

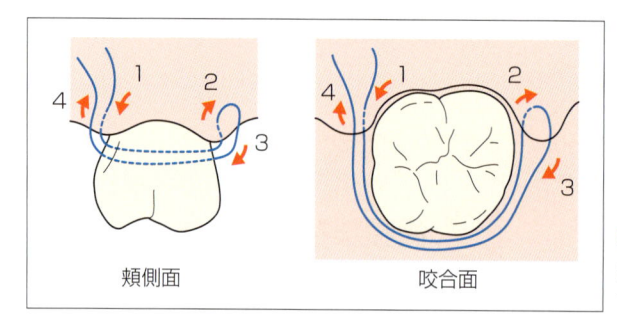

性の高い切開法である．

歯頸部粘膜切開の縫合は，単純懸垂縫合（図4）を行う．歯肉粘膜骨膜弁の骨膜まで針を刺入し，歯肉粘膜骨膜弁を適切な位置に固定して，縫合することが大切である．適切な位置に歯肉粘膜骨膜弁を縫合固定することは，良好な治癒とより良い歯周組織の環境を得るために大切である．

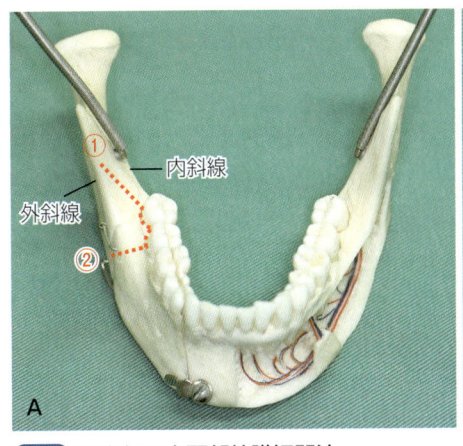

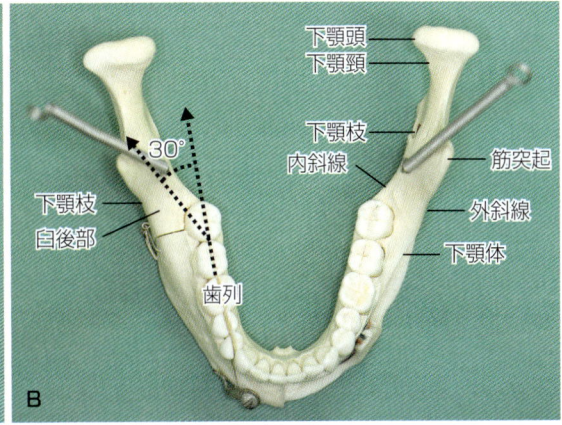

図5 臼後部の歯頸部粘膜切開法

A：下顎骨の内斜線と外斜線を触知し，両斜線間のやや頬側（外斜線より）に切開線（赤点線①）をおく．次に手術操作の範囲に応じて臼歯歯冠中央部頬側の歯頸部から頬粘膜に向けて垂直あるいは斜めに切開（赤点線②）を行う．

B：下顎枝は歯列の延長線にはなく，下顎体は約30°頬側へ角度をなして下顎枝へ移行していることに注意が必要である．

3 歯頸部粘膜切開法（L incision）の利点[1]

①術後に口唇・歯肉のしびれ感などの知覚異常が少ない．

②口腔前庭部の形態が自然に保たれるため，術後食事中に食物残渣が口腔前庭部に残らない．

③歯・歯槽骨・上顎骨・上顎洞の関係が明瞭に観察でき，歯・歯槽骨・上顎骨・上顎洞にまたがる病変（たとえば顎骨嚢胞，歯性上顎洞炎，歯槽骨・上顎骨骨折など）の手術操作がより行いやすい（5章-7参照）．

④根尖切除術（5章-7参照），抜歯などの歯の処置も同時に行える．

⑤大きな口腔・上顎洞穿孔，口腔・上顎洞瘻を閉鎖できる（4章-12参照）．

4 歯頸部粘膜切開法の注意点[1]

①歯頸部粘膜を切開する際に歯冠修復歯を損傷しない．

②粘膜骨膜弁の血行の点から歯肉縁切開と縦斜切開が交わる位置は歯間乳頭部を避ける（図1，図2）．

③術後歯肉の退縮により歯頸部が露出することを避けるため，歯肉縁切開と縦斜切開が交わる位置は歯冠中央部を避け，近心と遠心1/3の部位にする（図1，図2）．

④歯肉粘膜骨膜弁の血行を良好に保つため，骨膜下に粘膜骨膜弁を剥離挙上し，粘膜骨膜弁を損傷しない．

⑤上顎洞前壁を開窓する際には通常より尾側からの視野になるので，歯の根尖部を損傷しないように気をつける．

5 臼後部の歯頸部粘膜切開法

歯科では埋伏下顎智歯の抜歯に用いられる切開法である．下顎体・下顎枝の手術操作（5章-7参照）の際に有用な切開法である．

切開線は予想される骨削除範囲外に置き，剥離された歯肉粘膜骨膜弁が十分な血流を保てるよう基部を広くした切開線にし，十分な手術野が得られる必要がある．

臼後部の歯頸部粘膜切開に際しては，下顎の内斜線と外斜線を触知し，両斜線間のやや頬側（外斜線寄り）に切開線をおく（図5A赤点線①）．下顎枝は歯列の延長線にはなく，下顎体は約30°頬側へ角度をなして下顎枝へ移行していることに注意が必要である（図5B）．

> **Point**
>
> 下顎歯列の延長線上で臼後部を切開すると下顎骨の内側を切開することになり，舌神経や動脈を損傷し危険である．また術後に開口障害をきたしやすく，感染が生じると周囲組織に波及しやすい．筋鉤や手指で頬部を強く牽引して切開すると，正しく切開したつもりでも内側寄りを切開してしまう．

次に手術操作の範囲に応じて臼歯歯冠中央部頬側の歯頸部から頬粘膜に向けて垂直あるいは斜めに切開を行う（図5A赤点線②）．粘膜骨膜弁の血行の点から歯肉縁切開と垂直切開が交わる位置は歯間乳頭部を避ける．この部の切開・粘膜骨膜弁挙上では，頬筋や側頭筋の腱が存在することがあり，丹念な骨膜下の剥離操作が必要である．

文献

1) 佐藤公則．現代の歯性上顎洞炎―医科と歯科のはざまで．福岡：九州大学出版会；2011．

7 顎骨内囊胞手術

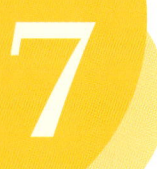

手術のポイント

- 顎骨内囊胞の手術は，囊胞の種類，大きさ，部位，歯との関係，年齢などによって術式が異なる．
- 顎骨内囊胞の大きさは，術式の選択にあたって一つの大きな要因である．
- 囊胞を全摘するのか開窓するのか，開窓するのであればどの部位（口腔，鼻腔，上顎洞）に開窓するのか，歯は保存するのかなど適切な術式の選択が必要である．
- 神経や健全歯などの隣接組織を損傷することなく，最小限の侵襲で手術を行い，顎の正常な形態と機能を回復させなければならない．

歯根囊胞，含歯性囊胞（濾胞性歯囊胞）などの歯原性囊胞，鼻口蓋管囊胞などの非歯原性囊胞など顎骨内に発生する囊胞に対する手術はオフィスサージャリーの適応である．

顎骨内囊胞の手術の目的は，囊胞を摘出する（全摘出術），あるいは囊胞の内圧を減少させ，囊胞周囲の骨増生をうながし，囊胞腔を消失させる，すなわち囊胞を正常組織に置換する（開窓術）ことである．同時に神経や健全歯などの隣接組織を損傷することなく，最小限の侵襲で手術を行い，顎の正常な形態と機能を回復させることである．

顎骨内囊胞の手術は，囊胞の種類，大きさ，部位，歯との関係，年齢などによって術式が異なる．適切な術式の選択が大切である．

特に大きな囊胞の場合や多房性の囊胞の場合は，エナメル上皮腫との鑑別が難しく，注意が必要である．

1 顎骨内囊胞の手術

0.5％キシロカイン®（20万倍アドレナリン含有0.5％リドカイン）を注射し，囊胞の周囲の顎骨骨膜下に局所浸潤麻酔を行う．

上顎の伝達麻酔（大口蓋神経ブロック，鼻口蓋神経ブロックなど），下顎の伝達麻酔（下歯槽神経ブロック，オトガイ神経ブロック）を顎骨内囊胞の位置に応じて行う．

顎骨内囊胞全摘出術

囊胞を完全に摘出して一次閉鎖する術式である．囊胞全摘出術は開窓術に比較して術後管理が容易であるが，手術侵襲がやや大きい．

顎骨内囊胞開窓術

囊胞壁の一部を開窓することによって囊胞の内圧を減少させ，囊胞周囲の骨増生をうながし，囊胞腔を消失させる術式である．囊胞を口腔，鼻腔，上顎洞のいずれかに開窓する．

囊胞開窓術は囊胞が大きい場合や，含歯性囊胞（濾胞性歯囊胞）に対して埋伏歯の萌出を期待する場合などに行われる．

囊胞開窓術は全摘出術に比較して手術侵襲が小さいが，比較的長期の術後管理が必要である．

顎骨内囊胞全摘出・開窓術

囊胞を完全に摘出した後，閉鎖せずに開窓する術式である．

角化囊胞性歯原性腫瘍（WHO分類[1])のような再発傾向がある囊胞性腫瘍や，エナメル上皮腫の疑いが否定できない大きな囊胞に行われる．

囊胞全摘出・開窓術は手術侵襲が大きく，露出した骨面が上皮化するまでに長時間を要し，長期の術後管理が必要である．開窓療法（開窓術）によって腫瘍の縮小を図った後に全摘出する治療法

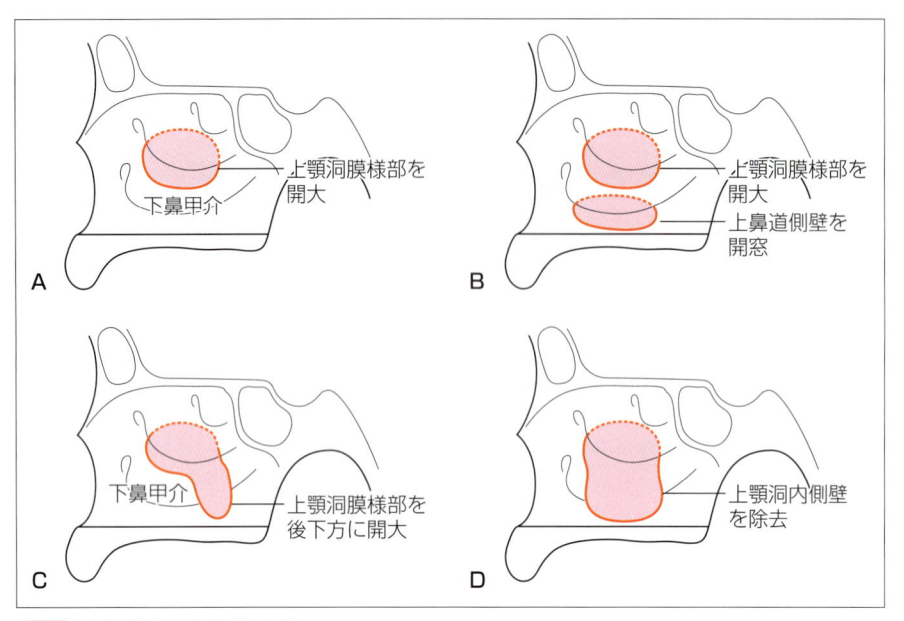

図1 内視鏡下上顎洞開窓術
上顎洞内を内視鏡下に操作するために，以下のようなアプローチ法がある．
A：開大した上顎洞膜様部からの操作．
B：開大した上顎洞膜様部と下鼻道側壁に設置した開窓部からの操作（combined approach）．
C：後下方に開大した上顎洞膜様部からの操作．
D：上顎洞内側壁を除去しての操作．

もある．

2 顎骨内嚢胞に対する術式の選択

顎骨内嚢胞の種類による術式の選択

◆ 歯根嚢胞

歯根嚢胞のほとんどに全摘出術が行われる．抜歯窩から摘出する方法と歯肉粘膜骨膜弁を作製し，摘出する方法がある．歯を保存する場合は根尖切除術を併せて行う．

抜歯窩からの全摘出術

歯の保存が不可能で歯根嚢胞が小さい場合は，抜歯を行い抜歯窩から鋭匙を用いて歯根嚢胞を全摘出する（図2）．嚢胞を摘出する際に，抜歯窩側壁に残存した健康な歯根膜は掻爬してはいけない．抜歯窩の創傷治癒が遅れ，乾性抜歯窩（dry

---

MEMO

内視鏡下上顎洞開窓術（図1）[2]

上顎洞内を鼻内から内視鏡下に操作するためには，いくつかのアプローチ法がある．これらの開窓術で上顎洞のほとんどの部位を内視鏡下に操作できる．嚢胞開窓術，上顎洞異物摘出術，上顎洞内腫瘍摘出術などに用いられる．

これらのアプローチを行う際に，上顎洞膜様部あるいは下鼻道側壁を後方へ開大する場合は，大口蓋動脈などを損傷し出血をきたす場合があるので注意が必要である．また前方へ開大する場合は，鼻涙管を損傷しないよう注意が必要である．その他，口腔前庭からトロッカーを挿入し上顎洞へアプローチすることも一つの方法である．

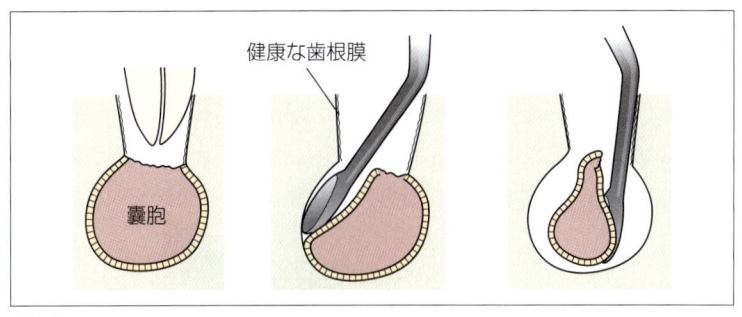

図2 抜歯窩からの歯根嚢胞全摘出術
抜歯窩側壁に残存した健康な歯根膜は掻爬してはいけない.

socket)の原因になる.

歯肉粘膜骨膜弁を作製しての全摘出術

歯の保存が不可能で歯根嚢胞が比較的大きい場合は,抜歯を行い,歯肉粘膜骨膜弁(trapezoidal incision, L incisionなど)を作製し,骨壁を除去して,歯根嚢胞を全摘出する(図3).

根尖切除術

歯を保存できる場合,すなわち歯根嚢胞が歯根の1/3程度までに限局し,歯の骨植が良い場合は,歯肉粘膜骨膜弁を作製し,歯根嚢胞を全摘出し,根尖切除術を行う(図4).根管処置(抜髄,根管充填)が必要な場合は,術前に行っておく.

◆ 含歯性嚢胞(濾胞性歯嚢胞)

全摘出術(図5)と開窓術(図6,図7)が行われる.嚢胞を開窓する部位は,口腔(図6),鼻腔,上顎洞(図7)である.埋伏歯は手術時に摘出する場合(図5,図7)と後日摘出する場合(図6)がある.埋伏歯の萌出を期待する場合は,開窓術を行い埋伏歯は保存する.

◆ 歯原性嚢胞以外の嚢胞

鼻口蓋管嚢胞(図8)などがある.鼻口蓋管嚢胞は,顎骨内の非歯原性嚢胞のなかで比較的頻度が高い嚢胞である.

非歯原性嚢胞も,基本的には歯根嚢胞や含歯性嚢胞と同様の手術である.

顎骨内嚢胞の大きさによる術式の選択

顎骨内嚢胞の大きさは,術式の選択にあたって一つの大きな要因である.

嚢胞が大きく解剖学的に嚢胞を全摘出できない場合(図6),全摘手術を行うと神経や健全歯などの隣接組織を損傷する可能性が高い場合は,開窓術のほうが安全である.

顎骨内嚢胞の部位による術式の選択

小さな嚢胞であれば,術式の選択に影響はない.上顎は鼻腔・上顎洞との関係(図7),下顎では下顎管,オトガイ孔との関係を考慮し術式を選択する.

顎骨内嚢胞と歯の関係による術式の選択

含歯性嚢胞の手術で,埋伏歯を萌出させたい若年者では,開窓術を行う.埋伏歯が過剰歯,あるいは高齢者で埋伏歯の萌出が期待できない場合は,埋伏歯を摘出する.

歯根が嚢胞内に突出している歯や,歯根が嚢胞に隣接しているため嚢胞摘出により歯髄死をきたす可能性がある歯は,術前に根管処置(抜髄,根管充填)を行い,必要に応じて嚢胞摘出時に根尖切除術(図4)を行う.

年齢による術式の選択

小さな嚢胞であれば,年齢を考慮する必要はない.大きな嚢胞の場合,小児では顎発達を考慮して開窓術を選択する.高齢者では開窓術を行うと,嚢胞の縮小に長時間を要する.

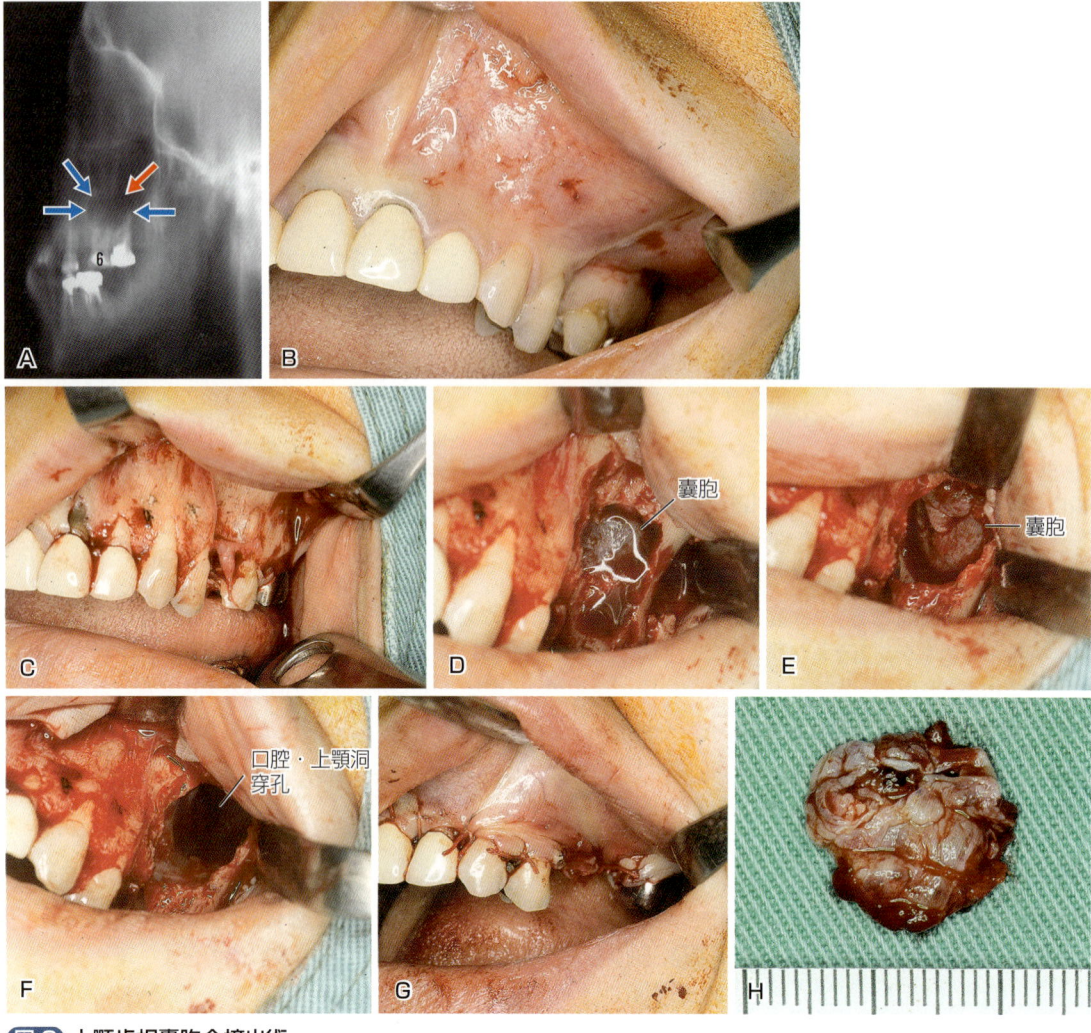

5章 顎・顔面のオフィスサージャリー

図3 上顎歯根嚢胞全摘出術
A：X線断層撮影（矢状断）．歯根嚢胞（青矢印）と上顎洞粘膜との間の骨が吸収され嚢胞壁と上顎洞粘膜が接している（赤矢印）．抜歯と嚢胞摘出時に口腔・上顎洞穿孔をきたすことが予想される．
B：歯頸部粘膜切開を加え，歯肉粘膜骨膜弁を作製する．
C：歯肉粘膜骨膜弁を剥離挙上する．
D：第1大臼歯の抜歯を行い，上顎骨を削開し，嚢胞を明視下におく．
E：骨窓から嚢胞を剥離摘出する．
F：抜歯・嚢胞摘出後に口腔・上顎洞穿孔をきたす．
G：歯肉粘膜骨膜弁で口腔・上顎洞穿孔部を閉鎖する．
H：摘出した歯根嚢胞．

文献

1) Barnes L, et al. editors. World Health Organization Classification of Tumors. Pathology and Genetics of Tumors of the Head and Neck. Lyon：IARC Press；2005.
2) 佐藤公則．内視鏡下の良性腫瘍摘出術．JOHNS 2000；16：105-9.

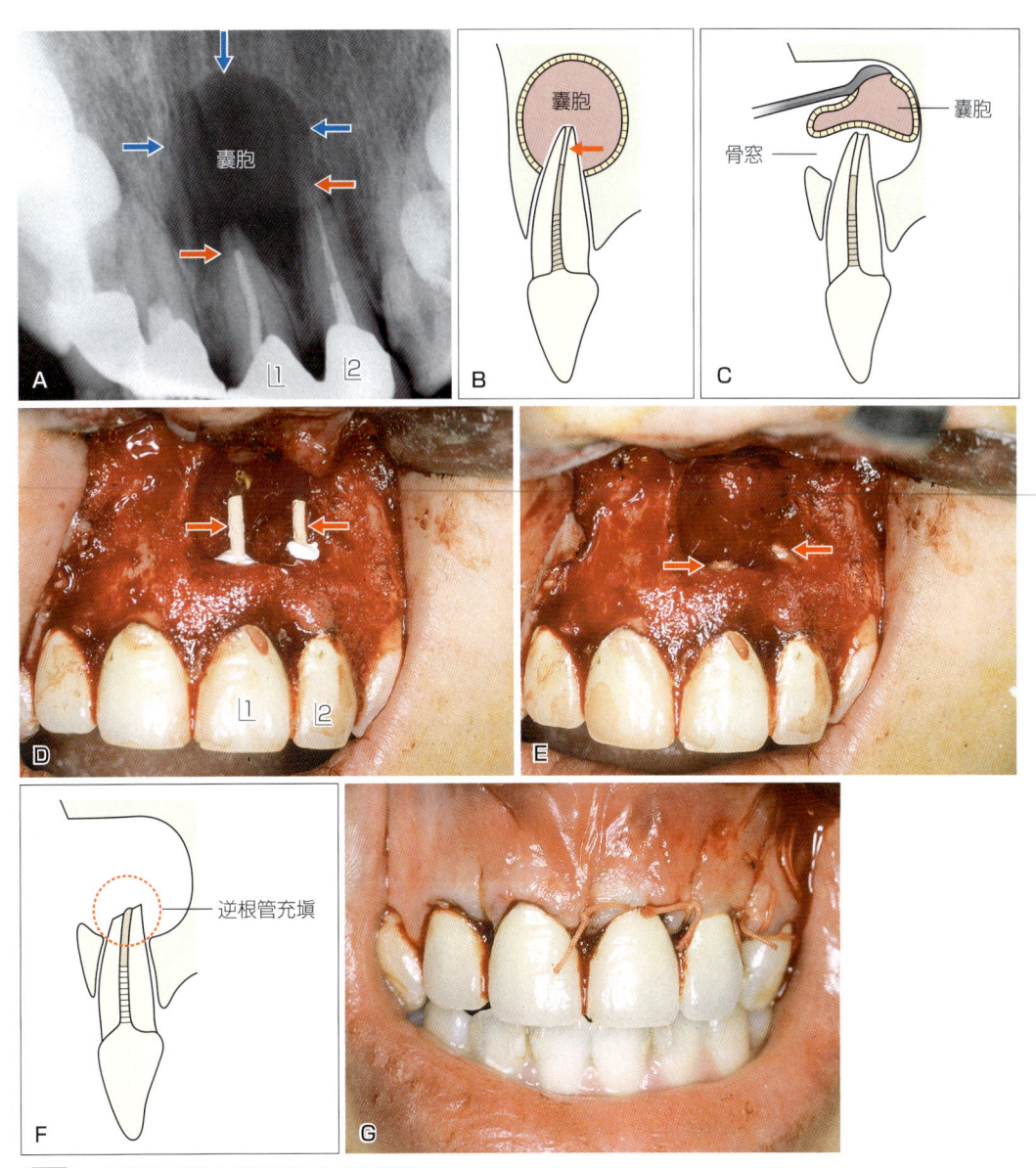

図4 上顎歯根嚢胞全摘出術と根尖切除術

A：X線単純撮影（咬合法）．中切歯と側切歯に根管充填が行われているが，充填剤は根尖孔まで到達しておらず（赤矢印），根管内に死腔があり，同部が感染源になり歯根嚢胞（青矢印）を形成している．
B：根管充填の不足・根管内の死腔（赤矢印）と歯根嚢胞．
C：歯頸部粘膜切開を加え，歯肉粘膜骨膜弁を剥離挙上する．骨を削開し骨窓から歯根嚢胞を剥離摘出する．
D：根尖に傾斜をつけ切除し，ガッタパーチャポイント（赤矢印）により逆根管充填を行う．
E：余剰ガッタパーチャポイントを切除し（赤矢印），病巣を洗浄する．
F：根尖部から根管充填を行う逆根管充填．
G：歯肉粘膜骨膜弁を戻し，単純懸垂縫合を行う．

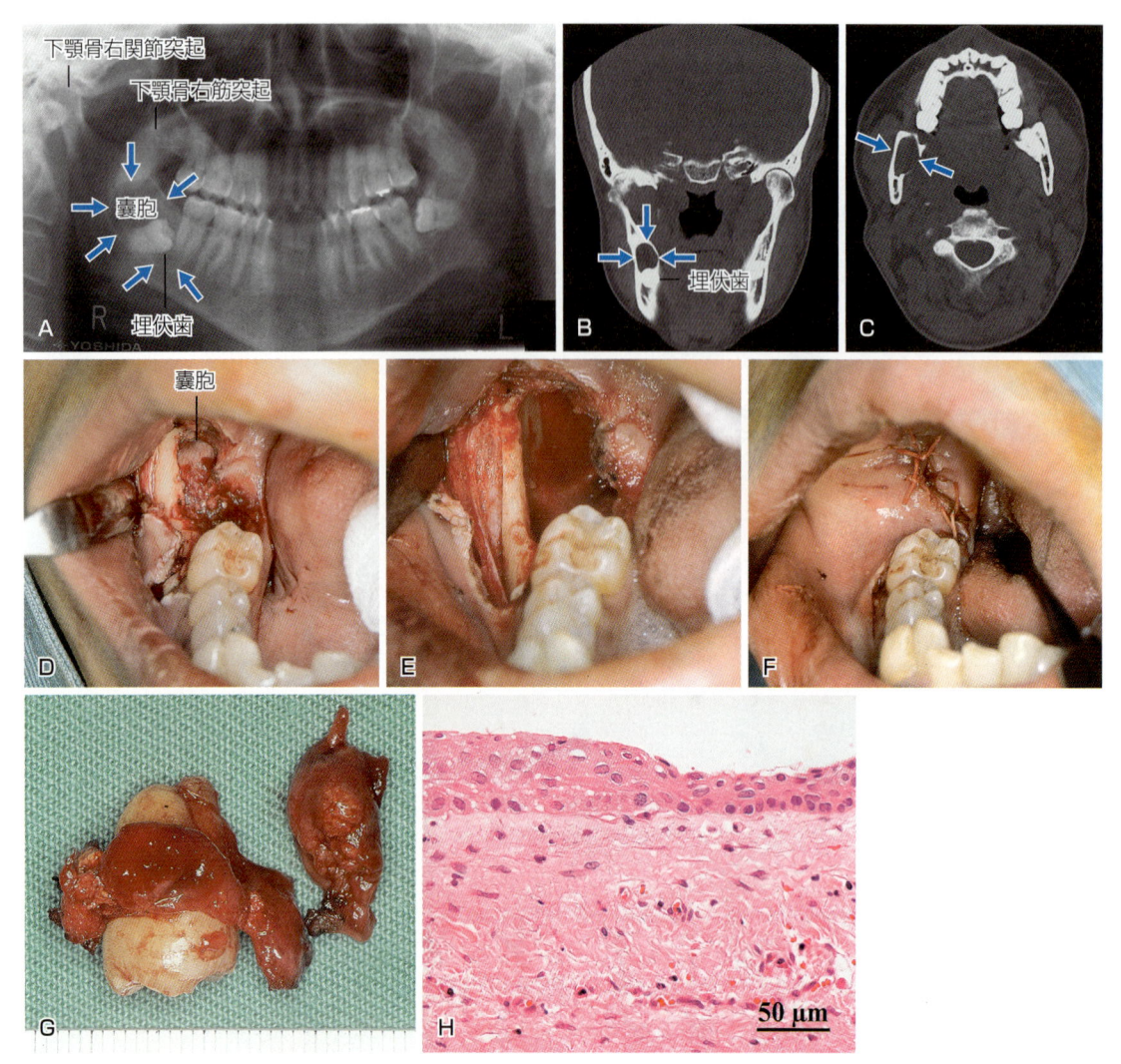

図5 下顎含歯性囊胞全摘出術

A, B, C：下顎右側の下顎体，下顎枝にわたり下顎骨内に明瞭な透過像を認める（矢印）．囊胞は埋伏歯を含んでいる．（A：パノラマX線撮影，B：CT〈冠状断〉，C：CT〈軸位断〉）
D：右側下顎枝の前縁を切開（下顎骨内斜線と外斜線間のやや頬側を切開）し，歯肉粘膜骨膜弁を剥離挙上し，下顎骨を削開し囊胞を明視下におく．
E：囊胞を全摘出し，埋伏歯を摘出する．
F：歯肉粘膜骨膜弁を戻し，縫合する．
G：摘出した囊胞と埋伏歯．
H：病理組織像．囊胞壁は非角化性重層扁平上皮で覆われている．

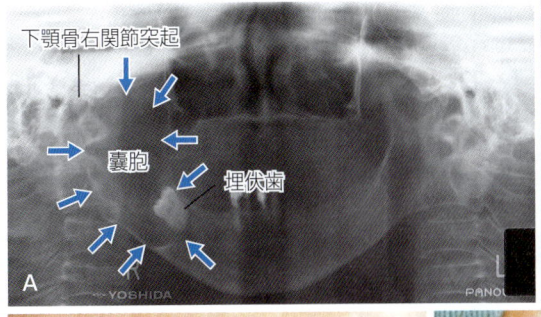

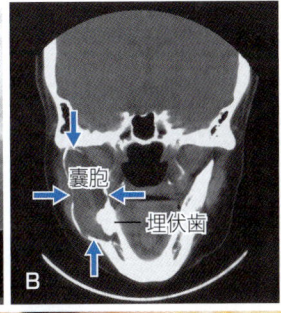

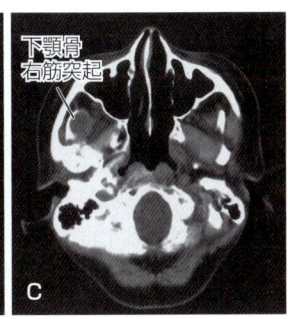

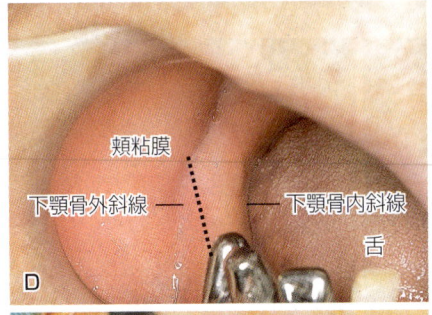

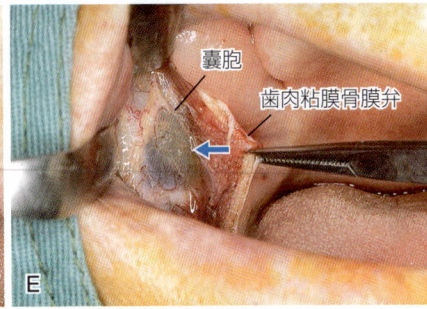

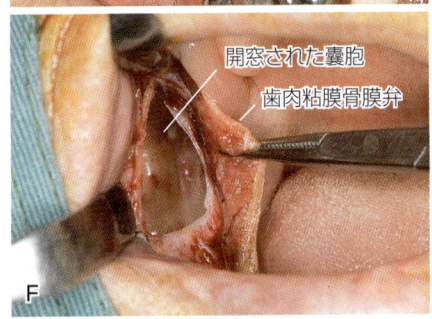

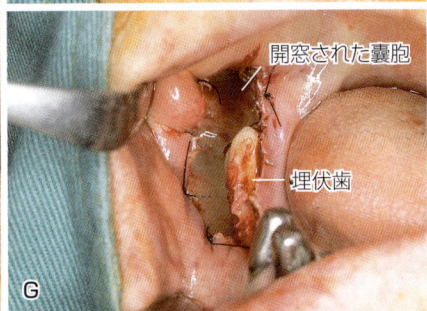

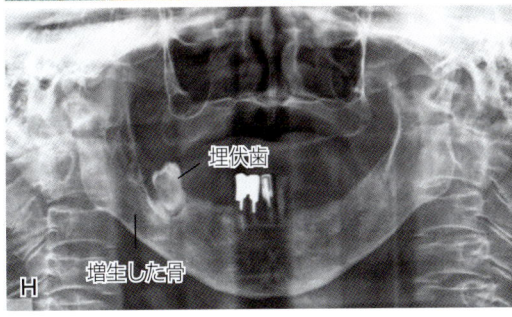

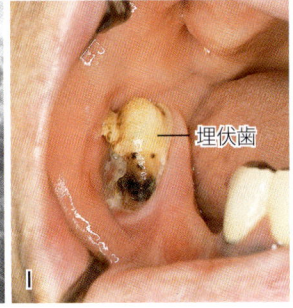

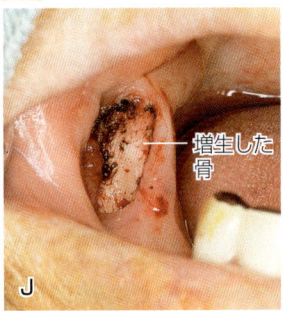

図6 下顎含歯性嚢胞開窓術

A, B, C：下顎右側の下顎体，下顎枝，筋突起にわたり下顎骨内に明瞭な透過像を認める（矢印）．嚢胞は埋伏歯を含んでいる．（A：パノラマX線撮影，B：CT〈冠状断〉，C：CT〈軸位断〉）

D：右側下顎枝の前縁に粘膜切開（下顎骨内斜線と外斜線間のやや頰側に切開線：黒破線）を加える．

E：歯肉粘膜骨膜弁を剥離挙上すると嚢胞壁（矢印）が確認できる．

F：嚢胞壁の一部を開窓し内容液を吸引する．

G：開窓部を拡大し，開窓した嚢胞壁と周囲の口腔粘膜を縫合する．埋伏歯を明視下におく．嚢胞の圧迫により下顎骨が菲薄化している例では，抜歯操作により下顎骨が骨折する場合があるので無理な抜歯は注意が必要である．この例では歯が強固に下顎に癒着していたため後日抜歯することにした．

H：開窓術により内圧が減少した嚢胞の周囲には骨が増生し，嚢胞腔が縮小した．（パノラマX線撮影）

I, J：抜歯を行った．

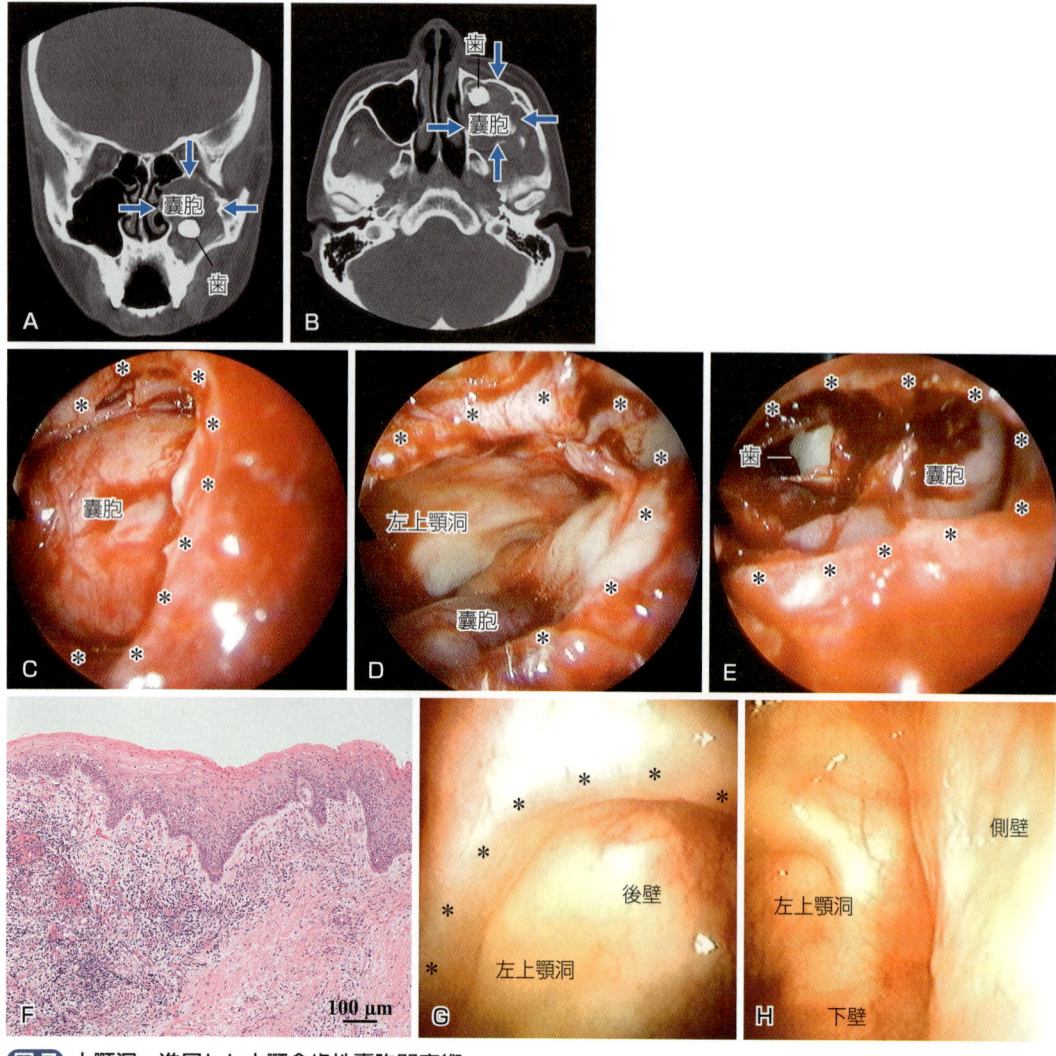

図7 上顎洞へ進展した上顎含歯性囊胞開窓術

A, B：CT（A：冠状断，B：軸位断）．含歯性囊胞（矢印）が左上顎洞へ進展し，左上顎洞に充満している．
C：術中硬性内視鏡像（70°斜視硬性鏡像）．左上顎洞膜様部を開大し，囊胞を明視下におく．＊：開大された左上顎洞膜様部．
D：術中硬性内視鏡像（70°斜視硬性鏡像）．囊胞の内容液を穿刺吸引し，working space を確保する．＊：開大された左上顎洞膜様部．
E：左下鼻道側壁を開窓し，囊胞と埋伏歯を明視下におく．上顎洞膜様部からと左下鼻道側壁開窓部からの combined approach で，囊胞の下壁の一部を残して，囊胞を上顎洞に開窓する．＊：開窓された左下鼻道側壁．
F：病理組織像．囊胞壁は非角化性重層扁平上皮で覆われている．
G, H：術後の内視鏡像．左下鼻道側壁の開窓部は閉鎖したが，上顎洞膜様部は広く開窓している（G）．残した囊胞下壁は上顎洞の粘膜上皮として機能している（H）．＊：開大された左上顎洞膜様部．

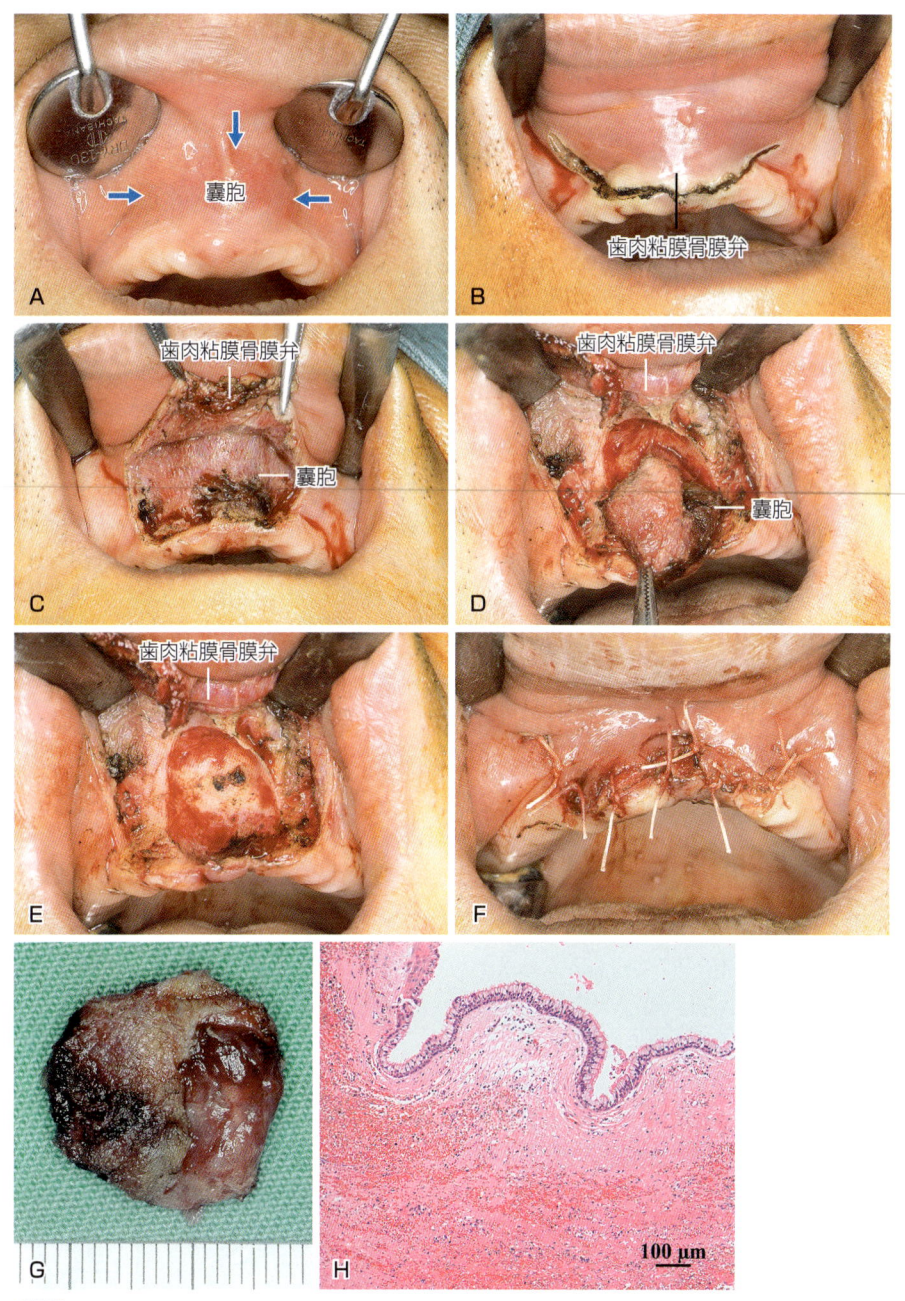

図8 鼻口蓋管嚢胞全摘出術

A：上顎唇側正中に嚢胞（矢印）を触知する．
B：歯肉粘膜骨膜弁を作製する．電気メスで切開する際に，この例のように口腔粘膜を炭化させてはいけない．
C：歯肉粘膜骨膜弁を剥離挙上すると嚢胞壁が確認できる．
D：嚢胞を摘出する．
E：この例では，鼻口蓋神経血管束は確認できなかった．
F：歯肉粘膜骨膜弁を戻し，縫合する．
G：摘出した嚢胞．
H：病理組織像．嚢胞壁は多列線毛円柱上皮で覆われている．

5章　顎・顔面のオフィスサージャリー

8　顎関節脱臼整復術

> **手技のポイント**
> - 顎関節脱臼新鮮例の徒手整復法は，ヒポクラテス法が用いられているが，患者の筋緊張が強く，術者の力が弱い場合には顎関節脱臼の整復が難しい．
> - 患者を床に座らせ，壁に背をもたれかからせ，術者が患者の両足をまたいで患者の前に立つ体位で徒手整復術を行う方法は，患者の筋緊張が強く，術者の力が弱い場合でも，助手の必要がなく1人の術者で顎関節脱臼の整復が確実に行える．
> - 脱臼した顎関節の解剖を頭にイメージしながら徒手整復術を行うとよい．

顎関節が生理的関節可動域を超える運動を強制され，下顎頭が転位した場合を顎関節脱臼という．顎関節脱臼には新鮮例と陳旧例，また反復して脱臼する習慣性脱臼がある．顎関節脱臼は脱臼の方向から前方，側方，後方の脱臼に分類されるが，大部分は前方脱臼である．

顎関節脱臼のうち頻度が高いのは顎関節前方脱臼(下顎頭が関節結節の頂点より前方に移動し，下顎窩・関節窩に戻ることが妨げられている)の新鮮例である．

顎関節脱臼の徒手整復法は，紀元前からヒポクラテス法(図1)が用いられている[1,2]．この方法は患者を椅子に腰掛けさせて助手が患者の頭を固定し，術者が患者の前に立つ体位で顎関節脱臼の徒手整復を行う．この整復法では患者の筋緊張が強く，術者の力が弱い場合には顎関節脱臼の整復が難しいことがある．

1　顎関節脱臼新鮮例の診断

過度の開口・顎運動(食事，会話，歯科治療，咽頭手術など)，欠伸，大笑などにより脱臼する．両側性顎関節脱臼では下顎は開口状態に固定され，閉口は不可能になる(図2A)．片側性顎関節脱臼では下顎は健側へ偏位し半開口位に固定される(図2B)．脱臼した顎関節は陥凹し，下顎頭は関節結節の前方で頬骨弓の下方に触れ，同部は膨隆する．

X線検査では顎関節前方脱臼では下顎頭は関節結節を越え，前方に転位している(図3)．

2　顎関節脱臼整復術[3-5]

① 不安，疼痛，筋緊張が強い患者には，ベンゾジアゼピン系抗不安薬などの前投薬を必要に応じて行う．

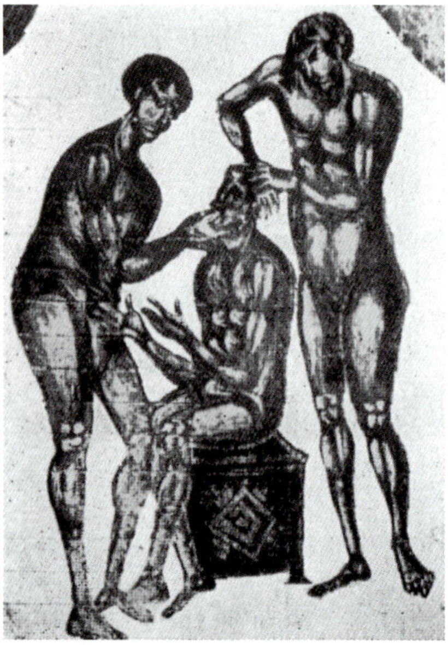

図1 顎関節脱臼整復術(ヒポクラテス法)
(Schwartz L. 顎関節異常：顎関節疾患の診断，取扱い，咬合との関係．医歯薬出版；1962[1])

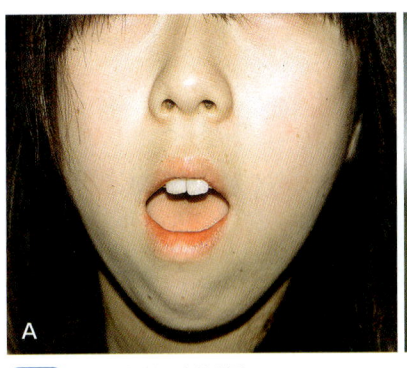

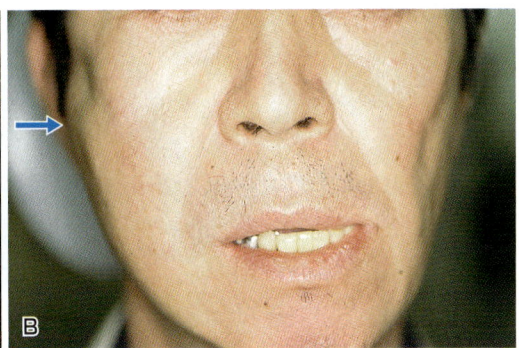

図2 顎関節脱臼新鮮例
A：両側性顎関節脱臼の顔貌.
B：片側性(右)顎関節脱臼の顔貌.下顎頭は関節結節の前方で頬骨弓の下方に触れ,同部は膨隆する(矢印).

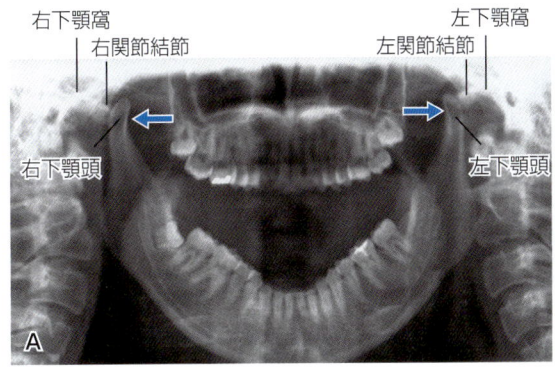

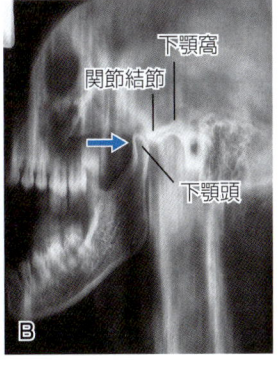

図3 両側顎関節前方脱臼
A：パノラマX線撮影.
B：X線断層撮影.
下顎頭が関節結節の頂点より前方に移動している(矢印).

②患者を床に座らせ,壁に背をもたれかからせ,術者が患者の両足をまたいで患者の前に立つ体位で徒手整復術を行う(図4).この体位では術者は自分の体重をかけて徒手整復術が行える利点がある.
③術者は自分の両側母指を患者の両側下顎臼歯咬合面に当て,他の4指で口腔外から下顎体を把持する(図5).
④術者は自分の腕を伸展させ,母指で両側下顎臼歯咬合面を下方へ押し下げる(図5B矢印1).この際に他の4指でオトガイ部を固定しテコの原理で母指を下方に押し下げるとよい.患者の筋緊張が強く,術者の力が弱い場合は,術者は自分の体重をかけてこの操作を行うとよい.
⑤次に,下方へ押し下げた下顎を後上方へしゃくり上げるように操作し(図5B矢印2)脱臼した顎関節を整復する.整復時に患者に指をかまれる危険性を考慮し,術者は母指にガーゼを巻

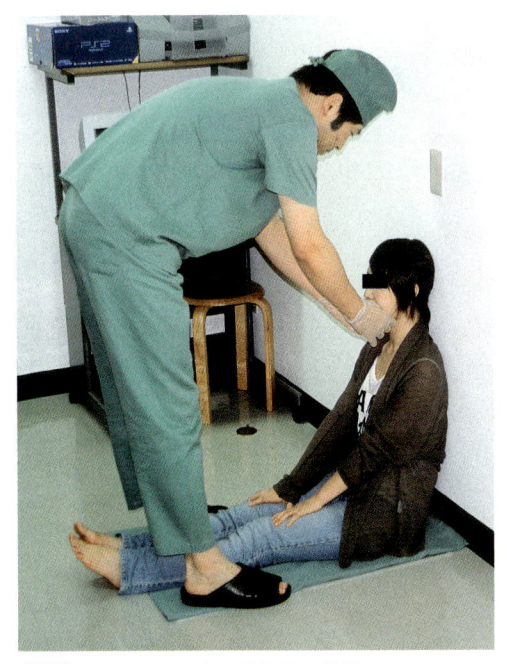

図4 顎関節脱臼徒手整復術の体位

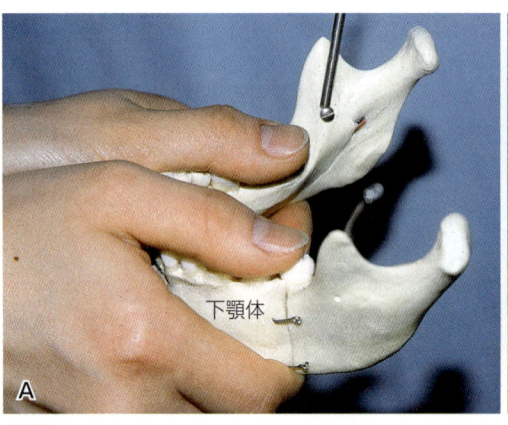

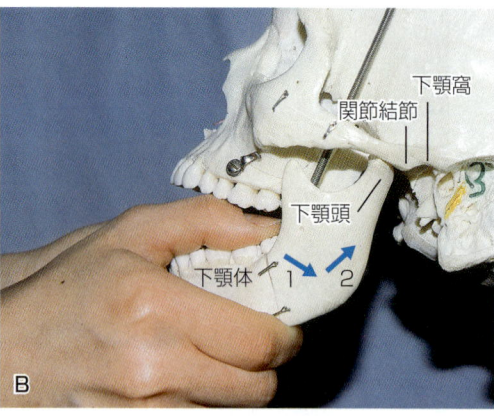

図5 下顎の把持法(A)と徒手整復術(B)
A：両側母指を患者の両側下顎臼歯咬合面に当て，他の4指で口腔外から下顎体を把持する．
B：下方へ押し下げた下顎体(矢印1)を後上方へしゃくり上げる(矢印2)ように整復する．

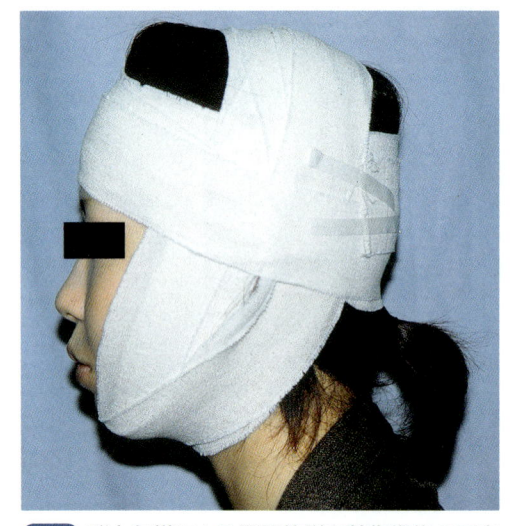

図6 弾力包帯による顎関節脱臼整復術後の固定

コツ

顎関節脱臼徒手整復術のコツ
　本項で述べている患者と術者の体位は，顎関節脱臼徒手整復術を確実に行える．脱臼した顎関節の解剖を頭にイメージしながら徒手整復術を行うとよい．

いてもよいが，顎関節が整復される瞬間に臼歯咬合面から口腔前庭部へ母指を移動させると患者に指をかまれない．
⑥徒手整復後の固定は重要である．過度の開口を禁止し，数日間弾力包帯などで固定を行う（図6）．

3　本顎関節脱臼整復術の利点

　筋緊張が強い患者でも前投薬を行わずに顎関節脱臼の徒手整復が行える．本法では患者の頭部は壁で固定され，助手の必要がなく，1人の術者で顎関節脱臼整復術が行える．術者は自分の体重をかけて徒手整復術が行える利点があり，患者の筋緊張が強く術者の力が弱い場合でも顎関節脱臼の徒手整復法が困難なく行える．

文献

1) Schwartz L. 顎関節についての考え方と治療法の進歩．Schwartz L編，河村洋二郎訳．顎関節異常：顎関節疾患の診断，取扱い，咬合との関係．東京：医歯薬出版；1962. p.3-4.
2) Schwartz L. 脱臼と亜脱臼．Schwartz L編，河村洋二郎訳．顎関節異常：顎関節疾患の診断，取扱い，咬合との関係．東京：医歯薬出版；1962. p.323-38.
3) 佐藤公則．顎関節脱臼．JIM 2005；15：468-9.
4) 佐藤公則．顎関節脱臼整復術の工夫．耳鼻臨床 2006；99：449-52.
5) 佐藤公則．顎関節脱臼新鮮例の徒手整復法．耳・鼻・のどのプライマリケア．東京：中山書店；2014. p.157-60.

9 習慣性顎関節脱臼整復術

> **手技のポイント**
> - 習慣性顎関節脱臼に対する本治療法は，副子を上顎と下顎に装着し，下顎が移動するベクトル方向に，上顎と下顎の副子に左右対称にゴムをかけ，ゴム牽引した状態で開口運動を毎日繰り返し行わせる保存的治療法である．
> - 本治療法は咀嚼筋の非共動性を再調整し，バランスのとれた顎運動を再構成し，顎関節の脱臼を防止する．

顎関節が生理的関節可動域を超える運動を強制され，下顎頭が転位した場合を顎関節脱臼という．顎関節脱臼には新鮮例と陳旧例，また反復して脱臼する習慣性脱臼がある．顎関節脱臼は脱臼の方向から前方，側方，後方の脱臼に分類される．顎関節脱臼の整復は困難ではない[1,2]（5章-8参照）が，習慣性顎関節脱臼の治療には難渋する．

習慣性顎関節脱臼の治療法には多くの報告がある[3]．保存的治療法としては顎間固定，chin capの装着，顎関節内注射など開口を制限する治療が行われてきた．しかしこれらの治療法はあまり効果がなく，最近は観血的治療が多く行われている[3]．

手術的治療法としては，下顎頭の運動を抑制する方法，下顎頭が関節窩内に復帰する際の障害物を除去し，下顎頭の運動の平滑化を図る方法などが観血的に行われている．

1 本保存的治療法の理論的背景

肩関節の習慣性脱臼の保存的治療法の一つに肩関節周囲の筋のトレーニングがある．かつて横綱千代の富士が，筋力トレーニングで反復性肩関節脱臼を克服した話は有名である．

本項で述べる習慣性顎関節脱臼の保存的治療法は，従来行われていたような開口を制限するものではなく，発想を転換し，開口時に負荷をかけ，むしろ積極的に開口訓練を行わせるものである．

本治療法は咀嚼筋の非共動性を再調整し，バランスのとれた顎運動を再構成し，顎関節の脱臼を防止するのが主な目的である．

2 習慣性顎関節脱臼の保存的治療法[4,5]

①まず副子（三内式シーネ，エリックのアーチバーなど）を上顎と下顎に装着する（図1）．

②左右対称に上顎と下顎の副子にゴムをかける．下顎は前下方に移動するので，ゴムをかける際にはこのベクトル方向にゴムをかける．

③この状態で患者に開口運動を毎日繰り返し行わせる（図2）．開口運動を続けるとゴムが切れるので，適宜，ゴムの交換を行う．また副子を

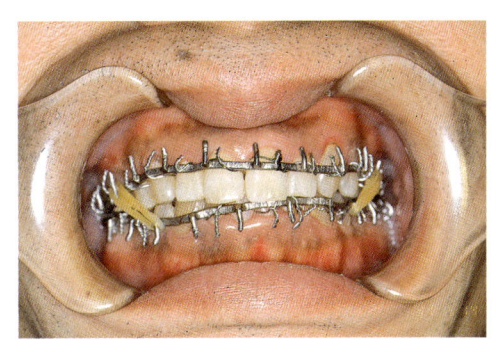

図1 副子の装着とゴム牽引
三内式シーネを上顎と下顎に装着し，下顎が移動するベクトル方向に，上顎と下顎に左右対称にゴムをかける．

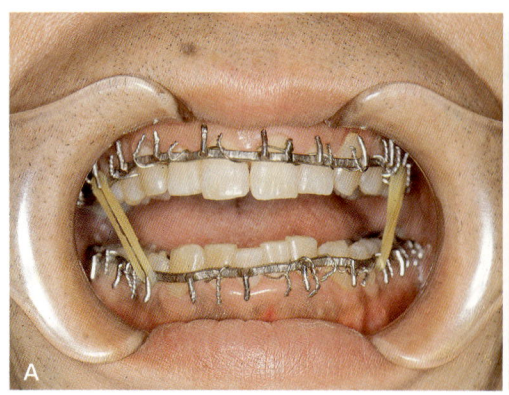

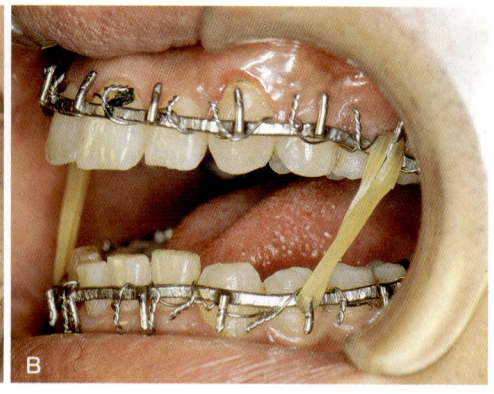

図2 開口訓練
ゴム牽引した状態で開口運動を毎日繰り返し行わせる．
A：正面像，B：側面像．

固定しているワイヤーの調節も適宜行う．
　④約3か月間この訓練を行った後に，ゴム牽引を外す．顎関節の脱臼がないことを確認して副子を外す．

3 本法の利点と欠点

利点

非観血的に習慣性顎関節脱臼の治療が外来で行える．

習慣性顎関節脱臼の治療を観血的に行うと，術後の瘢痕形成により開口障害をきたす場合が少なくない．本治療法の治療後の顎運動は良好であり，機能的な面からも有効な治療法といえる．

欠点

歯がない患者にはこの保存的治療は行えない．

文献

1) 佐藤公則．顎関節脱臼．JIM 2005；15：468-9．
2) 佐藤公則．顎関節脱臼整復術の工夫．耳鼻臨床 2006；99：449-52．
3) Georgiade NG. Disturbances of the temporomandibudlar joint. In：Converse JM, ed. Reconstructive Plastic Surgery. Volume Three. Philadelphia：WB Saunders；1977. p.1527-9.
4) Sato K, et al. Conservative treatment for recurrent dislocation of temporomandibular joint. J Laryngol Otol 2009；123（Suppl S31）：72-4.
5) 佐藤公則．習慣性顎関節脱臼の保存的治療．耳・鼻・のどのプライマリケア．東京：中山書店；2014. p.161-2.

5章　顎・顔面のオフィスサージャリー

10 外歯瘻摘出術

> **手術のポイント**
> - 外歯瘻は難治性の皮膚疾患として加療されている場合がある．診断には外歯瘻を疑うこと，触診・ゾンデ挿入などによる瘻管の確認，原因歯の同定が大切である．
> - 外歯瘻は瘻管の摘出と原因歯の抜歯，根尖病巣の掻爬・摘出が必要である．

歯の根尖病巣（根尖性歯周炎，歯槽骨炎）などの歯性化膿性炎症が限局化して自潰すると，排膿路が形成される．排膿路が口腔内に形成された場合を内歯瘻，口腔外に形成された場合を外歯瘻という．

内歯瘻の多くは抜歯することで容易に治癒する．外歯瘻は瘻管の摘出と原因歯の抜歯・根尖病巣の摘出が必要である．

外歯瘻の周囲には瘢痕が形成され，瘢痕拘縮が生じ，瘻孔周囲の皮膚は陥凹し醜形を呈している場合が多い（図1）．したがって外歯瘻摘出術は審美的な配慮も必要である．

外歯瘻は難治性の皮膚疾患として加療されている場合がある．診断には外歯瘻を疑うこと，触診（原因歯外側の皮膚に原因歯の歯槽部に癒着した硬結を触知する）・ゾンデ挿入などによる瘻管の確認，原因歯の同定（図2）が大切である．

1 外歯瘻摘出術

0.5％キシロカイン®（20万倍アドレナリン含有0.5％リドカイン）を注射し，局所浸潤麻酔を行う．

外歯瘻の周囲の瘢痕を含めて，できるだけ皺の方向（皺線〈wrinkle line〉）に皮膚切開を行う．

瘻孔開口部周囲の紡錘形に切開した皮膚を先細ペアン鉗子で把持し，フック（skin hook）で軽く牽引しながらカウンタートラクション（counter-traction）により伸展した正常の軟部組織を，瘻管から剝離し（図3 A）摘出する（図3 B）．通常，瘻管の周囲には瘢痕組織が形成されており，剪刀を用いた鋭的な剝離が必要な場合が多い．瘻管に挿入したゾンデを指標にして瘻管を健常組織から剝離し切除する方法もあるが，瘻管にゾンデを挿入できない場合もある．

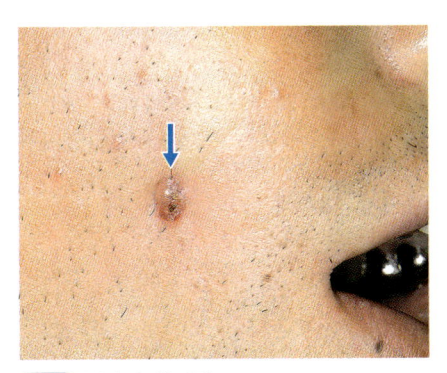

図1 外歯瘻（矢印）

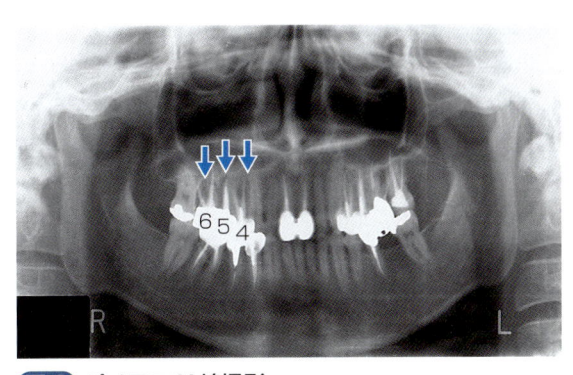

図2 パノラマX線撮影
右上顎4番（第1小臼歯），5番（第2小臼歯），6番（第1大臼歯）は歯内療法（抜髄，根管充填）後の歯であり，根尖病巣（矢印）を認める．

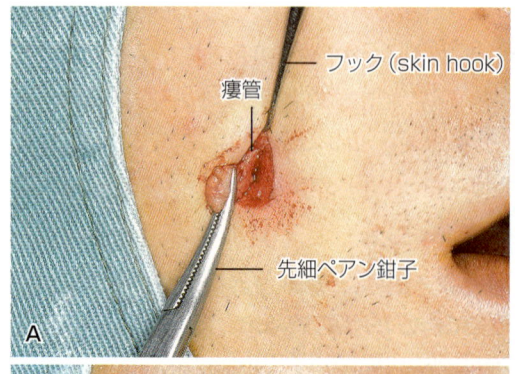

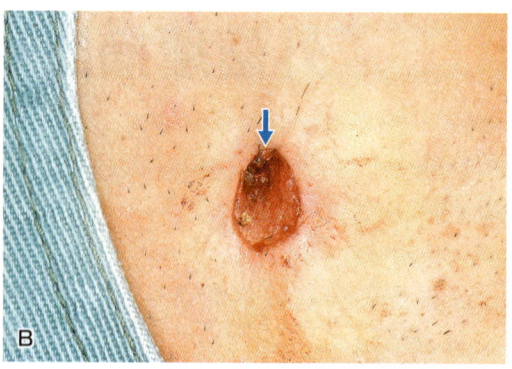

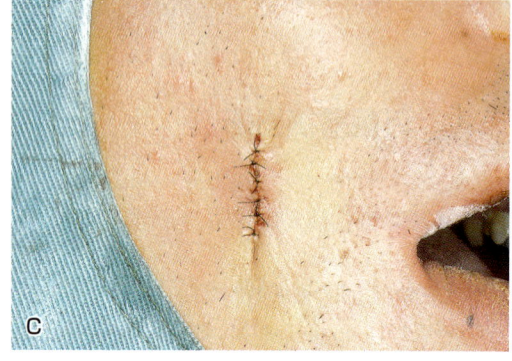

図3 外歯瘻の瘻管摘出術
図1と同一症例.
瘻管を正常の軟部組織から剥離し(A)摘出する(B).
層々縫合を行い閉鎖する(C).

瘻管を周囲組織から剥離する際に，顔面神経の分枝，顔面の動静脈を損傷しないように注意する.
皮膚をlayer to layerに縫合(層々縫合)する(図3 C).

2 原病巣の摘出術

20万倍アドレナリン含有0.5％リドカインを歯肉に注射し，局所浸潤麻酔を行う．伝達麻酔を用いてもよい．
抜歯と根尖病巣の掻爬・摘出を行う(図4).
抜歯窩に残存した歯根膜は創傷治癒に関与するので掻爬してはいけない．

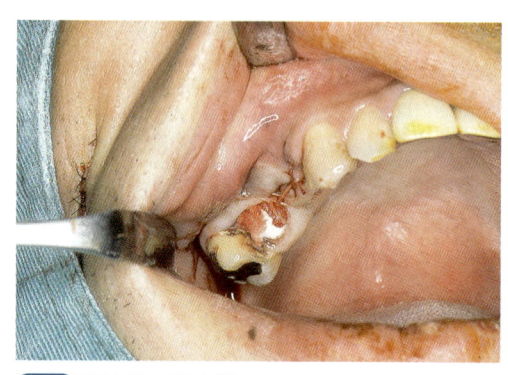

図4 原病巣の摘出術
図1と同一症例.
抜歯(右上顎4番，5番，6番)と根尖病巣の掻爬・摘出を行う．この症例では歯肉粘膜弁を縫合し，止血用スポンゼル®を抜歯窩に挿入した．

6章

咽頭の
オフィスサージャリー

6章 咽頭のオフィスサージャリー

1 咽頭・喉頭異物摘出術

> **手技のポイント**
> - 異物の部位を適確に診断し，適切な手技で，患者に苦痛を与えることなく咽頭・喉頭異物を摘出しなければならない．
> - 肉眼的に発見できない咽頭・喉頭異物は，経鼻的ビデオエンドスコープ（電子内視鏡）で診断する．解剖学的に見えにくい部位にある微細な異物も観察が可能である．
> - 経鼻的ビデオエンドスコープによる経鼻的咽頭・喉頭異物摘出術の利点は，外来で行え，局所表面麻酔や鎮静の必要はなく（喉頭異物摘出術では局所表面麻酔を行う），咽頭反射が少なく，患者の苦痛が少なく，短時間で，人手をかけずに，正確で微細で安全な異物摘出術が行えることである．
> - 咽頭腔が狭く，患者の協力が得にくく，経口的に異物を摘出することが難しい小児でも容易に，高齢者でも安全に，異物摘出術が行える．

咽頭・喉頭異物は耳鼻咽喉科外来で診察する機会が少なくない疾患である．異物の部位を適確に診断し，適切な手技で，患者に苦痛を与えることなく摘出しなければならない．

患者に開口させ口蓋扁桃に刺さった異物（図1）を肉眼的に発見できれば摘出は容易である．しかし肉眼で咽頭・喉頭異物が発見できないときは，経鼻的ビデオエンドスコープ（電子内視鏡）による診断が有用である．

ファイバースコープの発達に伴って，ファイバースコープによる異物摘出術の適応が拡大されてきた．特にビデオエンドスコープ（電子内視鏡）は，より精細な画像のより細径のものが市販されてきており，異物の診断と治療に貢献している[1-3]．

下咽頭輪状後部（食道入口部）の異物の摘出は手技的に食道異物と同様であるので，本項では上咽頭から下咽頭梨状陥凹・後壁までと喉頭の異物（図2）摘出について述べる．

1 ビデオエンドスコープと鉗子（図3）

筆者が咽頭・喉頭異物の診断と治療に用いているビデオエンドスコープは，観察用細径（外径3.7 mm，PENTAX：HOYA社製）と処置用（外径5.1 mm，鉗子チャンネル付，PENTAX：HOYA社製）である．

種々の内視鏡用の鉗子があるが，小さな異物に対しては生検鉗子（図3A）を，比較的大きい異物に対してはW字型異物把持鉗子（FG-4L：OLYMPUS社製）（図3B）を主に用いている．

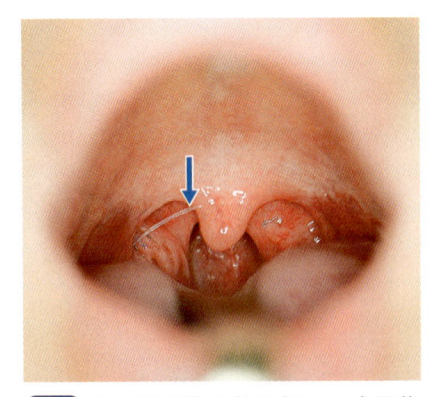

図1 右口蓋扁桃の魚骨（サンマ）異物（矢印）（46歳，男性）

	前投薬 鎮静剤	鼻腔粘膜 局所表面麻酔	咽喉頭粘膜 局所表面麻酔
上咽頭	−	−	−
中咽頭	−	−	−
喉頭	−	−+	−+
下咽頭（梨状陥凹後壁・輪状後部）	−	−+	−+
食道			

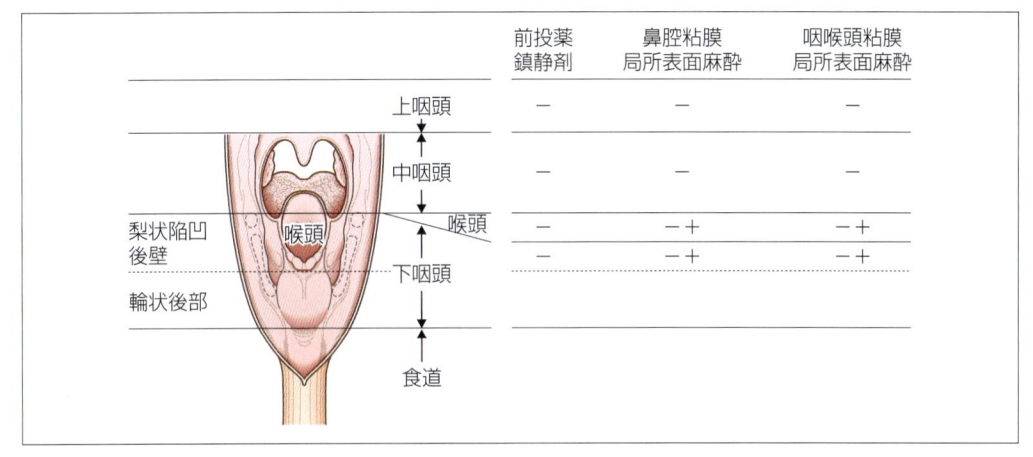

図2 異物の部位と前投薬，鎮静，表面麻酔

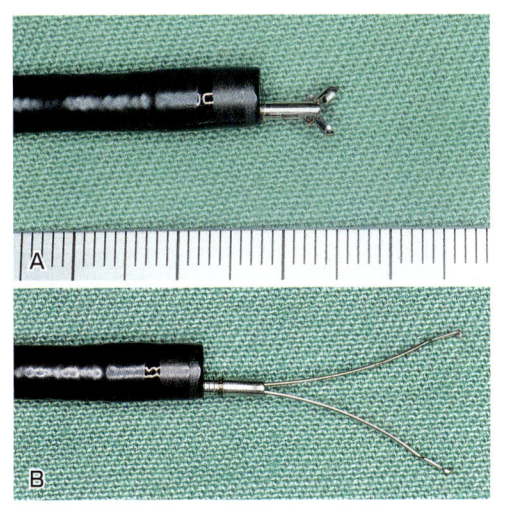

図3 ビデオエンドスコープと異物鉗子
A：生検鉗子（PENTAX：HOYA 社製）．
B：W 字型異物把持鉗子（FG-4L：OLYMPUS 社製）．

2　局所表面麻酔，鎮静

　上咽頭，中咽頭，下咽頭梨状陥凹・後壁の異物摘出術には前投薬，鎮静薬による鎮静，局所表面麻酔は必要ない（図2）．咽頭異物には必要に応じてネブライザーを用いて霧状の表面麻酔薬4％キシロカイン®（4％リドカイン表面麻酔薬）による咽喉頭粘膜の局所表面麻酔を行うとともに，喉頭・気管に4％リドカイン表面麻酔薬を注入して，喉頭気管粘膜の局所表面麻酔も行う．
　咽頭反射が強い患者では経鼻的ビデオエンドスコープ挿入による異物摘出術が有用である．中咽頭の小さな異物を経鼻的に摘出する際には，鼻腔粘膜の局所表面麻酔は必ずしも必要ない．しかし喉頭，下咽頭梨状陥凹・後壁の比較的大きい異物を経鼻的に摘出する際には，鼻腔粘膜の表面麻酔と粘膜の収縮を行っておく．この場合は4％リドカイン表面麻酔薬と 0.1％アドレナリン外用液を浸したガーゼを 15 分間鼻腔に挿入する．

3　患者の体位とビデオエンドスコープ挿入法

　上咽頭・中咽頭・喉頭・下咽頭梨状陥凹・後壁の異物摘出術は坐位（図4）で行う．
　ビデオエンドスコープの挿入は経鼻，経口のどちらでもよい．咽頭反射が強い患者では経鼻挿入がよい．経鼻挿入では口蓋扁桃の前面が，経口挿入では上咽頭（軟口蓋裏面など），口蓋扁桃の後面が死角になる．

4　異物摘出時の鉗子の使い方とコツ

　あらかじめビデオエンドスコープの先端近くまで鉗子チャンネルに鉗子を挿入した後に，ビデオエンドスコープを経鼻的あるいは経口的に挿入する．
　術者と鉗子の開閉を行う助手（看護師）は，モニターに拡大された異物を見ながら異物摘出術を行う（図4）．異物を確認したら鉗子をさらに挿入

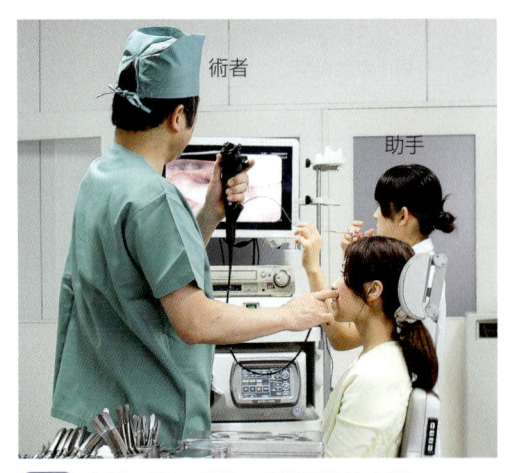

図4 坐位で行う咽頭・喉頭異物摘出術
術者はビデオエンドスコープを操作することでビデオエンドスコープの先から出した鉗子を異物に誘導する．助手が行う操作は術者の指示に従って鉗子を開閉させるだけである．

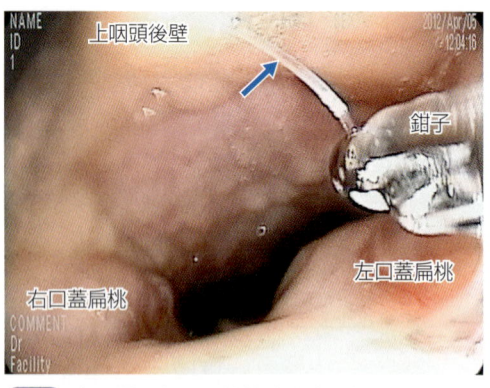

図5 上咽頭の魚骨異物摘出術（8歳，女児）
局所表面麻酔は行わず経鼻的にビデオエンドスコープを挿入し，生検鉗子で上咽頭後壁に刺さった魚骨異物（矢印）を摘出した．

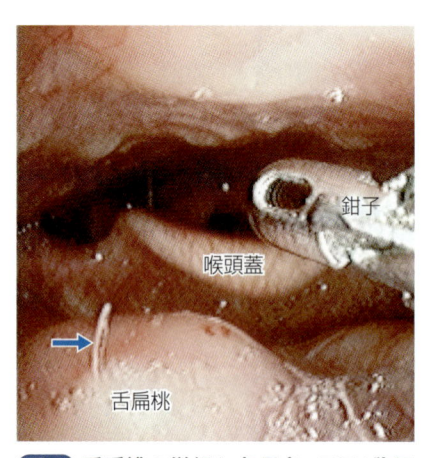

図6 舌扁桃の微細な魚骨（ヒラアジ）異物摘出術（30歳，女性）
局所表面麻酔は行わず経鼻的にビデオエンドスコープを挿入し，生検鉗子で異物（矢印）を摘出した．魚骨異物の直径は0.11mmであった．

し，鉗子をビデオエンドスコープの先端から出す．術者はビデオエンドスコープを操作することでビデオエンドスコープの先から出した鉗子を異物に誘導する．助手が行う操作は，術者の指示に従って鉗子を開閉させるだけである（図4）．

助手に鉗子の開閉を指示し異物を把持したら鉗子を少し引き，鉗子で把持された異物をビデオエンドスコープの先端に固定する．異物の落下がないことを確認しながら，異物，鉗子，ビデオエンドスコープを一体として咽頭・鼻腔あるいは咽頭・口腔からゆっくり引き抜く．

コツ

鉗子操作
「医師一人で鉗子の操作はできるのか」とよく問われる．医師がビデオエンドスコープの先端を操作し，ビデオエンドスコープの先端から一定の距離に出した鉗子を異物に誘導することが，一人で操作するコツである．

5 上咽頭異物摘出術

異物診断のコツ

咽頭異物のなかで上咽頭異物の頻度は低い．
しかし必ず左右の鼻腔からビデオエンドスコープを挿入して確認しておかなければならない．

異物摘出術のコツ

ビデオエンドスコープを経鼻的に挿入して，鉗子で異物を把持し摘出する（図5）．

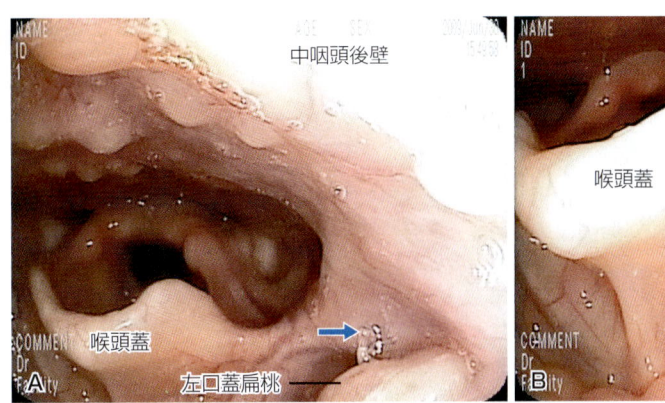

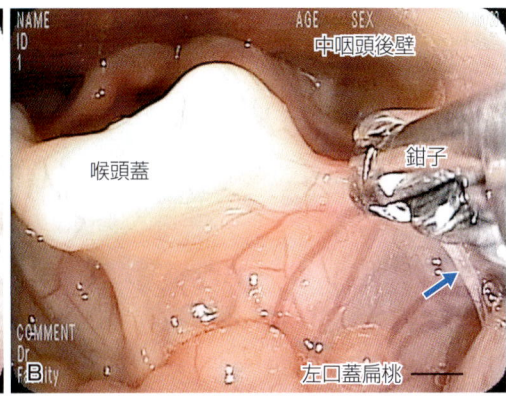

図7 左口蓋扁桃後面の魚骨（アジ）異物摘出術（9歳，女児）
A：舌を突出させることで，口蓋扁桃の後面の視野が得られ異物（矢印）を観察しやすくなる．
B：局所表面麻酔は行わず経鼻的にビデオエンドスコープを挿入し，生検鉗子で異物（矢印）を摘出した．

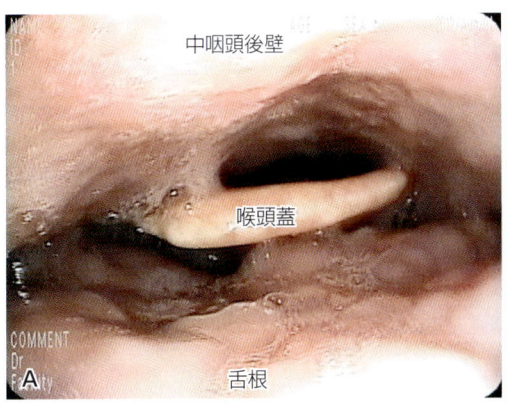

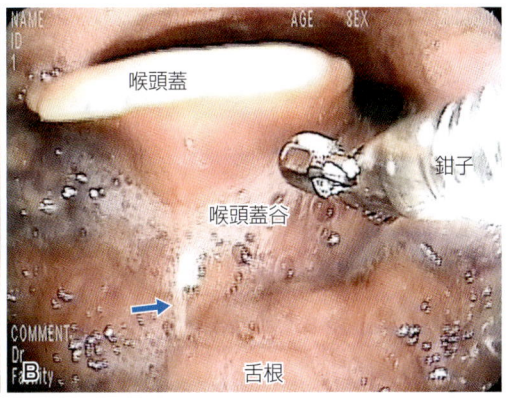

図8 舌根の魚骨（イサキ）異物摘出術（82歳，男性）
A：舌根の深い部（喉頭蓋谷）の視野が得られない．
B：下顎を挙上（頸を後屈・伸展）し，舌を突出させることで，舌根の深い部（喉頭蓋谷）の視野が得られ（右），異物（矢印）を観察しやすくなる．

6 中咽頭異物摘出術

異物診断のコツ

　異物を嚥下した病歴と嚥下痛があれば異物の存在を強く疑う．異物の位置に関しては患者が咽頭痛や違和感を訴える部位は，左右の側に関してはほぼ一致する場合が多いが，高さに関してはあてにならない場合がある．

　中咽頭の異物は小さな魚骨が多く，X線検査では診断できない場合が多い．肉眼的に中咽頭に異物が見つからない場合は，細径の観察用ビデオエンドスコープを経鼻的に挿入し，中咽頭異物の診断を行う．透明で微細な魚骨異物を診断するために色素液を用いる報告[4]があるが，ビデオエンドスコープを用いると透明で微細な異物でも診断できる（図6）．

　解剖学的に見えにくい中咽頭の異物をビデオエンドスコープ下に見つけるコツは，まず舌を突出させることで，口蓋扁桃の後面が観察しやすくなる（図7）．また下顎を挙上（頸を後屈・伸展）し，舌を突出させることで，舌根の深い部（喉頭蓋谷）の視野が得られ異物を観察しやすくなる（図8）．唾液などの分泌液が多いときは，水を飲ませると粘膜の表面が観察しやすくなる．

　埋伏した異物を見つけることはビデオエンド

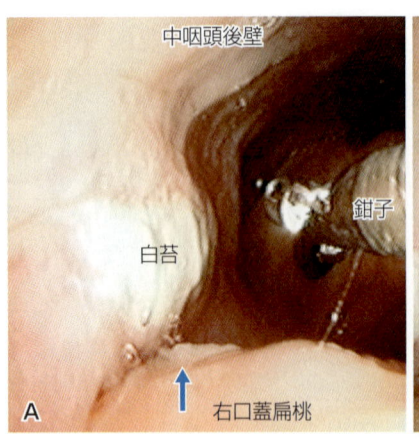

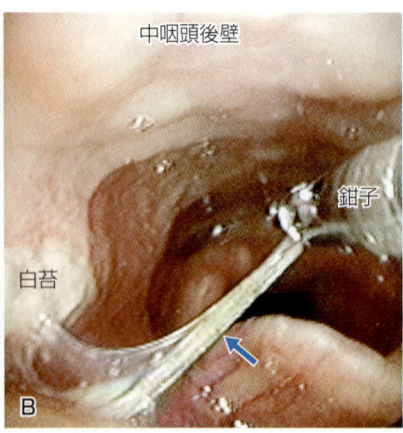

図9 右口蓋扁桃の後部に埋伏した魚骨(アジ)異物摘出術(32歳, 女性)
A：埋伏した異物(矢印)により形成された粘膜の白苔が中咽頭後壁に認められ, 異物の存在が示唆される.
B：局所表面麻酔は行わず経鼻的にビデオエンドスコープを挿入し, 生検鉗子で埋伏した魚骨異物(矢印)を摘出した.

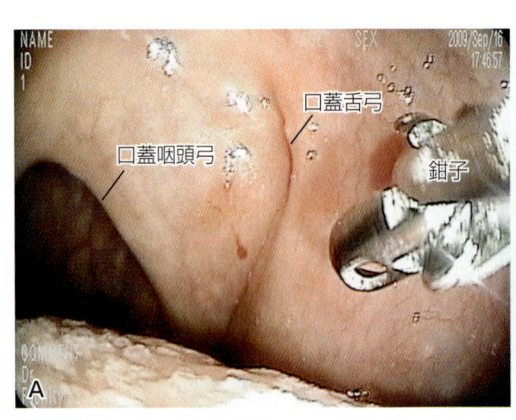

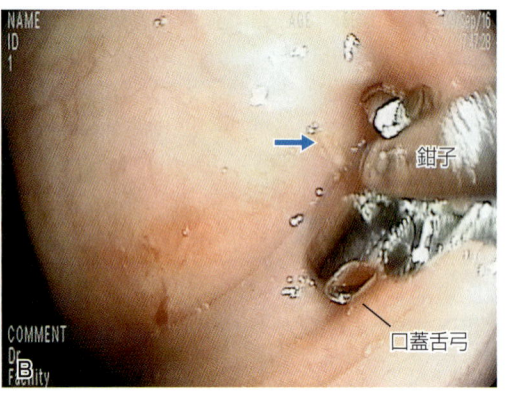

図10 左扁桃窩の魚骨(サンマ)異物摘出術(51歳, 女性)
A：経口的にビデオエンドスコープを挿入する.
B：鉗子で口蓋舌弓を外側によせると異物(矢印)を発見でき, 摘出した.

スコープを用いても難しい. 診断のコツは中咽頭が嚥下時に収縮する際に, 埋伏した異物の粘膜表面にわずかに現れた部分が, 相対する粘膜に接触し形成される粘膜の白苔(図9A)を参考にすることである. ビデオエンドスコープ下では, 埋伏した異物を発見するために粘膜の表面を鉗子で触診したり, 視野を得るために鉗子で組織を寄せたりする(図10)微細な鉗子操作が可能である.

異物摘出術のコツ

処置用ビデオエンドスコープを経鼻的に挿入し坐位で異物摘出術を行う. 異物の大きさによっては, 経口的にビデオエンドスコープを挿入し異物摘出術を行う場合もある. 経鼻挿入のほうが咽頭反射は少なく, ビデオエンドスコープが鼻腔で固定されるため摘出操作が行いやすい. 局所表面麻酔を行わなくても患者の苦痛はない.

ビデオエンドスコープによる中咽頭異物摘出術を特に経鼻的に行うと, 局所表面麻酔や鎮静は必要なく, 咽頭反射が少なく, 患者の苦痛が少なく, 短時間(通常は2〜3分)で, 人手をかけずに, 正確で微細で安全に外来で行える. 解剖学的に見

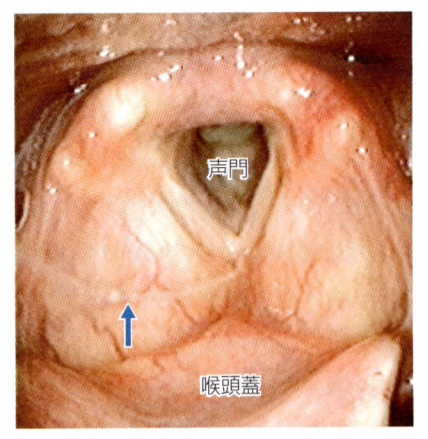

図11 喉頭前庭の魚骨(サバ)異物摘出術(72歳, 女性)

経鼻的にビデオエンドスコープを挿入し, 異物把持鉗子で異物(矢印)を摘出した.

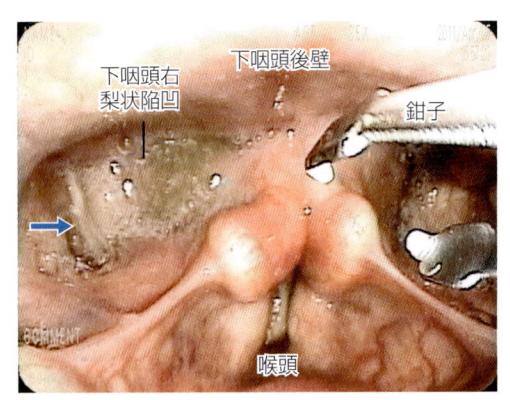

図12 下咽頭(右梨状陥凹)の魚骨(サバ)異物摘出術(80歳, 男性)

下顎を挙上し頸部を左に回旋させ発声をさせると下咽頭の右梨状陥凹の異物(矢印)が観察しやすくなる.

えにくい部位にある微細な異物も観察が可能である. また咽頭腔が狭く, 患者の協力が得にくく, 経口的に異物を摘出することが難しい小児(図7)でも異物摘出術が容易である. 高齢者でも安全に異物摘出術が行える.

7 喉頭異物摘出術

異物診断のコツ

異物を嚥下した病歴と嚥下痛があれば異物の存在を強く疑う. 喉頭異物は比較的大きいので, ほとんどの場合はビデオエンドスコープで容易に診断できる(図11). 下顎を挙上(頸を後屈・伸展)することで, 喉頭前庭の視野が得られ異物を観察しやすくなる(図11). 埋伏した異物にはCTが有用である.

異物摘出術のコツ

処置用ビデオエンドスコープを経鼻的あるいは経口的に挿入し異物摘出術を行う. 患者の体位は坐位で行う. 大きい異物に対しては経鼻的ビデオエンドスコープで異物を観察しながら, 経口的に異物鉗子で異物を摘出してもよい.

8 下咽頭(梨状陥凹・後壁)異物摘出術

異物診断のコツ

異物を嚥下した病歴と嚥下痛, 前頸部痛があれば異物の存在を強く疑う. 頸部X線単純撮影, CTでも異物の診断はできるが, 下咽頭の梨状陥凹・後壁に異物があればビデオエンドスコープでも診断できる.

下咽頭の梨状陥凹・後壁の視野を得るコツは, 下顎を挙上し頸部を反対側へ回旋させて発声をさせる(図12)ことであり, それにより同部は観察しやすくなる. 分泌液が多いときには, 水を飲ませると粘膜の表面が見やすくなる.

異物摘出術のコツ

処置用ビデオエンドスコープを経鼻的あるいは経口的に挿入し坐位で異物摘出術を行う. 粘膜

> **コツ**
>
> **嚥下痛と咽頭異物**
>
> 患者が咽頭異常感を訴えても, 異物が見つからない場合もある. しかし患者が嚥下するたびに嚥下痛を訴えるときは, 咽頭異物が必ずあると考え精査すべきである.

の表面麻酔は必ずしも必要でない．同部の異物は比較的大きいので異物把持鉗子を用いる．大きい異物に対しては，経鼻挿入した処置用ビデオエンドスコープ下に鉗子で把持した異物を中咽頭まで引き上げ経口的に摘出してもよい．あるいは経鼻的ビデオエンドスコープで異物を観察しながら，経口的に異物鉗子で異物を摘出してもよい．

9 経鼻的ビデオエンドスコープによる咽頭・喉頭異物摘出術の利点

①経鼻的に細径のビデオエンドスコープを挿入することで，外来で，局所表面麻酔や鎮静の必要はなく，咽頭反射の強い患者にも，患者に苦痛を与えることなく，短時間で異物摘出が行える．
②咽頭腔が狭く，患者の協力が得にくく，経口的に異物を摘出することが難しい小児でも異物摘出術が行える．
③術者と鉗子を開閉する助手（看護師）の2人で人手をかけずに異物摘出術が行える．
④モニターに大きく映し出された高精細画像を観察しながら，細径のビデオエンドスコープを明視下に挿入でき，正確で微細で安全な操作が可能である．
⑤解剖学的に見えにくい部位にある微細な異物も観察が可能である．
⑥摘出術中の呼吸・循環動態は安定しており，高齢者でも安全に異物摘出術が行える．

文献

1) 佐藤公則．咽頭・喉頭異物に対する内視鏡の使い方とコツ．JOHNS 2010；26：99-103．
2) 佐藤公則．電子内視鏡による咽頭・喉頭・頸部食道異物摘出術．口咽科 2008；20：269-77．
3) 佐藤公則．咽頭・喉頭異物—いかに発見し，苦痛なく，短時間で摘出するか．耳・鼻・のどのプライマリケア．東京：中山書店；2014．p.217-23．
4) 丘村熈．咽頭異物・喉頭異物．JOHNS 1991；7：1292-6．

2 扁桃周囲膿瘍切開術

手術のポイント

- 扁桃周囲膿瘍の治療では，病態を適切に判断し，切開排膿のタイミングを失してはいけない．扁桃周囲膿瘍が深頸部膿瘍に進展しないように，常に先手を打って治療にあたることが重要である．
- 口蓋扁桃の被膜に沿って剥離操作を進め，膿瘍腔に達し排膿させる扁桃周囲膿瘍切開排膿術は，手技が簡便で，安全性が高く，あらゆる部位の扁桃周囲膿瘍に対応できる．

抗菌薬の使用により，臨床症状がマスキングされている場合もあるが，扁桃周囲膿瘍の治療では，病態を適切に判断し，切開排膿のタイミングを失してはいけない．扁桃周囲膿瘍が深頸部膿瘍に進展しないように，常に先手を打って治療にあたることが重要である．

1 扁桃周囲膿瘍の治療

膿瘍に対する基本的な処置は切開排膿（surgical drainage）である．学会では穿刺排膿か切開排膿かが議論になるが，十分な排膿ができればどちらの手技でもよい．

穿刺排膿の長所として，手技が簡便で，安全性が高く，合併症が少なく，患者の苦痛が少ないとされるが，確実かつ十分に排膿できる切開排膿を筆者は好んで行っている．扁桃周囲膿瘍が深頸部膿瘍に進展しないようにすることが，扁桃周囲膿瘍の最大の目的であるからである．

2 扁桃周囲膿瘍切開排膿術

古典的な切開点として Thompson 点や Chiari 点が有名であるが，実際の臨床では必ずしも有用ではない．最も膨隆した部位または波動が触れる部位を切開するとする報告もあるが，膿瘍の位置によっては不確実であり，後日口蓋扁桃摘出術が必要になった場合，切開排膿術後の瘢痕が妨げになる場合もある．

口蓋扁桃の被膜に沿って剥離操作を進め膿瘍腔に達する扁桃周囲膿瘍切開排膿術は，安全性が高く，口蓋扁桃摘出術に習熟した術者にとっては手技が簡便で，下極型の扁桃周囲膿瘍でも確実かつ十分に排膿できる．

①前口蓋弓の切開部位の粘膜に 0.5％キシロカイン®（20万倍アドレナリン含有 0.5％リドカイン）を注射し，局所浸潤麻酔を行う．

②口蓋扁桃摘出術の切開線に準じて前口蓋弓に沿って約 2 cm の粘膜切開を加える（図1 A, B）．

コツ

蜂窩織炎と膿瘍の治療

化膿性炎に対しては抗菌薬の投与を行い，膿瘍に対しては穿刺排膿あるいは切開排膿と抗菌薬の投与が行われる．それでは蜂窩織炎に対する治療はどうするべきか．筆者は抗菌薬とステロイドの点滴静脈注射を行うべきであると考える．蜂窩織炎と膿瘍が合併した蜂窩織炎性膿瘍に対しては，抗菌薬とステロイドの投与と穿刺排膿あるいは切開排膿を行うべきである．

病態を適切に判断し，病態に応じて治療を行い，病態が増悪・進展しないように常に先手を打って治療にあたることが，急性扁桃炎，扁桃周囲炎，扁桃周囲膿瘍の診療では重要である[1]．

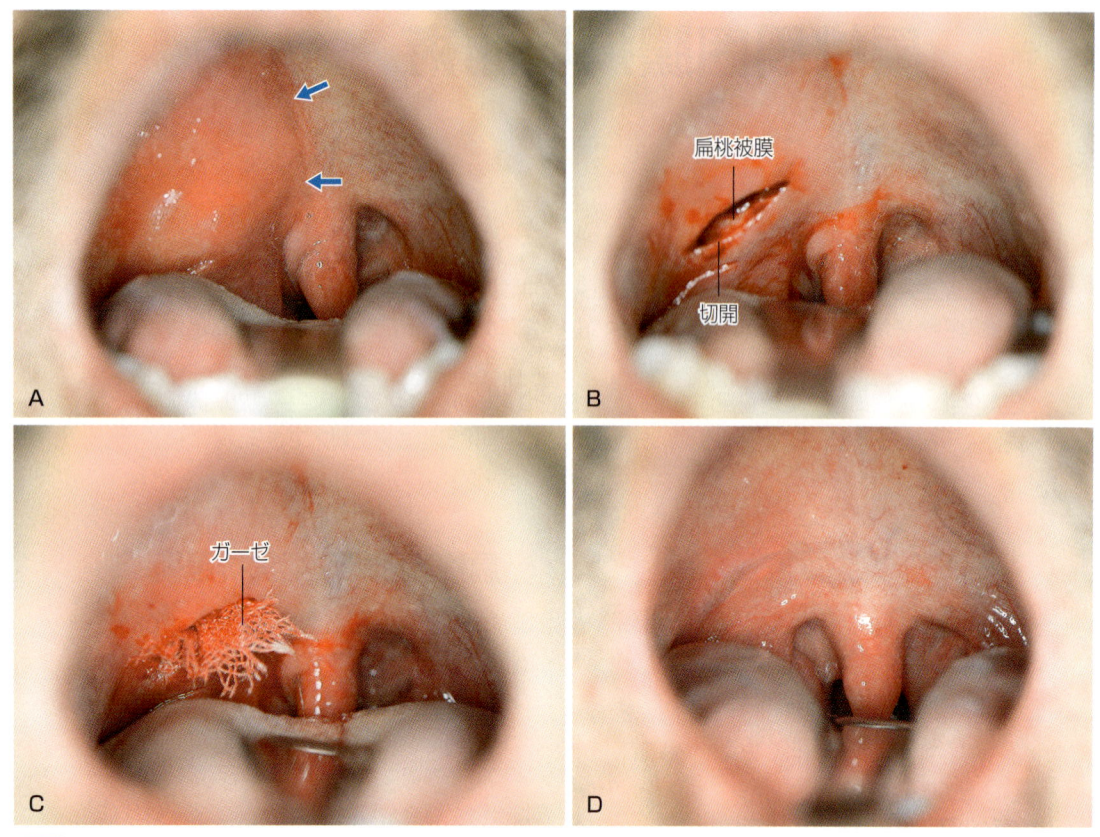

6章 咽頭のオフィスサージャリー

図1 右扁桃周囲膿瘍切開術
A：切開排膿術前．右扁桃周囲膿瘍（矢印）を認める．開口障害はない．
B：口蓋扁桃摘出術の切開線に準じて前口蓋弓に沿って約2 cmの粘膜切開をメスで加える．切開部に鉗子の先端を挿入し，扁桃被膜に沿って鉗子の先端を開く操作を行い，剥離操作を進め，膿瘍腔に達し排膿する．
C：排膿後は膿のドレナージと切開創を閉鎖させない目的で，3 cm幅のガーゼドレーンを挿入する．
D：切開排膿術後10日目．貯留した膿汁の排泄が停止したら，ガーゼドレーンを抜去する．切開創は自然閉鎖する．

切開は通常のメスでよい．
　③切開部に鼻用鉗子（ハイマン，麦粒状あるいは鋭匙状）（図2）の先端を挿入し，扁桃被膜に沿って鉗子の先端を開く操作を行い，剥離操作を

コツ

扁桃周囲膿瘍切開排膿術
　口蓋扁桃摘出術の切開線に準じて前口蓋弓に沿って粘膜切開を加え，口蓋扁桃の被膜に沿って剥離操作を進め膿瘍腔に達し排膿させる手技は，手技が簡便で，安全性が高く，あらゆる部位の扁桃周囲膿瘍にも対応できる．

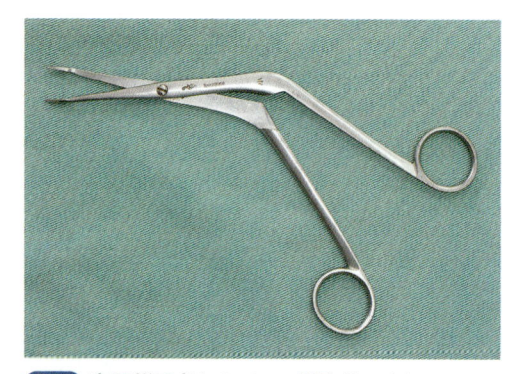

図2 鼻用鉗子（ハイマン，鋭匙状，小）
鉗子の先が広く開くため，扁桃被膜に沿って剥離操作を進める際に便利である．

進め，膿瘍腔に達し排膿させる（図1B）．

④排膿後は膿のドレナージと切開創を閉鎖させない目的で，3 cm幅のガーゼドレーンを挿入する（図1C）．ガーゼドレーンの端は，約1 cm程度切開創より出しておく．十分深く挿入しておけば，ガーゼドレーンが脱落することはほとんどない．

⑤ガーゼドレーンは毎日交換し，膿汁の貯留の状態を観察する．貯留した膿汁が排泄される状態では，ガーゼドレーンの再挿入が必要である．排膿が停止し，ガーゼドレーンを抜去すれば切開創は自然閉鎖する（図1D）．

文献

1) 佐藤公則．扁桃周囲炎，扁桃周囲膿瘍をどう取り扱うか．耳・鼻・のどのプライマリケア．東京：中山書店；2014．p.188-91．

3 いびき症に対する軟口蓋形成術（LAUP）

> **手術のポイント**
> - いびきの手術＝LAUPといった短絡的な手術適応でLAUPを行ってはいけない．
> - いびきの診療では，睡眠時無呼吸症候群の有無と上気道形態の評価（いびきの原因になっている閉塞部位の正確な診断）が重要である．手術は閉塞部位に応じた適切な手術法を選択する必要がある．
> - 単純ないびき症では，軟口蓋の形態のみがいびきの原因であり，後口蓋弓が膜状で広く，口蓋垂が大きく長い例が，LAUPのよい適応である．
> - 術後の瘢痕狭窄を予防するコツは，軟口蓋のすべてをraw surfaceにしないことである．口蓋垂の基部の両側に前・後口蓋弓粘膜を少し残し，前口蓋弓粘膜と筋には手術操作を加えないことが重要である．

国民の健康意識の向上に伴って，いびきに対する手術も広く知られるようになり，美容外科，さらに歯科でもいびきに対する軟口蓋形成術が行われている．最近はレーザーによる laser assisted uvulopalatoplasty（LAUP）が広まり，いびきの手術＝LAUPといった短絡的な手術適応でLAUPが行われることもある．

その結果，いびきに対してLAUPを受けたがいびきが改善しない，あるいは睡眠時無呼吸症候群が潜んでいた，LAUPを受けたが咽頭の瘢痕狭窄のためさらにいびきが増悪した，あるいは睡眠時無呼吸が出現した，咽頭の違和感が残った，鼻咽腔閉鎖機能不全をきたした，などの問題が生じている．

上気道の専門医である耳鼻咽喉科医は，いびきの診断と手術適応を含めた治療を適切に行えなければならない．

1 いびきに対する手術の問題点

いびき症なのか，睡眠時無呼吸症候群なのか

いびきは睡眠時無呼吸症候群の一症状である．睡眠時無呼吸症候群は，高血圧や不整脈などとの関連が指摘されている．

いびきの治療で重要なことは，いびきの治療だけでよいのか，睡眠時無呼吸症候群とその合併症の治療が必要なのか，正確な診断を行うことである．確定診断には終夜睡眠ポリグラフ検査が必須である．特に患者が日中の傾眠を訴える場合や，循環器系疾患などの合併症をもつ場合は，終夜睡眠ポリグラフ検査による正確な診断が必要である．

軟口蓋の形態だけがいびきの原因ではない

いびきは睡眠中の上気道の呼吸摩擦音であり，上気道の閉塞が原因である．したがって内視鏡検査などによる上気道形態の評価（閉塞部位診断）が重要である[1,2]．

LAUPを行ったのにいびきが改善しない例は，舌根部あるいは鼻腔など他部位での上気道の閉塞が関与している．

閉塞部位に応じて手術適応を決める

閉塞部位に応じた適切な手術法を選択する必要がある．すなわち原因部位により，①鼻に対する手術，②軟口蓋に対する手術，③舌根に対する手術などに分けられる．

特に本邦では小下顎による軟口蓋と舌根レベ

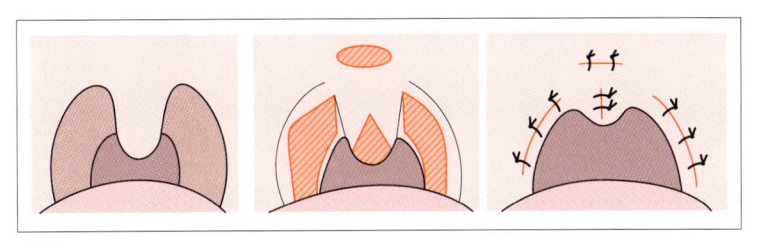

図1 palatopharyngoplasty and partial uvulectomy（Ikematsu）
（Ikematsu T. Snoring and Obstructive Sleep apnea. Raven Press；1987. p.130-4[5]）

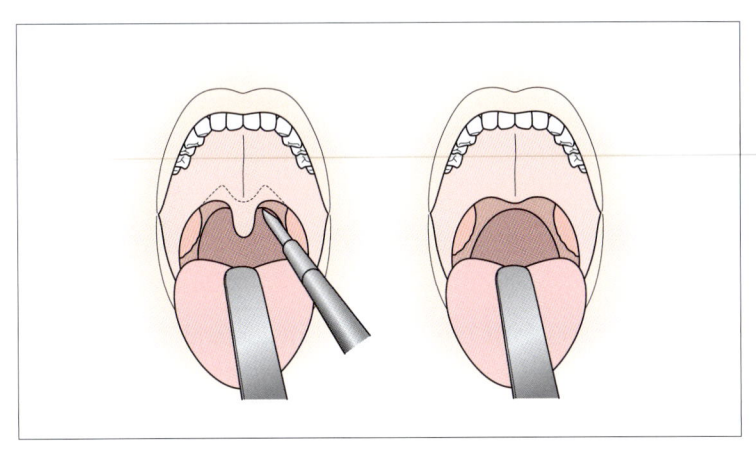

図2 LAUP（laser assisted uvulopalatoplasty）（Kamami）
（Kamami YV. J Clin Laser Med Surg 1994；12：215-9[7]）

ルでの複合した閉塞が多く，複数の手術を組み合わせて行う必要がある症例も少なくない．したがって，いびきの原因になっている閉塞部位の正確な診断が必要である．

2 いびきに対する軟口蓋形成術の歴史

　いびきに対する軟口蓋形成術の目的は，音源となる振動しやすい軟部組織を切除し，気道を開大するとともに，術後の瘢痕により振動音であるいびきを軽減することである．

　本邦では池松[3]，林[4]がいびきに対する軟口蓋形成術を報告した．その後，palatopharyngoplasty and partial uvulectomy[5]（図1），UPPP（uvulopalatopharyngoplasty）[6]などが，いびきと閉塞性睡眠時無呼吸症候群に対する手術治療として行われてきた．

　いびきに対する外来での日帰り手術として Kamami[7] が LAUP（図2）を報告して以来，LAUP は本邦でも急速に普及した．しかし，いびきの手術＝LAUP といった短絡的な手術適応で LAUP が行われた結果，術後にいびきが改善しなかったり，術後の瘢痕・狭窄によるいびきの増悪，睡眠時無呼吸の出現，咽頭違和感，嚥下障害（鼻咽腔閉鎖機能不全）などの合併症の問題が生じている．

3 いびき症に対する LAUP の適応

　池松の咽頭形態6分類[5]のうち，Type B（elongated uvula），Type C（enlarged uvula），Type D（redundant posterior pillar mucosa）（図3），特に後口蓋弓が膜状で広く，口蓋垂が大きく長い例（図6，図7 参照）では，LAUP の効果が高い．

　したがって，①単純ないびき症で，②軟口蓋の

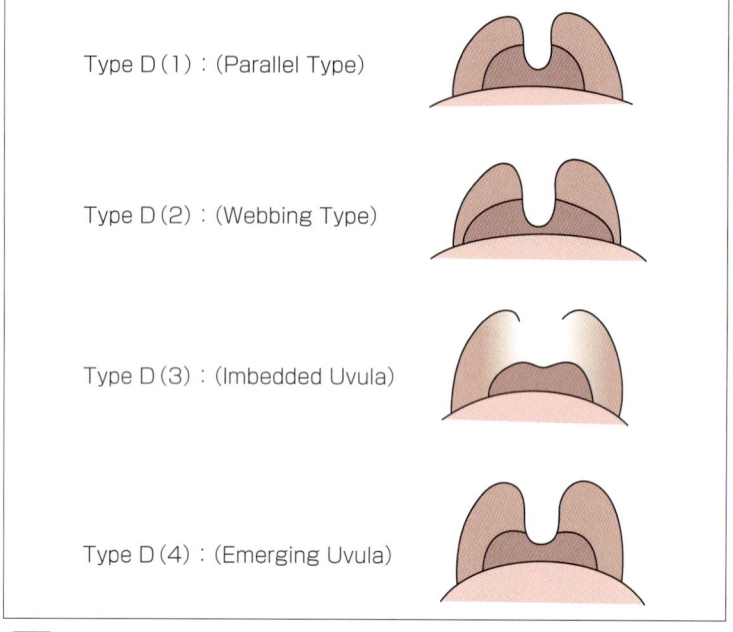

図3 池松の咽頭形態分類 Type D(redundant posterior pillar mucosa)
(Ikematsu T. Snoring and Obstructive Sleep apnea. Raven Press;1987. p.130-4[5])

Type D(1): (Parallel Type)
Type D(2): (Webbing Type)
Type D(3): (Imbedded Uvula)
Type D(4): (Emerging Uvula)

形態のみがいびきの原因であり，③後口蓋弓が膜状で広く，口蓋垂が大きく長い例が，LAUPのよい適応である．

また鼻腔手術などと組み合わせてLAUPを行ったり，集学的治療の一環として他の治療法と組み合わせてLAUPを行ってもよい．

4 LAUP(laser assisted uvulopalatoplasty)

坐位で手術を行う（図4）．

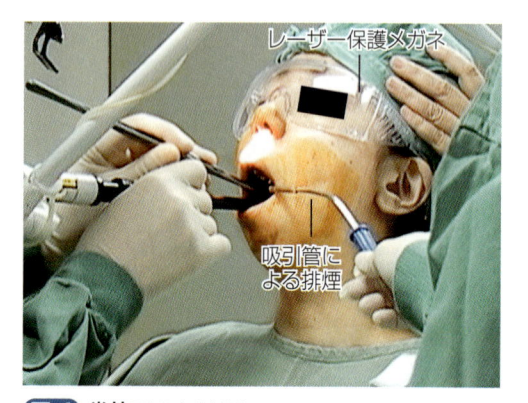

図4 坐位でのLAUP
LAUP中は患者にレーザー保護メガネをかけさせ，目を保護する．また助手は吸引管で排煙を行い，患者が煙を吸い込まないようにする．

インフォームド・コンセント

いびきの改善度

LAUPを受ける患者は，術後にいびきが完全に消失することを期待している．適応を誤らなければ，LAUPによりいびきは改善する．しかし，いびきが消失するかどうかは肥満，年齢など他の因子も関与するため手術を行ってみなければわからない．このことを患者に説明し同意をとっておかなければいけない．

咽頭反射の強い患者にはネブライザーを用いて霧状の表面麻酔薬4％キシロカイン®（4％リドカイン表面麻酔薬）による咽頭粘膜の局所表面麻酔を行う．咽頭反射が消失したことを確認し，0.5％キシロカイン®（20万倍アドレナリン含有0.5％リドカイン）で局所浸潤麻酔を行う．

炭酸ガス（CO_2）レーザーのハンドピースは，

3 いびき症に対する軟口蓋形成術(LAUP)

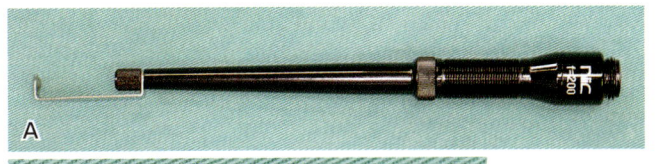

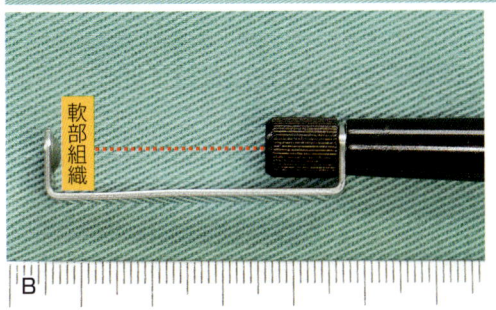

図5 CO_2 レーザーのバックストップハンドピース
(日本赤外線工業，現在はエムエムアンドニーク社製)
A：LAUP用のバックストップハンドピース．
B：切除する軟部組織(後口蓋弓，口蓋垂)の裏面にハンドピースの先端を挿入し，軟部組織にカウンタートラクションを少しかけながら，レーザーを照射し(赤破線)軟部組織を切開する．

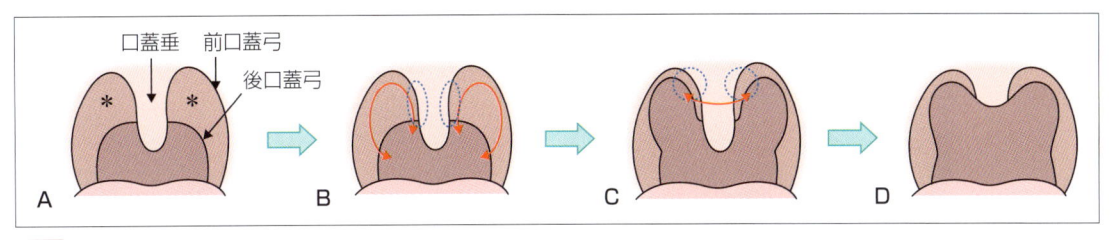

図6 軟口蓋形成術(LAUP)
A：後口蓋弓が膜状で広く(＊)，口蓋垂が大きく長い例は，LAUPの効果が高い．
B：膜状の後口蓋弓をレーザーで切除する(赤線)．口蓋垂の両側に後口蓋弓粘膜を少し残す(青点線)．
C：口蓋垂の基部を少し残し，口蓋垂をレーザーで切断する(赤線)．切断された口蓋垂の両側に前口蓋弓粘膜を残し，前口蓋弓粘膜・筋には手術操作を加えない(青点線)．
D：LAUP終了時．

バックストップハンドピース(図5)が有用である．レーザー手術中はレーザー保護メガネによる患者と術者，助手の目の保護と，吸引による排煙を行う(図4)．
①後口蓋弓をレーザーで切除する(図6B，図7B)．口蓋垂の両側に後口蓋弓粘膜を少し残す(raw surfaceを作らない)ことが，術後の瘢痕狭窄(図8)を予防するために重要である．
②口蓋垂の基部を少し残し，口蓋垂をレーザーで切断する(図6C，図7C)．切断された口蓋垂の両側に前口蓋弓粘膜を残し，前口蓋弓粘膜と筋には手術操作を加えない(raw surfaceを作らない)ことが，術後の瘢痕狭窄(図8)を予防するために重要である．
③レーザーによる切開創は縫合しない．
④口蓋垂を切断する際に，口蓋動脈の分枝から出血することがある．CO_2 レーザーは止血効果

インフォームド・コンセント

口蓋垂の切除

口蓋垂(いわゆる「のどちんこ」)に機能はないといわれている．したがってLAUPでは口蓋垂を切除する．しかし術後に口蓋垂がなくなったことに落胆する患者もおり，他医療機関では医事紛争になった例(男性)もある．男性にはこだわりがあるのか，筆者も1人の患者からクレームをつけられた．

術前に口蓋垂を切除することを患者に説明し同意をとっておかなければいけない．

筆者は口蓋垂の基部を少し残して口蓋垂を切断し(図6C，図7C)，術後に軟口蓋正中に口蓋垂らしき突起物が残るようなLAUP(図7D)を行っている．

217

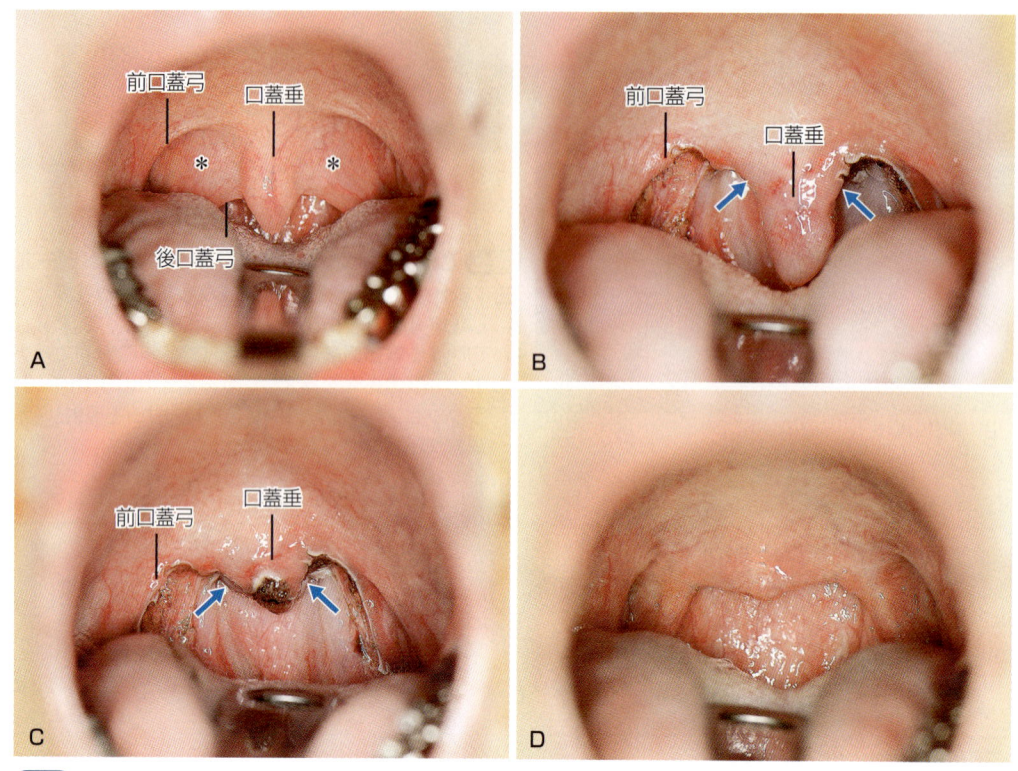

図7 いびき症に対する軟口蓋形成術（LAUP）（58歳，女性）

いびき，昼間の眠気，起床時の頭重感を訴えて来院した．就寝中にいびきで目が覚めていた．上気道形態の評価（閉塞部位診断）では，軟口蓋の形態のみがいびきの原因であった．終夜睡眠ポリグラフ検査では無呼吸低呼吸指数（AHI）は2.6であり，睡眠時無呼吸症候群はなく，いびき症であった．
A：後口蓋弓が膜状で広く（*），口蓋垂が大きく長く，LAUPの効果が高いことが予想される．
B：膜状の後口蓋弓をレーザーで切除する．口蓋垂の両側に後口蓋弓粘膜を少し残し，raw surfaceを作らない（矢印）ことがポイントである．
C：口蓋垂の基部を少し残し，口蓋垂をレーザーで切断する．切断された口蓋垂の両側に前口蓋弓粘膜を残し，raw surfaceを作らない（矢印），前口蓋弓粘膜と筋には手術操作を加えないことがポイントである．
D：術後1か月の咽頭所見．いびきは消失し，良質の睡眠がとれるようになった．昼間の眠気は消失した．

が少ないので，電気メスで凝固止血する．

5 LAUP術後の瘢痕狭窄の予防

Kamamiの術式（図2）では，前口蓋弓の粘膜と筋をレーザーで切開しているが，前口蓋弓の筋に手術操作を加えた場合，あるいは軟口蓋のすべてをraw surfaceにした場合，術後に瘢痕狭窄（図8）をきたしやすい．

術後の瘢痕狭窄を予防するコツは，軟口蓋のすべてをraw surfaceにしない，口蓋垂の基部の両側に前・後口蓋弓粘膜を少し残し，前口蓋弓粘膜と筋には手術操作を加えない（図6B，C，図7B，C）ことである．

文献

1) 佐藤公則．いびき症・睡眠時無呼吸症候群の内視鏡検査のポイント．耳・鼻・のどのプライマリケア．東京：中山書店；2014．p.235-43．
2) 佐藤公則．耳鼻咽喉科診療所における睡眠医療への取り組み．耳・鼻・のどのプライマリケア．東京：中山書店；2014．p.248-53．
3) 池松武之亮．いびきの研究　第4報　いびきの1治療法．日耳鼻 1961；64：434-5．
4) 林　義雄．いびきの手術的療法．耳鼻咽喉科手術書．東京：医学書院；1961．p.471-2．

3 いびき症に対する軟口蓋形成術（LAUP）

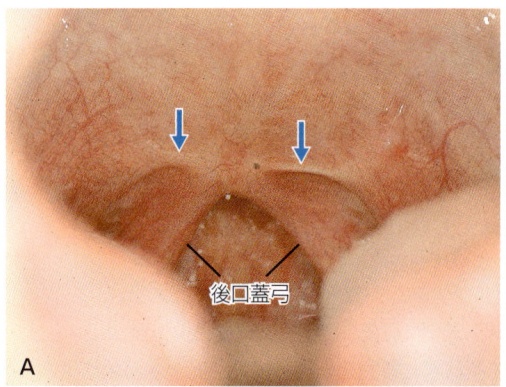

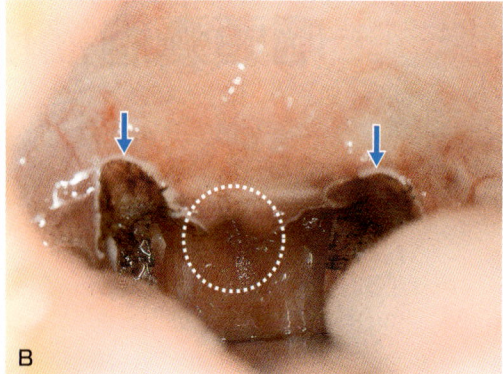

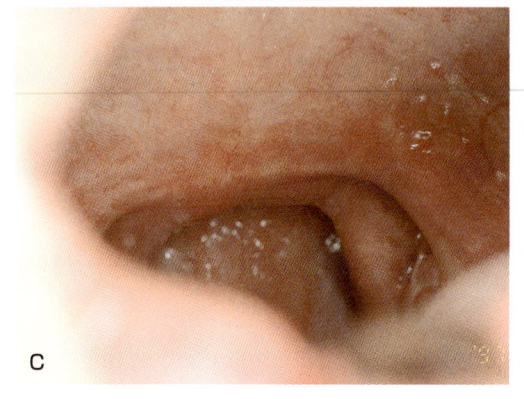

図8 軟口蓋形成術（LAUP）後の瘢痕狭窄
A：術前所見．前口蓋弓にも瘢痕拘縮を認め（矢印），前口蓋弓の手術操作が術後の瘢痕狭窄の一因と考えられる．
B：術中所見．瘢痕狭窄の正中部（破線丸）には手術操作を加えず（raw surface を作らず），外側の後口蓋弓をレーザーで切除する（矢印）．
C：術後1か月の咽頭所見．軟口蓋は広く形成され，いびきは消失した．

5) Ikematsu T. Palatopharyngoplasty and partial uvulectomy method of Ikematsu：A 30-year clinical study of snoring. In：Snoring and Obstructive Sleep Apnea. New York：Raven Press；1987. p.130-4.
6) Fujita S, et al. Surgical correction of anatomic abnormalities in obstructive sleep apnea syndrome. Otolaryngol Head Neck Surg 1981；89：923-34.
7) Kamami YV. Outpatient treatment of sleep apnea syndrome with CO_2 laser, LAUP：laser assisted UPPP results on 46 patients. J Clin Laser Med Surg 1994；12：215-9.

4 咽頭嚢胞摘出術

> **手術のポイント**
> - 咽頭嚢胞摘出術には，電気メスを用いると出血が少なく，微細な手術操作が行える．
> - 微細な手術操作を行うためには，電気メスのメス先電極は先端が尖ったものを用いるとよい．
> - 嚢胞壁の周囲組織に切開を加え，嚢胞を被覆する粘膜と嚢胞を一塊として全摘出する術式は，嚢胞壁を破ることなく，出血もなく，短時間で，どのような大きさの嚢胞でも全摘出できる．
> - 手術のコツは，組織にカウンタートラクション（countertraction）をかけ，伸展した軟部組織を電気メスで切開することである．この操作で嚢胞の周囲に約0.5〜1mmの健常軟部組織を付けて，嚢胞を切除できる．摘出組織周囲の組織損傷（熱変性）は少なく，創傷治癒に影響を与えない．

　中咽頭には貯留嚢胞などの嚢胞性疾患を認める．
　中咽頭軟部組織は血行に富み，通常のメスや剪刀を手術に用いると出血が多い．適時モノポーラ型電気メスを用いるとよい．

1 咽頭嚢胞摘出術

　咽頭反射の強い患者にはネブライザーを用いて霧状の表面麻酔薬4％キシロカイン®（4％リドカイン表面麻酔薬）による咽頭粘膜の局所表面麻酔を行う．咽頭反射が消失したことを確認し，局所浸潤麻酔を行う．
　0.5％キシロカイン®（20万倍アドレナリン含有0.5％リドカイン）で，嚢胞周囲に局所浸潤麻酔を行う．
　咽頭嚢胞摘出術には，電気メスを用いると出血が少なく，微細な手術操作が行える．筆者は電気メスを用いて，嚢胞壁の周囲組織に切開を加え，嚢胞を被覆する粘膜と嚢胞を一塊として全摘出する術式を行っている．この術式は，嚢胞壁を破ることなく，出血もなく，短時間で，どのような大きさの嚢胞でも全摘出できる．
　電気メス（図1）を用いて，嚢胞壁周囲の粘膜上皮に切開を加える．
　被覆粘膜上皮の切開縁を鑷子で把持し，嚢胞壁

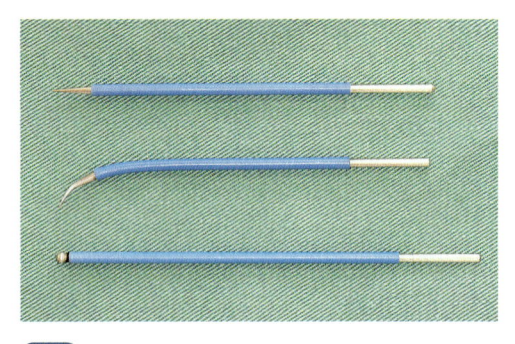

図1　電気メスのメス先電極
メス先電極は先端が尖ったもの（上）を用いると，微細な手術操作ができる．メス先電極の先端を術者の好みに応じて弯曲させたもの（中）も使いやすく，微細な手術操作ができる．先端が球になったメス先電極（下）は凝固止血に用いる．

を適度に牽引し，カウンタートラクション（countertraction）により伸展した嚢胞周囲の軟部組織を電気メス（混合モード）で切開する（図2）（4章-1参照）．この操作がこの手術の成功のポイントである．この操作で嚢胞周囲に約0.5〜1mmの健常軟部組織を付けて，嚢胞とその被覆粘膜を一塊として全摘出できる（図2B）．この操作で嚢胞周囲の組織損傷（熱変性）は少なく，創傷治癒に影響を与えない．

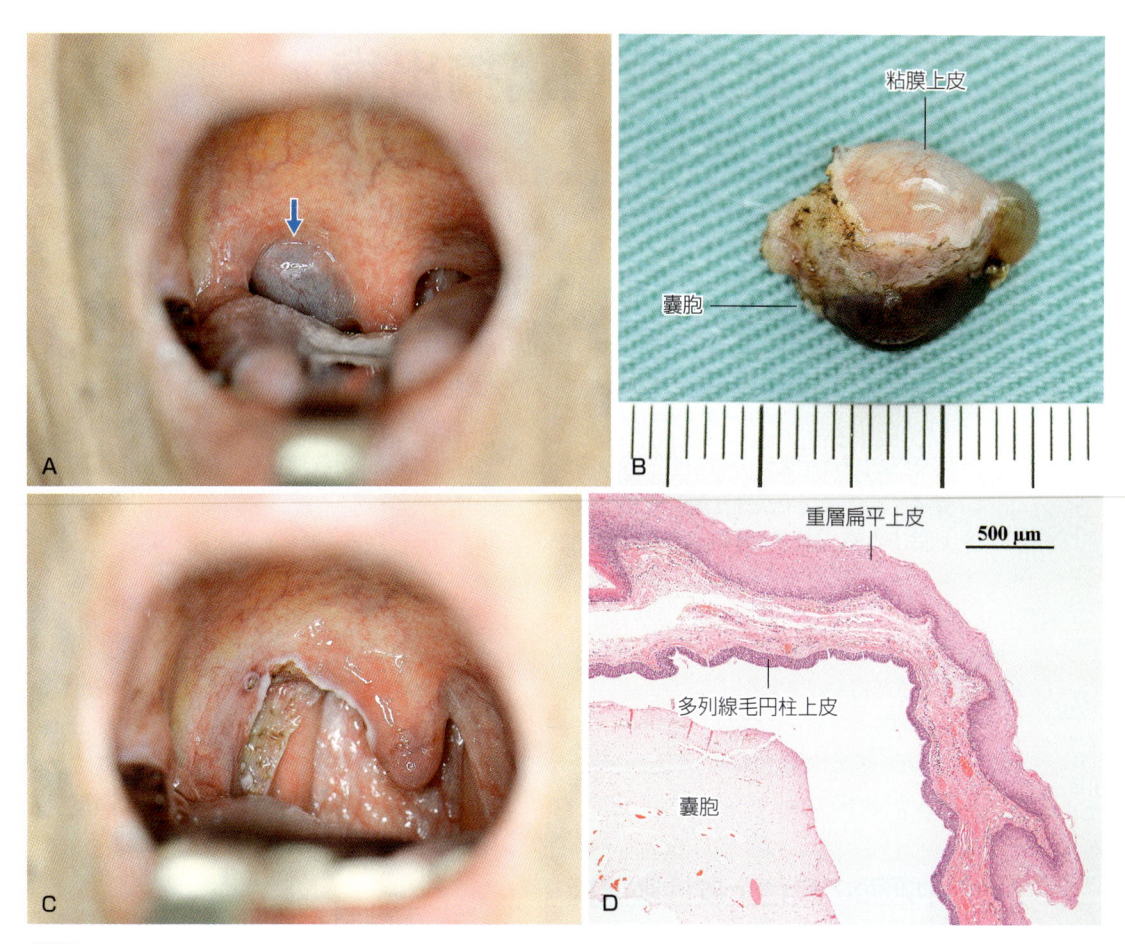

図2 咽頭嚢胞摘出術（78歳，男性）

慢性心房細動があり，狭心症に対して経皮的冠動脈インターベンション治療後（薬剤溶出性ステント使用）のこの症例では，抗血栓療法（抗凝固薬ワーファリン®，抗血小板薬パナルジン®の内服）が行われており，手術に際してはヘパリン置換（ヘパリンブリッジング）が必要であった．

循環器科に入院し内服薬を中止後，ヘパリンの持続点滴を行い，手術当日の朝にヘパリンの投与を中止し，12時からオフィスサージャリーで咽頭嚢胞摘出術を施行した．術後止血が確認されてからヘパリンの持続点滴を再度開始し，翌日からワーファリン®とパナルジン®の内服を再度開始した．出血が少ない術式が必要な症例である．

A：中咽頭に嚢胞（矢印）を認める．
B：摘出した咽頭嚢胞．電気メスで嚢胞壁周囲の粘膜上皮を切開し，カウンタートラクションにより伸展した嚢胞壁周囲の軟部組織を電気メス（混合モード）で切開し嚢胞を切除する．嚢胞周囲に約0.5～1 mmの健常軟部組織を付けて，嚢胞とその被覆粘膜を一塊として全摘出する．嚢胞の基部は後口蓋弓であった．
C：咽頭嚢胞摘出後の創．咽頭嚢胞摘出後の創は，縫合せずに開放創にしておいてよい．
D：病理組織像．嚢胞壁には多列線毛円柱上皮を認めた．

5 咽頭良性腫瘍摘出術

> **手術のポイント**
> - 中咽頭の良性上皮性腫瘍摘出術には，電気メスを用いると出血が少なく，微細な手術操作が行える．
> - 微細な手術操作を行うためには，電気メスのメス先電極は先端が尖ったものを用いるとよい．
> - 手術のコツは組織にカウンタートラクションをかけ，伸展した軟部組織を電気メスで切開する．この操作で良性腫瘍の周囲に約0.5～1 mmの健常軟部組織を付けて，良性腫瘍を切除できる．摘出組織周囲の組織損傷(熱変性)は少なく，創傷治癒に影響を与えない．

咽頭は上・中・下咽頭に区分される．なかでも中咽頭に良性腫瘍が好発する．

中咽頭軟部組織は血行に富み，通常のメスや剪刀を手術に用いると出血が多い．適時モノポーラ型電気メスを用いるとよい．

1 中咽頭の良性上皮性腫瘍摘出術

中咽頭の良性上皮性腫瘍のなかで乳頭腫(図1)の頻度は高く，日常臨床でもしばしば遭遇する．口蓋垂の周囲に好発し，肉眼的にも乳頭腫と診断できる(図1A)．その他，口蓋扁桃の肥大(振子様扁桃，図2)などを認める．

咽頭反射の強い患者にはネブライザーを用いて霧状の表面麻酔薬4％キシロカイン®(4％リドカイン表面麻酔薬)による咽頭粘膜の局所表面麻酔を行う．咽頭反射が消失したことを確認し，局所浸潤麻酔を行う．

0.5％キシロカイン®(20万倍アドレナリン含有0.5％リドカイン)で，腫瘍の周囲に局所浸潤麻酔を行う．

電気メスを用いると出血が少なく，微細な手術操作が行える．電気メスを用いて，腫瘍周囲の粘膜上皮に切開を加える．

切開した粘膜上皮の切開縁を鑷子で把持し，腫瘍を適度に牽引し，カウンタートラクション(countertraction)により伸展した腫瘍周囲の軟部組織を電気メス(混合モード)で切開する(4章-1参照)．この操作で腫瘍周囲に約1～2 mmの健常軟部組織を付けて，腫瘍を全摘出できる(図1B, C)．腫瘍周囲の組織損傷(熱変性)は少なく，創傷治癒に影響を与えない(図1D)．

2 中咽頭の良性非上皮性腫瘍摘出術

中咽頭の非上皮性良性腫瘍のなかで，小唾液腺由来の多形腺腫(図3)は粘膜上皮直下に発生し，小さい腫瘍はオフィスサージャリーでも摘出できる．

3 上咽頭の良性腫瘍摘出術

上咽頭の良性腫瘍の頻度は高くない．上咽頭の良性腫瘍(図4)は経鼻的に摘出する．

鼻腔に4％リドカイン表面麻酔薬と0.1％アドレナリン外用液を浸したガーゼを挿入し，鼻腔粘膜を収縮させるとともに，鼻腔粘膜の局所表面麻酔を行う．

経鼻的に上咽頭に20万倍アドレナリン含有0.5％リドカインを注射し，局所浸潤麻酔を行う．硬性内視鏡下に腫瘍を切除する(図4B, C)．必要に応じて電気メスで凝固止血する．

5 咽頭良性腫瘍摘出術

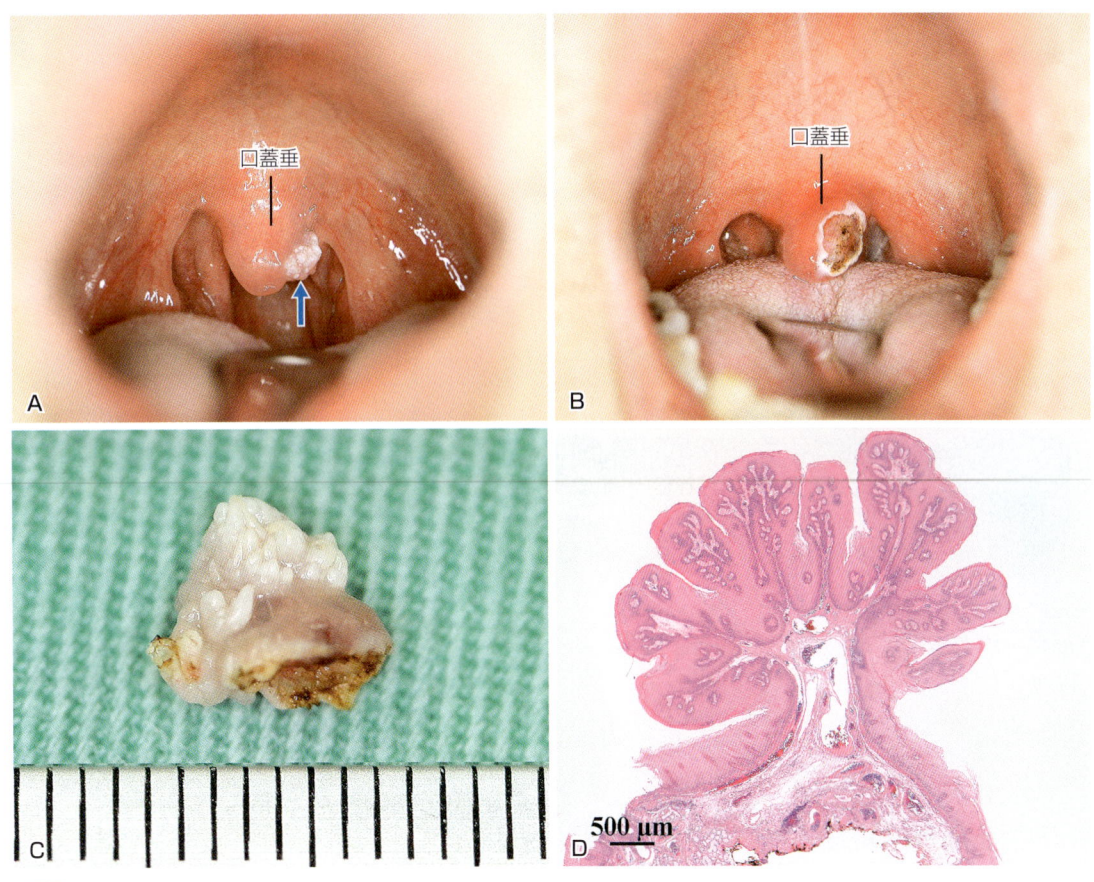

図1 中咽頭の乳頭腫摘出術
A：口蓋垂左側に認める腫瘍（矢印）．表面は顆粒状で肉眼的に乳頭腫と診断できる．
B：乳頭腫摘出後．電気メスを用いると出血もなく切除できる．開放創とし，縫合する必要はない．
C：摘出組織．腫瘍の周囲に健常組織を付けて摘出する．
D：病理組織像．有茎性に乳頭状に発育した腫瘍を認める．

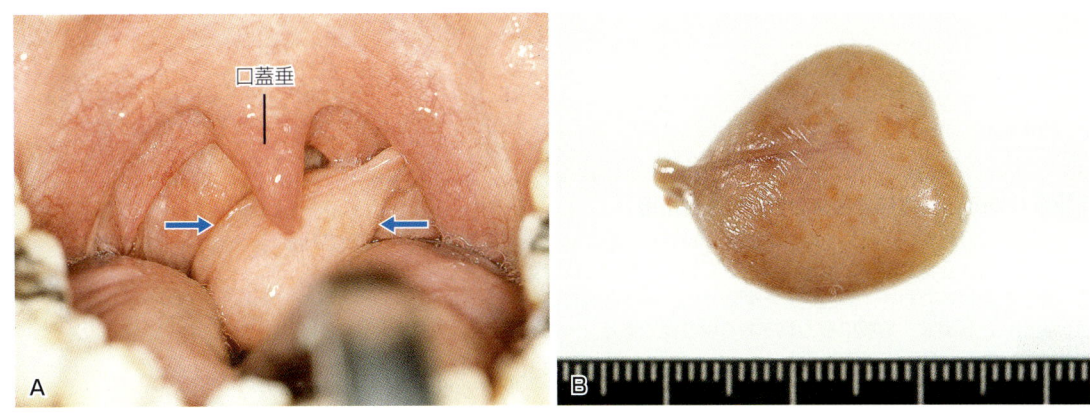

図2 振子様扁桃摘出術
A：左口蓋扁桃に振子様扁桃（扁桃肥大）を認める（矢印）．
B：茎部で振子様扁桃を切断し摘出する．

223

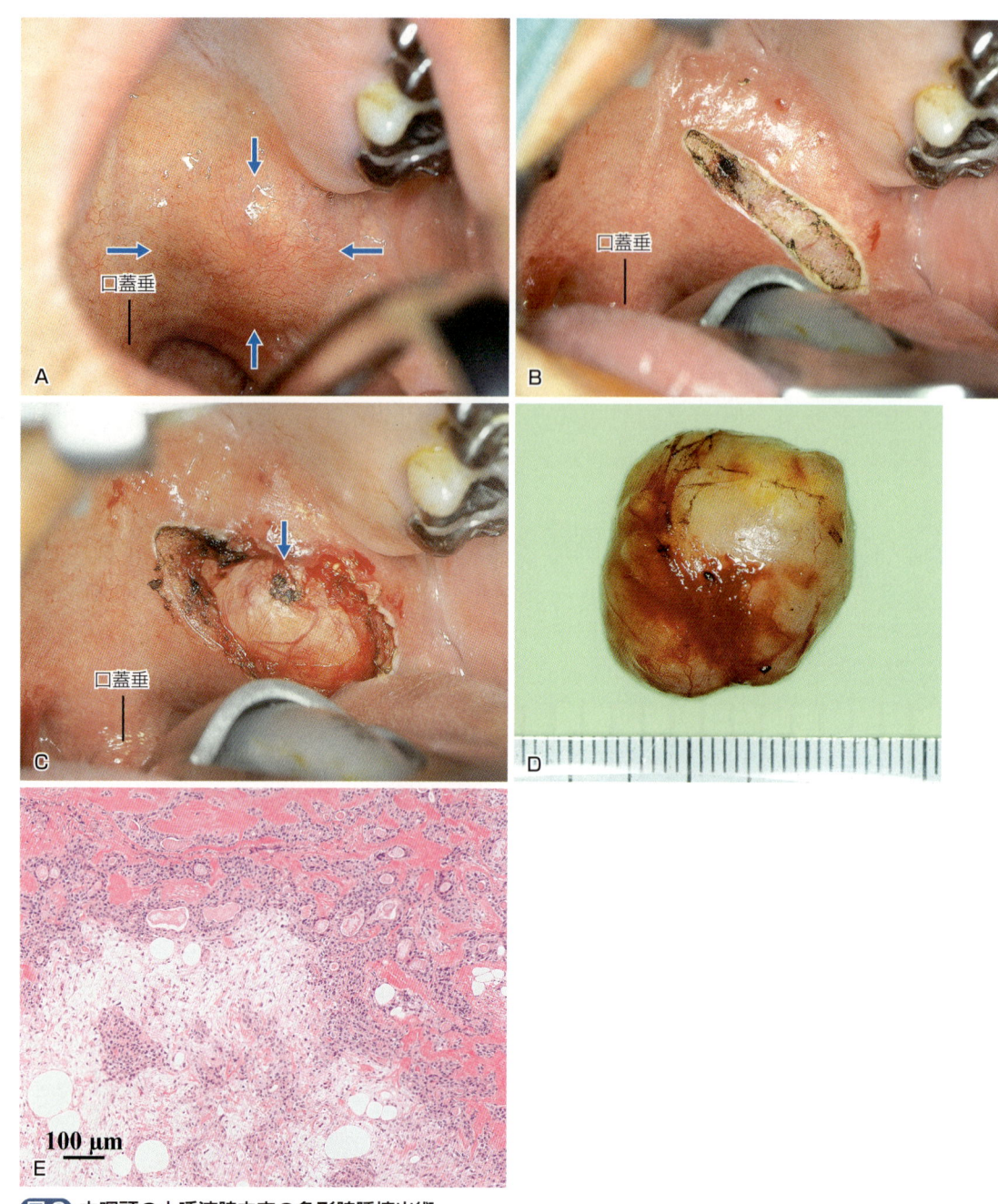

図3 中咽頭の小唾液腺由来の多形腺腫摘出術
A：軟口蓋に好発する(矢印)．周囲組織との境界が明らかな弾性硬の腫瘍として触知される．
B：この症例は全身麻酔下に摘出術を行っている．粘膜上皮を電気メスで切開する．
C：腫瘍を明視下におき，周囲組織と剥離する．出血は適宜電気メスで止血する．
D：摘出した腫瘍は，被膜に覆われており弾性使である．
E：病理組織像．多形腺腫である．

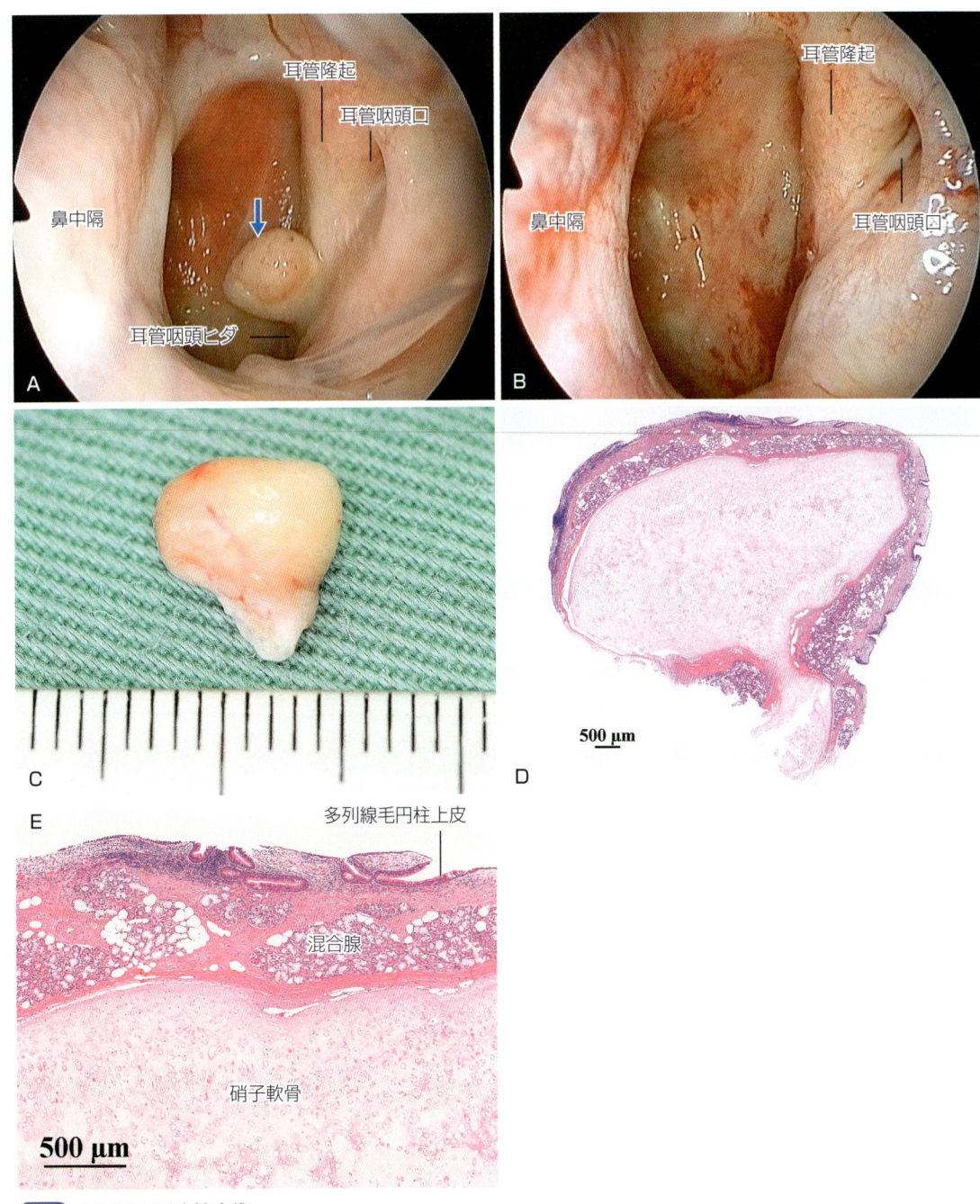

図4 上咽頭の腫瘍摘出術

A：上咽頭の左耳管咽頭ヒダに有茎性の腫瘍を認める．
B：硬性内視鏡下に腫瘍を摘出する．
C：摘出組織．
D，E：病理組織像．病理組織診断は，chondromesenchymal hamartoma 疑いであった．

7章

喉頭の
オフィスサージャリー

1 内視鏡下喉頭ポリープ切除術

> **手術のポイント**
> - 局所表面麻酔下の軟性内視鏡下喉頭手術を行う際には，個々の患者においてその利点と欠点を勘案し，適応を決定しなければならない．局所麻酔下の軟性内視鏡下手術に固執してはいけない．
> - 疾患としてよい適応は有茎性の良性隆起性病変（ポリープなど）である．
> - 軟性内視鏡下喉頭手術の治療成績が喉頭微細手術の治療成績に匹敵する症例は，局所麻酔下の軟性内視鏡下喉頭手術のよい適応である．
> - 手術に対する患者の理解と協力，咽頭喉頭反射を十分に制御する確実な局所表面麻酔が重要である．

音声外科手術には喉頭外からアプローチする手術と喉頭内からアプローチする手術がある．後者のアプローチには，硬性直達鏡下・顕微鏡下に行う喉頭微細手術（endolaryngeal microsurgery）と軟性内視鏡下に行う喉頭手術がある．

近年，ビデオエンドスコープ（電子内視鏡）の発達に伴って，高精細画像を観察しながら局所麻酔下の軟性内視鏡下手術が行われるようになった．

全身麻酔下の喉頭微細手術は優れた術式である．したがって局所麻酔下の軟性内視鏡下喉頭手術を行う際には，個々の患者・疾患でその利点と欠点を勘案し，適応を決定しなければならない．局所麻酔下の軟性内視鏡下手術に固執してはいけない．

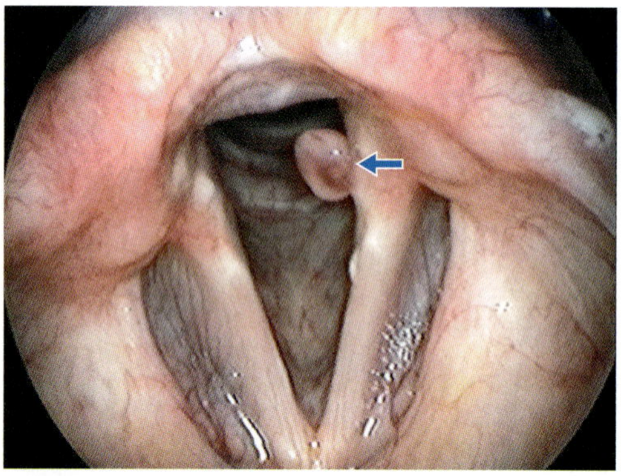

図1 喉頭肉芽腫
喉頭肉芽腫の治療の第一選択は保存的治療である．有茎性になるまで待ち（矢印），局所麻酔下の軟性内視鏡下喉頭手術を行うと再発が少ない．

1 局所麻酔下の軟性内視鏡下喉頭手術の適応

軟性内視鏡下喉頭手術の治療成績が全身麻酔下の喉頭微細手術の治療成績に匹敵する症例は，局所麻酔下の軟性内視鏡下喉頭手術のよい適応である．

疾患としてよい適応は，有茎性の良性隆起性病変（ポリープなど）（図1）である．その他，喉頭乳頭腫レーザー焼灼術，喉頭蓋嚢胞手術（開窓術など）（7章-2参照）などがあげられる．一方で適さない疾患としては，ラインケ浮腫，声帯結節，広基性の隆起性病変などがあげられる．

全身麻酔が困難な例，喉頭直達鏡による喉頭展開ができない例，咽頭・喉頭反射が強くない例，患者の協力が得られる例，局所麻酔薬にアレルギーがない例などが適応になる．

professional voice user（声を職業にする人）には，全身麻酔下の喉頭微細手術が推奨される．

2 軟性内視鏡下喉頭手術の局所麻酔

処置用の経鼻的軟性内視鏡を用いるときは，鼻腔粘膜の麻酔を行う．鼻腔に表面麻酔薬4％キシロカイン®（4％リドカイン表面麻酔薬）と0.1％アドレナリン外用液を浸したガーゼを挿入し，鼻腔粘膜を収縮させるとともに，鼻腔粘膜の局所表面麻酔を行う．

ネブライザーを用いて霧状の表面麻酔薬4％キシロカイン®（4％リドカイン表面麻酔薬）による咽喉頭粘膜の局所表面麻酔を行う．次に4％リドカイン表面麻酔薬を声帯に滴下する．

手術中に麻酔が不十分と思われる場合は，鉗子チャンネルから4％リドカイン表面麻酔薬を追加投与する．

唾液分泌の多い例では，前投薬として硫酸アトロピン（0.5 mg）1 Aを筋注する．

手術に対する患者の理解と協力，咽頭喉頭反射を十分に制御する確実な局所表面麻酔が重要である．

3 軟性内視鏡下喉頭手術の手技

坐位で手術を行う．

処置用軟性内視鏡・内視鏡用鉗子を用いる軟性内視鏡下喉頭手術

処置用内視鏡を経鼻的に挿入し観察を行いながら，生検鉗子（図2）などの内視鏡用鉗子を，軟性内視鏡の鉗子チャンネルから挿入して手術を行う（図3）．

内視鏡用鉗子のサイズよりも小さい（鉗子先端爪部に収まる大きさの）喉頭隆起性病変が，この手術の最も良い適応である．

内視鏡用鉗子を開く方向は声帯遊離縁あるいは喉頭粘膜と平行にし（図3A），病変部のみを切除する（図3B, C）．

鉗子の位置や向きなどの調節がうまくいかない場合には，患者の頸部を回旋させたり，頸部を後屈させたり，内視鏡を挿入する鼻腔側を変えることで適切な位置へ鉗子を進められる．

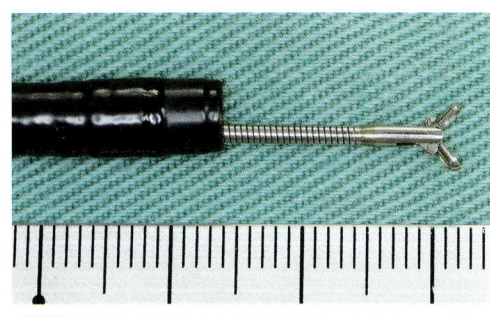

図2 処置用軟性内視鏡（気管支ビデオエンドスコープ，外径5.1 mm，PENTAX：HOYA社製）と生検鉗子（PENTAX：HOYA社製）
鉗子の先端爪部に収まる大きさの喉頭隆起性病変が，最も良い適応である．

細径観察用軟性内視鏡・喉頭鉗子を用いる軟性内視鏡下喉頭手術

細径観察用内視鏡を経鼻的に挿入し観察を行いながら，喉頭鉗子などを経口的に挿入して手術を行う．手術器具は，横開きの鋭匙状鉗子（図4），剪刀（図5），メスなどを用いる．

助手が軟性内視鏡を鼻腔より挿入して喉頭を観察し，術者はそのモニター画像を見ながら，左手で患者の舌を把持し，喉頭鉗子などを経口的に挿入して手術を行う．

また突出した舌を患者自身に把持してもらい，術者一人で両手を使って経鼻的な軟性内視鏡操作と経口的な喉頭鉗子操作を行い，手術を行うこともできる．

コツ

鉗子操作
内視鏡用鉗子で隆起性病変を切除するときは，内視鏡の先端から鉗子を一定の距離出し，内視鏡を操作している術者が，内視鏡と鉗子を一体として病変部に鉗子を誘導するとよい．助手は術者の指示に従って鉗子の開閉を行うだけでよい．

7章 喉頭のオフィスサージャリー

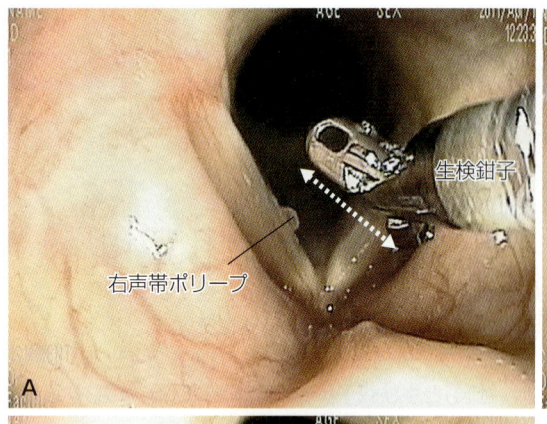

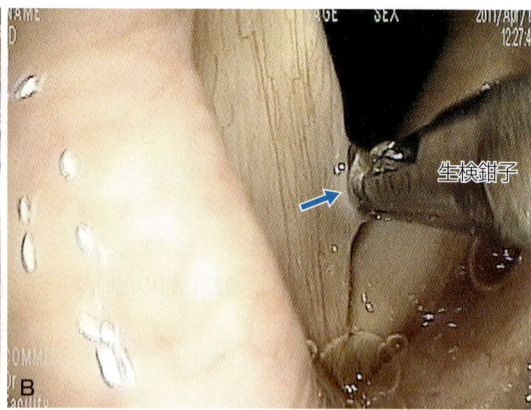

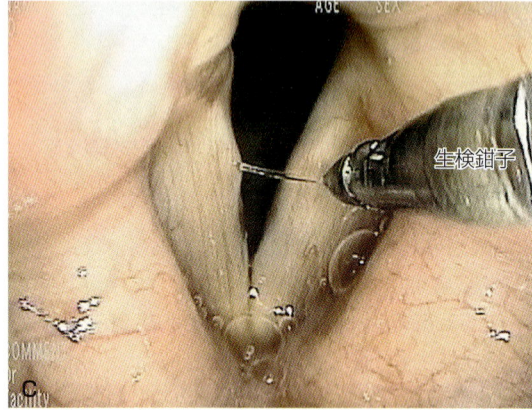

図3 処置用軟性内視鏡・内視鏡用鉗子を用いる軟性内視鏡下声帯ポリープ切除術
内視鏡用鉗子（生検鉗子）を開く方向（A：白破線）は声帯遊離縁と平行にし，声帯ポリープのみを切除する（B：矢印）．C：切除終了後．

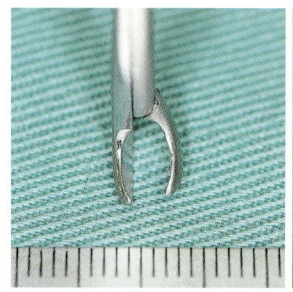

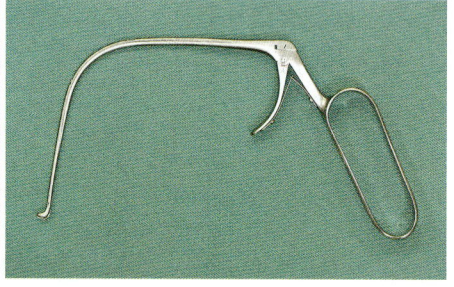

図4 細径観察用軟性内視鏡・喉頭鉗子による軟性内視鏡下喉頭手術に用いる鋭匙状鉗子（永島医科器械社製）

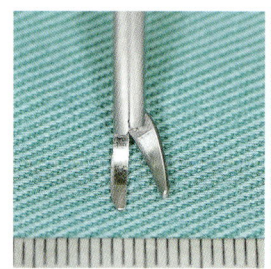

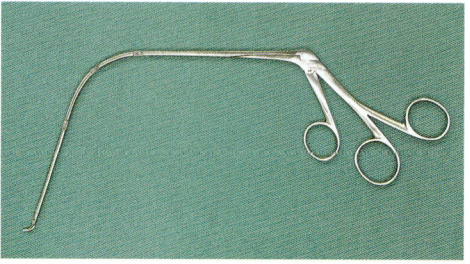

図5 細径観察用軟性内視鏡・喉頭鉗子による軟性内視鏡下喉頭手術に用いる剪刀（永島医科器械社製）

2 喉頭蓋嚢胞手術

> **手術のポイント**
> - 局所表面麻酔下に喉頭蓋嚢胞を注射針で穿刺吸引する方法，内視鏡用鉗子で嚢胞を穿破する方法，剪刀で嚢胞壁を切除する方法，CO_2レーザーで嚢胞壁を円形に焼灼切離し開放（開窓）する方法などは，手術侵襲が小さく，オフィスサージャリーに適している．
> - 喉頭蓋嚢胞の病理組織型に応じて手術手技を選択する．

喉頭蓋嚢胞は日常臨床でよく遭遇する疾患であり，症状に乏しく，経過観察を行ってよい疾患である．しかし嚢胞が大きくなると，咽喉頭異常感，嚥下困難，嚥下障害をきたし，さらに大きくなると呼吸障害を起こす．

1 喉頭蓋嚢胞の分類

喉頭蓋嚢胞は病理組織学的に以下の3種類に分類される．

貯留嚢胞

腺組織（導管など），リンパ管などの閉塞により生じる．嚢胞壁は多列腺毛円柱上皮あるいは単層扁平上皮に覆われ，淡紅色あるいは淡青色を呈する．内容液は非粘稠で透明である．

類表皮（皮様）嚢胞

上皮組織の迷入，胎生組織の異常発生により生じる．嚢胞壁は重層扁平上皮に覆われ，黄色を呈する．内容液はクリーム状あるいはペースト状で粘稠である．

特殊な嚢胞

鰓性器官の遺残，甲状舌管の遺残，喉頭室が嚢胞状に拡張したものがある．

2 喉頭蓋嚢胞の手術法

全身麻酔下での嚢胞開放術（開窓術），嚢胞摘出術，局所麻酔下での嚢胞開放術に分けられる．オフィスサージャリーとしては，局所表面麻酔下での嚢胞開放術（開窓術）が行われている．

3 喉頭蓋嚢胞開放術

処置用の経鼻的ファイバーを用いるときは，鼻腔粘膜の麻酔を行う．鼻腔に表面麻酔薬4％キシロカイン®（4％リドカイン表面麻酔薬）と0.1％アドレナリン外用液を浸したガーゼを挿入し，鼻腔粘膜を収縮させるとともに，鼻腔粘膜の局所表面麻酔を行う．

次に，ネブライザーを用いて霧状の表面麻酔薬4％キシロカイン®（4％リドカイン表面麻酔薬）による咽喉頭粘膜の局所表面麻酔を行う．必要であれば4％リドカイン表面麻酔薬を嚢胞壁に滴下する．

嚢胞を開放する方法には，注射針（7章-3 図2）で穿刺吸引する方法，内視鏡用鉗子で嚢胞壁を穿破する方法（図1），剪刀（7章-1 図5）で嚢胞壁を切除する方法，CO_2レーザー（図2）で嚢胞壁を円形に焼灼切離し開放（開窓）する方法などがある．

いずれの方法でも嚢胞の基部から少し離れた，血管が走行していない部の嚢胞壁を開放する．

貯留嚢胞は内容物を穿刺吸引できるが，類表皮嚢胞の内容物は粘稠で穿刺吸引できない．類表皮嚢胞の嚢胞壁は比較的丈夫なので，内視鏡用鉗子で嚢胞壁を破ることが難しい．したがって類表皮嚢胞は剪刀あるいはCO_2レーザーで切開し，開

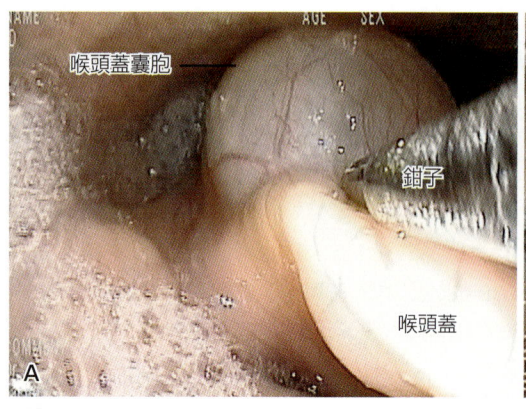

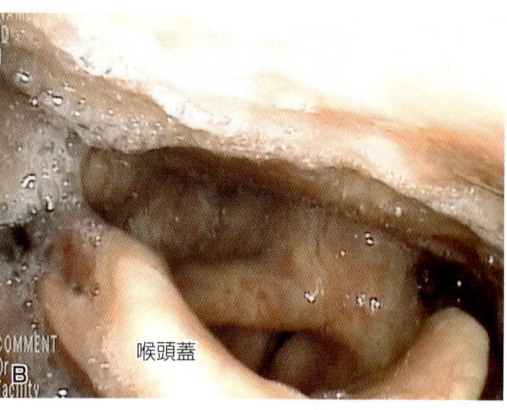

図1 喉頭蓋囊胞開放術
喉頭蓋喉頭面に喉頭蓋貯留囊胞を認める．内視鏡用鉗子で囊胞壁を破り（A），貯留囊胞を開放する（B）．

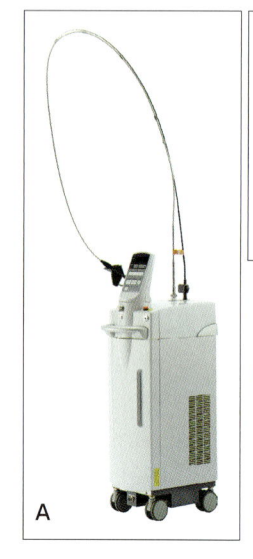

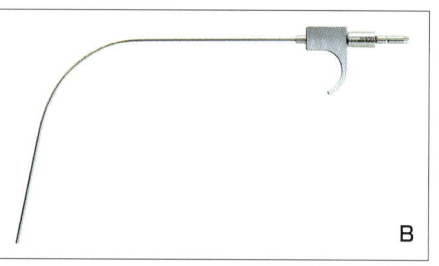

図2 CO_2レーザー装置（レザウィンⅡ COM-2：モリタ製作所製）
レーザー導波路はフレキシブルレーザー伝送ファイバーになっており（A），坐位での手術でも操作性がよい．局所麻酔用ラリンゴチップ（B）を用いて，手術を行う．

放あるいは開窓したほうがよい．内容物が粘稠であり吸引管で吸引できない場合でも，空嚥下による圧迫で内容物が自然に排出される場合が多い．

局所表面麻酔下喉頭蓋囊胞開放術の再発率は，それほど高くはない．手術侵襲は小さいので，再発しても再度囊胞開放術（開窓術）を行えばよい．

3 声帯注入術

手術のポイント

- augmentation surgery（増大手術）として行う声帯注入術では，疾患別あるいは同じ疾患でも病態別に注入部位と注入量を変えることが大切である．
- 発声障害に関しては，声帯粘膜固有層の萎縮に対しては同部あるいは同部の直下の筋層に，声帯筋層の萎縮に対しては声帯膜様部中央の筋層に注入術を行う．声帯粘膜の振動を妨げる注入物質を声帯粘膜固有層に注入してはいけない．
- 発声時に後部声門の間隙が大きい例には声帯軟骨部の筋層（披裂軟骨楕円窩外側の甲状披裂筋）に注入術を追加し，披裂軟骨を内転し内方へ圧迫移動させる．
- 声帯注入術を行う際には，喉頭（声帯）の組織解剖，臨床解剖，特に三次元的構造を理解し，病態に応じて適切な部位に適切な量を注入しなければならない．

声帯萎縮とは，いったん正常の大きさまで発育した成人・小児声帯の容積，あるいは声帯の層構造を構成する各組織の容積が，単独にあるいは重複して減少し，発声機能が低下する変化と定義できる[1]．各疾患・病態における声帯組織の萎縮部位は異なっている．

臨床的には声帯膜様部が弓状になり，発声時に声門閉鎖不全を生じ，発声機能が低下する病態であり，複数の疾患あるいは病態によって生じる．また病態によっては発声機能のみならず嚥下機能にも影響を与え誤嚥を生じる．

声帯萎縮を治療する際には，声帯の組織学的構造を理解し，声帯のどの組織の萎縮なのかを理解することが大切である[1]．また萎縮した声帯の病理組織像を理解することは，各病態あるいは疾患に対する治療理念を理解するために必要である[1]．

声帯注入術には 2 つの目的がある．一つは声帯萎縮に対して augmentation surgery（増大手術）を行うことであり，疾患別あるいは同じ疾患でも病態別に注入部位と注入量を変えることが大切である[1,2]．もう一つは薬剤（ステロイド，ボツリヌス毒素，増殖因子など）を注入することであり，適切な部位に注射を行うことが大切である[3]．いずれも手技的には同じである．

声帯注入術には全身麻酔下に喉頭微細手術（endolaryngeal microsurgery）で注入する方法と局所麻酔で内視鏡下に注入する方法がある．本項ではオフィスサージャリーとして局所表面麻酔下に行う声帯注入術を述べる．

1 声帯注入術の注入経路

経鼻的声帯注入術

坐位で経鼻的にファイバーで観察しながら（図1），鉗子チャンネルから内視鏡用注射針（図2 A, B）を挿入し注入する方法である．

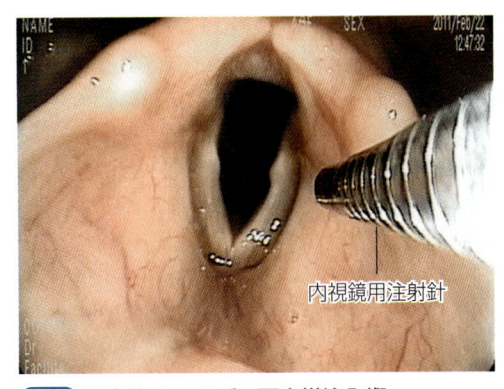

図1 経鼻的ファイバー下声帯注入術

7章 喉頭のオフィスサージャリー

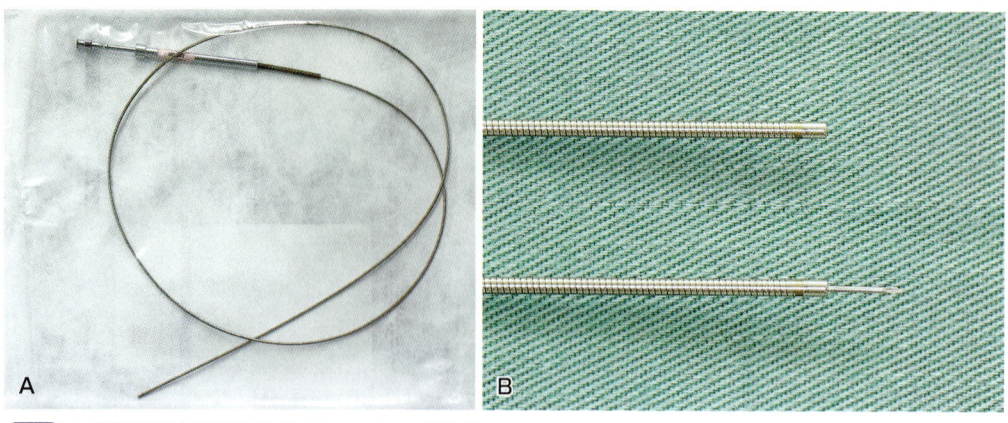

図2 内視鏡用注射針（PENTAX，HOYA 社製）
A：1.9 mm 以上のチャンネルから挿入できる．再使用可能である．
B：挿入時は先端の針は収納しておき（上），注射時に針（23 G）を先端から出す（下）．

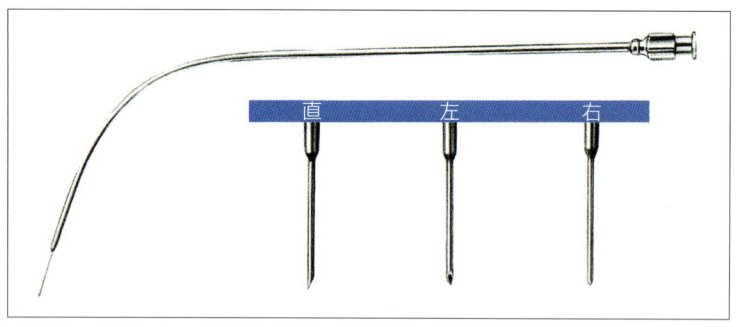

図3 経口的声帯注入術に用いる注射針（永島医科器械社製）

コツ

内視鏡用注射針を用いた声帯注入術

内視鏡用注射針で声帯に注射するときは，助手が注射針を刺入してはいけない．内視鏡の先端から注射針を数 cm 出し，内視鏡を操作している術者が，内視鏡と注射針を一体として声帯に針を刺入するとよい．声帯筋の筋膜を針が貫通するときに，「プツ」という感触が内視鏡を通して術者に伝わる．術者は注入の状態を観察しながら助手に注入を指示する．声門下が膨隆するときは注射針が深すぎるので，術者は注射針を少し引いて声帯遊離縁が膨隆するように，注射針の先端の位置を加減しながら注入する．

経口的声帯注入術

坐位で経鼻的にファイバーで観察しながら経口的に注入（図3）する方法である．

経皮的声帯注入術

経鼻的にファイバーで観察しながら甲状舌骨膜あるいは輪状甲状間経由で注入する方法である．また甲状軟骨を貫通させて注入する方法もある．

◆ **甲状舌骨膜経由の声帯注入術**（図4）

坐位で上甲状切痕の上方の皮膚から注射針を刺入する．注射針はカテラン針を用いる（図5）．注射針は甲状喉頭蓋靱帯，喉頭蓋茎粘膜を貫通して（図6A），声帯に到達する（図6B）．

3 声帯注入術

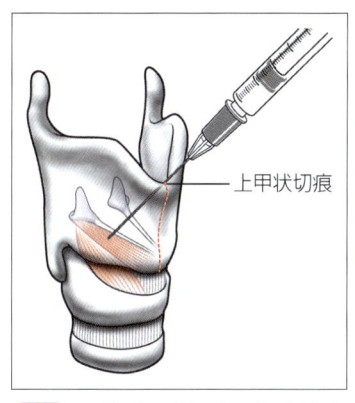

図4 甲状舌骨膜経由の経皮的声帯注入術

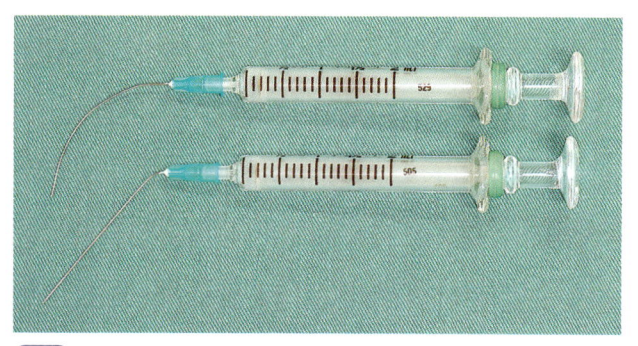

図5 甲状舌骨膜経由の経皮的声帯注入術に用いるカテラン針
カテラン針を弯曲させておくと注射針を刺入しやすい．

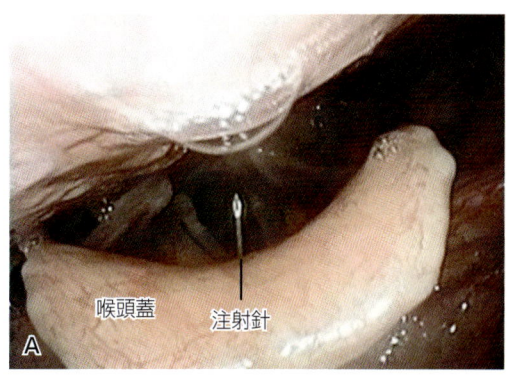

図6 甲状舌骨膜経由の経皮的声帯注入術
内視鏡下に喉頭蓋茎の粘膜を貫通した注射針を確認し（A），声帯に注射針を刺入する（B）．

◆ 輪状甲状間経由の声帯注入術（図7）
前方からの声帯注入術（図7①，図8）
　仰臥位で輪状甲状間の前方の皮膚から注射針を刺入する（図8）．輪状甲状間の正中に輪状甲状靱帯が走行している．注射針は輪状甲状靱帯あるいはその外側を貫通して，声帯に到達する．
側方からの声帯注入術（図7②）
　仰臥位で輪状甲状間の側方の皮膚から注射針を刺入する．注射針は外側輪状披裂筋を貫通して声帯に到達する（図7）．

コツ
　甲状舌骨膜経由で経皮的声帯注入術を行う場合は，頸部を後屈させ，弯曲させたカテラン針（図5）を用いると刺入しやすい．なるべく声帯に垂直に針を刺入できるように弯曲を調節する．

2　声帯注入術の局所麻酔

　処置用の経鼻的ファイバーを用いるときは，鼻腔粘膜の局所麻酔を行う．鼻腔に表面麻酔薬4％キシロカイン®（4％リドカイン表面麻酔薬）と0.1％アドレナリン外用液を浸したガーゼを挿入し，鼻腔粘膜を収縮させるとともに，鼻腔粘膜の表面麻酔を行う．
　喉頭の内腔から声帯粘膜に針を刺入する場合は，喉頭粘膜の局所表面麻酔を行う．ネブライザーを用いて霧状の表面麻酔薬4％キシロカイン®（4％リドカイン表面麻酔薬）による咽喉頭粘膜の局所表面麻酔を行う．次に4％リドカイン表面麻

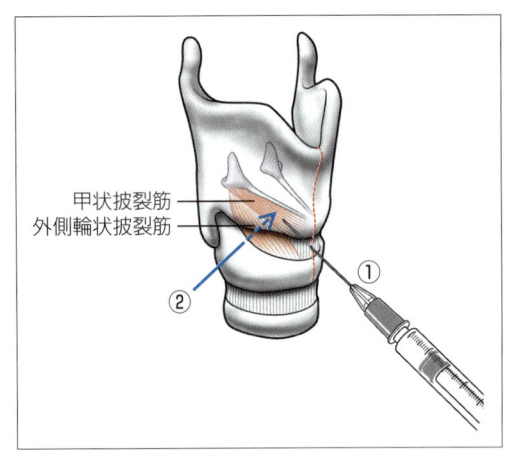

図7 輪状甲状間経由の経皮的声帯注入術
①前方から注射針を刺入する方法，②側方から注射針を刺入する方法がある．

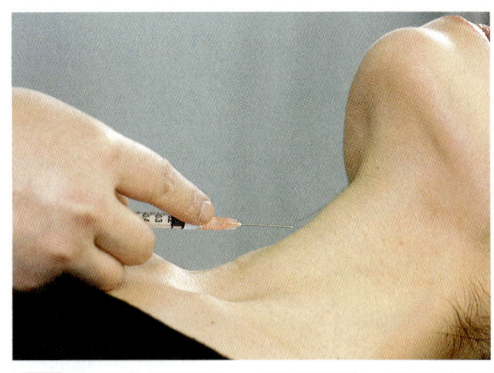

図8 輪状甲状間経由で甲状披裂筋に声帯注入術を行う体位（仰臥位，頸部伸展位）

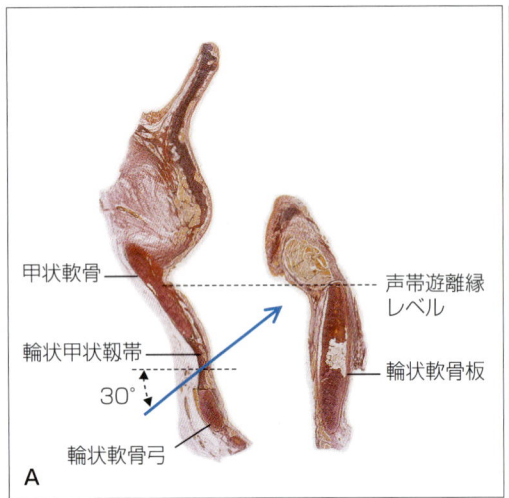

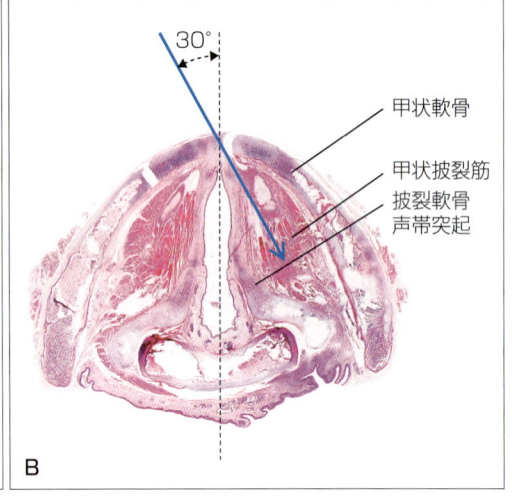

図9 輪状甲状間経由で甲状披裂筋に声帯注入術を行う際の針の刺入角度
A：喉頭大切片標本（矢状断，女性，Elastica van Gieson 染色）．
B：喉頭大切片標本（水平断，女性，Hematoxylin & Eosin 染色）．
輪状甲状間の正中から約 5 mm 患側から，上方約 30°，外側約 30°の方向に注射針を向けて刺入すると，甲状披裂筋（声帯筋）に注入できる．

> **コツ**
>
> 輪状甲状間経由で経皮的声帯注入術を行う場合は，輪状甲状間の正中から約 5 mm 患側から，上方約 30°（図9A），外側約 30°（図9B）の方向に注射針を向けて刺入すると，甲状披裂筋（声帯筋）に注入できる[3]．

酔薬を声帯に滴下する．

経皮的に針を刺入する場合は，皮膚に 0.5％キシロカイン®（20 万倍アドレナリン含有 0.5％リドカイン）を注射し，局所浸潤麻酔を行う．

3 声帯注入術の注入物質

現在，理想的な注入物質はない．ヒアルロン酸，

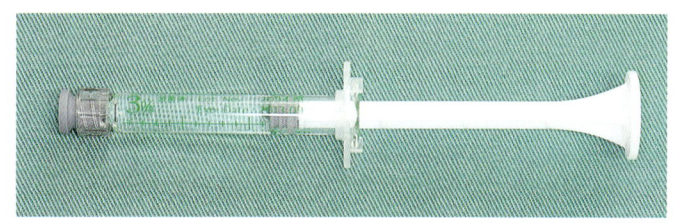

図10 コーケンアテロコラーゲンインプラント®（KOKEN社製）

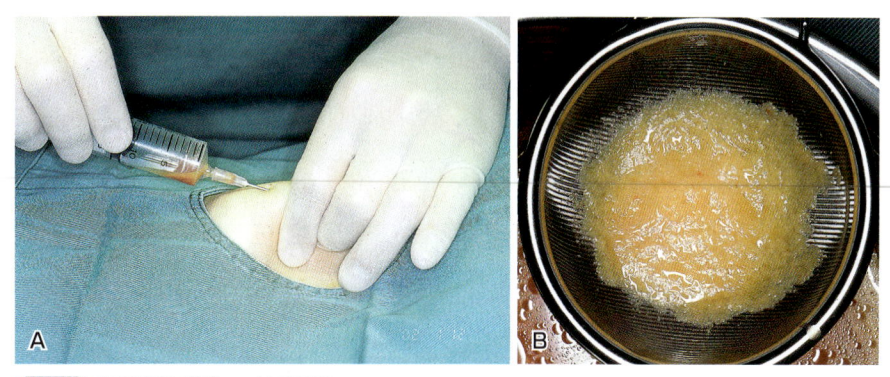

図11 腹部（臍下部）の皮下脂肪
A：脂肪吸引法．20 mL のディスポーザブル注射器と 18 G の針を用いて，注射器内を陰圧にして皮下脂肪を吸引する．
B：採取した皮下脂肪．ステンレス製の茶漉しで不純物を除去し脂肪を採取する．

アテロコラーゲン（図10），脂肪（図11），calcium hydroxylapatite（RADIESSE®）（米国では医療用声帯注入物質として認可されている）などがある．

　アテロコラーゲンは取り扱いが容易であるが，注入後に少なからず吸収されてしまうという問題がある．脂肪は取り扱いが容易ではなく，やはり注入後の吸収の問題がある[4]．手軽に扱え，吸収されない，組織反応が少ない，また粘膜固有層に注入しても同部の粘弾性を損なわない注入物質の開発が望まれる．

4　声帯注入術の注入部位

　疾患あるいは同じ疾患でも病態に応じて，注入部位（図12，図13，図14，図15，図16）と注入量を変えることが大切である．

声帯粘膜固有層の萎縮

　最近，加齢に伴う声帯粘膜固有層の萎縮（声帯麻痺を伴わない）による声門閉鎖不全が増加している．この病態に対する声帯注入術は，声帯膜様部中央（図12①）の声帯粘膜固有層内あるいは

コツ

どの注入経路による声帯注入術がよいか

　熟練した術者であれば，どの術式でもよい結果が得られる．比較的容易なのは，坐位で経鼻的にファイバーで観察しながら，鉗子チャンネルから内視鏡用注射針を挿入し注入する方法である．この方法では明視下に声帯への注入部位が選択でき，注入の状態が観察できる．また注射針を声帯に垂直に刺入できることも利点である．ただし長い内視鏡用注射針を使うので，注入物質が余分に必要である．

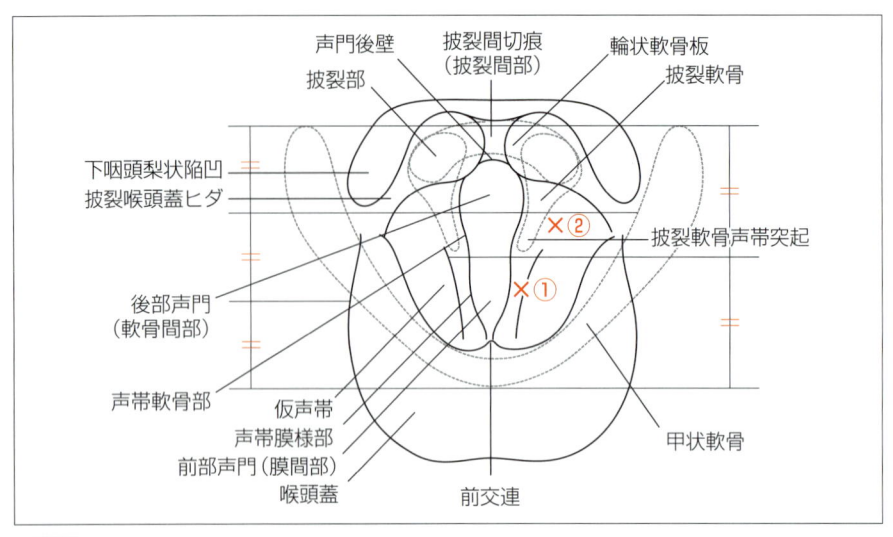

図12 声帯注入術のための臨床解剖(坐位，経鼻的ファイバースコープ下にみた喉頭)

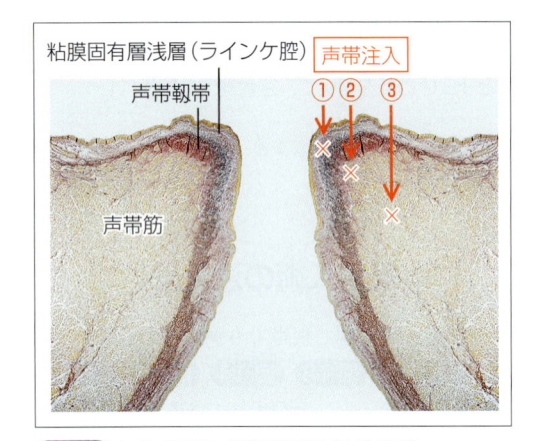

図13 ヒト声帯の組織解剖と注入部位
前額断，27歳，男性，Elastica van Gieson 染色．
①粘膜固有層内，②粘膜固有層直下，③筋層内．

直下の筋層に注入するのが理想的である(**図13**①，②)．声帯粘膜固有層内に注入する場合は声帯粘膜の振動を妨げない注入物質(ヒアルロン酸など)でなければならない．

声帯筋層の萎縮

　反回神経麻痺による声帯萎縮は声帯筋層の萎縮であり，粘膜固有層は正常である[1]．この病態に対する声帯注入術は，声帯膜様部中央(**図12**①)の声帯筋層内に注入する(**図13**③，**図14**)．

披裂軟骨の内転・内方への圧迫移動

　一般的には，声帯の萎縮が強く弓状に変化しているが声門閉鎖不全が高度でない場合には声帯注入術，甲状軟骨形成術が，左右声帯のレベルの差が大きいときや声門間隙が広いときには披裂軟骨内転術が適応になるといわれ，これらの術式が単独あるいは組み合わせて用いられている．

　輪状披裂関節は，関節の軸に対して rocking あるいは rotating(回転)する動きと，gliding(滑る)動きができる特殊な関節である[5]．理論的には適切なベクトル方向へ披裂軟骨を外側から圧迫すれば披裂軟骨は内転(rocking or rotating)し内方へ滑る(gliding)．声帯軟骨部の筋層(披裂軟骨楕円窩外側の甲状披裂筋)あるいは三角窩の外側に注入する(**図12**②，**図15**)ことで，披裂軟骨を内転し，内方へ圧迫移動させることが可能である．ただし同部の甲状披裂筋は薄い(**図16**)ので，適切な部位に注入することが大切である．

誤嚥

　反回神経麻痺症例に比べて迷走神経麻痺症例では，発声障害のみならず誤嚥をきたしやすくなる．喉頭・下咽頭注入術がどのような病態の誤嚥に有効なのかは，さらに検討の必要がある[6,7]．

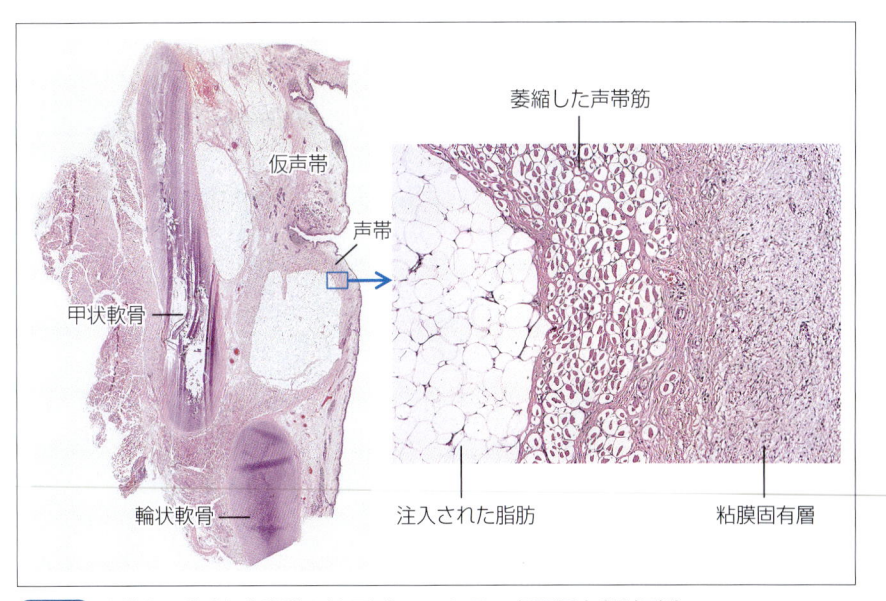

図14 声帯注入術（自家脂肪を使用）後 16 か月の喉頭標本（前額断）
20 歳，女性，Hematoxylin & Eosin 染色．
自家脂肪が萎縮した声帯筋内に注入されている．

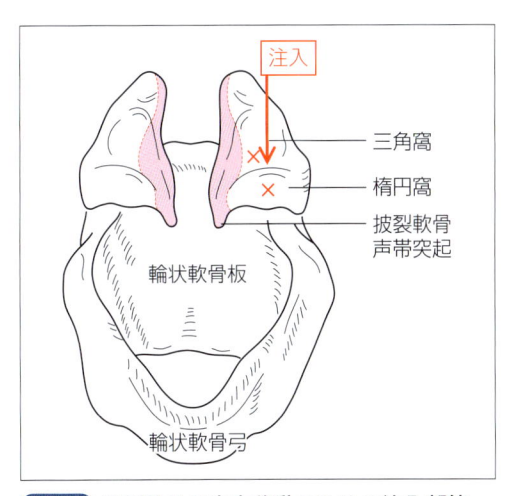

図15 披裂軟骨の内方移動のための注入部位

注入部位は，声帯，仮声帯，披裂喉頭蓋ヒダ，下咽頭梨状陥凹の内側壁である[6,7]．声帯・仮声帯レベルでの喉頭閉鎖を確実にするために同部に，披裂喉頭蓋ヒダ内の甲状披裂筋を補強するために同部に，麻痺側の下咽頭梨状陥凹内の食物残留をなくし，食塊が健側の下咽頭梨状陥凹をより多く通過し，咽頭の嚥下圧を上げやすくし，咽頭クリアランスを改善させるために患側梨状陥凹の内側壁に注入する．またこれらの部位に注入することで，披裂軟骨全体を外側から内側に圧迫でき，喉頭前庭の閉鎖機能を補強する．

5 声帯注入術の利点

オフィスサージャリーとして局所表面麻酔下に行う声帯注入術は，外切開を加えることなく直達鏡下に手術操作が行えるため，手術侵襲が小さく利点が多い．ただし日本国内では理想的な注入物質がないことが問題である．

声帯注入術を行った後にたとえ反回神経麻痺が改善しても支障はない．注入部位と注入量を自在に変えられる声帯注入術は，他の声帯正中固定術後の二次手術としても選択肢の一つになる．喉頭が発達段階にある小児に対しても声帯注入術を行える．

誤嚥に対する利点[6,7]は，①外切開を加えないため術後瘢痕による喉頭挙上障害がない，②誤嚥や音声の改善のみならず咳嗽効率の改善が得られ嚥下訓練に有利である，③手術侵襲が少なく嚥下訓練の途中でも代償的アプローチの一つとして嚥

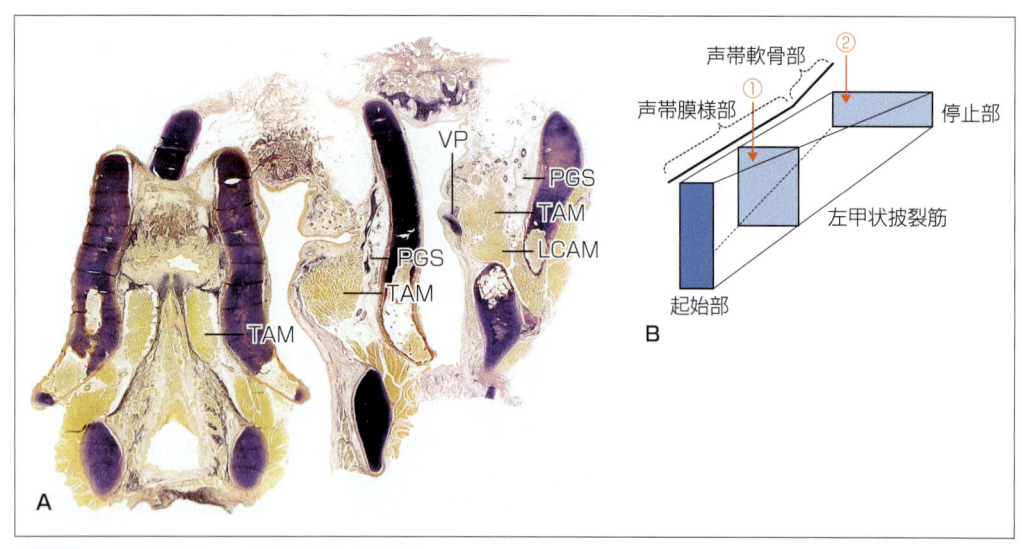

図16 甲状披裂筋の三次元立体組織解剖

A：喉頭大切片標本（前額断，女性，Elastica van Gieson 染色）．この標本では声帯軟骨部の甲状披裂筋の厚さは3.5mmと薄い．
TAM：甲状披裂筋，LCAM：外側輪状披裂筋，PGS：paraglottic space，VP：披裂軟骨声帯突起．
B：甲状披裂筋のイメージ．起始部付近の筋幅は垂直方向に幅があり，停止部付近の筋幅は水平方向に幅がある．
①声帯膜様部の甲状披裂筋に注入，②声帯軟骨部の甲状披裂筋に注入．

MEMO

甲状披裂筋の三次元立体組織解剖

　甲状披裂筋の起始は甲状軟骨板傍正中内側面，停止は披裂軟骨の前面と筋突起である．起始部付近の筋幅は垂直方向に幅があり，停止部付近の筋幅は水平方向に幅がある（図16）．
　したがって声帯軟骨部の筋層（披裂軟骨楕円窩外側の甲状披裂筋）に注入する際は，筋が垂直方向に薄いため，針先が甲状披裂筋を貫通しやすく，適切な部位に適切な量を注入することが難しい．注射針を深く刺入すると甲状披裂筋の下方にある外側輪状披裂筋，あるいは外下方にある paraglottic space に注入物質が注入され，注入術の効果が得られない．
　喉頭（声帯）の三次元立体組織解剖を頭にイメージしながら声帯注入術を行うとよい．

下障害の治療計画に組み込むことができる，である．

文献

1) 佐藤公則．声帯萎縮の病理組織学．音声言語医学 2002；43：432-7.
2) 佐藤公則ほか．喉頭の病態に応じた喉頭内脂肪注入術．日耳鼻 2003；106：808-14.
3) 佐藤公則．痙攣性発声障害に対するボツリヌス療法．耳・鼻・のどのプライマリケア．東京：中山書店；2014. p.298-302.
4) Sato K, et al. Histological investigation of liposuctioned fat for injection laryngoplasty. Am J Otolaryngol 2005；26：219-25.
5) Von Leden H, Moore P. The mechanics of the cricoarytenoid joint. Arch Otolaryngol 1961；73：541-50.
6) 佐藤公則ほか．迷走神経麻痺による誤嚥に対する喉頭・下咽頭脂肪注入術．日気食会報 2002；53：353-7.
7) Sato K, et al. Autologous fat injection laryngopharyngoplasty for aspiration after vocal fold paralysis. Ann Otol Rhinol Laryngol 2004；113：87-92.

4 喉頭枠組み手術：甲状軟骨形成術Ⅰ型

手術のポイント

- 甲状軟骨形成術Ⅰ型では甲状軟骨板の開窓部位が重要であり，喉頭の臨床解剖を理解しておく必要がある．
- 声帯膜様部のみならず披裂軟骨を正中に固定するためには，甲状軟骨の開窓部を後方へ拡大する．
- 開窓部周囲の甲状軟骨板の内軟骨膜を十分に剥離する．剥離の範囲が狭いとシリコンブロックが十分挿入できず，声帯の内方移動が不十分になる．
- ゴアテックス® を用いた声帯正中固定術では，開窓部が大きすぎるとゴアテックス® の固定が得にくいため，必要最小限の大きさで甲状軟骨板を開窓する．
- 声帯膜様部を幅広く内方へ圧迫するように，短冊状に折り重ねてゴアテックス® を挿入する．声帯後部に厚めに折り重ねて挿入する．

片側性声帯麻痺により声門閉鎖不全をきたし嗄声，誤嚥を伴う例が，甲状軟骨形成術Ⅰ型（喉頭枠組み手術）の適応になる．

声門閉鎖不全の程度が中等度以下の例は甲状軟骨形成術Ⅰ型の適応，声門閉鎖不全の程度が中等度以上で声帯にレベル差がある例は披裂軟骨内転術の適応といわれている．

しかし甲状軟骨の開窓部を後方へ拡大し，開窓部から甲状軟骨の内軟骨膜を十分広く剥離し，大きめのシリコンブロックを挿入すれば，声門閉鎖不全の程度が中等度以上の例でも甲状軟骨形成術Ⅰ型の適応になる．

1 甲状軟骨形成術Ⅰ型のための臨床解剖（図1）

喉頭を前方からみると，声帯遊離縁は甲状軟骨正中部のほぼ中央のレベル（上甲状切痕と甲状軟骨正中下縁の中点）に相当する[1-4]．

甲状軟骨を側方からみると，披裂軟骨の声帯突起先端は甲状軟骨板（声帯レベル）のほぼ中央に一致する[3,4]．このように声帯膜様部は甲状軟骨正中部中央レベルで甲状軟骨の前端から板のほぼ中央にかけて，甲状軟骨下縁（下甲状結節の突起を無視して基準線を設定することに注意）に平行に存在する[3,4]．

また甲状軟骨正中部の中央のレベルは，披裂軟骨の声帯突起と筋突起，輪状披裂関節，輪状軟骨板の上縁のレベルにほぼ一致する[3,4]．声帯筋（甲状披裂筋）の起始部は甲状軟骨板の傍正中内側面で，停止部は披裂軟骨の前面と筋突起である．声帯筋の前部は垂直方向に筋の幅が広く，後部は水平方向に筋の幅が広い（7章-3 図16 参照）．

したがって声帯膜様部だけを正中に固定するためには，甲状軟骨の前端から板のほぼ中央にかけて甲状軟骨を開窓すればよいし，披裂軟骨も正中に固定するためには，甲状軟骨の開窓部を後方へ拡大すればよい．ただし甲状軟骨の開窓部を後方へ拡大した場合，輪状軟骨によりシリコンブロックの挿入が妨げられる場合がある．

2 甲状軟骨形成術Ⅰ型（シリコンブロック使用）

シリコンブロックは形を加工しやすく，甲状軟骨開窓部に挿入・固定しやすい．また吸収せず，移動しにくく，周囲組織の反応が少ない材質である．

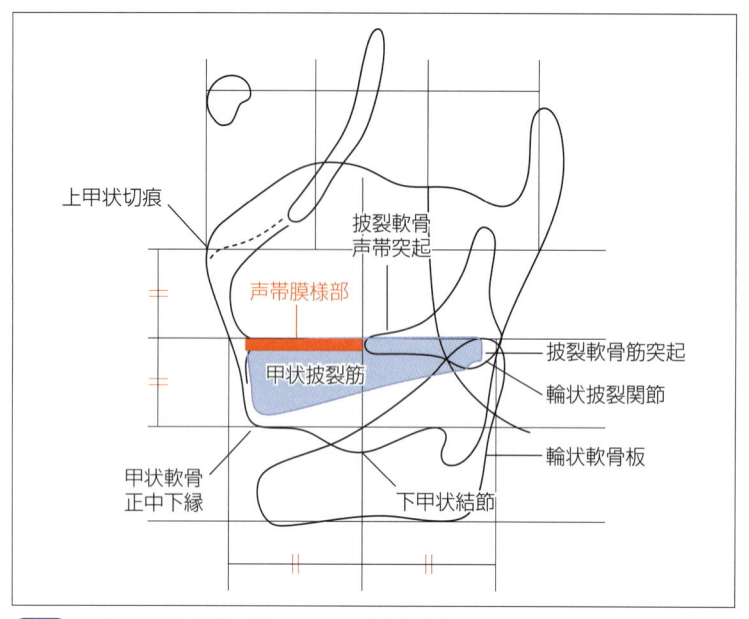

7章 喉頭のオフィスサージャリー

図1 甲状軟骨形成術 I 型のための臨床解剖

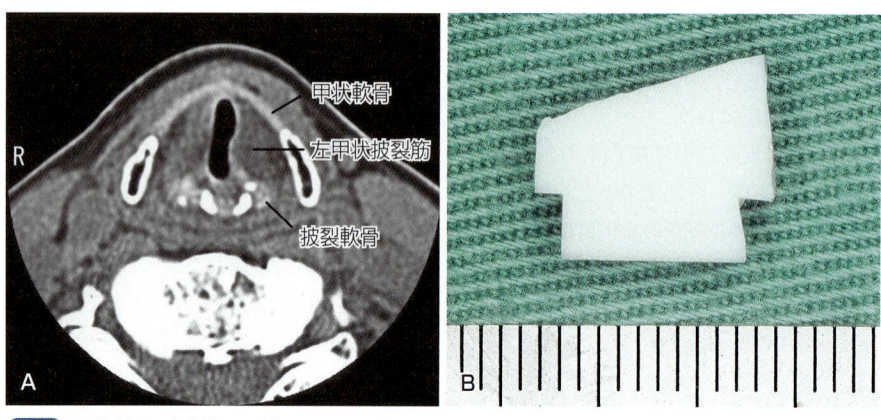

図2 甲状軟骨形成術 I 型（シリコンブロック使用）の術前準備
A：声門部の水平断 CT（左反回神経麻痺例）．
B：術前に作製したシリコンブロック．術中にトリミングできるように少し大きめのブロックを作製する．

　術前にCT（図2A）上で計測を行い，挿入するシリコンブロック（図2B）を作製しておく．
　0.5％キシロカイン®（20万倍アドレナリン含有0.5％リドカイン）で前頸部皮膚と皮下組織に局所浸潤麻酔を行う．局所麻酔では術中に患者の声のモニターができる．
　皮膚切開（図3A）は，声帯レベル（上甲状切痕と甲状軟骨正中下縁の中点）で，正中より少し健側から患側の胸鎖乳突筋前縁まで水平切開を加える．

　左右の胸骨舌骨筋を正中で左右に分け，患側の甲状軟骨板を明視下におく．患側の胸骨舌骨筋を切断し，甲状軟骨板を明視下においでもよい（図3B）．この場合は手術終了時に，切断した胸骨舌骨筋は縫合する．
　甲状軟骨板の開窓予定部位を含めて外軟骨膜を剥離する（図3C）．

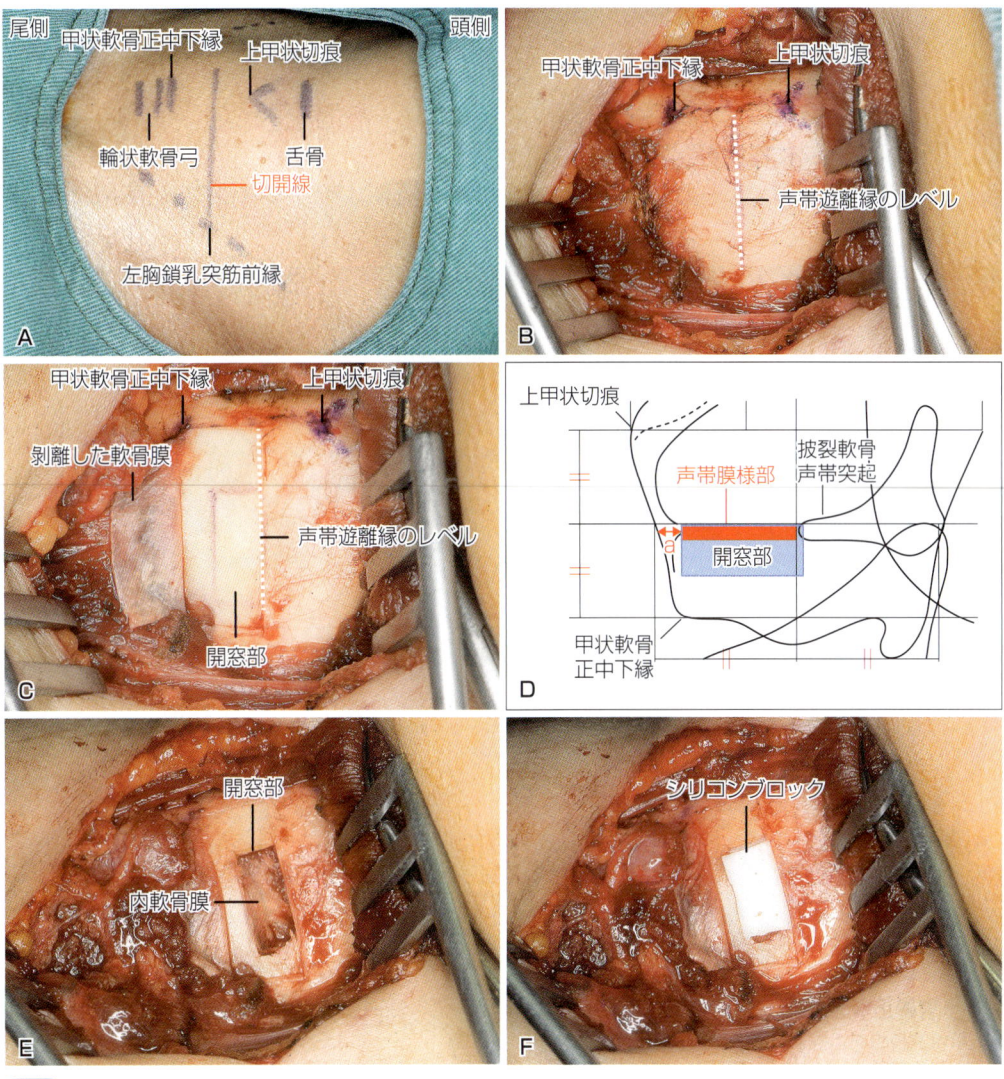

図3 甲状軟骨形成術Ⅰ型（シリコンブロック使用）
A：皮膚切開線．
B：甲状軟骨板を明視下におく．
C：甲状軟骨板の外軟骨膜を剝離し，開窓部をデザインする．
D：開窓部デザインのための臨床解剖．a：甲状軟骨正中から開窓部前縁までの距離．
E：内軟骨膜を保存して，甲状軟骨板を開窓する．
F：内軟骨膜を剝離して，開窓部からシリコンブロックを挿入する．

甲状軟骨板の開窓

　開窓部をデザインする．上甲状切痕と甲状軟骨正中下縁の中点が前交連に相当する．次にその点から甲状軟骨下縁に平行に線を引いたレベルが，声帯遊離縁のレベルである（図3C, D）．開窓部の前縁（図3Da）は甲状軟骨の正中から5〜10 mmであるが，個々の症例で喉頭の大きさが異なるのでCT（図2A）で実測して決定するとよい．披裂軟骨を正中に固定する場合は，甲状軟骨の開窓部を後方へ拡大する．

　甲状軟骨板をメスで切開し開窓する（図3E）．この際に内軟骨膜を損傷しないように慎重に切断する．甲状軟骨板が骨化している場合は，ダイヤ

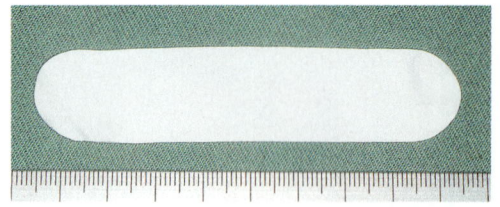

図4 ゴアテックス（GORE-TEX）®

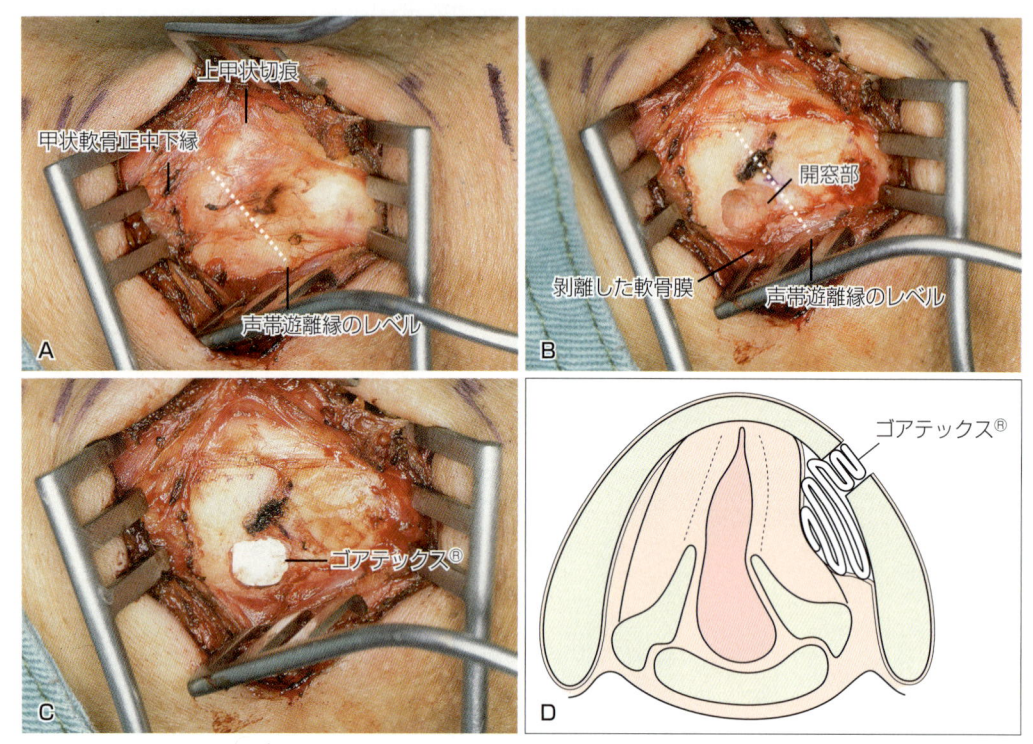

図5 声帯正中固定術（ゴアテックス® 使用）
A：甲状軟骨板を明視下におく．
B：甲状軟骨板の外軟骨膜を剥離し，開窓部をデザインし，内軟骨膜を保存して，甲状軟骨板をダイヤモンドバーで開窓する．
C：内軟骨膜を剥離して，開窓部からゴアテックス® を挿入する．
D：声帯膜様部を幅広く内方へ圧迫するように，短冊状に折り重ねてゴアテックス® を挿入する．

モンドバーで開窓する．

甲状軟骨板の内軟骨膜の剥離

開窓部周囲の甲状軟骨板の内軟骨膜を，耳科手術用の小さな鋭匙などを用いて剥離する．剥離の範囲が狭いとシリコンブロックが十分挿入できず，声帯の内方移動が不十分になる．

シリコンブロックの挿入と固定

剥離子などで内軟骨膜と声帯を内方に圧迫・移動させ，患者に発声させ音声が改善することを確認する．シリコンブロックを開窓部から挿入し（図3F），ナイロン糸で軟骨に縫合固定する．甲状軟骨板の外軟骨膜を元の位置に戻し，シリコンブロックと開窓部を覆うように縫合する．

3 声帯正中固定術（ゴアテックス® 使用）

甲状軟骨形成術Ⅰ型・声帯正中固定術の充填

材料には，シリコンブロック(図2B)，水酸化アパタイト(アパセラム®)，ゴアテックス(GORE-TEX)®(図4)などが使用されている．

甲状軟骨板の開窓

患側の甲状軟骨板を明視下におく(図5A)．甲状軟骨板の開窓予定部位を含めて外軟骨膜を剝離する(図5B)．

声帯遊離縁のレベルを想定し(図5A, B)開窓部をデザインする．開窓部が大きすぎるとゴアテックス®の固定が得にくいため，必要最小限の大きさで甲状軟骨板を開窓する．個々の症例で喉頭の大きさが異なるので，開窓部の位置はCTで実測して決定するとよい．

甲状軟骨板をメスで切開し開窓する．この際に内軟骨膜を損傷しないように慎重に切断する．甲状軟骨板が骨化している場合は，ダイヤモンドバーで開窓する(図5B)．

甲状軟骨板の内軟骨膜の剝離

開窓部周囲の甲状軟骨板の内軟骨膜を，耳科手術用の小さな鋭匙などを用いて剝離する．剝離の範囲が狭いとゴアテックス®が十分挿入できず，声帯の内方移動が不十分になる．

ゴアテックス®の挿入と固定

剝離子などで内軟骨膜と声帯を内方に圧迫・移動させ，患者に発声させ音声が改善することを確認する．声帯膜様部を幅広く内方へ圧迫するように，短冊状に折り重ねてゴアテックス®を挿入する(図5D)．声帯後部に厚めに折り重ねて挿入する．

甲状軟骨板の外軟骨膜を元の位置に戻し，ゴアテックス®と開窓部を覆うように縫合する．

文献

1) Isshiki N. Phonosurgery. Theory and Practice. Tokyo：Springer-Verlag；1989.
2) 一色信彦．喉頭機能外科—とくに経皮的アプローチ．京都：京都大学医学部耳鼻咽喉科同窓会；1977.
3) 佐藤公則．音声外科のための臨床解剖．村上泰監修．イラスト手術手技のコツ　耳鼻咽喉科・頭頸部外科　咽喉頭頸部編．東京：東京医学社；2005. p.223-6.
4) 佐藤公則．喉頭の立体解剖—大切片連続段階標本による研究．耳鼻 1987；33(補1)：153-82.

5 喉頭枠組み手術：甲状軟骨形成術Ⅱ型

手術のポイント

- 声帯の緊張は保ちつつ両側声帯間に効果的な間隙を生ずるように，甲状軟骨を左右に離断・開大する．
- 前交連周囲，すなわち甲状軟骨正中後面の臨床組織解剖学的特徴に留意し，前交連腱の正中で甲状軟骨を離断・開大し，声帯の緊張は保ちつつ適切な位置に両声帯を外方移動させるように手術操作を慎重に行う．
- 声帯遊離縁のレベルでは，前交連腱の正中で甲状軟骨を離断・開大し，左右の声帯粘膜の前部（前黄斑）が前交連腱を介して甲状軟骨に付着した状態で甲状軟骨を開大することが重要である．すなわち前交連腱を甲状軟骨の後面から剥離してはいけない．
- 声帯遊離縁直上（喉頭室）のレベルでは，甲状軟骨正中後面は薄い喉頭内腔粘膜に覆われているだけである．喉頭内腔の粘膜を誤って穿孔させる可能性があり注意が必要である．

内転型痙攣性発声障害に対する手術の一法として，前交連を開大し両側声帯を外方へ移動させる甲状軟骨形成術Ⅱ型の有用性をIsshikiは報告している[1-3]．甲状軟骨形成術Ⅱ型は，甲状軟骨を正中で切開・離断し両外側へ開大することによって前交連を開大し，声帯を外方へ移動させることによって過度の声門閉鎖による音声障害を改善させる手術法である[1-3]．

1 甲状軟骨形成術Ⅱ型のための臨床解剖（図1，図2）

甲状軟骨の正中矢状断（図1）では，甲状軟骨正中部の後面には，膠原線維から成る線維性結合組織が分布している．線維性結合組織の上方は上甲状切痕のレベルに始まり，下方は声帯遊離縁より3〜5mm下まで存在し，その全長は9〜11mmである．上甲状切痕のレベルと甲状軟骨の正中部下1/4では内軟骨膜が存在するが，線維性結合組織が甲状軟骨に付着する部（甲状軟骨の正中上3/4）では，線維性結合組織の膠原線維は甲状軟骨の軟骨基質と直接結合しており，同部に内軟骨膜は存在しない（図1，図2）[4,5]．甲状軟骨の上1/4と下中1/4の高さでは線維性結合組織の厚さが厚くなっている（図2）．甲状軟骨の上1/4では線維性結合組織は甲状喉頭蓋靱帯に連続しており，甲状軟骨の下中1/4の高さではその一部が前交連腱（anterior commissure tendon）を形成している（図2）[4,5]．

上甲状切痕直下のレベル（図2A）では，甲状軟骨正中後面に内軟骨膜はないが，同部では線維性結合組織の幅が広く厚い．甲状喉頭蓋靱帯が線維性結合組織を介して甲状軟骨に付着している[4,5]．

声帯遊離縁直上（喉頭室）のレベル（図2B）では，甲状軟骨正中後面に内軟骨膜が存在せず，線維性結合組織の幅は狭く薄い．甲状軟骨正中後面は，薄い喉頭内腔粘膜（厚さは1mm以下）で覆われている[4,5]．このレベルでは甲状軟骨が喉頭内腔に最も近い．

声帯のレベル（図2C, D）では，線維性結合組織の幅は約3mmと幅が広く，厚い構造であり，いわゆる前交連腱を形成している[4,5]．同部に内軟骨膜は存在しない．前黄斑が前交連腱を介して甲状軟骨に付着している．

声帯下面に行くに従って，線維性結合組織の幅は狭く薄くなる．声帯遊離縁直下のレベル（図2E）では，弾性円錐（conus elasticus）が線維性結合組織を介して甲状軟骨に付着しており，

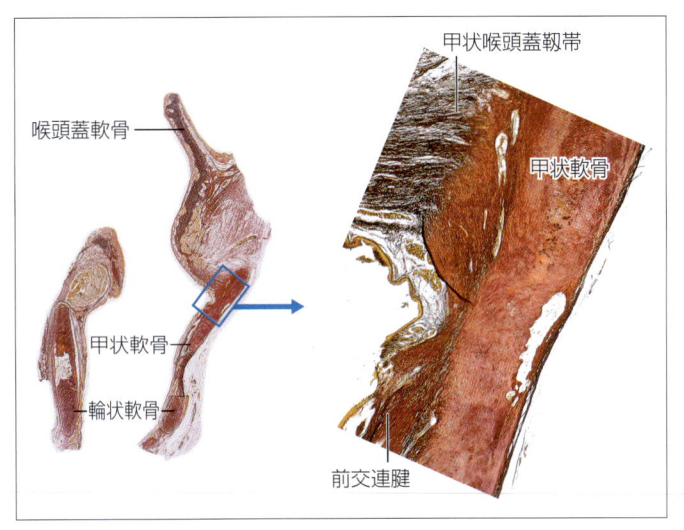

図1 甲状軟骨正中後面・前交連周囲の組織解剖
正中矢状断標本，Elastica van Gieson染色．

同部に内軟骨膜は存在しない[4,5]．

声門下に行くにつれて線維性結合組織は漸次消失し，甲状軟骨正中部の後面にも内軟骨膜が存在する（図2 F）[4,5]．

2 甲状軟骨形成術Ⅱ型（チタンブリッジ使用）

0.5％キシロカイン®（20万倍アドレナリン含有0.5％リドカイン）で前頸部の皮膚と皮下組織の局所浸潤麻酔を行う．

声帯レベル（甲状軟骨正中部のほぼ中央の高さ）[3-6]で頸部の皮膚に水平切開を加える．

左右の胸骨舌骨筋を正中で左右に分け，甲状軟骨正中部を明視下におく．

甲状軟骨形成術Ⅱ型を成功させる鍵は甲状軟骨正中部を離開する手術操作である[5,7]．

甲状軟骨正中部の切開・離断

甲状軟骨正中部の上端（上甲状切痕）と下端から甲状軟骨正中部の軟骨を声帯レベル（甲状軟骨正中部のほぼ中央の高さ）に向かって切開・離断していく．

上甲状切痕直下のレベルでは，甲状軟骨正中後面に内軟骨膜はないが，同部では線維性結合組織の幅が広く厚いため，手術操作による影響は問題になりにくい[5]．

甲状軟骨正中下1/4の部のレベルでは，甲状軟骨正中後面に内軟骨膜が存在する．しかし声帯レベルに向かうにしたがって甲状軟骨正中後面の内軟骨膜が消失することに注意が必要である[5]．

声帯遊離縁直上（喉頭室）のレベルでは，甲状軟骨正中後面に内軟骨膜が存在せず，甲状軟骨正中後面の線維性結合組織は，薄い喉頭内腔粘膜で直接覆われている[5]．甲状軟骨を正中で切開・離断する際に切開が深すぎたり，離断した甲状軟骨を両外側へ開大する操作で喉頭内腔の粘膜を誤って穿孔する（図3 A）可能性があり注意が必要である[5]．喉頭内腔粘膜の穿孔をきたした場合は，前頸筋弁で被覆し閉鎖する．

声帯遊離縁のレベルでは，前交連腱の正中で甲状軟骨を離断・開大し，声帯の緊張は保ちつつ適切な位置に両声帯を外方移動させることが大切である[5,7]．左右の声帯粘膜の前部（前黄斑）は前交連腱を介して甲状軟骨に付着することで声帯の緊張を保っている（図2 C, D）．したがって左右の声帯粘膜の前部（前黄斑）が前交連腱を介して甲状軟骨に付着した状態で甲状軟骨を開大する（図3 B）ことが大切である[5,7]．注意すべきことは，前交連腱を甲状軟骨後面から剝離しないこと

247

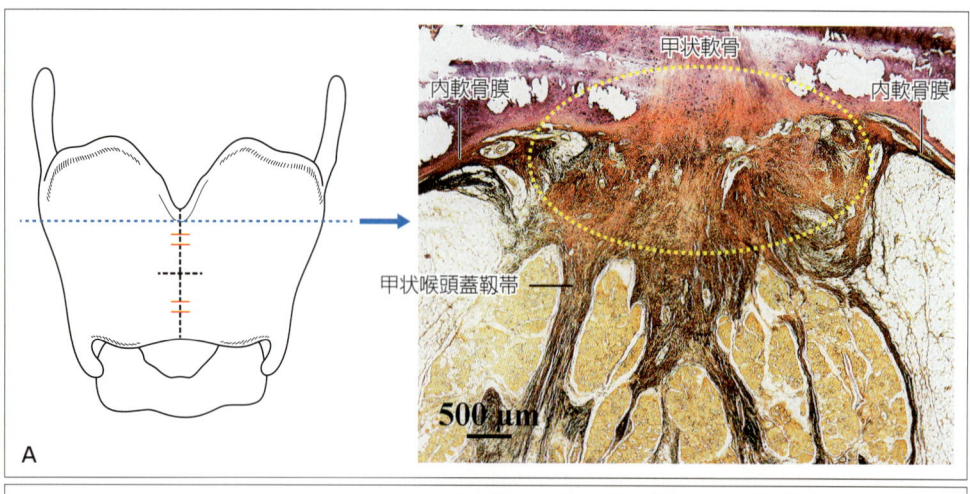

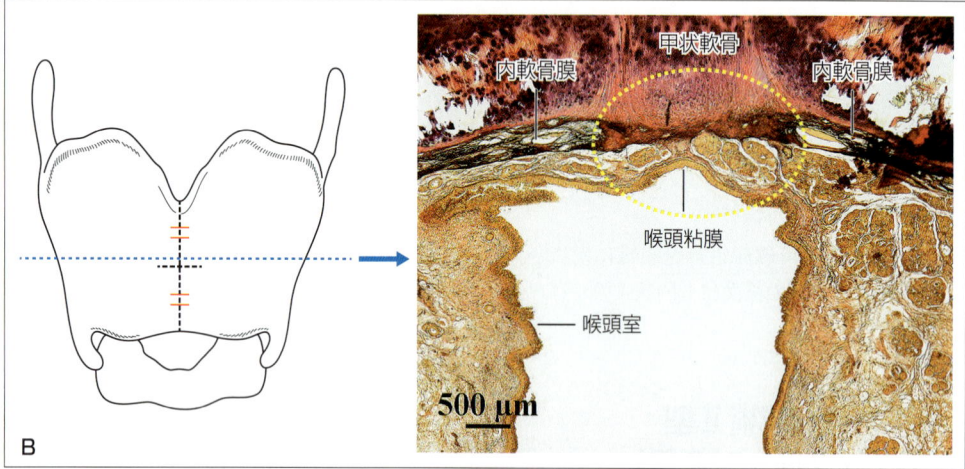

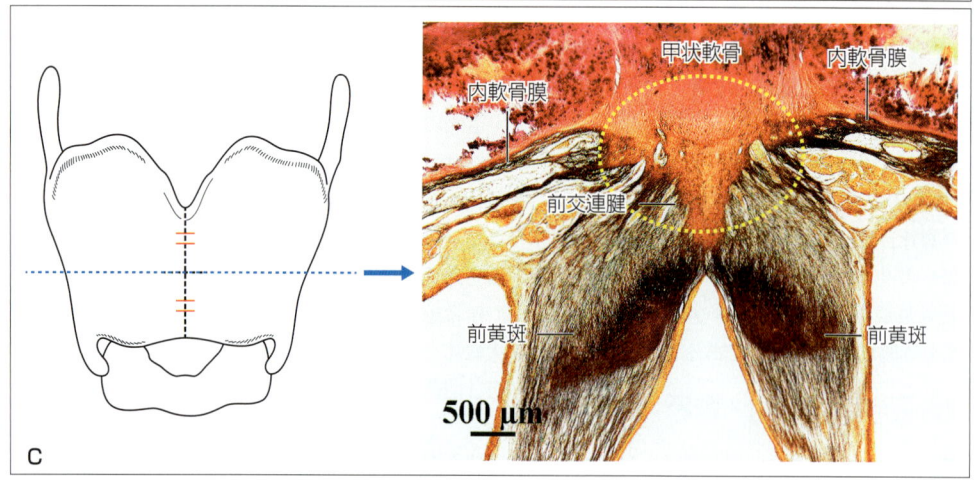

図2 甲状軟骨正中後面・前交連周囲の組織解剖
水平断連続段階標本，Elastica van Gieson 染色．
甲状軟骨正中後面に線維性結合組織を認める（黄色点線丸印）．
A：上甲状切痕直下のレベル．
B：声帯遊離縁直上（喉頭室）のレベル．
C：声帯遊離縁のレベル．

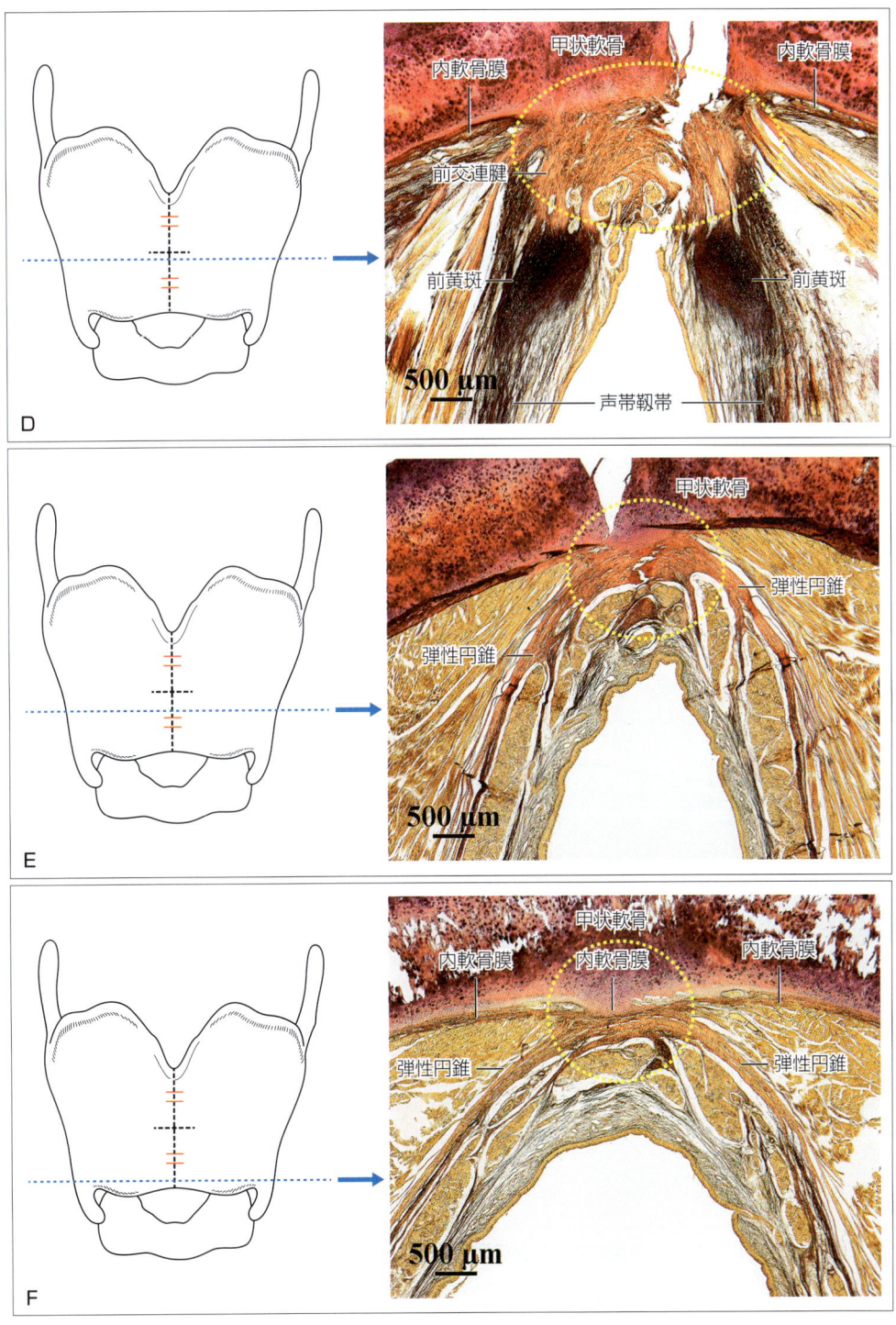

D：声帯のレベル．
E：声帯直下のレベル．
F：声門下のレベル．

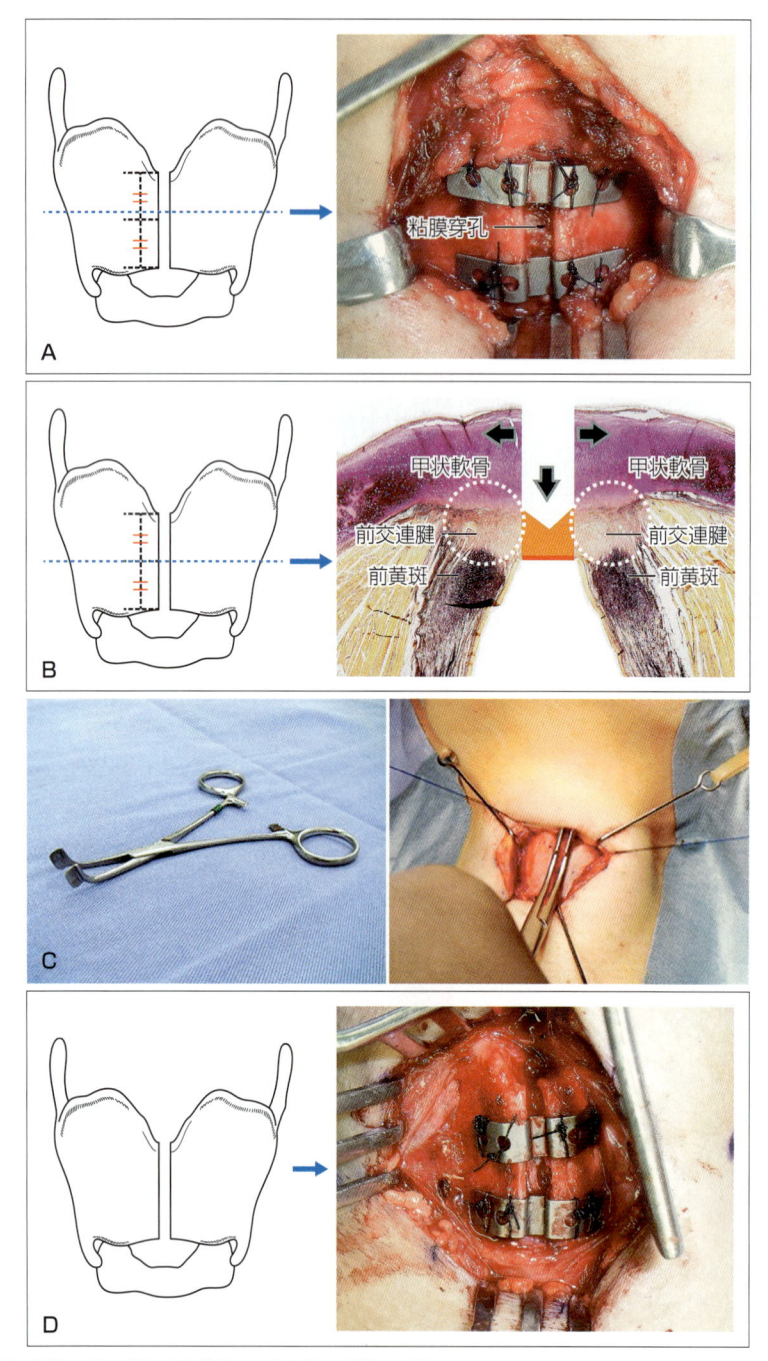

図3 甲状軟骨形成術Ⅱ型の際の甲状軟骨正中部の離断・開大

A：声帯遊離縁直上（喉頭室）のレベルでは，喉頭内腔の粘膜を誤って穿孔する可能性があり注意が必要である．
B：声帯遊離縁のレベルでは，前交連腱の正中で甲状軟骨を離断・開大し，左右の声帯粘膜の前部（前黄斑）が前交連腱を介して甲状軟骨に付着した状態（白色点線丸印）で甲状軟骨を開大することが重要である．決して前交連腱を甲状軟骨後面から剝離してはいけない．
C：甲状軟骨形成術Ⅱ型専用のスプレッダー（左）で甲状軟骨正中部を開大する際は，前交連の前交連腱と前交連直上の喉頭内腔粘膜を損傷しないように，上甲状切痕直下で開大操作を行う．（松島康二ほか．喉頭 2014；26：6-11[7]）
D：声門上と声門下のレベルでチタンブリッジを挿入し，甲状軟骨正中部を開大する．
（A，D：久留米大学梅野博仁教授のご厚意による，C：松島康二先生のご厚意による）

である(図3B)[5,7]．声帯遊離縁レベルでは甲状軟骨正中部の内軟骨膜が存在しないことを念頭におき，幅約3 mmの前交連腱を正中で裂くように甲状軟骨を両外側へ開大することが重要である[5,7]．

甲状軟骨正中部の開大（チタンブリッジの挿入）

甲状軟骨正中部を開大し，患者に発声させ音声が改善する開大位置を確認する．この操作には専用のスプレッダー(図3C)が有用である[7,8]．

適切な開大位置に応じたチタン製の特性スペーサー（チタンブリッジ）[7,8]を声門上と声門下のレベルで挿入し，ナイロン糸で固定する．

文献

1) Isshiki N, et al. Midline lateralization thyroplasty for adductor spasmodic dysphonia. Ann Otol Rhin Laryngol 2000；109：187-93.
2) Isshiki N. Phonosurgery. Theory and Practice. Tokyo：Springer-Verlag；1989.
3) 一色信彦．喉頭機能外科—とくに経皮的アプローチ．京都：京都大学医学部耳鼻咽喉科同窓会；1977.
4) 佐藤公則．喉頭の立体解剖—大切片連続段階標本による研究．耳鼻 1987；33（補1）：153-82.
5) 佐藤公則ほか．甲状軟骨形成術Ⅱ型成功のための前交連周囲の臨床組織解剖．喉頭 2014；26：1-5.
6) 佐藤公則．音声外科のための臨床解剖．村上泰監修．イラスト手術手技のコツ　耳鼻咽喉科・頭頸部外科　咽喉頭頸部編．東京：東京医学社；2005．p.223-6.
7) 松島康二ほか．甲状軟骨形成術Ⅱ型成功のための前交連周囲の手術手技　喉頭 2014；26：6-11.
8) Isshiki N, et al. Type 2 thyroplasty for spasmodic dysphonia：fixation using a titanium bridge. Acta Otolaryngol 2004；124：309-12.

6 喉頭軟骨骨折整復固定術

> **手術のポイント**
> - 喉頭外傷の新鮮例は，初期の適切な治療がその後の経過を大きく左右する．適切な治療が行われていないと，後日喉頭の瘢痕狭窄をきたしたり，音声障害が改善せず治療に難渋する場合がある．
> - 喉頭外傷では，病態に応じた計画的な治療が必要である．治療の目的は気道の修復のみではなく，音声機能の回復にもあることを忘れてはならない．
> - 喉頭軟骨骨折に対する観血的手術の適応は，軟骨骨折の種類，気道の修復の点からのみではなく，音声機能の回復という点からも決定されるべきである
> - 声門を中心とした喉頭軟骨の三次元的構造，すなわちvoice box(喉頭)の枠組みを元の位置に整復し固定することが，術後に気道狭窄，音声障害をきたさないコツである．

喉頭外傷は新鮮例と陳旧例に大きく分類され，治療法もそれぞれで異なる．受傷直後の新鮮例では気道の確保が第一であり，その後は二次的に起こってくる瘢痕狭窄の予防が大切である．

外損傷による喉頭外傷の新鮮例は日常臨床で頻回に遭遇する疾患ではない．しかし，初期の適切な診断と治療がその後の経過を大きく左右する．喉頭外傷は症例ごとに治療法が異なる．適切な治療がなされていないと，後日喉頭の瘢痕狭窄をきたしたり，音声障害が改善せず治療に難渋する場合がある[1]．

1 喉頭外傷新鮮例の治療

喉頭外傷新鮮例の治療の原則[2,3]は，①気道の確保，必要に応じて気管切開，②保存的にはステロイドと抗菌薬の投与，③粘膜組織の温存と一次的創閉鎖，④軟骨骨折の一次的な整復と固定である．

2 喉頭軟骨骨折に対する観血的手術の適応

喉頭外傷による喉頭軟骨骨折のうち輪状軟骨は，気道の瘢痕狭窄をきたしやすい．甲状軟骨骨折は，音声障害と気道の瘢痕狭窄の両方をきたすが，外傷が軽度でも音声障害をきたしやすい．

喉頭の軟骨骨折に対する観血的手術の適応に関しては，単発骨折か多発骨折か，偏位骨折か不偏位骨折かで意見が分かれる．Schaefer and Close[4]は多発骨折あるいは偏位骨折に対しては手術，単発骨折あるいは不偏位骨折に対しては保存的治療としている．

しかし喉頭の軟骨骨折，特に甲状軟骨骨折に対する観血的手術の適応は，軟骨骨折の種類だけではなく，音声機能に影響を与える骨折かどうかにより決定されるべきである[5]．

単発骨折であってもごくわずかな偏位を伴う甲状軟骨骨折，あるいは不偏位骨折であっても発声時の甲状軟骨板の変形が音声障害の一因になっていると考えられる甲状軟骨骨折に対しては，観血的手術を行い，軟骨の整復固定を行うべきである[5]．

3 喉頭軟骨骨折整復固定術

術前に喉頭軟骨骨折の部位を正確に診断しておく（図1）．

0.5％キシロカイン®（20万倍アドレナリン含有0.5％リドカイン）で前頸部皮膚と皮下組織に局

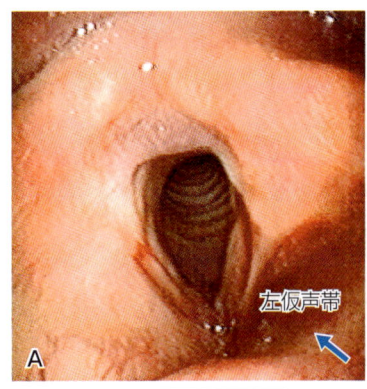

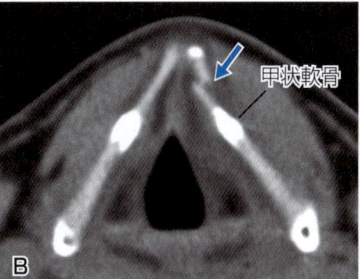

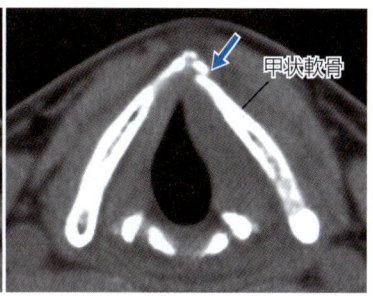

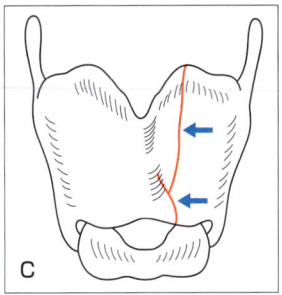

図1 左甲状軟骨板骨折
A：内視鏡では左仮声帯に粘膜(上皮)下出血を認める(矢印).
B：喉頭の水平断 CT では左甲状軟骨板の偏位骨折を認める(矢印).
C：術前に喉頭軟骨の骨折部位(矢印)を正確に診断しておく.

所浸潤麻酔を行う．局所麻酔では術中に患者の声をモニターできる．

コツ

喉頭軟骨骨折の見つけ方

1．触診による圧痛

喉頭軟骨骨折の理学的所見として触診による圧痛は重要である．喉頭軟骨の触診を入念に行う．圧痛があれば骨折がある可能性が高い[1]．

2．粘膜(上皮)下出血

粘膜(上皮)下出血部位外側の喉頭軟骨に骨折がある可能性がある(図1A)[1]．

3．CT 検査

粘膜裂傷がない喉頭軟骨骨折も CT で正確に診断できる(図1B)．

4．術中は軟骨膜を剥離する

大きな偏位がない軟骨骨折では，肉眼上軟骨膜は損傷していないことが少なくない．術中に軟骨膜を剥離しなければ，骨折線を確認できない．術前に予想した軟骨骨折線を囲むように軟骨膜を剥離し，骨折線を明視下におく．

甲状軟骨骨折の皮膚切開(図2A)は，声帯レベル(上甲状切痕と甲状軟骨正中下縁の中点)で，正中より少し健側から患側の胸鎖乳頭筋前縁まで水平切開を加える．輪状軟骨骨折の皮膚切開は，輪状軟骨レベルで，正中より少し健側から患側まで水平切開を加える．

左右の胸骨舌骨筋を正中で左右に分け，患側の喉頭を明視下におく．患側の胸骨舌骨筋を切断し，喉頭を明視下においてもよい(図2B)．この場合は手術終了時に，切断した胸骨舌骨筋は縫合する．

喉頭軟骨の骨折部位を囲むように外軟骨膜を切開・剥離する(図2B)．

偏位した軟骨を整復し，ワイヤーで軟骨骨折を縫合する(図2C)．

剥離していた軟骨膜を元に戻し縫合する(図2D)．

前頸部の皮下組織と皮膚を layer to layer に縫合する．

4 喉頭軟骨縫合のコツ

喉頭軟骨の骨折を整復固定する際に，下記の点

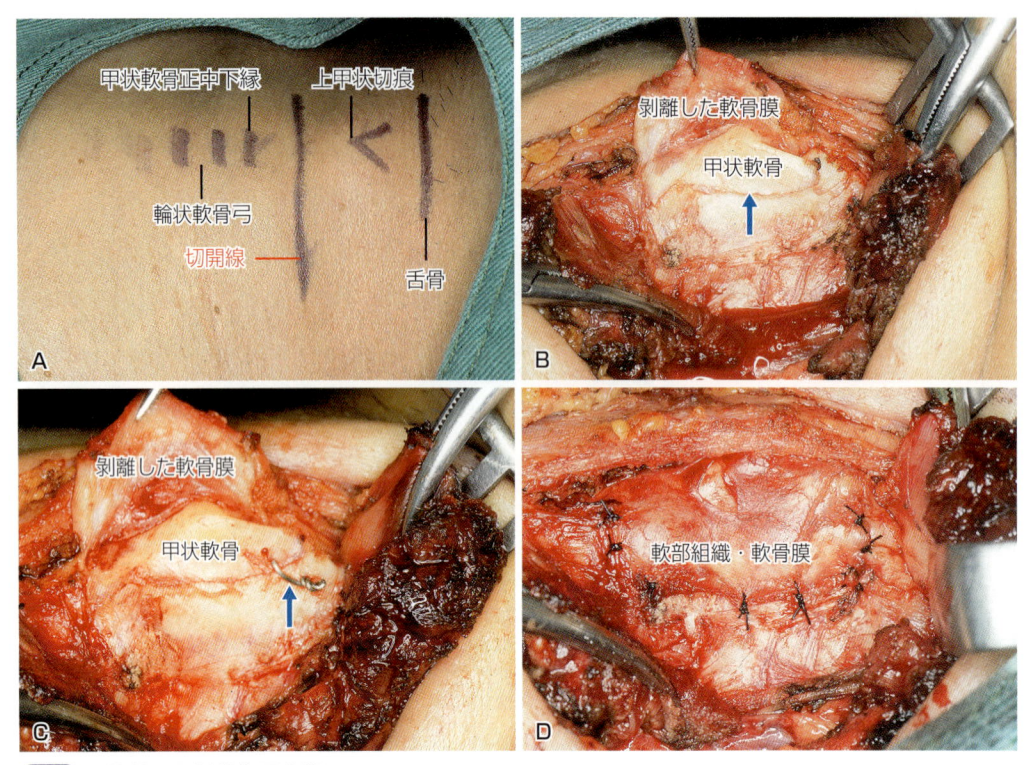

図2 甲状軟骨骨折整復固定術

A：皮膚切開線．
B：外軟骨膜の切開・剝離．甲状軟骨板を明視下におき，術前に予想した軟骨骨折線を囲むように軟部組織と外軟骨膜を切開・剝離し，骨折線（矢印）を明視下におく．
C：軟骨骨折の縫合．偏位した軟骨を整復し，軟骨骨折を縫合する（矢印）．この症例ではチタンワイヤーを用い，左回しで締めた．
D：軟骨膜の縫合．剝離していた軟部組織と軟骨膜を元に戻し縫合する．この症例では，高音域の発声障害（声域：82〜196 Hz）が術前にあったが，術後声域は65〜349 Hzと改善した．

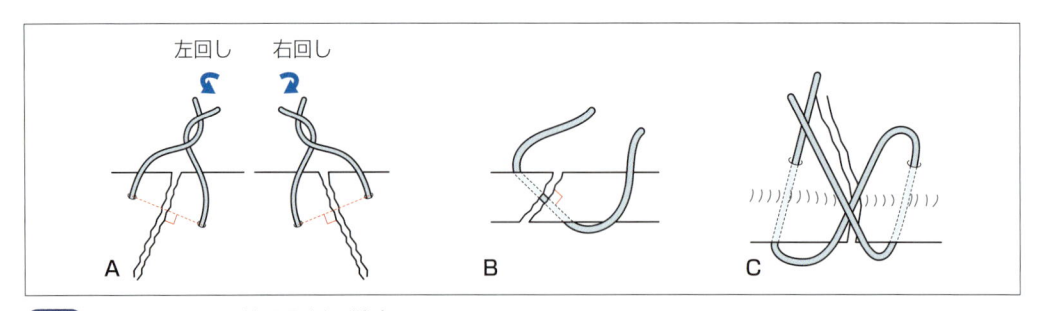

図3 ワイヤーによる軟骨骨折の縫合

A：単一軟骨縫合．小孔は，骨折線を挟んで骨折線に直角になるように配置する．軟骨が偏位しない方向にワイヤーを回し捻り（左回し，右回し）締める．
B：単一軟骨縫合．骨折面に直角になるように小孔を作製する．
C：8の字軟骨縫合．軟骨縁の軟骨縫合は，8の字縫合を行うと強固な固定が得られる．

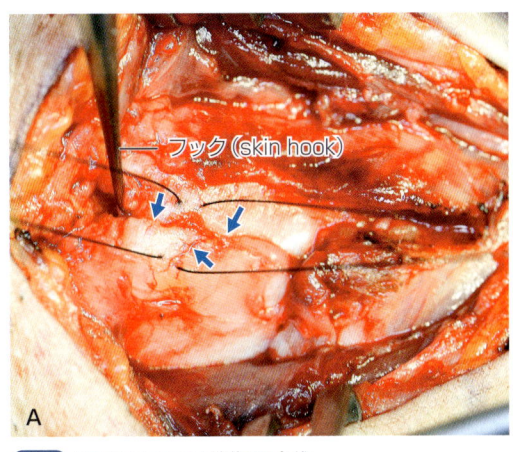

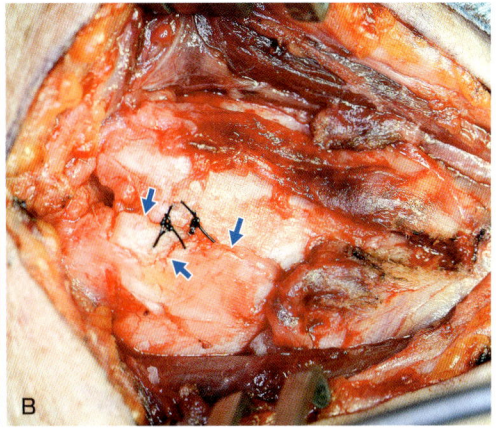

図4 甲状軟骨骨折整復固定術
多発・偏位骨折（矢印）では，偏位した軟骨片をフック（skin hook）で整復しながら，丁寧にナイロン糸で縫合するのも一法である．

に注意する必要がある．

1. 声門を中心とした喉頭軟骨の三次元構造，すなわち voice box（喉頭）の枠組みを元の位置に整復し固定することが，術後に音声障害，気道狭窄をきたさないコツである．

2. ワイヤーによる軟骨縫合が簡便である．

3. 軟骨縫合の部位は，軟骨の偏位が大きく，周囲に重要な組織がない部位を選ぶ．ワイヤーを通す小孔は，骨折線を挟んで骨折線に直角になるように配置する（図3A）．ワイヤーを捻る方向（左回し，右回し）は，軟骨が変位しない方向に回して締める（図3A）．

4. 喉頭軟骨が厚い部で骨折面が斜めになっている場合は，骨折面に直角になるように小孔を作製する（図3B）．

5. 軟骨縁の軟骨縫合は，8の字縫合を行うと強固な固定が得られる（図3C）．

6. ワイヤーを締める際に，締めすぎると喉頭軟骨が断裂する．整復固定が得られる最小限の力でワイヤーを固定する．

7. 締めたワイヤーの断端は，周囲の組織に影響を与えないような位置に曲げておく．

8. 多発・偏位骨折，小さな軟骨骨折片はワイヤーによる軟骨縫合が難しい場合がある．偏位した軟骨片をフック（skin hook）で整復しながら，丁寧にナイロン糸で縫合するのも一法である（図4）．

文献

1) 佐藤公則．鈍的頸部外傷の初期対応．耳・鼻・のどのプライマリケア．東京：中山書店；2014. p.277-81.
2) 栗田茂二朗ほか．喉頭気管外傷の臨床統計的観察―特に新鮮例の取り扱い．耳鼻臨床 1979；72：41-9.
3) 佐藤公則ほか．喉頭気管外傷新鮮例の臨床統計と治療．耳鼻臨床 1993；補62：67-76.
4) Schaefer SD, Close LG. Acute management of laryngeal trauma. Update. Ann Otol Rhinol Laryngol 1989；98：98-104.
5) 佐藤公則．喉頭外傷（甲状軟骨骨折）新鮮例―特に観血的手術の適応．喉頭 2001；13：56-60.

8章

気管・食道・頸部の
オフィスサージャリー

1 気管孔開大術，閉鎖術

手術のポイント

- 気管孔周囲の肉芽除去術には電気メスを用いる．
- 気管孔開大術は，狭窄した気管孔周囲の皮膚を切開し，皮下組織の剥離を十分行い，気管孔を再度縫合する際に皮膚に緊張がかからないようにする．気管孔周囲の皮膚と気管壁の瘢痕組織を除去し，気管壁を皮膚で覆うように縫合すると再狭窄が予防できる．
- 気管孔(気管開窓)閉鎖術は，hinge-advancement flap 法を用いる．気管孔閉鎖の基本は，厚い組織で気管孔を何重にも閉鎖することである．

高齢化社会になり，疾病に伴う気管切開患者は増加している．
気管切開孔の管理に耳鼻咽喉科・頭頸部外科の介入が求められている．

1 気管孔手術の麻酔

0.5％キシロカイン®(20万倍アドレナリン含有 0.5％リドカイン)で，気管孔周囲の皮膚に局所浸潤麻酔を行う．咳嗽反射が起きないように気管孔から4％リドカインを気管に滴下し，気管の局所表面麻酔を行う．手術中は血液が気管に流入しないように気をつける．

2 気管孔周囲肉芽除去術

気管孔の周囲に肉芽が増生している例(図1 A)には，肉芽除去を行う．単に気管孔周囲の肉芽を除去するだけではなく，適切なカニューレ(種類，径，カフの有無)が使用されているか，気管カニューレの挿入法は適切かなどを検討し，肉芽の再発防止に努めなければならない．
気管孔周囲の肉芽組織を電気メス(混合モードあるいは切開モード)で切除する(図1 B，C)．メス先電極は先端が尖ったものを用いると，微細な手術操作ができる．

3 気管孔開大術

狭窄した気管孔より少し大きい気管カニューレを順次挿入することで気管孔を拡張できるが，根治的には観血的開大術を行う．
多くの例では気管孔周囲の組織が瘢痕を生じ気管孔が狭窄している(図2 A，図3 A)．気管孔周囲の瘢痕を除去する．Z形成術を行い気管孔の縫合線を延長する方法もあるが，以下の方法が簡便である．
狭窄した気管孔周囲の皮膚を切開し，気管孔周囲皮膚の皮下組織の剥離を行う(図2 A)．気管孔周囲の切開線に続く垂直切開あるいは水平切開を加えると皮下組織の剥離を行いやすい(図2 A)．皮下組織の剥離を十分行い，気管孔を再度縫合する際に皮膚に緊張がかからないようにすることが，再狭窄の予防で大切である．
気管孔周囲の皮膚と気管壁の瘢痕組織を除去する．
皮膚と気管粘膜を端々に縫合してもよいが，気管粘膜端あるいは気管軟骨端を皮膚で覆うように縫合すると再狭窄が予防できる(図2 B，図3 B)．

4 気管孔(気管開窓)閉鎖術

気管孔が必要ないにもかかわらず，気管切開孔が永久気管孔になっている例が気管孔閉鎖術の適応である．不必要な気管孔は早期に閉鎖する．

1　気管孔開大術，閉鎖術

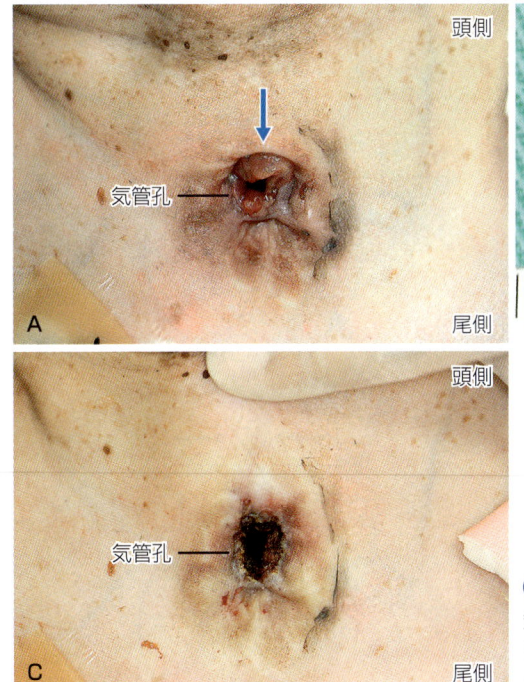

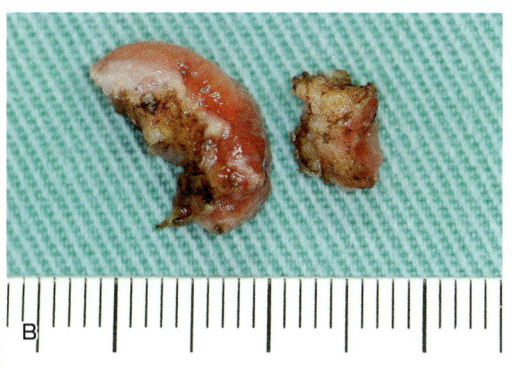

図1 気管孔周囲肉芽除去術
気管孔周囲に肉芽が増生し（A：矢印），気管孔が狭窄している．電気メスで肉芽を切除する（B）と，出血なく気管孔周囲の肉芽を切除できる（C）．

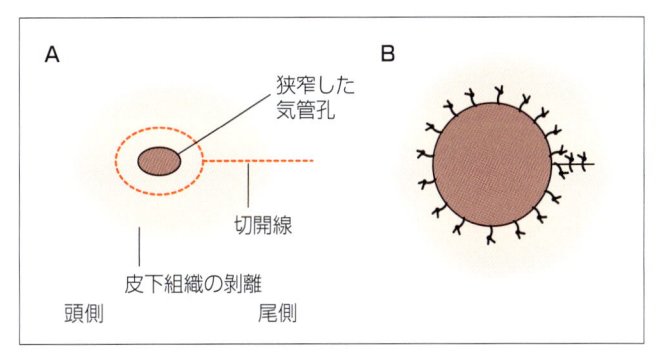

図2 気管孔開大術
狭窄した気管孔の周囲の皮膚を切開し，皮下組織の剝離を行う（A）．皮下組織の剝離を十分行い，気管孔を再度縫合する際に皮膚に緊張がかからないようにする．気管孔周囲の皮膚と気管壁の瘢痕組織を除去する．気管壁を皮膚で覆うように縫合すると再狭窄が予防できる（B）．

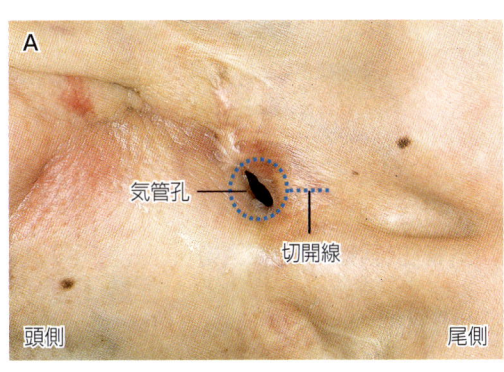

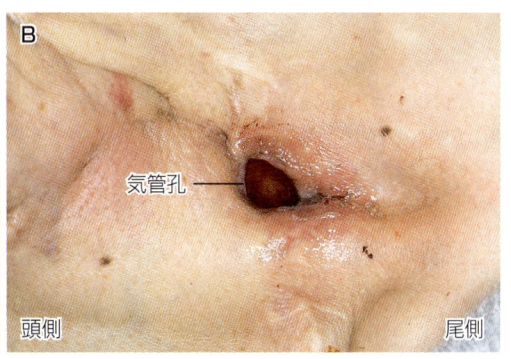

図3 気管孔開大術
A：喉頭全摘出術術後の気管孔狭窄．
B：術後気管孔は開大している．

259

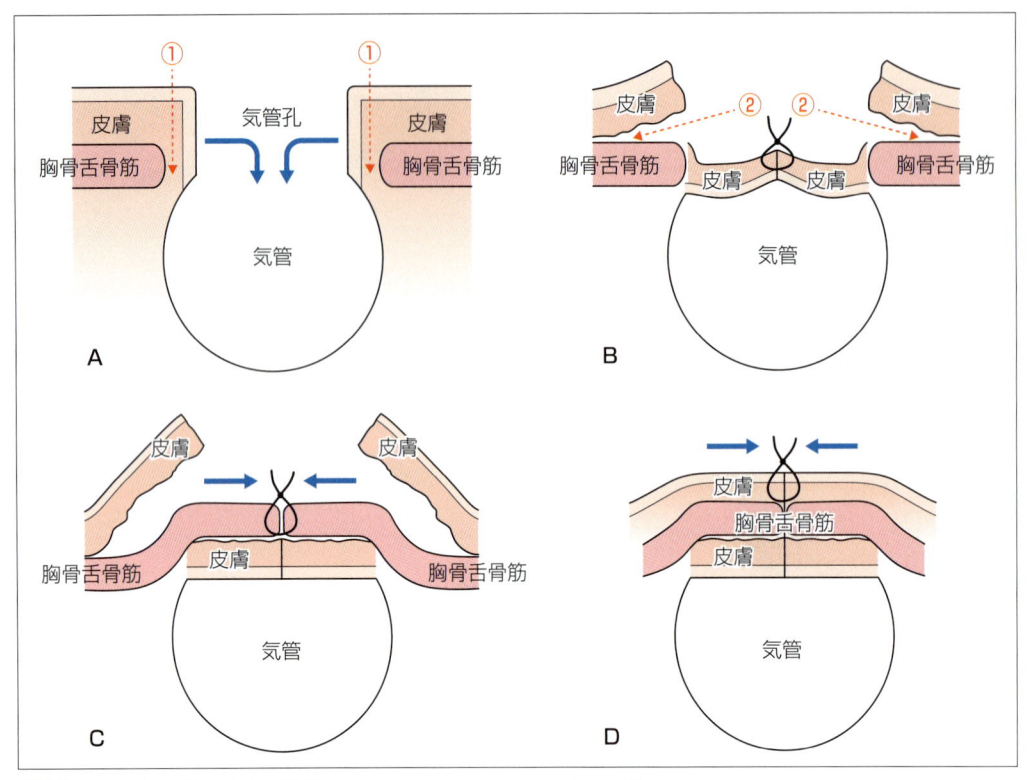

図4 気管孔(気管開窓)閉鎖術(hinge-advancement flap法)
A：気管孔周囲の皮膚を切開・剥離しhinge flapを作製する(①).
B：皮下組織を剥離してadvancement flapを作製する(②). hinge flapを翻転・縫合し，気管孔を閉鎖する. この際に縫合糸が気管内腔に出ないようにする.
C：さらに閉鎖したhinge flapを覆うように，左右の胸骨舌骨筋を正中で縫合する.
D：皮下組織と皮膚を伸展させ(advancement flap)，layer to layerに縫合する(層々縫合).

術前にファイバーで気管孔周囲の気道に狭窄がないかを確認する．またガーゼと紙絆創膏で気管孔を閉鎖し呼吸困難を起こさないことを確認する．

気管開窓になっている気管孔の閉鎖にはhinge-advancement flap法を用いる．気管孔周囲の皮膚に切開を加え，それに続く水平切開を行う(図4A，図5A，B)．

気管孔周囲の皮膚を剥離しhinge flapを作製する(図4A，図5C). hinge flapの血流を確保するため，なるべく厚い皮弁になるように作製する．また皮下組織を剥離(undermine)してadvancement flapを作製する(図4B，図5C)．皮下組織にカウンタートラクション(countertraction)をかけ，伸展した軟部組織を電気メスで切開する

と出血が少ない．

まずhinge flapを翻転・縫合し，気管孔を閉鎖する(図4B，図5D)．この際に縫合糸が気管内腔に出ないようにする．さらに閉鎖したhinge flapを覆うように，左右の胸骨舌骨筋を正中で縫

コツ

気管孔(気管開窓)閉鎖術

hinge-advancement flap法(図4，図5)で気管孔を閉鎖する．気管孔閉鎖の基本は，厚い組織で気管孔を何重にも閉鎖することである．このことにより強い声門下圧にも耐えられる．

1 気管孔開大術，閉鎖術

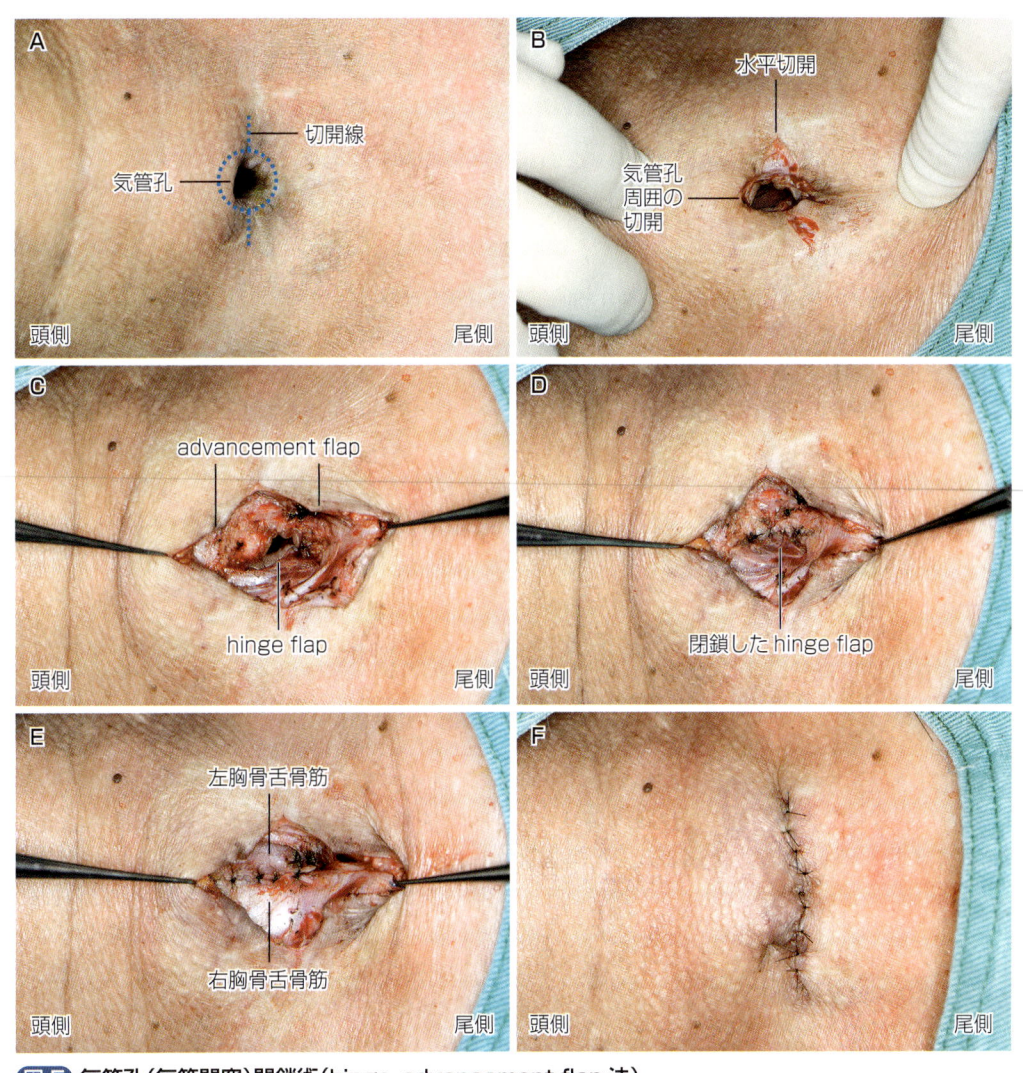

図5 気管孔(気管開窓)閉鎖術(hinge-advancement flap 法)
A：気管孔と切開線．
B：気管孔周囲の皮膚に切開を加え，それに続く水平切開を行う．
C：気管孔周囲の皮膚を剥離し hinge flap を作製する．また皮下組織を剥離して advancement flap を作製する．
D：hinge flap を翻転・縫合し，気管孔を閉鎖する．
E：閉鎖した hinge flap を覆うように，左右の胸骨舌骨筋を正中で縫合する．
F：皮下組織と皮膚(advancement flap)を layer to layer に縫合する(層々縫合)．

合する(図4C，図5E)．最後に皮下組織と皮膚を伸展させ(advancement flap)，layer to layer に縫合する(層々縫合)(図4D，図5F)．

261

2 頸部良性腫瘍・リンパ節摘出術

手術のポイント

- 頸筋膜の浅葉より浅い部位にある比較的小さな腫瘍がオフィスサージャリーの適応になる.
- 頸部のどの層に腫瘍があるのか，その周囲にどのような血管と神経が走行しているのかを術前に検討しておく.
- 腫瘍が存在する層で腫瘍を明視下におき，腫瘍周囲を剥離し腫瘍を摘出する．術中は止血を確実に行う.
- リンパ節摘出術ではリンパ節周囲のリンパ管を丹念に結紮して切離する.
- 腫瘍・リンパ節摘出後は，死腔をきたさないように埋没縫合を行い，layer to layer に縫合する．必要であればドレーンを挿入する.

　頸筋膜（頸部の深層筋膜）の浅葉より浅い部位にある，比較的小さな腫瘍がオフィスサージャリーの適応になる．頸部手術の基本を遵守し，安全に頸部良性腫瘍を摘出しなければならない．

　頸部リンパ節摘出術は，確実に目的とするリンパ節を摘出し，正確な病理診断を得ることが重要である.

1　頸筋膜の臨床解剖

　頸筋膜（cervical fascia）は頸部の皮下，筋，骨，血管，神経，器官の周囲に存在する線維性結合組織の層を指す．fascia の日本語訳は筋膜であるが，必ずしも筋を包むものではない．頸部の可動性器官を分離する役割を担っている.

　頸筋膜は，浅葉(superficial layer)，椎前葉(prevertebral layer)，気管前葉(pretracheal layer)，頸動脈鞘(carotid sheath)から構成される.

　頸筋膜の浅葉は，前頸三角と外側頸三角（後頸三角）を覆い，2葉に分かれて胸鎖乳突筋と僧帽筋を包む．頸筋膜の浅葉は広頸筋の直下に存在し，臨床的に浅頸筋膜（解剖学用語ではない）と呼ばれている．また耳下腺と顎下線を包む筋膜を作る.

　頸筋膜の椎前葉は，脊柱と椎前筋の前方に拡がり，外側頸三角（後頸三角）の床を作る.

　頸筋膜の気管前葉は，甲状腺，気管・喉頭，咽頭・食道などの頸部臓器を包む鞘を作る.

　頸筋膜の頸動脈鞘は，椎前葉と気管前葉が凝縮して形成され，内頸静脈，総頸動脈，内頸動脈，迷走神経ならびに頸神経ワナとその上・下両根を

MEMO

浅頸筋膜

　頸部郭清術の手術書などには，「頸部郭清術は深頸筋膜と浅頸筋膜の間に存在するリンパ節を筋膜に包まれた状態で en block に摘出する手術である」と記載されている．ここでいう浅頸筋膜とは，広頸筋の直下に分布する筋膜であり，解剖学用語では頸筋膜の浅葉を指す．ところが頸筋膜は頸部の深層筋膜であるので，浅層筋膜ではない.

　広頸筋の直下に分布する筋膜は解剖学用語である「頸筋膜の浅葉」を用いるべきであり，臨床的に用いられている「浅頸筋膜」は，適切に用いられる必要がある.

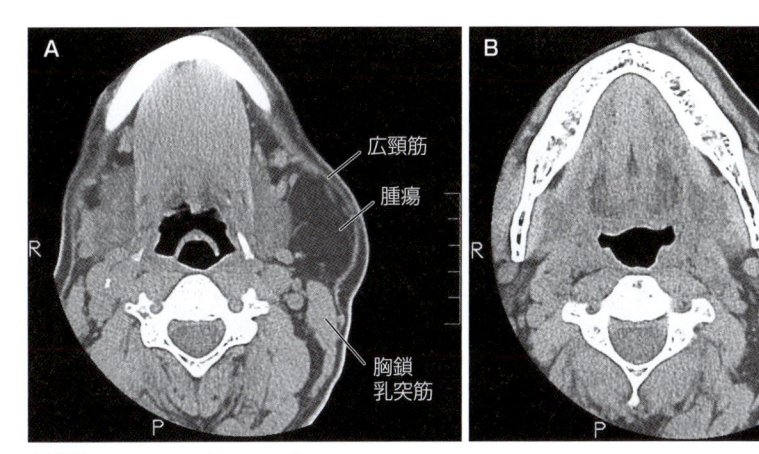

図1 頸部脂肪腫（術前CT）
A：腫瘍（脂肪腫）は広頸筋直下に存在し，胸鎖乳頭筋前縁より浅い部位に存在することから，頸筋膜の浅葉より浅い部位に存在することが予想される．
B：腫瘍の頭側は咬筋を覆っており，腫瘍深部の手術操作で顔面神経下顎縁枝に注意が必要であることが予想される．

包んでいる．
　頸筋膜の間は疎性結合組織から成っている．
　頸部手術の基本は頸部郭清術（1章-1 図7）である．頸部良性腫瘍摘出術，リンパ節摘出術に際しても，頸部のどの層に腫瘍・腫瘤があるのか，その周囲にどのような血管と神経が走行しているのかを術前に検討しておくことが大切である（図1，図2）．

2 頸部良性腫瘍摘出術
（図3，図4）

　体位は仰臥位とし，肩枕を入れて軽い頸部伸展位にする．
　0.5％キシロカイン®（20万倍アドレナリン含有0.5％リドカイン）で，まず切開線を含めた皮膚直下に局所浸潤麻酔を行い，次に良性腫瘍の周囲に局所浸潤麻酔を行う．
　前頸三角の知覚神経は頸神経叢（cervical plexus）の表在枝（superficial branch）であるので，これをブロックしてもよい（1章-4 図24）．
　良性腫瘍が存在する層で腫瘍を明視下におき，腫瘍周囲を適切に剝離し腫瘍を摘出する．術中は止血を確実に行う．このためには結紮すべき血管は，電気凝固ではなくは結紮止血する．
　良性腫瘍摘出後は，死腔（dead space）をきた

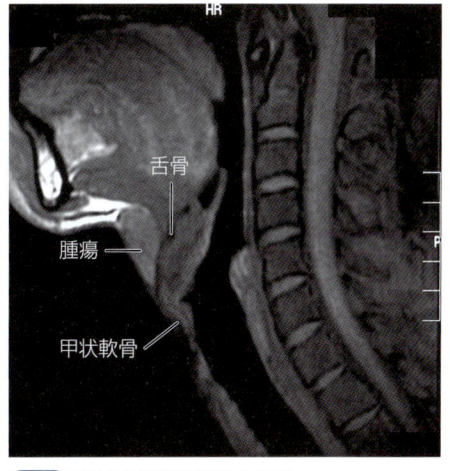

図2 頸部血管腫（術前MRI）
腫瘍（血管腫）は広頸筋直下に存在し，甲状舌骨膜より浅い部位に存在することから，頸筋膜の浅葉より浅い部位に存在することが予想される．腫瘍は頸の傍正中に存在し，周囲に注意すべき血管，神経は存在しないことが予想される．

さないように埋没縫合を行い，layer to layer に縫合する（層々縫合）．必要であればドレーンを挿入する．

3 頸部リンパ節摘出術

　多数のリンパ節腫大があり，生検部位を選択で

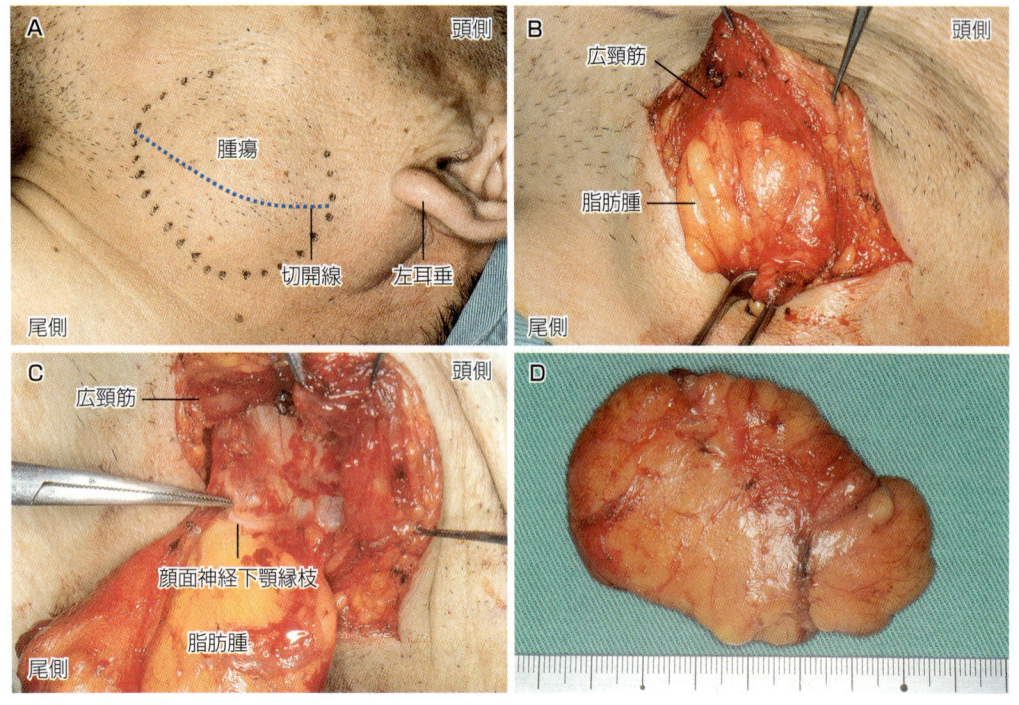

図3 頸部脂肪腫摘出術（局所麻酔下）

図1と同一症例．下顎下縁に平行に，腫瘍上の皮膚に切開を加える（A）．皮膚切開後，広頸筋を切開すると脂肪腫を認める（B）．腫瘍周囲の剥離を進める．腫瘍深部の手術操作では，脂肪腫は顔面神経下顎縁枝に接しており（C），顔面神経下顎縁枝を温存して腫瘍を摘出した（D）．

きる際には，なるべく低侵襲で摘出できる部位を選ぶ．頸動脈や内頸静脈が走行する内深頸領域，鎖骨下動静脈が走行する鎖骨上窩，顔面神経下顎縁枝が走行する顎下部のリンパ節摘出には注意が必要である．

20万倍アドレナリン含有0.5％リドカインで，まず切開線を含めた皮膚直下に局所浸潤麻酔を行い，次にリンパ節周囲に局所浸潤麻酔を行う．リンパ節直上の皮膚の皺の方向に皮膚切開を行う．

皮膚切開の後，広頸筋を切開する．リンパ節周囲の組織の剥離を進める．リンパ節周囲の輸入・輸出リンパ管は丹念に結紮して切離する．

リンパ節摘出後は，死腔をきたさないように埋没縫合を行い，layer to layer に縫合する（層々縫合）．必要であればドレーンを挿入する．

2 頸部良性腫瘍・リンパ節摘出術

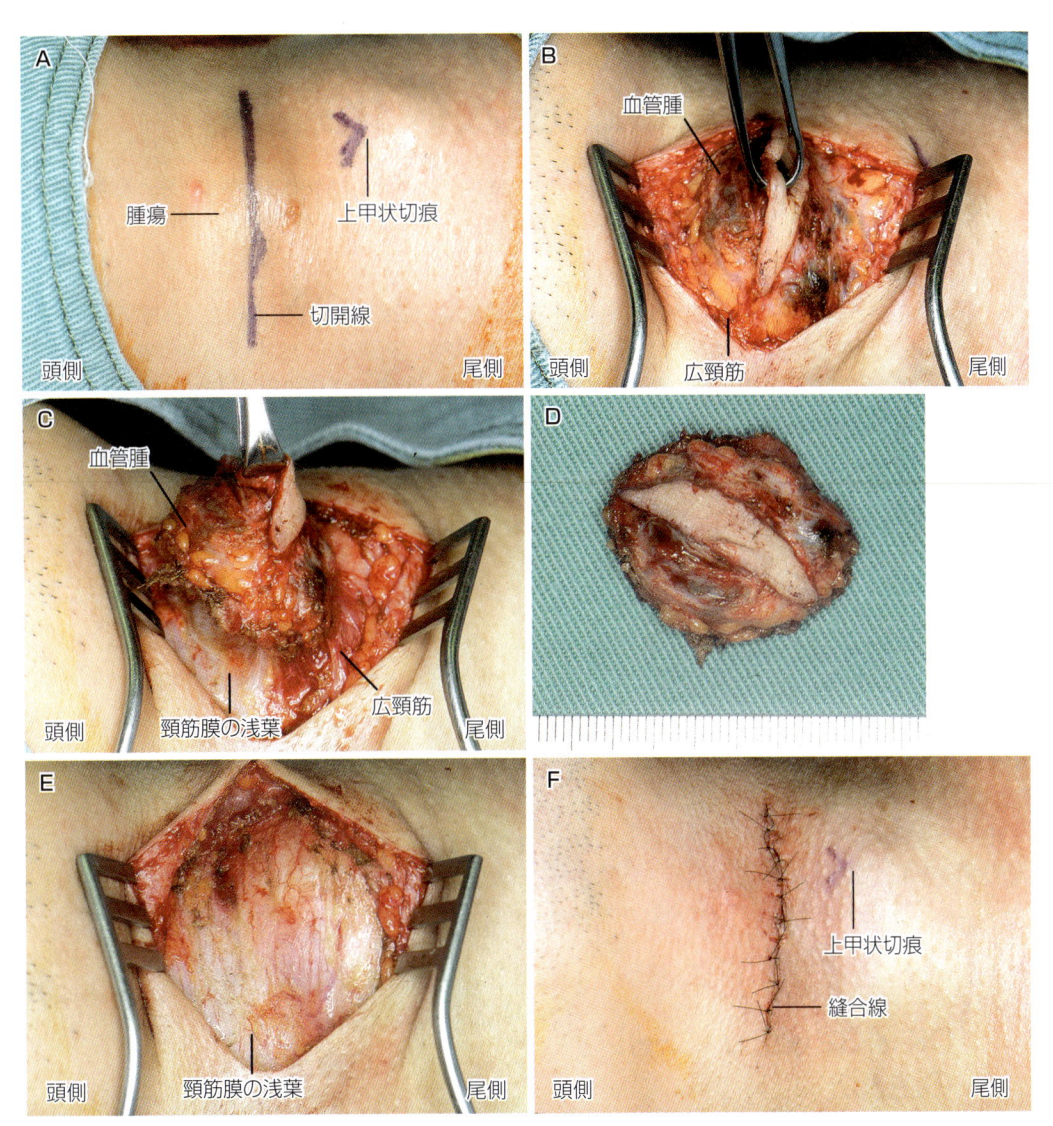

図4 頸部血管腫摘出術（局所麻酔下）

図2と同一症例．舌骨のレベルで，腫瘍上の皮膚に水平切開を加える(A)．本症例では真皮と腫瘍が一部癒着していたので，皮膚を紡錘形に切除した(B)．皮膚切開後，広頸筋を切開すると血管腫を認める(B)．腫瘍周囲の剥離を進める．血管腫のように腫瘍の被膜がもろく，出血が予想される良性腫瘍では，腫瘍自体をアリス鉗子で把持し牽引するのではなく，腫瘍に付着した組織を把持し牽引すると腫瘍損傷による出血が少ない．また腫瘍の周囲に軟部組織を少し付着させ摘出すると出血が少ない．

血管腫の裏面は頸筋膜の浅葉に接しており(C)，腫瘍を摘出した(D)．

止血を確実に行い(E)，埋没縫合を行い死腔の処理を行い，ドレーンは入れずに縫合を終了した(F)．

3 頸部嚢胞性疾患に対するOK-432注入硬化療法

手技のポイント

- 嚢胞内容液の吸引を行わず，皮内針を用いて高濃度のOK-432を嚢胞内に注入するOK-432注入硬化療法は，嚢胞内に薬液を確実に注入でき，外来で安全に行える治療である．
- リンパ管腫などの頸部領域の嚢胞性疾患に対してOK-432注入硬化療法は有効である．
- 効果が不十分な場合は，6〜8週間ごとにOK-432注入を繰り返す．1回では効果がなくても，繰り返し注入することで効果が得られることが少なくない．

1987年に荻田らは，小児リンパ管腫の硬化療法にOK-432が有効であることを報告した[1]．リンパ管腫は頸部の神経・血管に複雑に入り込んでおり嚢胞壁も薄いため，リンパ管腫の完全摘出は難しい．改善率が低かった手術に代わり，現在は小児嚢胞状リンパ管腫治療の第一選択肢はOK-432の注入硬化療法である[1]．

1995年にはOK-432はリンパ管腫の治療薬として保険適用になり，2006年にはその治療手技が「リンパ管腫注入法」として保険点数が加算されるようになった．

1 OK-432（ピシバニール®）の注入法

小児リンパ管腫に用いた荻田らの原法は，嚢胞内容液を可及的に吸引し，吸引した内容液と同量のOK-432希釈液（0.1 KE/mL濃度）で置換する方法（OK-432希釈液置換法）である[1]．

深瀬は，嚢胞内容液の吸引を行わず，皮内針を用いて高濃度のOK-432を嚢胞内に注入する方法（高濃度OK-432注入硬化療法）を行い，良い治療成績を得ている[2]．

高濃度OK-432注入硬化療法は，外来で安全に行える注入法である．リンパ管腫などの頸部領域の嚢胞性疾患は，高濃度OK-432注入硬化療法の良い適応である[3]．

2 高濃度OK-432（ピシバニール®）注入硬化療法

OK-432懸濁溶解液の調整

OK-432の投与量は，頸部リンパ管腫などの嚢胞性疾患に対しては1 KEを投与している．嚢胞の内容液の量に応じてOK-432を生理食塩水で適宜懸濁溶解する．頸部リンパ管腫に対しては1 KE/1 mLの懸濁溶解液を調整する[3]．

嚢胞内への注入

嚢胞内へのOK-432懸濁溶解液の注入には，ツベルクリン用の1 mLシリンジとそれに付いている27 G針（図1）を用いる．

周囲の解剖に注意し，最も確実に嚢胞内へ注入できる部位を選んで，確実に皮内針の針先が嚢胞内にあることを確認し，OK-432懸濁溶解液を嚢

コツ

頸部嚢胞内へOK-432を安全に確実に注入するには

頸部嚢胞が神経・血管に入り込んでいる場合がある（図2B）．嚢胞壁を左手で圧迫し，嚢胞壁を緊張させ（図2C），周囲の解剖に注意し，最も確実に嚢胞内へ注入できる部位，嚢胞が皮膚に最も近い部位を選んでOK-432懸濁溶解液を嚢胞内に注入する．

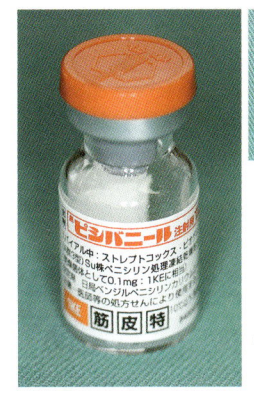

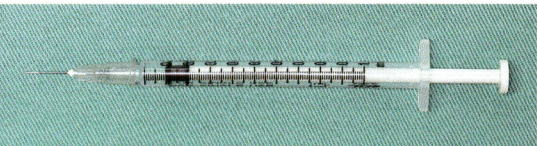

図1 1 KE の OK-432（ピシバニール®）と注入に用いる 27 G 針付きツベルクリン用 1 mL シリンジ

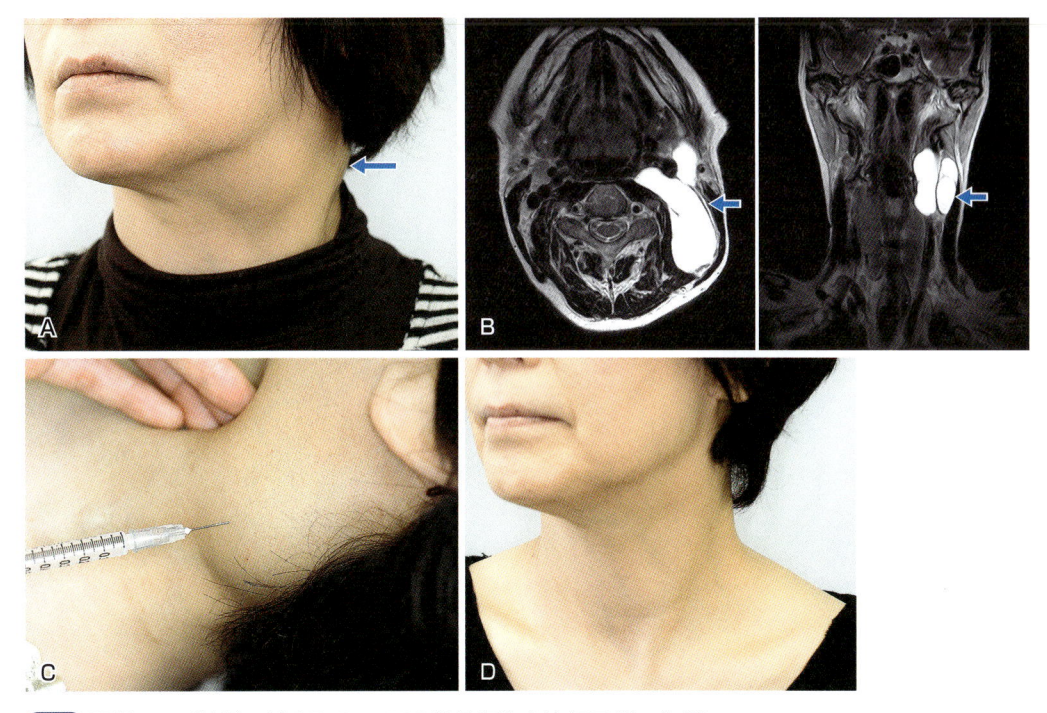

図2 頸部リンパ管腫に対する OK-432 注入硬化療法（57 歳，女性）
A：OK-432 注入前の頸部所見．頸部リンパ管腫（矢印）．
B：MRI（T2 強調像）．左：軸位断，右：冠状断．リンパ管腫は多房性で均一な白色像として認められる（矢印）．頸部の神経・血管に入り込んでおり囊胞壁は薄い．
C：OK-432 の注入．内容液は吸引せず，OK-432（1 KE/1 mL）を経皮的に囊胞内へ注入する．
D：OK-432 注入後 3 か月．

胞内に注入する（図2）．

注入による副作用

OK-432 はベンジルペニシリンを含有しているため，ペニシリン系抗菌薬に対し過敏症の既往歴がある患者への投与は禁忌である．

注入後の副作用としては，全身的には発熱（38〜39℃），局所的には疼痛が認められる．鎮痛・解熱薬の頓用を行う．通常 2 日程度で改善する．

囊胞が発赤・腫脹することがある．これは囊胞内に炎症反応が惹起され，炎症細胞が多数遊走していることを反映しており，この所見が認められ

るときは本治療法が有効な場合が多い．このような状態が1～2週間続いた後，徐々に囊胞が縮小し，4～6週間で囊胞は消失あるいは縮小固定する．

効果が不十分な場合の対応

6～8週間ごとにOK-432注入療法を繰り返す．1回の注入で効果がなくても，繰り返し注入することで効果が得られる場合が多い．

文献

1) Ogita S, et al. Intracystic injection of OK-432：a new sclerosing therapy for cystic hygroma in children. Brit J Surg 1987；74：690-1.
2) 深瀬　滋．高濃度OK-432注入法によるガマ腫の治療．口咽科　2007；19：167-70.
3) 佐藤公則．頭頸部囊胞性疾患に対するOK-432注入硬化療法．耳・鼻・のどのプライマリケア．東京：中山書店；2014. p.282-86.

4 頸部嚢胞摘出術

> **手術のポイント**
> - 頸部のどの層に嚢胞があるのか，その周囲にどのような血管と神経が走行しているのかを術前に検討しておく．
> - 正中頸嚢胞摘出術では，舌骨から舌盲孔に至る部分の処置を，舌骨体中央部切除を含めて完全に行う．
> - 側頸嚢胞の後ろ半分を剝離する際には，副神経，内頸静脈，舌下神経を損傷しないように気をつける．
> - 側頸嚢胞に咽頭瘻がある症例では，瘻孔が内外頸動脈間を通り，舌下神経の上を横切って咽頭に至るので，手術手技がやや複雑になる．内頸静脈，総頸動脈，内外頸動脈，迷走神経，舌下神経などを損傷しないように，内外頸動脈の間で瘻孔を結紮・切断する．
> - 嚢胞摘出後は，死腔をきたさないように埋没縫合を行い，layer to layer に縫合する（層々縫合）．必要であればドレーンを挿入する．

1 正中頸嚢胞（甲状舌管嚢胞）

正中頸嚢胞は甲状舌管の遺残組織から発生する嚢胞である．ほぼ正中頸部の，高さは舌盲孔から甲状腺に至るすべての部位に嚢胞が発生しうるが，舌骨と甲状軟骨の間が最も多い．

茎の部分は時に管腔をもち，舌骨体の中央部で舌骨を貫通し，あるいは舌骨の前または後に癒着し舌盲孔に向かう．

正中頸嚢胞摘出術では，舌骨から舌盲孔に至る部分の処置を，舌骨体中央部切除を含めて完全に行うことが大切である．

正中頸嚢胞（甲状舌管嚢胞）摘出術

◆ 体位と麻酔

体位は仰臥位とし，肩枕を入れて軽い頸部伸展位にする．

0.5％キシロカイン®（20万倍アドレナリン含有0.5％リドカイン）で，まず切開線を含めた皮膚直下に局所浸潤麻酔を行い，次に嚢胞の周囲に局所浸潤麻酔を行う．

◆ 皮膚切開と皮下組織の剝離

舌骨あるいは舌骨下の嚢胞の高さに横切開を加える（図1 A）．

一部広頸筋を切断し，皮下組織を頸筋膜の浅葉（いわゆる浅頸筋膜）上で剝離する（図1 B）．

◆ 嚢胞の露出

左右の胸骨舌骨筋を正中で左右に分け，嚢胞を明視下におく．

嚢胞周囲に軟部組織を付けたままにし，この部位を把持して，嚢胞を牽引しながら嚢胞周囲を剝離する．

胸骨舌骨筋が舌骨体に付着している部位を骨膜下に電気メスで切離し，胸骨舌骨筋を外側に牽引しておくと，術野が確保でき嚢胞と舌骨の位置関係を観察しやすい（図1 C）．

◆ 舌骨の処理[1]

胸骨上筋群が舌骨体に付着している部位を電気メスで切離し，舌骨体の正中部を明視下におく（図1 C）．瘻管が舌骨体の前方を下降している可能性を考慮し，舌骨上面の筋群は少し舌骨に付けて切断する．

嚢胞が舌骨に癒着している部分を残して嚢胞を周囲組織から剝離したら，舌骨体の正中部を離断する（図1 C の赤矢印）．

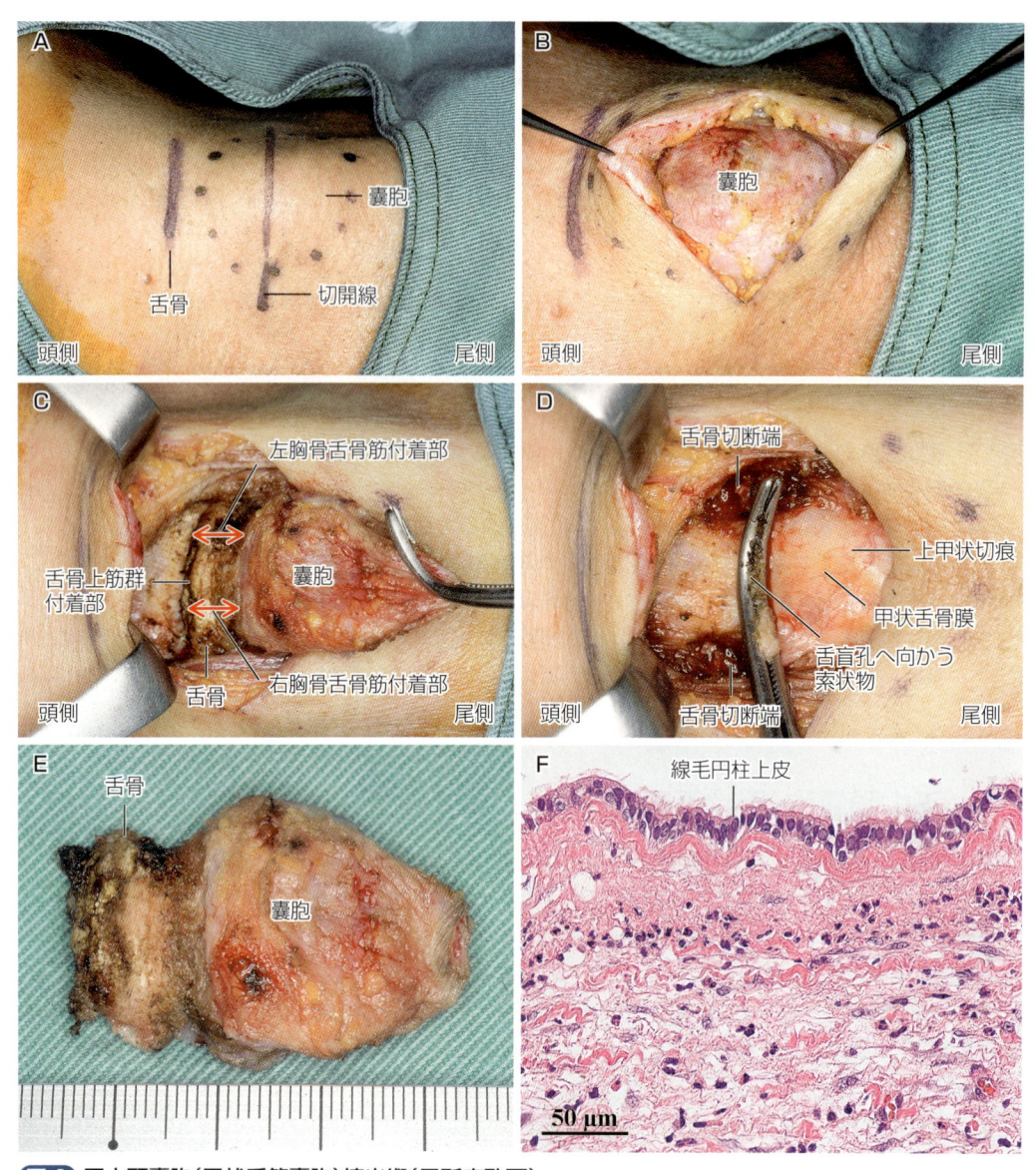

図1 正中頸嚢胞（甲状舌管嚢胞）摘出術（局所麻酔下）

A：嚢胞の直上に横切開を加える．
B：一部広頸筋を切断し，皮下組織を頸筋膜の浅葉（浅頸筋膜）上で剥離し，嚢胞を明視下におく．
C：胸骨舌骨筋が舌骨体に付着している部位を骨膜下に電気メスで切離し，胸骨舌骨筋を外側に牽引し術野を確保する．嚢胞周囲に付けた軟部組織を牽引しながら嚢胞周囲を剥離する．舌骨上面の筋群は少し舌骨に付けて切離し，舌骨体の正中部を明視下におく．嚢胞が舌骨に癒着している部分を残して嚢胞を周囲組織から剥離したら，舌骨体の正中部を離断する（赤矢印）．
D：嚢胞を前下方へ牽引しながら，舌盲孔へ向かう瘻管あるいは索状物を舌骨より数cm舌盲孔寄りで結紮・切断する．
E：摘出した嚢胞と舌骨体正中部．
F：病理組織像．嚢胞の内壁は線毛円柱上皮に覆われている．

◆ 嚢胞の摘出

　舌骨体の正中部を離断すると嚢胞の可動性が良くなるので，嚢胞を前下方へ牽引しながら，舌盲孔へ向かう瘻管あるいは索状物を舌骨より数

cm 舌盲孔寄りで結紮・切断し(図1D)，囊胞を摘出する(図1E)．

◆ 縫合閉鎖

囊胞摘出後は，死腔(dead space)をきたさないように埋没縫合を行い，layer to layer に縫合する(層々縫合)．必要であればドレーンを挿入する．

2 側頸囊胞(鰓性囊胞)

鰓性囊胞はいずれの鰓裂からも発生するが，頻度が高いのは第2鰓裂から発生するいわゆる側頸囊胞である．

第2鰓裂囊胞(側頸囊胞)の発生部位は，側頸部の頸動脈分岐部の高さか，やや下方である．

Bailey はこの囊胞を以下のようにⅠ～Ⅳ型に分類した[2,3]．

Ⅰ型：胸鎖乳突筋前縁の皮膚直下にある囊胞．
Ⅱ型：深頸部の内外頸動脈，内頸静脈に接し，頸動脈分岐部より浅い部位にある囊胞．
Ⅲ型：内外頸動脈分岐部に騎乗するようにあり，咽頭壁に進展している囊胞．
Ⅳ型：咽頭粘膜下にあり，内外頸動脈，内頸静脈の内側にある囊胞．

Ⅱ型が最も多く，触診では腫瘤の表面は平滑で軟らかく，前半分は胸鎖乳突筋より前方の広頸筋直下にあって触知しやすく，後ろ半分は胸鎖乳突筋の裏面(深部)にあり触知しにくいという特徴をもつ．

側頸囊胞(鰓性囊胞)摘出術

◆ 体位と麻酔

体位は仰臥位とし，肩枕を入れて軽い頸部伸展位にする．

20万倍アドレナリン含有0.5％リドカインで，まず切開線を含めた皮膚直下に局所浸潤麻酔を行い，次に囊胞の周囲に局所浸潤麻酔を行う．

◆ 皮膚切開と皮下組織の剝離

下顎下縁に平行に囊胞の直上に横切開を加える(図2B)．

広頸筋を切断し，皮下組織を頸筋膜の浅葉(いわゆる浅頸筋膜)上で剝離し囊胞を明視下におく(図2C)．

◆ 囊胞の露出

囊胞周囲に軟部組織を付けたままにし，この部位を把持して，囊胞を牽引しながら囊胞壁に沿って周囲組織を剝離する．

まず囊胞の後ろ半分から剝離を行う．この際に副神経，内頸静脈，舌下神経を損傷しないように気をつける．胸鎖乳突筋の裏面には外側から副神経，内頸静脈，舌下神経の順に頭側から尾側に走行している．

咽頭瘻がある症例では，瘻孔が内外頸動脈間を通り，舌下神経の上を横切って，顎二腹筋の下方から咽頭に至るので，手術手技がやや複雑になる．内頸静脈，総頸動脈，内外頸動脈，迷走神経，舌下神経などを損傷しないように，内外頸動脈の間で瘻孔を結紮・切断する．

◆ 縫合閉鎖

囊胞摘出後は，死腔をきたさないように埋没縫合を行い，layer to layer に縫合する(層々縫合)．ドレーンを挿入する．

3 その他の頸囊胞

頸囊胞摘出術

◆ 体位と麻酔

体位は仰臥位とし，肩枕を入れて軽い頸部伸展位にする．

20万倍アドレナリン含有0.5％リドカインで，まず切開線を含めた皮膚直下に局所浸潤麻酔を行い，次に囊胞の周囲に局所浸潤麻酔を行う．

◆ 皮膚切開と皮下組織の剝離

囊胞の直上に横切開を加える(図3B)．

広頸筋を切断し，皮下組織を頸筋膜の浅葉(いわゆる浅頸筋膜)上で剝離し囊胞を明視下におく(図3C)．

◆ 囊胞の摘出

囊胞周囲に軟部組織を付けたままにし，この部位を把持して，囊胞を牽引しながら囊胞壁に沿って周囲を剝離する(図3D)．

◆ 縫合閉鎖

囊胞摘出後は，死腔をきたさないように埋没縫合を行い，layer to layer に縫合する(層々縫合)．

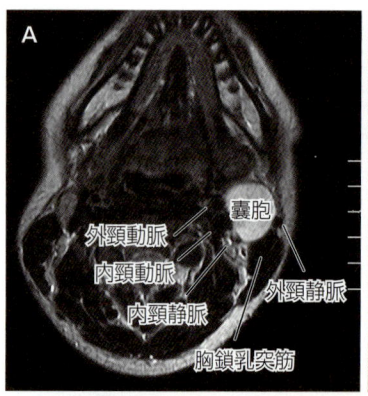

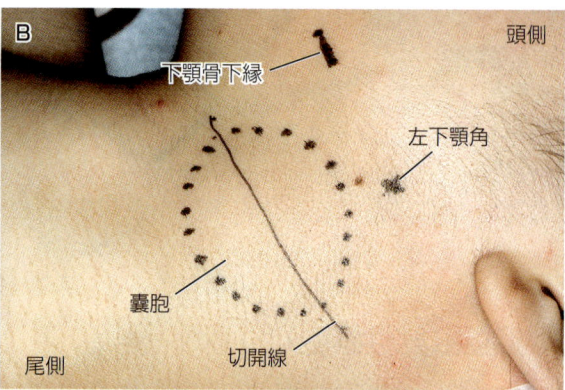

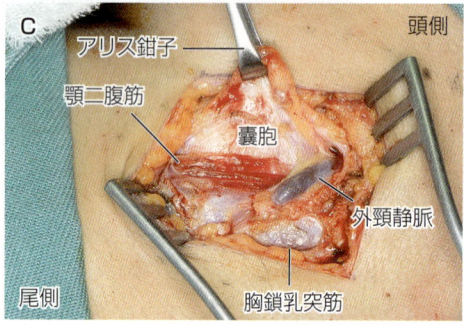

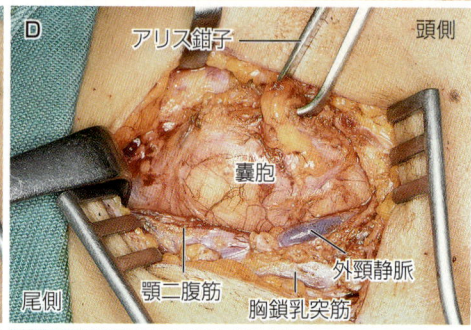

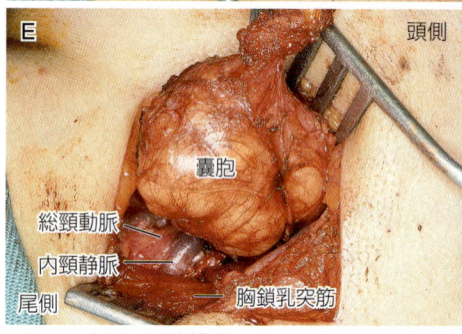

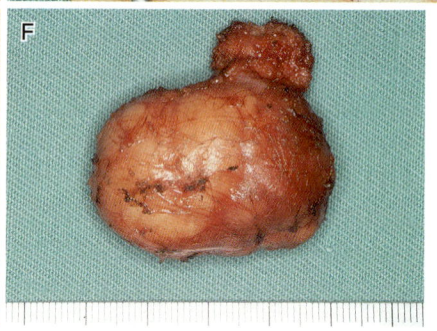

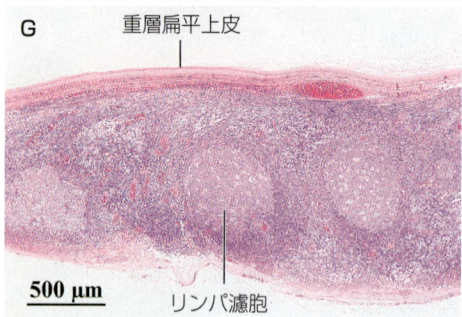

図2 側頸嚢胞（鰓性嚢胞）摘出術（局所麻酔下）

A：MRI（水平断）．嚢胞の前外側は広頸筋直下にあり，後外側は胸鎖乳突筋の裏面にある．嚢胞の深部は内外頸動脈，内頸静脈に接しているが，頸動脈分岐部より浅い部位にある．Baileyの分類のII型である．

B：下顎下縁に平行に嚢胞の直上に横切開を加える．

C：皮下組織を広頸筋直下の頸筋膜の浅葉（浅頸筋膜）上で剥離し嚢胞を明視下におく．

D：嚢胞を牽引しながら嚢胞壁に沿って周囲組織を剥離する．

E：嚢胞の後ろ半分を剥離する際には，副神経，内頸静脈，舌下神経を損傷しないように気をつける．嚢胞の深部では，内頸静脈，総頸動脈，内外頸動脈，迷走神経，舌下神経などを損傷しないように気をつける．

E：摘出した嚢胞．

F：病理組織像．嚢胞の内壁は重層扁平上皮に覆われている．嚢胞壁にはリンパ組織とリンパ濾胞を認める．

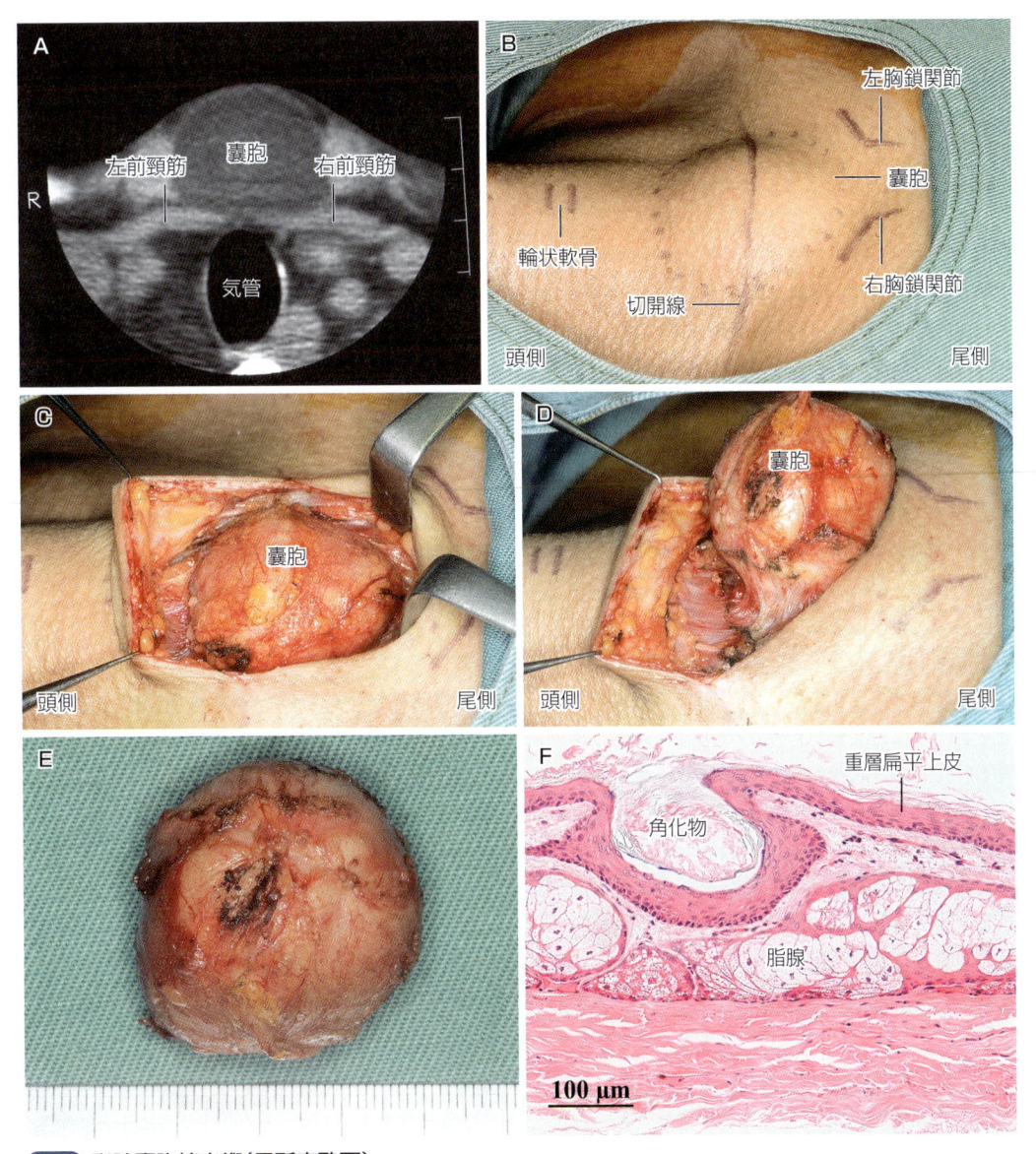

図3 脂腺囊胞摘出術（局所麻酔下）
A：CT（水平断）．囊胞は広頸筋直下にあり，その深部は前頸筋である．血管，神経を操作せずに囊胞を摘出できる．
B：囊胞の直上に横切開を加える．
C：皮下組織を広頸筋直下の頸筋膜の浅葉（浅頸筋膜）上で剝離し囊胞を明視下におく．
D：囊胞を牽引しながら囊胞壁に沿って周囲を剝離する．
E：摘出した囊胞．この症例では囊胞の深部は前頸筋であり，血管，神経を操作せずに囊胞を摘出した．
F：病理組織像．囊胞の内壁は重層扁平上皮により覆われており角化物を囊胞内に認める．囊胞壁には脂腺組織を認める．病理組織像は脂腺囊胞であった．

文献

1) Sistrunk WE. The surgical treatment of cysts of the thyroglossal tract. Ann Surg 1920；71：121-2.
2) Bailey H. The clinical aspects of branchial cysts. Br J Surg 1923；10：565-72.
3) Montgomery W. Branchial cysts. In：Surgery of the Upper Respiratory System. Philadelphia：Lea & Febiger；1989. p.153-67.

5 食道異物摘出術

> **手技のポイント**
> - より鮮明な画像が得られる、より細径のビデオエンドスコープ（電子内視鏡）が市販され、食道異物摘出術にも貢献している．
> - ビデオ食道スコープによる食道入口部（下咽頭輪状部後部）を含めた食道異物摘出術の利点は、特に経鼻挿入による異物摘出術では、鎮静や全身麻酔を行わずに、咽頭反射が強い患者でも、外来で局所表面麻酔下に異物摘出術が行え、人手をかけずに異物摘出術が行えることである．
> - 軟性内視鏡と硬性内視鏡おのおのの手技に精通し、それぞれの長所をいかし、咽頭・食道損傷の可能性を常に念頭におき、安全に食道異物摘出術を行うことが大切である．

食道異物摘出術は、鎮静や全身麻酔を行わずに、患者の苦痛が少なく、短時間で、外来で、人手をかけずに行えれば理想的である．以前は硬性鏡下に食道の異物摘出術が行われていた．ファイバースコープの発達に伴って、その異物摘出術への適応が拡大されてきた．特にビデオエンドスコープ（電子内視鏡）が開発されてからは、より鮮明な画像が得られるようになり、より細径のビデオエンドスコープが市販されるようになったこともあいまって、異物の診断と治療に貢献している[1]．

1 ビデオ食道スコープのシステム

ビデオエンドスコープのシステムは近年コンパクトになり（図1）、耳鼻咽喉科外来の診療ユニットの横に設置できる．上部消化管用ビデオエンドスコープ（送気・送水・鉗子チャンネル付き）も使用できる．

ビデオ食道スコープ

筆者が現在、食道異物の診断と治療に用いているビデオ食道スコープは以下の2本である．

◆ フード付き処置用ビデオ食道スコープ

フード外径7.5 mmの鉗子チャンネル付き処置用ビデオエンドスコープ（PENTAX, EH-1530T）である．

◆ 上部消化管用処置用ビデオ食道スコープ

外径5.3 mmの送気・送水・鉗子チャンネル付き処置用ビデオエンドスコープ（PENTAX, EE-1540）である．

鉗子

種々の内視鏡用の鉗子があるが、小さな異物に対しては生検鉗子を、比較的大きい異物に対してはW字型異物把持鉗子（OLYMPUS, FG-4L）を主に用いている（6章-1 図3）．

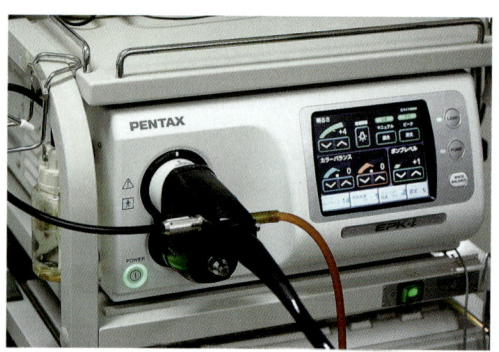

図1 ビデオエンドスコープ（送気・送水・鉗子チャンネル付き）のビデオプロセッサ（EPK-i, PENTAX：HOYA社製）
ビデオプロセッサは近年コンパクトになり、耳鼻咽喉科外来の診療ユニットの横に設置できる．

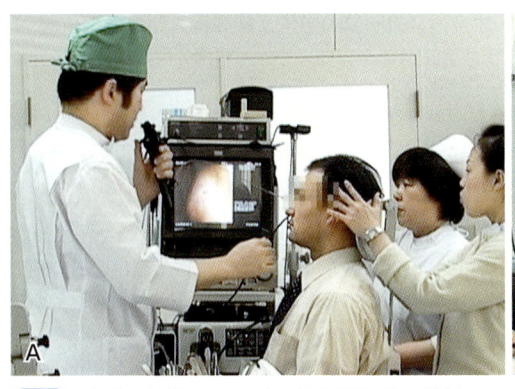

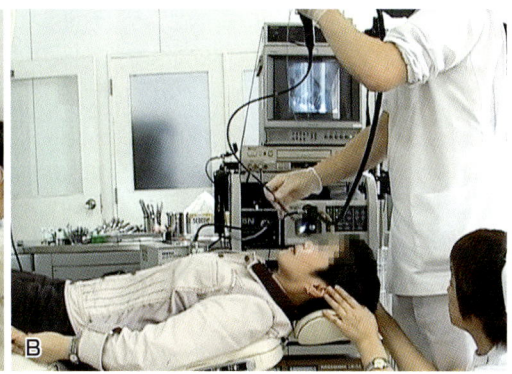

図2 ビデオ食道スコープの経鼻挿入時の体位
A：坐位.
B：仰臥位.

2　下咽頭輪状後部（食道入口部）・食道異物摘出術

局所表面麻酔

　通常は前投薬，鎮静薬による鎮静は必要ない．ネブライザーを用いて霧状の4％リドカイン表面麻酔薬による咽喉頭粘膜の局所表面麻酔を行う．咽頭捲綿子や喉頭捲綿子に4％リドカイン表面麻酔薬をしみこませて舌根部と下咽頭梨状陥凹の粘膜の局所表面塗布麻酔を行う．喉頭・気管に4％リドカイン表面麻酔薬を注入し，喉頭・気管粘膜の局所表面麻酔も行うとよい．

　咽頭反射が強い患者では経鼻的ビデオ食道スコープ挿入による異物摘出術が有用である．食道の比較的大きい異物を経鼻的に摘出する際には，鼻腔粘膜の局所表面麻酔と粘膜の収縮を行っておく．この場合は4％リドカイン表面麻酔薬と0.1％アドレナリン外用液を浸したガーゼを15分間鼻腔に挿入する．

患者の体位とビデオ食道スコープ挿入経路

　患者の体位は坐位，仰臥位，側臥位のどの体位でもよい．筆者は坐位（**図2**A），半坐位あるいは仰臥位（**図2**B）で挿入している．

　挿入は経鼻，経口のどちらでもよい．咽頭反射が強い患者では経鼻挿入がよい．筆者が現在用いているフード付きビデオ食道スコープは比較的径が太く経鼻挿入ができないので，経口挿入を行っている．胃内容物がある状態（full stomach）での挿入は避ける．

経鼻挿入による食道異物へのアプローチ

　中鼻道あるいは総鼻道経由で経鼻的にスコープを挿入する．口を閉じて鼻呼吸をさせると鼻咽腔が拡がり，スコープを楽に挿入できる．喉頭蓋喉頭面の後方にスコープを挿入し喉頭（声門）を明視下におく（**図4**A，**図5**A）．原則として挿入鼻腔と同側のあるいは広い側の下咽頭梨状陥凹にスコープを挿入する．

　軽く口を開けゆっくりと口呼吸させると患者の咽頭の力が抜ける．下咽頭梨状陥凹にスコープを挿入したら（**図4**B，**図5**B），内側正中方向にスコープを向け，患者に軽く嚥下させると，披

> **MEMO**
> **ビデオ食道スコープ挿入時の患者の体位**
> 　患者の体位は坐位，仰臥位，あるいは側臥位で可能である．筆者は坐位，半坐位あるいは仰臥位でビデオ食道スコープを挿入している．特に坐位，半坐位は耳鼻咽喉科医が最も慣れたビデオエンドスコープ挿入時の体位である．また食道挿入時に苦痛が少ない頸部の位置（**図3**）をとりやすい．

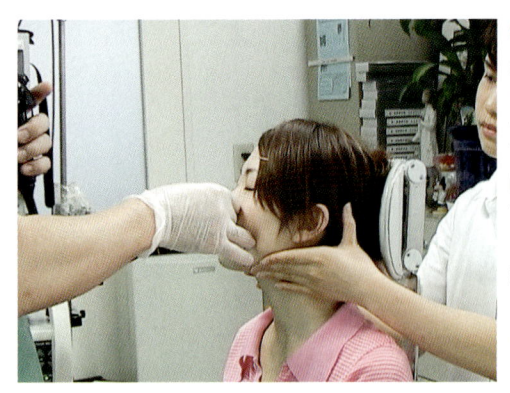

図3 ビデオ食道スコープの坐位・経鼻挿入時の頸の位置

坐位でのビデオ食道スコープ挿入では，頸部の位置を自在に変えられ，スコープが挿入しやすくなる．頸部を回旋すると回旋した側と反対側（左回旋では右梨状陥凹）の下咽頭梨状陥凹が拡がる．下顎を少し前方に突き出す頸部の位置(sniffing position)では下咽頭輪状後部が拡がる．

下顎を少し前方に突き出し，スコープを挿入する下咽頭梨状陥凹（図では左）とは反対側（図では右）に頸部を少し回旋する．下咽頭梨状陥凹にスコープを挿入し，内側正中方向にスコープを向け，スコープを把持する右手の力を抜き（右手はスコープを保持するだけ），患者に軽く嚥下させ，スコープ先端を食道の管腔に沿って滑り込ませる（スコープ先端を押し込むのではなく，食道管腔内へ落とすイメージ）と，抵抗なく食道内へスコープが挿入される．

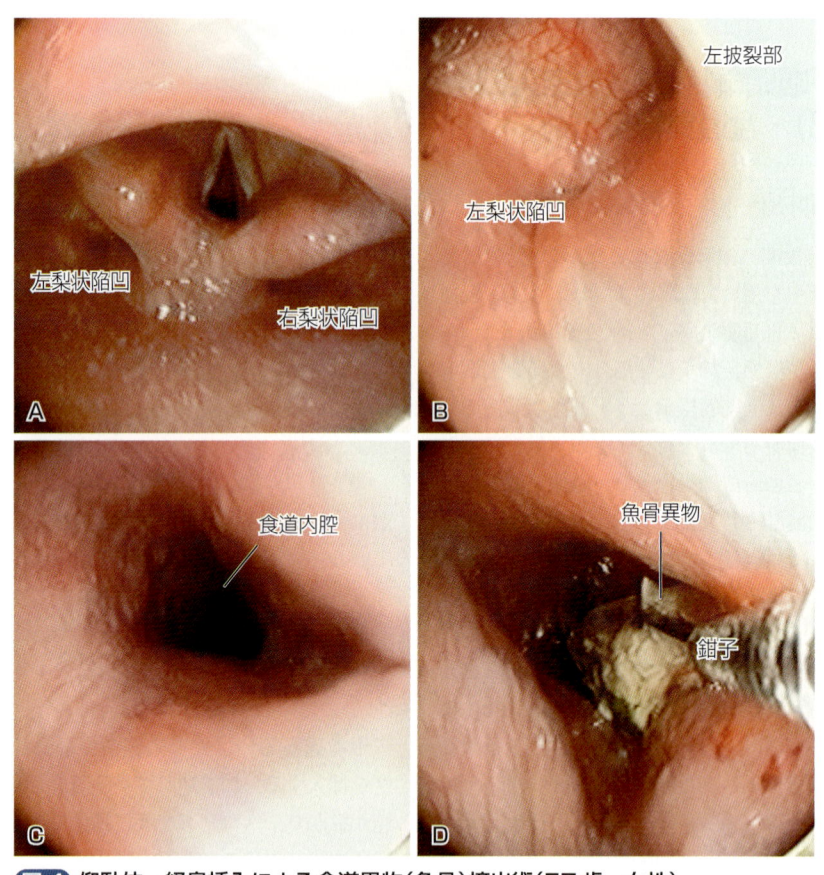

図4 仰臥位・経鼻挿入による食道異物（魚骨）摘出術（57歳，女性）

A：経鼻的にスコープを挿入し，喉頭（声門）を明視下におく．仰臥位ではモニターの画像が坐位とは上下逆になる．
B：広い側の下咽頭梨状陥凹（図では左）にスコープを挿入する．
C：送気を軽く行い食道を拡張させると食道の内腔を観察できる．
D：異物の長軸と食道の長軸とが一致するように異物を操作し，異物の頭側の鋭利な部分を鉗子で把持する．この症例では経鼻的に異物を摘出した．

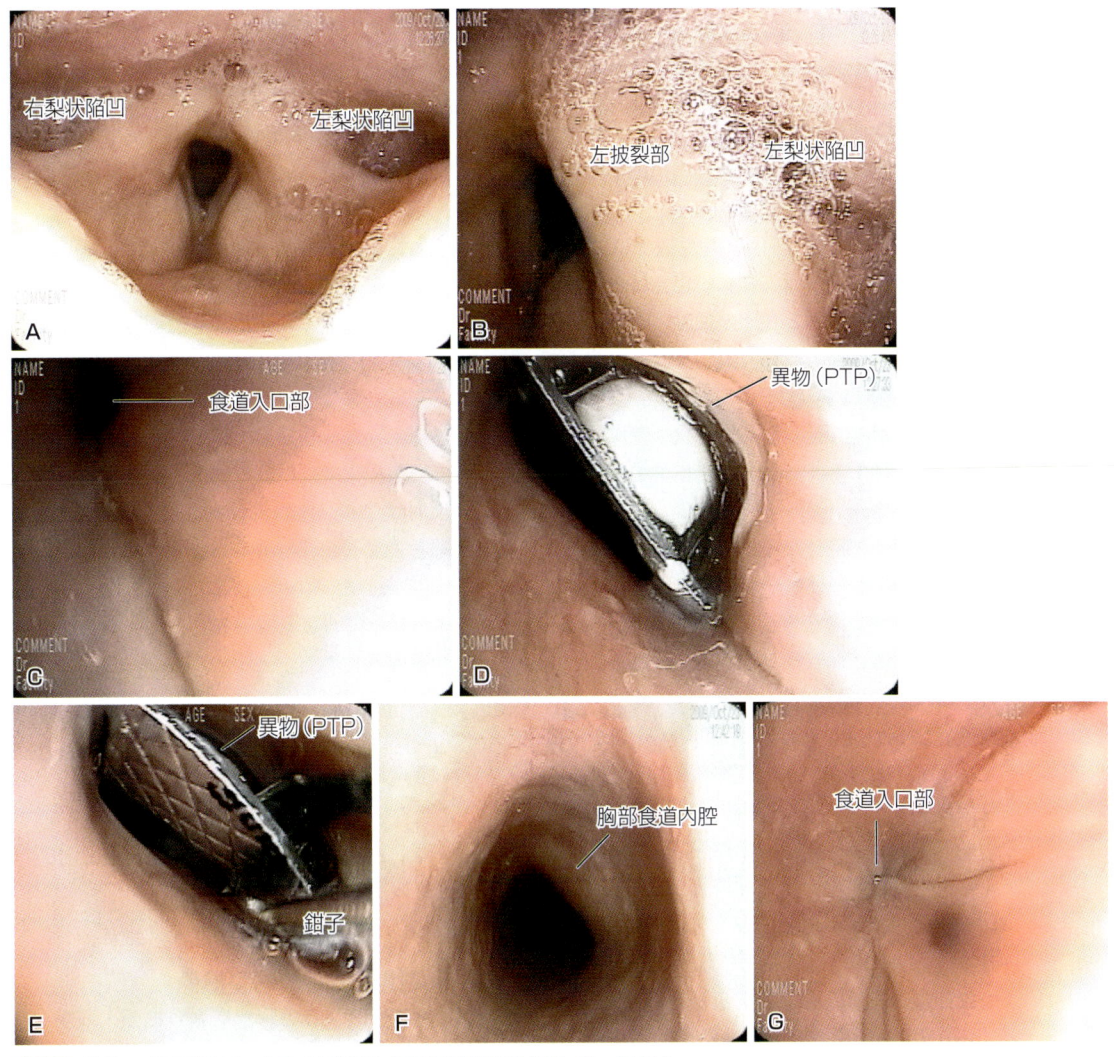

図5 坐位・経鼻挿入による食道異物(PTP)摘出術(71歳,男性)

A:経鼻的にスコープを挿入し,喉頭(声門)を明視下におく.
B:挿入鼻腔と同側の下咽頭梨状陥凹(図では左)にスコープを挿入する.
C:内側正中方向にスコープを向け,患者に軽く嚥下させ挿入すると,披裂部内側下部の食道入口部にスコープがスムーズに挿入される.
D:送気を軽く行い食道を拡張させると異物を認める.
E:進行方向の異物の面積が最小になるように,また異物の最大直径を解剖学的に広い径に一致させて(食道入口部を通過させるときには,前額面に一致させる)摘出できるような異物の部位を鉗子で把持する.この症例では経鼻的には摘出できず,中咽頭まで異物を引き出してから,経口的に摘出した.
F:ビデオ食道スコープを再度挿入し,残存異物はないか,粘膜損傷や出血はないか,腫瘍など狭窄をきたす病変がないかなどを確認する.
G:食道入口部の粘膜は,スコープの抜去時に軽く送気しながら観察する.

裂部内側下部の食道入口部(**図5**C)にスコープがスムーズに挿入される.
　軽く送気を行い,食道を拡張させる(**図4**C)と異物を認める(**図5**D).食道入口部直下に異物がある場合は,スコープ挿入時に嚥下とともにスコープの先端が異物を通り過ぎて食道内に挿入されることがある.軽く送気して食道内腔を観察しながらスコープを引き抜いてくると食道入口部

直下に異物を認める．

食道異物摘出術

　まず食道異物の状態を観察し，ビデオ食道スコープで摘出が可能なのか，硬性内視鏡下の摘出術に変更すべきかを再度確認する．

　異物の頭側の鋭利な部分を内視鏡下に明視下におく．異物の端が確認しにくい場合は異物を移動させる．異物の長軸と食道の長軸とが一致するように調節し，異物の頭側の鋭利な部分を鉗子で把持する（図4 D，図5 E）．長い異物の中心部を鉗子で掴んだり，鋭利な部分が食道壁に接する形で異物を把持すると，食道壁を損傷するので注意が必要である．

　異物を鉗子で把持したら鉗子を引き，異物をスコープの先端あるいはフードの中に固定する．異物の脱落がないことを確認しながら異物，鉗子，スコープを一体として食道・咽頭・鼻腔あるいは口腔からゆっくり引き抜きぬく．

　食道異物摘出後はビデオ食道スコープを再度挿入し，残存異物はないか，異物摘出操作による粘膜損傷や出血はないかを確認（図5 F, G）する．また腫瘍など狭窄をきたす病変がないかどうかも確認する必要がある．食道入口部の粘膜は，スコープの抜去時に軽く送気しながら観察する（図5 G）．重篤な粘膜損傷が確認された場合は，術後数日間は経口摂取を禁止し経管栄養を行い，抗菌薬を投与し，厳重な経過観察を行わなければならない．

> **コツ**
>
> **異物摘出時の鉗子操作**
> 　ビデオ食道スコープの先端から鉗子を出した後，術者は内視鏡を操作することで鉗子を異物に誘導する．助手が行う操作は術者の指示に従って鉗子を開閉させるだけである．異物を把持したら鉗子を少し引き，鉗子で把持された異物をビデオ食道スコープの先端に固定する．異物の落下がないことを確認しながら，異物，鉗子，スコープを一体として引き抜く．

3　ビデオ食道スコープによる食道異物摘出術の利点

① 経鼻挿入では鎮静薬や全身麻酔は用いず，咽頭・喉頭粘膜と鼻腔粘膜の局所表面麻酔のみで，咽頭反射を起こさず，患者の苦痛も少ない．
② 術者と鉗子を開閉する助手の2人で，短時間で人手をかけずに行える．
③ モニターに大きく映し出された高精細画像を観察しながら，細径の内視鏡を明視下に挿入でき，正確かつ安全に行える．
④ 経鼻挿入では異物摘出中に会話が可能である．
⑤ 特に経鼻挿入では粘膜の局所表面麻酔のみで咽頭反射はなく，呼吸循環動態は安定しており，高齢者でも安全に行える．自験例の最高年齢は85歳であった．
⑥ 外来日帰りで行える食道異物摘出術の選択肢の一つである．

> **コツ**
>
> **食道異物摘出時の粘膜損傷**
> 　食道内腔は呼吸の影響により拡張・収縮を繰り返している．患者にゆっくり大きな呼吸をしてもらい，食道内腔が拡張しているときに異物とスコープを一体としてゆっくり引き抜いてくる．フードが付いていない細径ビデオ食道スコープでは，食道入口部が緊張しているときに異物を摘出すると食道入口部に異物が引っ掛かり異物を脱落させたり，食道入口部の粘膜を損傷したりする．これを予防するためには，異物の頭側の鋭利な部分をつかんだら異物を内視鏡の先端に寄せ異物を確実に把持する．進行方向の異物の面積が最小になるように，また異物の最大直径を解剖学的に広い径に一致させて（たとえば食道入口部を通過させるときには，前額面に一致させる），食道入口部が弛緩したときに異物とスコープを一緒にゆっくりと引き抜き異物を摘出する．

4 ビデオ食道スコープによる食道異物摘出術の限界

大きい異物，尖鋭な異物，軟らかい異物などでは，硬性直達鏡下の異物摘出がより安全で確実である（硬性直達鏡での異物摘出術については次項〈8章-6〉参照）．

硬性内視鏡を用いる利点は，①食道入口部付近では良好な視野が得られる，②鏡管口と鉗子を用いた安全な操作が可能である，③選択できる鉗子の種類が豊富で，異物の把持がより確実である，④大きい異物，尖鋭な異物，軟らかい異物などでは摘出がより安全で確実であることである．

ビデオ食道スコープと硬性内視鏡おのおのの手技に精通し，それぞれの長所をいかし，食道異物摘出術を行うことが大切である．

ファイバースコープの普及に伴い，内視鏡による合併症は少なくなったともいわれている．しかしビデオ食道スコープで食道異物摘出術を行う際にも，硬性内視鏡と同様に，咽頭・食道損傷[2]の可能性を常に念頭において，安全に異物を摘出しなければならない．

文献

1) 佐藤公則．食道異物—どのような症例を外来で摘出するか．耳・鼻・のどのプライマリケア．東京：中山書店；2014．p.261-6.
2) 佐藤公則ほか．内視鏡による食道・咽頭損傷とその処置．日気食会報 1990；41：292-9.

6 硬性直達鏡手技

> **手技のポイント**
> - 硬性内視鏡挿入のコツは，決して内視鏡を押し込むのではなく，管腔に沿って滑り込ませることである．
> - 硬性直達鏡を行う際の患者の体位は，挙上伸展位（Jackson 体位）である．
> - 硬性直達鏡を挿入する際は，患者と術者の体位がきわめて重要である．
> - 硬性気管支鏡が気管に挿入されたら，あるいは硬性食道鏡が胸部食道に挿入されたら，項部を後屈させながら頭を下げ，前頸部を伸展させる．
> - 硬性気管支，硬性食道鏡を用いる際は，右手はペンを持つ要領で鏡管を保持するだけである．左手は示指と母指で鏡管をささえて移動させる．鏡管の挿入に際しては左母指で硬性鏡をコントロールすることが大切である．すなわち左母指腹で鏡管を送り込むようにする．

近年，軟性内視鏡（ファイバースコープ），特に電子内視鏡（ビデオエンドスコープ）の発達に伴って，硬性直達鏡を用いる機会が減少している．しかし耳鼻咽喉科・頭頸部外科医は，硬性直達鏡手技を習得しておかなければならない．

1 硬性直達鏡挿入に際して

まず，どの型の硬性直達鏡と鉗子などが必要かを選択し，それらが確実に作動するかを術者自らが点検し確認する．

小児では全身麻酔下に行う．成人では局所麻酔でも可能である．局所麻酔下の硬性直達鏡挿入では患者の relaxation（弛緩）が大切である．患者に十分な説明を行い，患者の協力を求める．前投薬，局所表面麻酔を十分に行う．絶食をさせ full stomach での挿入は避ける．

ネブライザーを用いて霧状の4％リドカイン表面麻酔薬による咽喉頭粘膜の局所表面麻酔を行う．咽頭捲綿子や喉頭捲綿子に4％リドカイン表面麻酔薬をしみこませて舌根部・喉頭蓋谷，咽頭後壁と下咽頭梨状陥凹の粘膜の局所表面塗布麻酔を行う．喉頭・気管に4％リドカイン表面麻酔薬を注入し，喉頭・気管粘膜の局所表面麻酔も行う．気管支鏡を挿入する際は，上体を左に傾けて4％リドカイン表面麻酔薬が左気管支腔にも入るようにする．

内視鏡挿入のコツは，決して内視鏡を押し込むのではなく，管腔に沿って滑り込ませることである．硬性直達鏡を挿入する場合は，患者と術者の体位がきわめて重要である．患者の正確な体位を助手（頭持ち）がとらせることができれば，挿管は容易である．

2 硬性直達鏡手技の基本

体位

硬性直達鏡を行う際の患者の体位は，挙上伸展位（Jackson 体位）（**図1**）である．この体位がとれれば硬性直達鏡は自然と挿入可能である．

「挙上」とは頸椎を身体の長軸より上方（前方）におくことである．実際には患者の肩甲骨棘を手術台の縁に一致させ，頭部を高く持ち上げる．「伸展」とは後頭骨と第1頸椎との関節で頸部を伸展することである．患者が胸部を挙上しないように両肩を押さえる．この体位で口腔・咽頭・気管・食道を一直線上におくことができる．

患者の鼻は真上，正中線，体の長軸に一致させる．

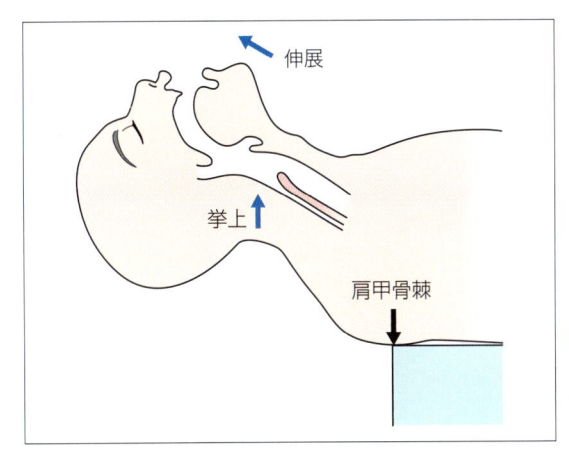

図1 挙上伸展位(Jackson体位)
患者の肩甲骨棘を手術台の縁に一致させ，頭部を挙上し，頸部を伸展する．患者が胸部を挙上しないように両肩を押さえる．

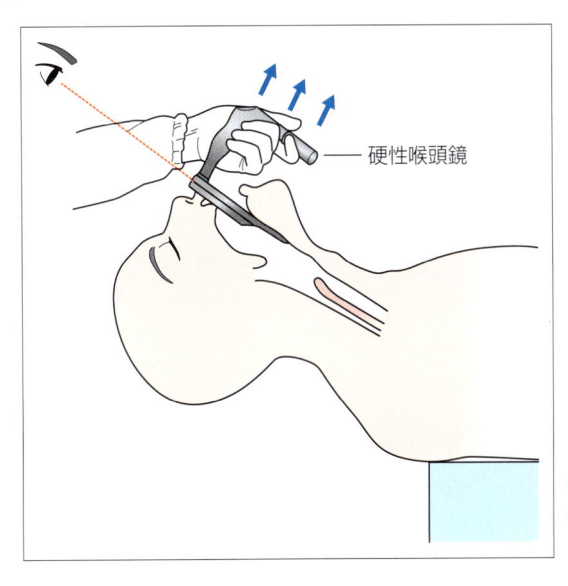

図2 喉頭展開
硬性喉頭鏡を正しく保持し，喉頭蓋喉頭面を舌骨とともに前上方へ喉頭鏡で挙揚する．

硬性喉頭鏡挿入

術者は硬性喉頭鏡を正しく保持し（図2），背すじを伸ばし，脇をあけずに，腹を使い，前かがみにならない．直達鏡施行中の術者の姿勢を見れば，上手か下手かがよくわかる．

lateral approach（右の口角から挿入）を行い，喉頭鏡の重さ（重力）で自然に口の中へ喉頭鏡を挿入する．口蓋垂，喉頭蓋を目標にして喉頭鏡を挿入する．

喉頭展開

喉頭蓋喉頭面に喉頭鏡を滑り込ませ，やや深く前方へ移動させる．喉頭蓋喉頭面を舌骨とともに前上方へ喉頭鏡で挙揚する（図2 矢印）．コツは，直角に曲げた左肘を体側につけたまま離さずに，上体を前方に押し出すようにすることである．

この際に喉頭鏡をこじあけてはいけない．すなわち喉頭鏡の先端を，上顎門歯を支点として持ち上げてはいけない．こじあけているときは術者の目の位置が下がり，前かがみになっている．また上顎門歯に喉頭鏡を当ててはいけない．

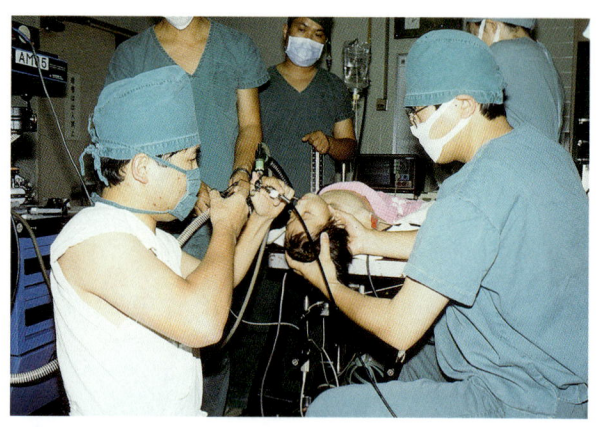

図4 ventilation bronchoscope（換気型硬性気管支鏡）による小児の気管支異物摘出術
右気管支の異物を異物鉗子で摘出しているところ（術者は筆者，久留米大学病院，1987年）．

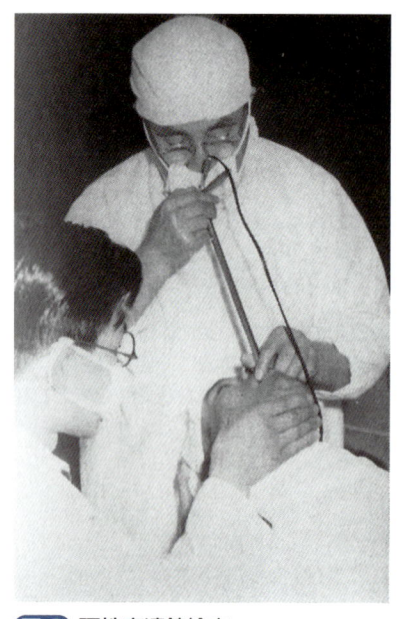

図3 硬性直達鏡検査
硬性直達鏡を保持する右手と鏡管をささえて移動させる左手の示指と母指に注目．（術者は小野譲先生，昭和25年頃）

3 硬性気管支直達鏡手技

硬性喉頭鏡を用いる方法

　硬性喉頭鏡で喉頭展開し，声門部を明視下におく．硬性気管支鏡を喉頭鏡内に挿入し，気管支鏡下に声門部を明視下におく．声門を通過させるときは，硬性気管支鏡の鏡唇は左，把柄は右である．
　硬性気管支鏡が声門を通過したら，硬性喉頭鏡を左に回転させ，硬性喉頭鏡のスライドを引いて硬性喉頭鏡を取り外す．

硬性喉頭鏡を用いない方法

　最初から硬性気管支鏡を用いて，声門に挿入してもよい．右手はペンを持つ要領で，無理な力が加わらない持ち方で，鏡管を保持するだけである．決して把柄を持ってはいけない．左手は中指と薬指とを上顎門歯に当てて，母指で上口唇を保護しつつ，示指と母指で鏡管をささえて移動させる（図3）．鏡管の挿入に際しては左母指で硬性気管支鏡をコントロールすることが大切である．すなわち左母指の指腹で鏡管と上顎門歯の間に間隙を作り，鏡管を挿入する際は，左母指腹で鏡管を送り込むようにする（図3）．
　鏡管を垂直に口腔内に挿入し，鏡管を左母指で前方に押し出し喉頭を展開する．声門を通過させるときは，硬性気管支鏡を右に90°回転させる（鏡唇は左，把柄は右）．左母指で上顎門歯をかばいながら，声門を通過させる．

気管・気管支への挿入

　硬性気管支鏡が声門を通過し，気管に挿入されたら，項部を後屈させながら頭を下げ，前頸部を伸展させる（図4）．硬性気管支鏡は左母指と示指で支え，左母指腹で硬性気管支鏡を前方へ進め，まず気管分岐部を確認する．硬性気管支鏡を進める方向は常に正中である．
　右気管支を観る場合は，硬性気管支鏡の鏡唇は左，把柄は右にすると，気管支の外側壁を圧排しやすく，右気管支を観察しやすい．また患者の頭を左方に移動させる（頭を回旋させてはいけない）（図4）．左気管支を観る場合は，逆のことを行う．

4 硬性食道直達鏡手技

　被検者の体位は挙上伸展位である（図1）．
　右手はペンを持つ要領で，無理な力が加わらない持ち方で鏡管を保持するだけである（図3）．右手で鏡管を入れると食道を破る．決して把柄を

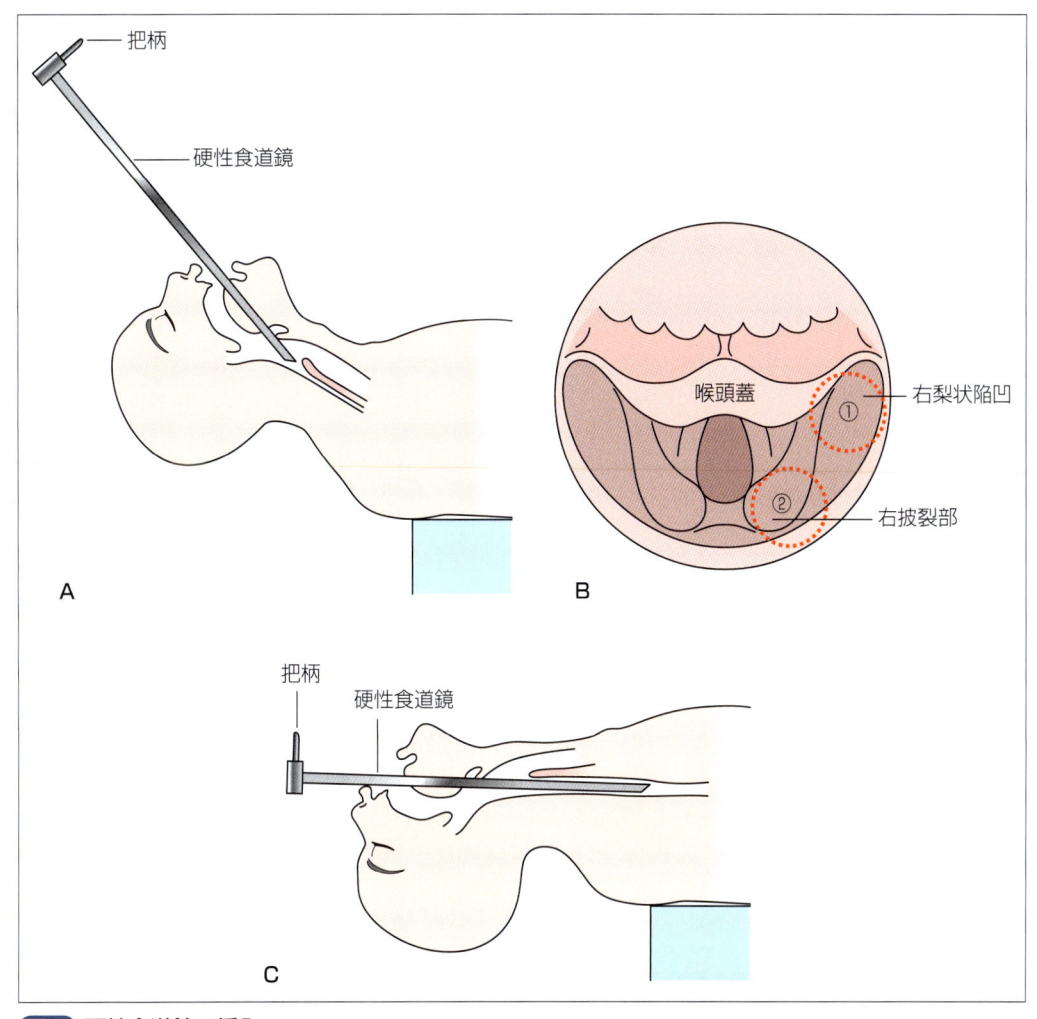

図5 硬性食道鏡の挿入
A：挙上伸展位で，鏡管の挿入はlateral approach（右の口角から挿入）を行う．
B：硬性食道鏡の挿入（lateral approach）．左母指で食道鏡をコントロールしながら，下咽頭右梨状陥凹（①）から右披裂部（②）後下部の食道入口部へ左母指で鏡管を進める．
C：胸部食道への挿入．項部を後屈させながら頭を下げ，前頸部を伸展させ，胸部食道内に硬性食道鏡を進める．

持ってはいけない．左手は中指と薬指とを上顎門歯に当てて，示指と母指で鏡管をささえて移動させる（図3）．鏡管の挿入に際しては左母指で食道鏡をコントロールすることが大切である．すなわち左母指の指腹で鏡管と上顎門歯の間に間隙を作り，鏡管を挿入する際は，左母指腹で鏡管を送り込むようにする（図3）．

鏡管の挿入

鏡管の挿入はlateral approach（右の口角から挿入）を行う（図5 A, B）．食道鏡挿入にあたっては門歯の損傷に注意する．食道鏡の把柄は上方に向け，まず右舌面に沿って食道鏡を咽頭に進める．右披裂部と右梨状陥凹を明視下におく．左母指で食道鏡をコントロールしながら，右披裂軟骨後部のやや下方にある食道入口部に向けて，鏡管を前方へ左母指で押す（図5 B）．食道入口部の挿入に際しては，食道腔が開くまで必ず待つ．食道入口部が開かないときは，嚥下させると入口部が開く．決して盲目的あるいは乱暴な挿入を行ってはならない．

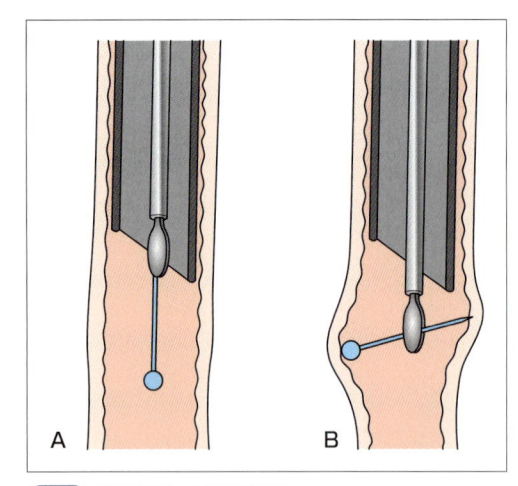

図6 食道異物の把持部位
A：適切な把持．
B：不適切な把持．

胸部食道への挿入

硬性食道鏡が食道入口部を通過し胸部食道に挿入されたら，項部を後屈させながら頭を下げ，前頸部を伸展させる（**図5**C）．食道内腔のまん中で，食道鏡を徐々に進める．噴門部を観るときは，鏡管は腸骨の左上前腸骨棘へ向かう．また頭はやや右へ移動させる．

5 硬性直達鏡下異物摘出術

食道異物摘出術

異物を適切な位置で確認したら，適切な鉗子で適切な部位をつかむ．硬貨などは食道粘膜のひだに覆われて見過ごすことがあり注意する．

異物が鋭利な物である場合，鋭利な部分が食道壁に刺入していることが多い．上部の鋭利な部分を食道鏡下に十分明視下におく．異物先端の確認が困難なときは，異物を胃側へ移動させる．異物の最も鋭利な部分を把持し，異物の長軸と食道の長軸とが一致するように調節する（**図6**）．

食道鏡を深く挿入しながら異物を把持した鉗子の先端を食道鏡内に固定する．異物の落下がないことを確認しながら，異物，鉗子，鏡管（硬性直達鏡）を一体として食道からゆっくり引き抜く．

輪状咽頭筋のレベルで摘出途中の異物が鉗子から逸脱することがある．これを予防するためには，異物の最大面を前額面に一致させ，異物を鏡管口に固定し，鉗子の把持を確実にする．また全身麻酔下の場合は異物摘出時に挿管チューブのカフ内の空気を抜くとよい．

異物を摘出する際には，進行方向の異物の面積が最小になるように，また最大直径が前額面に一致するように摘出すると食道粘膜の損傷が少ない．食道入口部は前後方向より左右方向に伸展性が良いからである．異物の中心部を掴んだり，鋭利な部分が食道壁に接する形で異物を掴むと，食道壁を損傷するので注意する．

異物摘出後，食道鏡を再挿入し，残存異物あるいは異物摘出操作による粘膜損傷の有無を確認する．また腫瘍など狭窄をきたす病変がないか確認する．

気管支異物摘出術

異物を適切な位置で確認したら，適切な鉗子で適切な部位を掴む．

異物が鋭利な物である場合，上部の鋭利な部分を気管支鏡下に十分明視下におく．異物の最も鋭利な部分を把持し，異物の長軸と気管の長軸とが一致するように調節する．

異物が植物（豆など）の場合，炎症で気管支壁が浮腫状になっている場合がある．操作は必要最小限にし，炎症性浮腫を助長しない．

異物を把持した鉗子の先端を気管支鏡内に固定する．異物の落下がないことを確認しながら，異物，鉗子，鏡管（硬性直達鏡）を一体として気管支からゆっくり引き抜く．

異物摘出後，気管支鏡を再挿入し，残存異物あるいは異物摘出操作による粘膜損傷の有無を確認する．また十分に気管支内の分泌物を吸引除去しておく．

文献

1) 佐藤公則．食道異物摘出術の実際と留意点．村上泰監修．イラスト手術手技のコツ 耳鼻咽喉科・頭頸部外科 咽喉頭頸部編．東京：東京医学社；2005．p.385-7．
2) 小野譲監修．新・気管食道科診療の実際．東京：メディカルリサーチセンター；1984．

8章 気管・食道・頸部のオフィスサージャリー

7 気管切開術

手術のポイント
- 常に気管を触知しながら気管切開術を進める．
- 中気管切開術は甲状腺の峡部を切断して，気管切開を行う術式である．甲状腺の処理で止血を確実に行えば安全で確実な気管切開術である．
- 甲状腺峡部の離断・結紮では，止血を確実に行う必要がある．そのためには甲状腺実質と周囲の血管を損傷しないことである．甲状腺峡部の上縁と下縁の軟部組織を剝離し，気管壁をまず露出させる．次に気管壁前壁に沿って剝離を進め，甲状腺峡部を気管前面から剝離する．甲状腺峡部切断端は刺通結紮する．
- 輪状甲状靱帯（膜）切開術は，気管切開術と比較して，出血量が少なく，患者を頸部伸展位とすることなく迅速・簡便に実施できることから，緊急時の気道確保に適した手技である．

1 気管切開術の分類

緊急気管切開術

上気道閉塞による急激な呼吸困難に対する気管切開である．気管挿管が不可能な場合の緊急気道確保として行われる（図1）．

待機的気管切開術

緊急気管切開術以外の気管切開をいう．長期気道管理と喀痰吸引，上気道手術時の一時的気道確保などに行われる．

2 気管切開術の術式

上気管切開術

甲状腺の峡部を下方に圧排して，甲状腺の上方で気管切開を行う術式である．輪状軟骨を損傷すると気道狭窄の原因になることがあるので注意する．

中気管切開術

甲状腺の峡部を切断して，気管切開を行う術式である．甲状腺の処理で止血を確実に行えば安全で確実な気管切開術である．

中気管切開術の利点は，術野が広く，術後気管孔の処置が行いやすく，気管孔に肉芽ができにくく，合併症を起こしにくいことである．複数回気管切開を行わなければならない症例では，再度の気管切開が行いやすい．初回に中気管切開術を行っていなければ，甲状腺峡部周囲が瘢痕になっており，再度の気管切開術で難渋する．

下気管切開術

甲状腺の峡部を上方に圧排して，甲状腺の下方で気管切開を行う術式である．肥満で短頸の患者では，この部位での気管は深く手術が難しいことがある．

3 中気管切開術

体位

肩枕を入れて頸部伸展位にする（図2）．頸部伸展位で呼吸困難が増悪する場合は，頭の下に円座を置き，気管が露出した後に円座を取ると，気管の処理がしやすい．

前頸部の触診を行い，喉頭隆起，上甲状切痕と輪状軟骨の位置を確認しておく．

285

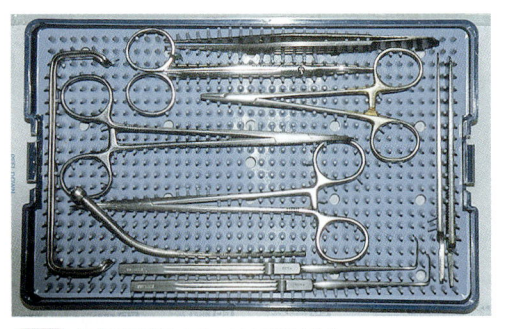

図1 気管切開に用いる手術器械
緊急気管切開術にも対応できるように，手術器械を滅菌パックしておくとよい．

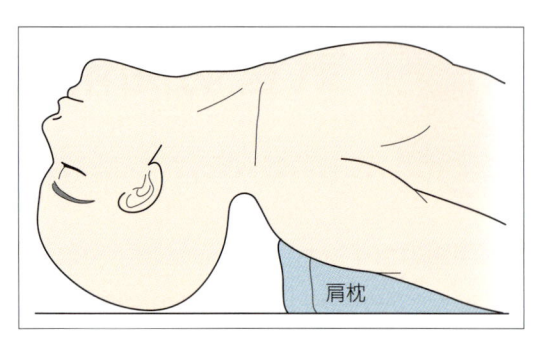

図2 気管切開術の体位
肩枕を入れて頸部伸展位にする．

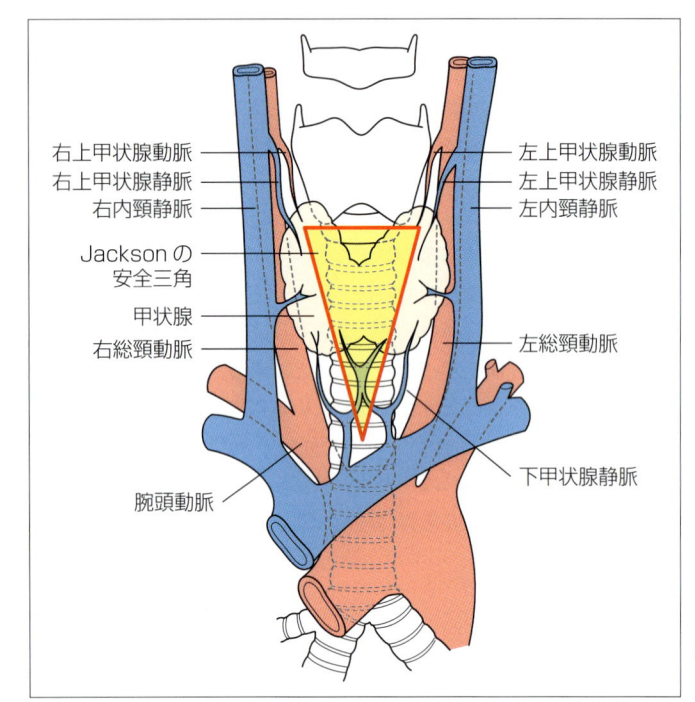

図3 ジャクソンの安全三角（Jackson safety triangle）

麻酔

0.5％キシロカイン®（20万倍アドレナリン含有0.5％リドカイン）で，まず切開線を含めた皮膚直下に局所浸潤麻酔を行い，次に前頸筋の周囲にも局所浸潤麻酔を行う．

皮膚切開

横切開：頸部の術後瘢痕を目立たないようにする目的で用いられる．第2・3気管輪の高さで水平に約5cmの切開を加える．

MEMO

ジャクソンの安全三角（Jackson safety triangle）

気管切開を行う際に，安全に切開を加えることができる領域である．

逆二等辺三角形の領域であり，上辺は甲状軟骨の下縁を通る直線，頂点は胸骨切痕の上縁，二辺は胸鎖乳突筋の内縁から成る（図3）．

甲状腺腫瘍などで解剖学的位置関係が偏位している場合があるので注意が必要である．

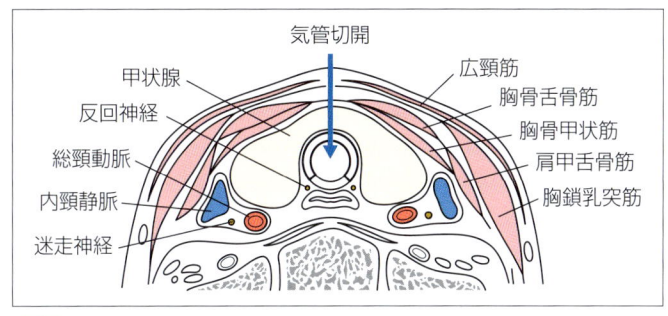

図4 気管切開部位（甲状腺峡部の高さ，前頸部水平断）

縦切開：手術操作が容易な切開である．短所は術後瘢痕が頸部に残りやすいことである．輪状軟骨の下縁から下方に向かって約5cmの切開を加える．

皮下組織の剝離

皮下組織を頸筋膜の浅葉（いわゆる浅頸筋膜）上で剝離する．前頸静脈が術野にあれば，これを結紮・切断する．

前頸筋群の処理

左右の胸骨舌骨筋，左右の胸骨甲状筋を正中で左右に分け，気管と甲状腺峡部を明視下におく（図4）．

術者が右前頸筋を把持し，助手が左前頸筋を把持し，左右の前頸筋の間の軟部組織にカウンタートラクションをかけ，伸展した軟部組織をメイヨー剪刀あるいは電気メスで切開すると出血が少ない．

甲状腺峡部の離断

甲状腺峡部の離断では，止血を確実に行う必要がある．そのためには甲状腺実質と周囲の血管を損傷しないことである．

甲状腺峡部の上縁と下縁の軟部組織に0.5％キシロカイン®（20万倍アドレナリン含有0.5％リドカイン）を注射し膨隆を作製する．

先細ペアン鉗子の先端を気管に対して直角に当て，局所麻酔薬で膨隆した甲状腺峡部の上縁と下縁の軟部組織を剝離し，気管壁を露出させる（図5）．

次に気管前壁に沿って甲状腺峡部の上縁と下縁から先細ペアン鉗子を挿入し，先細ペアン鉗子で剝離を進め，甲状腺峡部を気管前壁から剝離する．この手術操作で大切なことは，先細ペアン鉗子の先端を気管前壁に沿って進めることである（図5）．先細ペアン鉗子の先端が気管壁から離れると，甲状腺実質あるいは周囲の血管を損傷し，出血する．

甲状腺峡部を気管から剝離したら，2本のペアン鉗子で甲状腺峡部を把持し，甲状腺峡部の正中を切断する（図6）．切断した甲状腺峡部の断端を丸針と絹糸を用いて刺通結紮する．最後の糸結びは外科結びにし，甲状腺峡部の前面で結紮する．こうすることにより気管切開後のカニューレ交換時にも結紮糸が外れることはない．

甲状腺峡部の離断結紮が終わったら，甲状腺峡部をさらに気管外側前面から剝離し，気管前面を

コツ

甲状腺峡部の剝離

甲状腺峡部の上縁と下縁の局所麻酔薬で膨隆させた軟部組織を剝離し，気管壁をまず露出させ，気管壁前面に沿って剝離を進め，甲状腺峡部を気管前壁から剝離することがコツである．先細ペアン鉗子の先端は常に気管壁に当てて剝離を進める．特に緊急気管切開のときは，出血による時間のロスは避けなければならない．

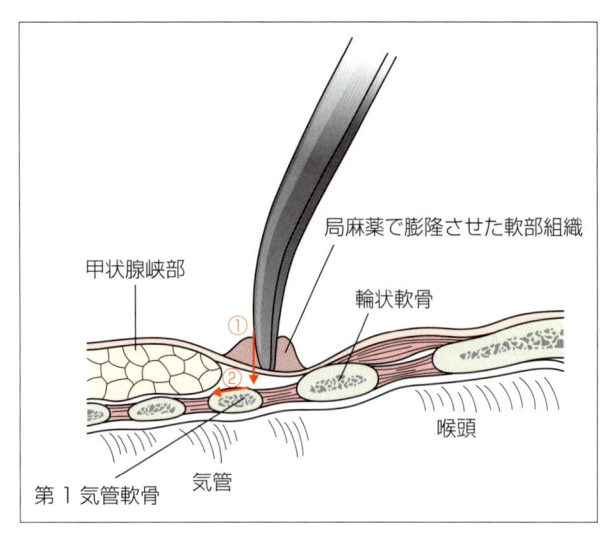

図5 甲状腺峡部の剥離
甲状腺峡部の上縁と下縁の局所麻酔薬で膨隆させた軟部組織を剥離し，気管壁をまず露出させる（①）．次に気管壁前壁に沿って剥離を進め，甲状腺峡部を気管前面から剥離する（②）．気管壁に沿って剥離を進めることがコツである．

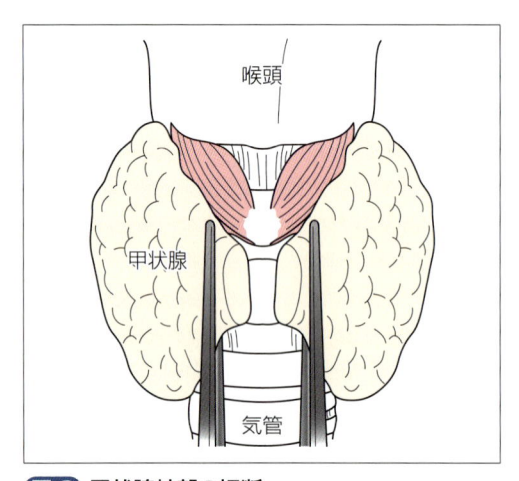

図6 甲状腺峡部の切断
2本のペアン鉗子で甲状腺峡部を挟み，同部を切断し，甲状腺峡部切断端を刺通結紮する．

広く露出する．

気管切開・開窓

4％リドカイン表面麻酔薬を入れた注射器で気管軟骨の間の気管壁を穿刺し，注射器の内筒を引き空気が吸引される（針先が気管内に位置している）ことを確認して，4％リドカイン表面麻酔薬を気管内に注入し，気管粘膜の局所表面麻酔を行う．

目的に応じて気管壁を切開・開窓する（図7）．術後狭窄などの合併症を防ぐため，原則として第1気管輪は損傷してはならない[1]．

逆U時型切開が最もトラブルが少ない[1]．

閉創

皮下気腫予防のため，切開創の一部を縫合しておく．

コツ

甲状腺峡部切断端の刺通結紮
　結紮糸が絶対に外れることがないように，結紮する前に結紮部位に糸を1針通し，その糸で刺通部位を結紮する．糸が組織にかかっているため，糸が外れる危険性は限りなく少ない．硬い組織や重要な血管の結紮に適している．
　甲状腺峡部切断端の結紮では，ペアン鉗子で把持した甲状腺に針糸を通したらまずその片側で糸を結紮する．引き続き反対側に糸をくぐらせて，ペアン鉗子を緩めながら残りの結紮を外科結びで行い，甲状腺峡部切断端の結紮を確実にする．

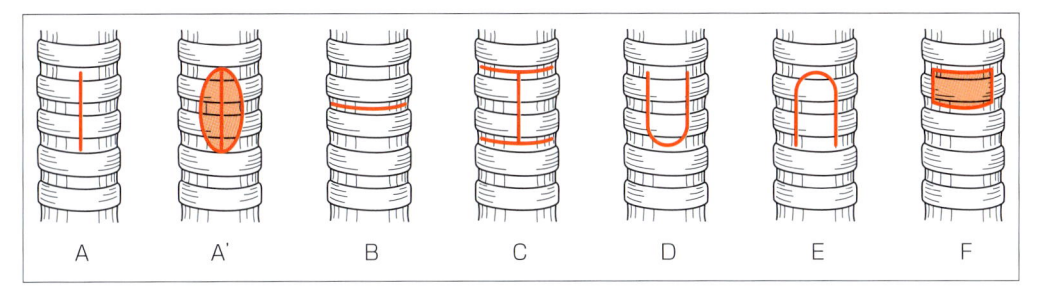

図7 気管切開の形
A：縦切開．幼小児に用いられる．短期間で気管切開孔を閉鎖できる例に適する．気管カニューレの交換がやや不便である．切開孔周囲の気管壁を一部切除（A'）してもよい．
B：横切開．この切開は反回神経の損傷に注意する．
C：横H型切開（観音開き）．気管開窓術を行う症例に適する．
D：U字切開．開窓部の上気道側の肉芽を予防できる．
E：逆U字切開．開窓部の下気道側の肉芽を予防できる．通常最もトラブルが少ない．
F：気管輪切除．

4 気管開窓術

体位，麻酔，皮下組織の剝離，前頸筋群の処理，甲状腺峡部の離断は中気管切開術と同様である．

皮膚切開

横切開，縦切開，横H型切開が用いられる．

気管切開・開窓

横H型切開（図7C）で気管切開・開窓を行う．

皮膚と気管壁の縫合

頸部の皮膚をできるだけ気管孔方向に伸展（advance）させて，皮下組織に糸をかけ埋没縫合を行い頸部皮膚を縫合固定し，皮膚と気管壁の縫合部位に緊張がかからないようにする．

皮膚と気管壁を端々縫合してもよいが，皮膚が軽度気管粘膜を覆う形で縫合すると，肉芽の増生が予防できる．

5 輪状甲状靱帯（膜）穿刺・切開術

輪状甲状靱帯（膜）穿刺・切開術は，救急の現場では，気管切開に代わる緊急の気道確保術として，気管挿管困難例の第一選択になっている[1-3]．

輪状甲状靱帯（膜）穿刺・切開術は，気管切開術と比較して，出血量が少なく，また患者を頸部伸展位にすることなく迅速・簡便に実施できることから，緊急時の特に外傷初療時の気道確保に適した手技である[1]．

輪状甲状靱帯（膜）切開術

輪状甲状軟骨間を確認し，皮膚に約3cmの横切開を加える．続いて輪状甲状靱帯を約1.5cm横に切開する．この際に上甲状腺動脈の輪状甲状枝から出血するが，手技を続け，後に止血を行う．

輪状甲状靱帯が切開され気道が開いたら，ペアン鉗子で切開孔を上下左右に拡張する．

MEMO

輪状甲状靱帯

　成書には輪状甲状膜と記載されていることが多く，輪状甲状間に膜様物が存在しているとイメージしている医師も少なくない．実際は輪状軟骨と甲状軟骨の正中部の間に線維性結合組織が走行しており解剖学用語では正中輪状甲状靱帯（median cricothyroid ligament）と呼称されている．輪状甲状軟骨間から上甲状腺動脈の輪状甲状枝が喉頭内に進入する．

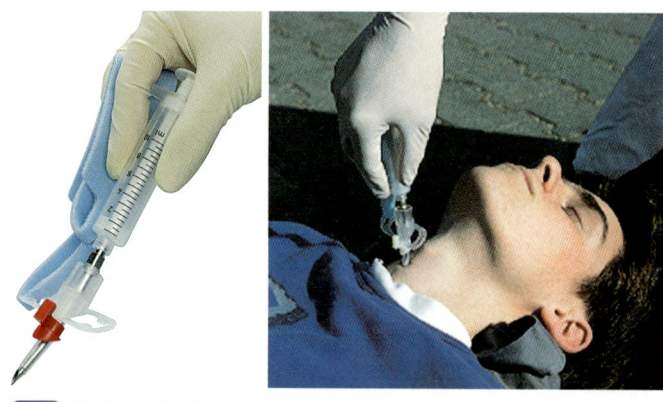

図8 輪状甲状靱帯(膜)穿刺キット(クイックトラック：VBM社製)
成人用(内径4mm)と小児用(内径2mm)がある．頸部を伸展させて輪状甲状靱帯(膜)を穿刺する(右)．

　ペアン鉗子で切開孔を拡張しながら，気管チューブまたはカニューレを気管に挿入する．

輪状甲状靱帯(膜)穿刺・切開術に使用されるキット

　ミニトラック，トラヘルパー，クイックトラックなどがある．
　クイックトラック(**図8**)は，皮膚切開を加えずに皮膚と輪状甲状靱帯を一度に穿刺し，緊急気道確保を行える．

文献

1) 日本気管食道科学会．外科的気道確保マニュアル．東京：金原出版；2009．
2) 佐藤公則．診療所における気道閉鎖への対応．耳喉頭頸2009；81：199-205．
3) 佐藤公則．診療所における気道確保の実際．MB ENT 2005；50：14-20．

索引

和文索引

あ

アスピリン喘息	11
アーチバー	180
アナフィラキシーショック	11
アリス鉗子	132
アレルギー性鼻炎	64

い

イオン浸透式鼓膜麻酔器	21
いびき症	214
異物	
下咽頭(梨状陥凹・後壁)の――	209
喉頭の――	209
上咽頭の――	206
食道の――	274
中咽頭の――	207
異物摘出術	
咽頭・喉頭――	204
下咽頭――	209
気管支――	284
喉頭――	209
上咽頭――	206
上顎洞――	93
食道――	274, 278, 284
中咽頭――	207
咽頭・喉頭異物摘出術	204
咽頭嚢胞摘出術	220
咽頭良性腫瘍摘出術	222
インフォームド・コンセント	6
インプラント	96

え

エプーリス切除術	134
エレバトリウム	175

お

オトガイ下隙膿瘍切開術	162
オトガイ神経伝達麻酔	28
オフィスサージャリー	

――の適応と限界	5
――のリスク管理	8

か

開口訓練	200
外耳道皮膚腫瘍	41
外耳道皮膚良性腫瘍	39
外傷性鼓膜穿孔	51
外歯瘻摘出術	201
開放療法	171
下咽頭(梨状陥凹・後壁)異物摘出術	209
カウンタートラクション	105
下顎含歯性嚢胞開窓術	193
下顎含歯性嚢胞全摘出術	192
下顎骨骨折整復固定術	179
下顎骨隆起形成術	158
顎関節脱臼	196, 199
顎関節脱臼整復術	196
下口唇粘液嚢胞	111, 122
下歯槽神経伝達麻酔	27
顎下型ガマ腫	121
顎下隙膿瘍切開術	162
顎骨内嚢胞開窓術	187
顎骨内嚢胞手術	187
顎骨内嚢胞全摘出術	187
下鼻甲介手術	68
下鼻甲介粘膜広範切除術	70
下鼻甲介粘膜焼灼術	64
下鼻甲介粘膜レーザー焼灼術	65
下鼻甲介肥大	68
花粉症	64
ガマ腫	117
顎下型――	121
舌下型――	120
ガマ腫開窓術	117
カリフラワー・イヤー	34
鉗子	204
含歯性嚢胞	189
眼痛	92
顔面軟部組織損傷縫合術	166
顔面皮膚・皮下腫瘍切除術	169
顔面皮膚縫合	168

顔面縫合手術器具セット	167

き

気管開窓術	289
気管孔開大術	258
気管孔周囲肉芽除去術	258
気管孔閉鎖術	258
気管支異物摘出術	284
気管切開術	285
気管切開の形	289
気管切開部位	287
危険隙	162
気道確保	10
偽嚢胞	37
吸引管	94
救急蘇生	10
急性中耳炎	48
頬骨弓骨折整復固定術	176
頬側歯肉粘膜骨膜弁閉鎖法	146
頬粘膜下血管腫摘出術	130
頬粘膜腫瘤摘出術	133
頬粘膜扁平苔癬	138
局所浸潤麻酔	20
咽頭・喉頭の――	28
喉頭の――	29
局所表面麻酔薬	22
局所麻酔	18
局所麻酔薬	18
――の調製法	19
――の薬理	18
挙上伸展位	281

く

クイックトラック	290

け

頸筋膜	262
経口的声帯注入術	234
頸嚢胞摘出術	271
経皮的声帯注入術	234
甲状舌骨膜経由の――	235
輪状甲状間経由の――	235
経鼻的声帯注入術	233

経鼻的内視鏡下上顎洞異物摘出術		
		94
頸部血管腫		263
頸部脂肪腫		263
頸部鈍的外傷		14
頸部嚢胞性疾患		266
頸部嚢胞摘出術		269
頸部良性腫瘍摘出術		263
頸部リンパ管腫		267
頸部リンパ節摘出術		263
血液の誤飲		62
血腫		101
ケロイド		39, 40
顕微鏡下皮膚腫瘍切除術		171
捲綿子		29

こ

ゴアテックス®		244
口蓋骨隆起形成術		157
口蓋垂		217
口蓋側粘膜骨膜弁閉鎖法		146
口腔顎顔面膿瘍切開術		159
口腔・上顎洞瘻閉鎖手術		144
口腔底嚢胞摘出術		115
口腔底の模式図		162
口腔内軟部組織手術		104
口腔軟組織外傷縫合術		149
小児の――		153
口腔粘膜構造		149
口腔粘膜上皮過形成・異形成切除術		
		140
口腔粘膜創の縫合術		151
口腔嚢胞性疾患		119
口腔白板症		140
口腔良性軟組織腫瘍摘出術		127
抗血栓療法		9
甲状舌管嚢胞摘出術		269
甲状腺峡部		
――の切断		288
――の剝離		288
甲状軟骨形成術Ⅰ型		241
甲状軟骨形成術Ⅱ型		246
甲状軟骨骨折整復固定術		254
甲状軟骨正中部		
――の開大		251
――の切開・離断		247
甲状軟骨板骨折		253

甲状軟骨板の開窓		243
甲状披裂筋		240
口唇 venous lake 摘出術		132
口唇血管腫摘出術		129
口唇嚢胞摘出術		110
口唇紡錘細胞脂肪腫摘出術		131
口唇裂創		151
硬性気管支直達鏡手技		282
硬性食道直達鏡手技		282
硬性直達鏡手技		280
硬性内視鏡		57
喉頭異物摘出術		209
喉頭外傷		14, 252
喉頭蓋嚢胞開放術		231
喉頭蓋嚢胞手術		228, 231
喉頭注入器		29
喉頭展開		281
喉頭軟骨骨折		
――の見つけ方		253
喉頭軟骨骨折整復固定術		252
喉頭軟骨縫合		253
喉頭肉芽腫		228
喉頭乳頭腫レーザー焼灼術		228
喉頭枠組み手術		241, 246
後鼻孔ポリープ切除術		73
後鼻神経切断術		66
コカイン塩酸塩		23
鼓室形成術		50
骨鋭匙		92, 101
骨隆起形成術		157
鼓膜換気チューブ留置後の鼓膜穿孔		
		51
鼓膜換気チューブ留置術		46
鼓膜形成術(接着法)		50, 52
鼓膜切開		47
――の切開方向		48
鼓膜穿孔		50
鼓膜と中耳腔の解剖		47
ゴム牽引		181, 199
根尖切除術		189, 191
コーンビームCT		13

さ

鰓性嚢胞摘出術		271
先細ペアン鉗子		132
挫滅組織切除		33
三内式シーネ		180

し

シェーグレン症候群		154
耳介偽嚢胞		38
耳介偽嚢胞切除術		37
耳介血腫除去術		34
耳介腫瘤		39, 40
耳介漿液腫除去術		35, 36
耳介軟部組織損傷縫合術		32
耳介皮膚腫瘍		40
耳介皮膚良性腫瘍		39
耳介裂創		32
歯頸部粘膜切開法		183
臼後部の――		185
試験穿刺吸引		59
篩骨洞嚢胞		90
歯根嚢胞		188
歯根嚢胞全摘出術		189
耳前タッグ		45
脂腺嚢胞摘出術		273
自動体外式除細動器		10
歯肉粘膜骨膜弁作製		184, 189
歯肉粘膜骨膜弁閉鎖法		146
ジャクソンの安全三角		286
習慣性顎関節脱臼整復術		199
皺線		169
手術画像		16
出血性鼻茸摘出術		78
術後管理		12
術後性上顎嚢胞開窓術		91
術後性蝶形骨洞嚢胞開窓術		92
術前管理		8
術中管理		9
腫瘍摘出後の縫合		169
上咽頭異物摘出術		206
漿液腫		34
上顎含歯性嚢胞開窓術		194
上顎歯根嚢胞全摘出術		190
上顎洞異物摘出術		93
上顎洞炎再手術		87
上顎洞開窓術		96, 188
上顎洞性後鼻孔ポリープ		73, 75
再発した――		75
上顎洞内迷入インプラント		94
上顎嚢胞		90
上口唇裂創		167
照射パイプガイド		74

上唇小帯形成術	124, 126
小帯形成手術	123
小唾液腺生検	154
小児リンパ管腫	266
食道異物摘出術	274, 284
植皮	168
処置用軟性内視鏡	229
シリコンブロック	241
視力障害	92
耳瘻孔	42
神経支配	
下顎・顔面・口腔の──	27
耳介・外耳道・鼓膜の──	21
上顎・顔面・口腔の──	24
鼻腔外側壁の──	23
浸潤・伝達麻酔部位	
鼻・副鼻腔手術の──	23
真皮縫合	169

す

睡眠時無呼吸症候群	98, 214

せ

声帯萎縮	233
声帯正中固定術	244
声帯注入術	233
──のための臨床解剖	238
正中頸嚢胞摘出術	269
声門閉鎖不全	241
絶縁吸引管	61
切開排膿	211
舌下型ガマ腫	120
舌下隙膿瘍切開術	161
舌癌	140
舌咬創	152
舌紅板症	142
舌小帯形成術	123, 125
舌小帯短縮症	124
舌線維腫摘出術	128
舌白板症	142
舌白板症切除術	141
線維性エプーリス	135
穿刺排膿	211
先天性耳瘻孔摘出術	42
前頭洞嚢胞	90
前投薬	20

そ

側頸嚢胞摘出術	271
咀嚼粘膜	149, 150

た

多形腺腫摘出術	224
唾石	107
唾石摘出術	107
炭酸ガスレーザー	57, 74, 137, 171
単純懸垂縫合	184

ち

チタンブリッジ	247
チーム医療	4
中咽頭異物摘出術	207
中鼻道自然口ルート	84
蝶形骨洞嚢胞	14, 90
貯留嚢胞	231

て

デブリードマン	33
電気メス	60, 104, 220
伝達麻酔	
咽頭の──	29
下顎・顔面・口腔の──	26
下顎神経の──	26
頸横神経の──	30
頸部の──	30
上顎・顔面・口腔の──	24
上顎の──	25

と

特殊粘膜	149, 150
ドレナージ手術	90

な

内視鏡下喉頭ポリープ切除術	228
内視鏡下上顎洞開窓術	95, 188
内視鏡下鼻腔手術	95
内視鏡下鼻腔粘膜焼灼術	60
内視鏡下鼻茸摘出術	71
内視鏡下鼻・副鼻腔手術	56
内視鏡下副鼻腔手術	95
内転型痙攣性発声障害	246
軟口蓋形成術	214
軟骨骨折の縫合	
ワイヤーによる──	254
軟性内視鏡下喉頭手術	228
難治性口腔粘膜疾患	137

に

乳頭腫摘出術	79, 223
尿道バルーンカテーテル	62
妊娠性エプーリス	136

ね

ネブライザー	28
粘液嚢胞	110, 115
粘膜下下鼻甲介骨切除術	69, 70
粘膜下下鼻甲介手術	68
粘膜上皮下下鼻甲介粘膜切除術	68

の

嚢胞	110, 115
顎骨内──	187
頸部の──	269
嚢胞開窓術	187
膿瘍	211
口腔顎顔面──	159
膿瘍切開術	
犬歯窩の──	160
口腔底の──	161
硬口蓋の──	160
舌の──	161
歯肉・歯槽部の──	159
上顎後部の──	161
翼突下顎隙の──	162

は

バイタルサイン	9
ハイビジョンカメラ	57
バックストップハンドピース	217
パテコレクター	58
反復性鼻出血	63

ひ

鼻アレルギー	64
皮下腫瘍摘出術	172
鼻腔整復術	67
鼻腔乳頭腫摘出術	79, 80
鼻腔粘膜焼灼術	60
鼻腔良性腫瘍摘出術	77
鼻口蓋管嚢胞	189

鼻口蓋管囊胞全摘出術	195
肥厚性瘢痕	39
鼻骨骨折整復固定術	174
ピシバニール®	117, 119, 266
鼻出血	60
鼻茸	71, 78
鼻茸摘出術	71
鼻前庭囊胞	82
鼻前庭囊胞開窓術	82
鼻前庭囊胞摘出術	83
鼻中隔矯正術	98, 100
鼻中隔血腫	59
鼻中隔穿孔	102
鼻中隔軟骨保存手術	101
鼻中隔膿瘍	59
鼻中隔膿瘍・血腫切開術	59
ビデオエンドスコープ	204
ビデオ食道スコープ	274
鼻入口部線維腫摘出術	81
鼻粘膜癒着	101
被覆粘膜	149, 150
鼻・副鼻腔手術後の再手術	84
皮膚腫瘍切除術	170, 171
皮膚腫瘍レーザー切除術	172
皮膚切開	169
鼻閉	68
ヒポクラテス法	196
表皮縫合	170
病理組織検査	57
鼻漏	67

ふ

フォローアップ体制	7
副耳	45
副耳摘出術	45
副鼻腔炎の治癒遷延化因子	85
副鼻腔囊胞開窓術	90
不整脈	12
部分的鼻中隔矯正術	99, 101
振子様扁桃摘出術	223

へ

片側性声帯麻痺	241
扁桃周囲膿瘍切開術	211

ほ

蜂窩織炎	211

放線菌症	133
母斑	40
ポリープ	71
ボルスター縫合	35

ま

マイクロデブリッダー	69, 74
——のブレード	57
枕縫合	35, 36
麻酔	
鼓膜・外耳道の——	20
鼓膜の——	20
鼻腔の——	22
鼻・副鼻腔の——	22
慢性中耳炎	51
慢性副鼻腔炎	71

め

迷入インプラント摘出術	96

も

モノポーラ型電気メス	60

り

力士耳	34
リドカイン塩酸塩	18
良性腫瘍	39
鼻・副鼻腔の——	77
良性腫瘍摘出術	
耳介・外耳道——	39
上咽頭の——	222
鼻腔——	77
良性上皮性腫瘍摘出術	
中咽頭の——	222
良性軟組織腫瘍	127
良性非上皮性腫瘍摘出術	
中咽頭の——	222
両側顎関節前方脱臼	197
輪状甲状靱帯	289
輪状甲状靱帯(膜)穿刺・切開術	289
リンパ管腫	266

る

類表皮囊胞	231

れ

レーザー手術	137
レーザー蒸散術	138
レーザー切除術	138
連続段階切片	143

ろ

濾胞性歯囊胞	189

わ

ワイヤーカッター	181
ワイヤーツイスター	181
ワルトン管	109

欧文索引

A

accessory auricle	45
AED	10

B

Blandin-Nuhn 囊胞	105

C

CO_2 レーザー	65, 74
CO_2 レーザー装置	232
control hole	95
CPAP 療法	98

D

danger space	162

H

hinge flap	147

J

Jackson safety triangle	286
Jackson 体位	281

K

Killian 法	98, 99

L

L incision	183

laser assisted uvulopalatoplasty
（LAUP） 214
leukoplakia 140

M

multiplanar reconstruction（MPR） 13

O

OK-432 117, 119
OK-432注入硬化療法 119, 266
open treatment 171
OsiriX 13

ostiomeatal complex 71, 84

P

preauricular tag 45

R

ranula 117

S

syringe to syringe 19

T

temporal approach 178

trapezoidal incision 183

U

U字型起子 176

V

venous lake 130

W

Walsham鉗子 175
Wassmund法 183
Wodak法 99, 101
wrinkle line 169

● 著者プロフィール

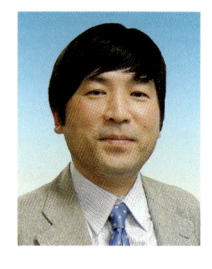

佐藤公則(SATO Kiminori)

1983年久留米大学医学部医学科卒業．1987年久留米大学大学院医学研究科博士課程修了．医学博士．
佐藤クリニック耳鼻咽喉科・頭頸部外科・睡眠呼吸障害センター院長．
久留米大学医学部耳鼻咽喉科・頭頸部外科学講座客員教授．
主要研究領域は，喉頭の機能形態学，分子生物学，再生医療，声帯の細胞と細胞外マトリックス．
趣味は，ヴァイオリン，テニス，心を動かされる物・事を観たり，聴いたり，読んだりすること．
日本耳鼻咽喉科学会専門医．日本気管食道科学会専門医．日本睡眠学会認定医．死体解剖資格認定(病理解剖)．
所属国際学会会員：
 American Academy of Otolaryngology-Head and Neck Surgery
 American Laryngological, Rhinological and Otological Society(Triological Society)
 American Laryngological Association
 American Broncho-Esophagological Association
 European Laryngological Society
 American Academy of Sleep Medicine
 International Association of Logopedics and Phoniatrics

主な受賞

- *Young Faculty Research Award*(1998年)：American Laryngological Association(アメリカ喉頭科学会)より
- *Poster Presentation First Place Award*(2005年)：American Broncho-Esophagological Association(アメリカ気管食道科学会)より
- *Poster Presentation First Place Award*(2005年)：American Laryngological Association(アメリカ喉頭科学会)より
- *Casselberry Award*(2006年)：American Laryngological Association(アメリカ喉頭科学会)より
- *Poster Presentation Third Place Award*(2007年)：American Laryngological Association(アメリカ喉頭科学会)より
- *Broyles-Maloney Thesis Award Honorable Mention*(2008年)：American Broncho-Esophagological Association(アメリカ気管食道科学会)より
- *Seymour R. Cohen Award*(2009年)：American Broncho-Esophagological Association(アメリカ気管食道科学会)より
- *Honorary Fellowship*(2009年)：The Philippine Society of Otolaryngology-Head and Neck Surgery(フィリピン耳鼻咽喉科・頭頸部外科学会)より
- *Poster Presentation Second Place Award*(2011年)：American Broncho-Esophagological Association(アメリカ気管食道科学会)より
- *Guest of Honor Award*(2012年)：American Broncho-Esophagological Association(アメリカ気管食道科学会)より
- *Presidential Citation Award*(2013年)：American Laryngological Association(アメリカ喉頭科学会)より
- *Poster Presentation First Place Award*(2014年)：American Broncho-Esophagological Association(アメリカ気管食道科学会)より
- *Poster Presentation Second Place Award*(2015年)：American Broncho-Esophagological Association(アメリカ気管食道科学会)より

中山書店の出版物に関する情報は，小社サポートページを御覧ください．
http://www.nakayamashoten.co.jp/bookss/define/support/support.html

---

実践！耳鼻咽喉科・頭頸部外科
オフィスサージャリー

2015年12月15日　初版第1刷発行©〔検印省略〕

著　者…………佐藤公則（さとうきみのり）

発行者…………平田　直

発行所…………株式会社　中山書店
〒112-0006　東京都文京区小日向4-2-6
TEL 03-3813-1100（代表）　振替 00130-5-196565
http://www.nakayamashoten.co.jp/

装　丁…………花本浩一（麒麟三隻館）

印刷・製本……株式会社　真興社

ISBN 978-4-521-74298-4

Published by Nakayama Shoten Co., Ltd.　　　　Printed in Japan
落丁・乱丁の場合はお取り替えいたします．

・本書の複製権・上映権・譲渡権・公衆送信権（送信可能化権を含む）は株式会社中山書店が保有します．

・ JCOPY 〈（社）出版者著作権管理機構　委託出版物〉
本書の無断複写は著作権法上での例外を除き禁じられています．複写される場合は，そのつど事前に，（社）出版者著作権管理機構（電話 03-3513-6969，FAX 03-3513-6979，e-mail：info@jcopy.or.jp）の許諾を得てください．

本書をスキャン・デジタルデータ化するなどの複製を無許諾で行う行為は，著作権法上での限られた例外（「私的使用のための複製」など）を除き著作権法違反となります．なお，大学・病院・企業などにおいて，内部的に業務上使用する目的で上記の行為を行うことは，私的使用には該当せず違法です．また私的使用のためであっても，代行業者等の第三者に依頼して使用する本人以外の者が上記の行為を行うことは違法です．

実地医家の日常診療で遭遇する実際的なテーマを中心にとりあげ，
診療実践のスキルと高度な専門知識をわかりやすく解説

ENT[耳鼻咽喉科] 臨床フロンティア 全10冊

編集委員●小林俊光（仙塩利府病院耳科手術センター）髙橋晴雄（長崎大学）浦野正美（浦野耳鼻咽喉科医院）

●B5判／オールカラー／各巻平均300頁

全巻完結！

全10冊の構成と専門編集

■ 実戦的**耳鼻咽喉科検査法**	小林俊光（東北大学）	定価（本体13,000円＋税）
■ 耳鼻咽喉科の**外来処置・外来小手術**	浦野正美（浦野耳鼻咽喉科医院）	定価（本体13,000円＋税）
■ **急性難聴**の鑑別とその対処	髙橋晴雄（長崎大学）	定価（本体13,000円＋税）
■ **めまい**を見分ける・治療する	内藤 泰（神戸市立医療センター中央市民病院）	定価（本体13,000円＋税）
■ **がん**を見逃さない──頭頸部癌診療の最前線	岸本誠司（東京医科歯科大学）	定価（本体13,000円＋税）
■ **のどの異常**とプライマリケア	久 育男（京都府立医科大学）	定価（本体13,000円＋税）
■ **口腔・咽頭疾患，歯牙関連疾患**を診る	黒野祐一（鹿児島大学）	定価（本体13,000円＋税）
■ **風邪症候群と関連疾患**──そのすべてを知ろう	川内秀之（島根大学）	定価（本体13,000円＋税）
■ **子どもを診る・高齢者を診る**──耳鼻咽喉科外来診療マニュアル	山岨達也（東京大学）	定価（本体13,000円＋税）
■ 耳鼻咽喉科**最新薬物療法マニュアル**──選び方・使い方	市村恵一（自治医科大学名誉教授／石橋総合病院）	定価（本体13,000円＋税）

お得なセット価格のご案内　全10冊予価合計 130,000円＋税 ➡ **セット価格 117,000円＋税**　13,000円おトク!!

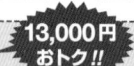

※お支払は前金制です．
※送料サービスです．

耳鼻咽喉科外来診療の実践的ポイントを平易に解説

耳・鼻・のどの プライマリケア

これまでになかった
新しい耳鼻咽喉科クリニカルガイド

著●佐藤公則（佐藤クリニック耳鼻咽喉科・頭頸部外科）

B5判／4色刷／336頁／定価（本体8,500円＋税）　ISBN978-4-521-73899-4

困難症例に学ぶ耳鼻咽喉科診療の実際

耳鼻咽喉科 てこずった症例の ブレークスルー

編集●本庄 巌（京都大学名誉教授）

B5判／4色刷／272頁／定価（本体10,000円＋税）　ISBN978-4-521-73898-7

あっというまにわかる耳鼻咽喉科医のための漢方薬処方

耳鼻咽喉科 早わかり 漢方薬処方ガイド

編集●市村恵一（自治医科大学名誉教授／石橋総合病院）

本書のポイント
- 耳鼻咽喉科で用いる漢方薬が中心．
- 疾患ごとの処方を解説しているため，漢方薬の初心者にとって理解しやすい．
- 薬物療法のフローチャートを掲載し，視覚的に理解ができるように工夫．
- 読者が参考にしやすいよう，具体的な処方例を収載．

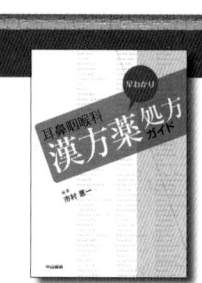

B5判／2色刷（一部4色）／256頁
定価（本体5,500円＋税）
ISBN978-4-521-73999-1

中山書店　〒112-0006　東京都文京区小日向4-2-6　TEL 03-3813-1100　FAX 03-3816-1015
http://www.nakayamashoten.co.jp/